アクチュアル
脳・神経疾患の臨床

# 認知症
神経心理学的アプローチ

総編集●辻　省次
専門編集●河村　満

Actual Approach to Neurological Practice

中山書店

〈アクチュアル 脳・神経疾患の臨床〉

[総編集]

辻　省次　東京大学

[編集委員]（五十音順）

宇川義一　福島県立医科大学

河村　満　昭和大学＊

吉良潤一　九州大学

鈴木則宏　慶應義塾大学

祖父江元　名古屋大学

髙橋良輔　京都大学

西澤正豊　新潟大学

水澤英洋　東京医科歯科大学

＊本巻担当編集

## シリーズ刊行にあたって

　近年，さまざまな診療ガイドラインが提供されるようになり，診断の進め方，治療法の選択などにおいて大変参考になるようになっています．このようなガイドラインの作成にあたっては，Evidence-based medicine（EBM）という考え方が積極的に取り入れられ，それがどの程度の根拠に基づくものか，という点が十分に吟味された上で診療ガイドラインに反映されています．このような資料は非常に有用であり，日々の診療に欠かせないものとなっていますが，一方で，一定のマニュアル的な位置づけになりやすく，診断の組み立て，疾患の成り立ち，治療法の機序などについて深く理解するという，本来，プロフェショナリズムの観点から求められることが，十分には達成しにくいという面もあります．

　同じ疾患であっても，患者さん一人一人は，その症状一つを取ってみても多様であるように，必ず特徴（variance）があり，それは，病態に関連する背景因子の個人差などを反映していると考えられます．すなわち，それぞれの患者さんが持っている病態の本質と，その特徴をよく把握して診療にあたることが求められるのです．EBM が group-oriented medicine と言われることもあるように，患者集団の平均的なところを把握して診療を進めるような考え方となっているのに対して，実際の診療の場では，患者さん個人の持つ variance をよく把握して最適な診療を進めることが望まれることになります（individual-oriented medicine）．このような考え方は，医師の裁量部分に適切に反映されるため，われわれは，疾患の症候，病態，診断，治療についての深い理解と，それぞれの患者さんの持つ特徴をよく把握した上で，診療を進めることが必要になります．

　シリーズ《アクチュアル 脳・神経疾患の臨床》は，このような考え方に立って，神経内科医ならびに神経内科専門医を目指す方々，さらには神経内科専門医取得後の生涯教育に役立つシリーズとして企画したものですが，他の診療科の方々でも神経内科疾患の診療に際して参考となるような内容となっています．各巻でテーマを絞り，その "take-home-message" が何であるかを読者にわかりやすいものとして発信するように努め，巻ごとに編集担当者を決めて専門編集体制をとるとともに，随時編集委員会を開催してその企画内容などを十分に吟味検討し，充実した内容を目指しています．各テーマの "focus" としては，できるだけ最新の動向を反映したものとするようにし，特に，"神経内科医としてのプロフェショナリズムを究める"，という立場を重視して，そのような視点に立つ記述を少しでも多く盛り込むようにしました．

構成にあたっては，最新の進歩・知識の全体をバランスよく理解できること，実地診療に役立つように検査，診断，治療などの診療上のノウハウをできるだけ盛り込むことに留意し，さらに必要に応じてその科学的根拠について簡潔に記述するようにしました．冒頭に述べましたように，同じ疾患であっても，患者ごとの病態の特徴をどのようにして把握・理解するか，という視点を記述に含めるようにし，さらに，本文での記載に加えて，「Column」「Case Study」「Lecture」「Memo」「Key words」などの項目の活用やフローチャートやイラストを積極的に取り入れることで，読者が理解を深めやすいように工夫しています．

　本シリーズが，神経内科医のプロフェショナリズムを目指す方々に座右の書として活用されるものとなることを編集委員一同祈念しています．

2011年10月吉日

東京大学大学院医学系研究科 神経内科学教授
辻　省次

# 序

　神経心理学は，もともと失語・失行・失認をあつかう古くからある学問領域で，症候学・責任病巣・脳内機構の検討を診療・研究の軸とするものです．さまざまな症候学が，欧米の神経学または精神医学の中で生まれ，神経学と精神医学の中で別々に育まれてきました．神経心理学というと失語・失行・失認の研究とイコールであったこともありました．しかし，最近では心理学・神経生理学・画像研究などが神経心理学に参入し，神経心理学の幅は急激に拡大して，さらにそれらが脳研究の中心としての位置を獲得しつつあります．たとえば，ノンバーバルコミュニケーションに関係する，社会的認知機能までが神経疾患を基底にして捉えられるようになり，それは神経学からも精神医学からもアプローチされています．

　本書は，認知症を神経心理学的側面から捉えることを第一の目的にしています．「認知症」という用語は一つの疾患名のように使われることがありますが，ICD-10の定義で「脳疾患による症候群であり，通常は慢性あるいは進行性で，記憶，思考，見当識，理解，計算，学習能力，言語，判断を含む多数の高次皮質機能障害を示す」とされているように，いわばある「症候」を呈している状態と考えられ，その原因となる疾患もアルツハイマー病，脳血管障害，神経変性疾患をはじめとしてさまざまです．認知症にみられる症候の多くは神経心理学で扱う内容であり，今まで類似の本があまりなかったのは不思議に思えます．

　執筆陣は学際的なラインナップを組むことを心がけ，認知症をあつかっている神経内科学，精神医学，リハビリテーション医学などバラエティーに富んだ医学領域の専門家に加えて，神経心理学を専門にしている心理学領域の先生や，実地にリハビリテーションを行っているコ・メディカルの方々も含まれています．認知症診療には，チーム医療が必要なのです．

　さらに，さまざまな領域の方々に役に立つように，本の構成を工夫しています．
「I. 総論」では，用語を含めた重要問題をわかりやすく書いていただき，「II. 診断」は，アルゴリズムから始まり，認知症診断のための検査のポイントを書いていただきました．画像診断の項では最新のデータを示し，神経病理学の項では現在進行形に発展している内容を理解しやすいように，要点をまとめた図を作成しています．また，認知症の原因となる疾患と認知症で起こる症候とはそれぞれ章を分け，「III. 認知症をきたす疾患」では，認知症疾患を神経心理学的に捉えることによってより理解しやすくなるように工夫しました．具体的には，従来の分類に加えて，新奇の概念の「緩徐進行性高次機能障害」を重点項目として採用し，多くのページを割いたことなどが挙げられます．「IV. 認知症で起こる神経心理学的症候」では，多彩で，難解と思われている認知症症状を，専門の先生方に，神経心理学的角度から簡潔に整理していただきました．「V. 治療・介護」でも神経心理学的リハビリテーションを加えています．

<Case Study>は，CPC（臨床病理カンファレンス）形式で，臨床診断と病理診断とが乖離した実例などを示していただきました．診療場面で診断困難例を前にした時に参考になるはずです．また，付録として，「神経心理学的検査」と「認知症疾患治療に用いられる主な薬剤」をつけました．これらは診療実践の際に何度も見返して，利用するのがよいと思います．
　認知症診療にかかわるチームの全員に，この本がお役に立つことを心からお祈りいたします．

2012年1月

昭和大学医学部内科学講座神経内科学部門教授
河村　満

アクチュアル 脳・神経疾患の臨床
認知症 神経心理学的アプローチ
# Contents

## I. 総論

神経心理学からみたデメンチア ………………………………………………… 岩田　誠　2
認知症の神経心理学的診かた
　　中核症状 ……………………………………………………………………… 三村　將　8
　　周辺症状 ……………………………………………………………………… 玉岡　晃　11
　　鑑別診断 …………………………………………………………… 河村　満，杉本あずさ　15

## II. 診断

認知症診断のアルゴリズム ……………………………………………… 佐村木美晴，山田正仁　20
症候別 認知機能検査のポイント
　　注意・遂行機能の検査 ……………………………………………………… 武田景敏　26
　　記憶の検査 …………………………………………………………………… 緑川　晶　30
　　病識の検査 …………………………………………………………………… 小山慎一　33
　　失語の検査 …………………………………………………………………… 大槻美佳　36
　　読み書き障害の検査 ………………………………………………………… 毛束真知子　42
　　　**Column** 認知神経心理学的読み書きモデル　44
　　失行の検査 ……………………………………………………… 川合圭成，河村　満　45
　　失認の検査 …………………………………………………………………… 高橋伸佳　50
疾患別 認知機能検査のポイント
　　アルツハイマー病の認知機能検査 ……………………………… 下村辰雄，菊谷千映子　54
　　血管性認知症の認知機能検査 …………………………………… 高野大樹，長田　乾　62
　　レヴィ小体病の認知機能検査 ……………………………………………… 長濱康弘　69
　　　**Column** Neuropsychiatric Inventory（NPI）　70
　　　**Column** Fluctuations Composite Scale　75
　　前頭側頭葉変性症の認知機能検査 ………………………………………… 市川博雄　76
　　　**Column** Frontal Behavioral Inventory（FBI）　78
　　　**Column** アイオワギャンブリングタスク（Iowa Gambling Task）　79
認知症の画像診断
　　病巣診断のテクニック …………………………………………… 斎藤尚宏，鈴木匡子　81

# 認知症 神経心理学的アプローチ
# Contents

X線CT，MRI ……………………………………………………………… 林 祐一，犬塚 貴 88
灰白質・白質構造の定量解析法 ……………………………………………………… 宮田 淳 95
脳血流SPECT ……………………………………………………………………… 羽生春夫 102
PET，アミロイド・イメージング ………………………………………………… 石井賢二 112
 **Column** アルツハイマー病の新しい診断基準　117
トラクトグラフィーと症候診断 ………………………………… 近藤正樹，山田 惠 119
 **Column** トラクトグラフィーの描出法　121
 **Column** 弓状束のトラクトグラフィー　122

認知症の神経病理学・発症機序
 認知症をきたす疾患の神経病理 変性疾患を中心に ……………………… 新井信隆 125
  **Column** ADNI（アドニー）　129
 認知症における神経心理学的症候の神経病理 ……………………………… 石原健司 134
  **Column** 皮質基底核症候群（CBS）　137
 認知症の分子病態 …………………………………………………… 富山貴美，森 啓 139
  **Column** 神経病理の細胞間伝播　144

## III. 認知症をきたす疾患

緩徐進行性高次機能障害
 原発性進行性失語
  進行性非流暢性失語 ………………………………………………………… 石原健司 148
   **Column** 原発性進行性失語（PPA）　149
   **Column** 発語失行（AOS）　150
  意味性認知症 …………………………………………… 小森憲治郎，北村伊津美 152
  logopenic ……………………………………………………………………… 吉野眞理子 158
 原発性進行性失書 …………………………………………………………………… 佐藤正之 161
  **Column** SPICDという概念　163
 原発性進行性失読 …………………………………………………………………… 丹治和世 166
 原発性進行性失行 …………………………………………………………………… 近藤正樹 169
  **Column** 原発性進行性失行とアルツハイマー型認知症（DAT），ピック病　170
 原発性進行性失認 ………………………………………………………………… 杉本あずさ 174

**treatable dementia** ················································································· 稗田宗太郎 178

**血管性認知症** ······················································································ 佐々木良元, 冨本秀和 190
    **ディベート** アルツハイマー病と血管性認知症の両方の病理所見を有する
                 混合型認知症は偶然の合併か？　192
    **ディベート** 血管性認知症とアルツハイマー病は連続するスペクトラムの疾患か？　196
    **Column** 皮質微小梗塞と認知症　197

**アルツハイマー病, MCI** ····································································· 今村　徹 199
    **Column** 日常記憶とその障害　203
    **Column** セルフケアにおける遂行機能障害　205

**レヴィ小体型認知症** ··········································································· 佐藤正之 211
    **ディベート** DLB と PDD は同じか？　219

**前頭側頭葉変性症** ··············································································· 市川博雄 222
    **Column** PiD と FTLD：概念の変遷と用語の混乱　224
    **Column** FTLD と MND/ALS　227
    **ディベート** FTLD-AD, FTLD-DLB は存在しない？　228

**パーキンソン病** ·················································································· 森　秀生 230
    **Column** パーキンソン病（PD）での認知症診断の問題点と特徴　232
    **ディベート** PD, PDD, DLB は一つの疾患か？　235

**進行性核上性麻痺** ··············································································· 森　秀生 238
    **Column** 皮質下性認知症　239

**大脳皮質基底核変性症** ········································································ 森　秀生 241

**多系統萎縮症** ····················································································· 森　秀生 243

**ハンチントン病** ·················································································· 森　秀生 245

**脊髄小脳変性症** ·················································································· 川合圭成, 河村　満 247

**多発性硬化症** ····················································································· 河内　泉, 西澤正豊 256
    **Column** MS の病因　258
    **Column** MS と NMO ―概念の変遷　260

**プリオン病** ························································································ 三條伸夫, 水澤英洋 271
    **Column** プリオン蛋白とは　272
    **Column** プリオン病患者に対する医療機関の対応　275
    **ディベート** プリオン病患者の遺伝子検索　284

認知症 神経心理学的アプローチ
# Contents

## IV. 認知症で起こる神経心理学的症候

獲得性サヴァン症候群 ..................................................... 高畑圭輔 288
アパシー ........................................................... 加治芳明，平田幸一 294
カプグラ症候群とフレゴリの錯覚 .................................... 磯野 理 299
 **Column** 脳卒中によりフレゴリの錯覚を呈した7症例 301
シャルル ボネ症候群 ................................................. 古川哲雄 303
 **ディベート** シャルル ボネ症候群は文化人類学的にも重要な現象 304
バーリント症候群 ..................................................... 船山道隆 306
てんかん性健忘とアルツハイマー病 ............................... 伊藤ますみ 309
 **Column** てんかん罹病が認知症につながるか？ 311
もの盗られ妄想 ....................................................... 橋本 衛 313
 **Column** 脳画像を用いた妄想の神経基盤に対するアプローチ 315
人物同定障害 ................................................... 小森憲治郎，福原竜治 317
食行動異常 ..................................................... 杉本あずさ，河村 満 323
常同行動 ..................................................... 数井裕光，武田雅俊 326
環境依存症候群 ....................................................... 福武敏夫 330
鏡現象 ............................................................... 大東祥孝 336
社会的認知障害 ....................................................... 小早川睦貴 339
病態失認 ............................................................. 大東祥孝 343
身体部位失認 ......................................................... 鶴谷奈津子 347

## V. 治療・介護

薬物療法 ............................................................. 東海林幹夫 352
非薬物療法 ..................................................... 佐藤晋爾，朝田 隆 361
 **Column** バリデーション療法 362
 **Column** 感覚統合療法 363
 **Column** 疑似的再現刺激療法（simulated presence therapy） 363
認知症の神経心理学的リハビリテーション ........................ 望月寛子 367
BPSD に対する対応 ................................................. 吉澤利弘 373
 **Column** 著明な徘徊により介護困難となった BPSD 症例に対する対応の実際 378

## Case Study

CASE 1 　前頭側頭葉の進行性萎縮がみられ, 67 歳で死亡した男性例の病理診断 ……………… 石原健司, 中野今治 382

CASE 2 　異常言動が目立った 54 歳時死亡男性例 ……………………………………… 石原健司, 中野今治 386

CASE 3 　特徴的な MRI 所見がみられた進行性認知症女性例の病理所見 ……… 石原健司, 中野今治 391

## 付録

神経心理学的検査 ………………………………………………………………………… 川合圭成, 河村　満 395
　　神経心理学的検査とは ……………………………………………………………………………………… 396
　　スクリーニング検査 ………………………………………………………………………………………… 398
　　専門的検査 …………………………………………………………………………………………………… 403

認知症疾患治療に用いられる主な薬剤 ……………………………………………………………………… 417

索引 ……………………………………………………………………………………………………………… 419

## 執筆者一覧（執筆順）

| | | | |
|---|---|---|---|
| 岩田　誠 | 東京女子医科大学名誉教授 | 鈴木匡子 | 山形大学大学院医学系研究科高次脳機能障害学 |
| 三村　將 | 慶應義塾大学医学部精神・神経科学教室 | 林　祐一 | 岐阜大学大学院医学系研究科神経内科・老年学 |
| 玉岡　晃 | 筑波大学医学医療系神経内科学 | 犬塚　貴 | 岐阜大学大学院医学系研究科神経内科・老年学 |
| 河村　満 | 昭和大学医学部内科学講座神経内科学部門 | 宮田　淳 | 京都大学大学院医学研究科脳病態生理学講座（精神医学） |
| 杉本あずさ | 昭和大学医学部内科学講座神経内科学部門 | 羽生春夫 | 東京医科大学老年病科 |
| 佐村木美晴 | 金沢大学大学院医学系研究科脳老化・神経病態学（神経内科学） | 石井賢二 | 東京都健康長寿医療センター研究所附属診療所 |
| 山田正仁 | 金沢大学大学院医学系研究科脳老化・神経病態学（神経内科学） | 近藤正樹 | 京都府立医科大学大学院医学研究科神経内科学 |
| 武田景敏 | 大阪市立大学大学院医学研究科老年内科学（老年内科・神経内科） | 山田　惠 | 京都府立医科大学大学院医学研究科放射線診断治療学 |
| 緑川　晶 | 中央大学文学部人文社会学科心理学専攻 | 新井信隆 | 東京都医学総合研究所脳病理標本リサーチセンター |
| 小山慎一 | 千葉大学大学院工学研究科デザイン心理学研究室 | 石原健司 | 昭和大学医学部内科学講座神経内科学部門 |
| 大槻美佳 | 北海道大学大学院保健科学研究院 | 富山貴美 | 大阪市立大学大学院医学研究科脳神経科学 |
| 毛束真知子 | 東京都立神経病院リハビリテーション科 | 森　　啓 | 大阪市立大学大学院医学研究科脳神経科学 |
| 川合圭成 | 国立長寿医療研究センター脳機能診療部 | 小森憲治郎 | 愛媛大学大学院医学系研究科脳とこころの医学 |
| 高橋伸佳 | 千葉県立保健医療大学リハビリテーション学科 | 北村伊津美 | 愛媛大学大学院医学系研究科脳とこころの医学 |
| 下村辰雄 | 秋田県立リハビリテーション・精神医療センターリハビリテーション科 | 吉野眞理子 | 筑波大学人間系障害科学域音声・言語障害学 |
| 菊谷千映子 | 秋田県立リハビリテーション・精神医療センターリハビリテーション部 | 佐藤正之 | 三重大学大学院医学系研究科認知症医療学講座 |
| 高野大樹 | 秋田県立脳血管研究センター神経内科学研究部 | 丹治和世 | 山形大学大学院医学系研究科高次脳機能障害学 |
| 長田　乾 | 秋田県立脳血管研究センター神経内科学研究部 | 稗田宗太郎 | 昭和大学医学部内科学講座神経内科学部門 |
| 長濱康弘 | 滋賀県立成人病センター老年内科 | 佐々木良元 | 三重大学医学部附属病院神経内科 |
| 市川博雄 | 昭和大学藤が丘病院脳神経内科 | 冨本秀和 | 三重大学大学院医学系研究科神経病態内科学分野／認知症医療学講座 |
| 斎藤尚宏 | 山形大学大学院医学系研究科高次脳機能障害学 | 今村　徹 | 新潟医療福祉大学大学院医療福祉学研究科保健学専攻言語聴覚学分野 |

| | | | |
|---|---|---|---|
| 森　秀生 | 順天堂大学医学部附属順天堂越谷病院神経内科 | 福原竜治 | 愛媛大学大学院医学系研究科脳とこころの医学 |
| 河内　泉 | 新潟大学脳研究所臨床神経科学部門神経内科学分野 | 数井裕光 | 大阪大学大学院医学系研究科精神医学分野 |
| 西澤正豊 | 新潟大学脳研究所臨床神経科学部門神経内科学分野 | 武田雅俊 | 大阪大学大学院医学系研究科精神医学分野 |
| 三條伸夫 | 東京医科歯科大学大学院医歯学総合研究科脳神経病態学 | 福武敏夫 | 亀田メディカルセンター神経内科 |
| 水澤英洋 | 東京医科歯科大学大学院医歯学総合研究科脳神経病態学 | 大東祥孝 | 周行会湖南病院顧問／京都大学名誉教授 |
| 高畑圭輔 | 慶應義塾大学医学部精神・神経科学教室 | 小早川睦貴 | 昭和大学医学部内科学講座神経内科学部門 |
| 加治芳明 | 宇都宮中央病院神経内科 | 鶴谷奈津子 | 昭和大学薬学部生薬学・植物薬品化学 |
| 平田幸一 | 獨協医科大学神経内科 | 東海林幹夫 | 弘前大学大学院医学研究科脳神経内科学講座 |
| 磯野　理 | 京都民医連第二中央病院神経内科 | 佐藤晋爾 | 筑波大学医学医療系臨床医学域精神医学 |
| 古川哲雄 | 千葉西総合病院神経内科 | 朝田　隆 | 筑波大学医学医療系臨床医学域精神医学 |
| 船山道隆 | 足利赤十字病院精神神経科 | 望月寛子 | (独)農業・食品産業技術総合研究機構花き研究所 |
| 伊藤ますみ | 上善神経医院 | 吉澤利弘 | NTT東日本関東病院神経内科 |
| 橋本　衛 | 熊本大学医学部附属病院神経精神科 | 中野今治 | 自治医科大学医学部内科学講座神経内科学部門 |

【読者への注意】

本書では，医薬品の適応，副作用，用量用法等の情報について極力正確な記載を心がけておりますが，常にそれらは変更となる可能性があります．読者には当該医薬品の製造者による最新の医薬品情報（添付文書）を参照することが強く求められます．著者，編者，および出版社は，本書にある情報を適用することによって生じた問題について責任を負うものではなく，また，本書に記載された内容についてすべてを保証するものではありません．読者ご自身の診療に応用される場合には，十分な注意を払われることを要望いたします．

中山書店

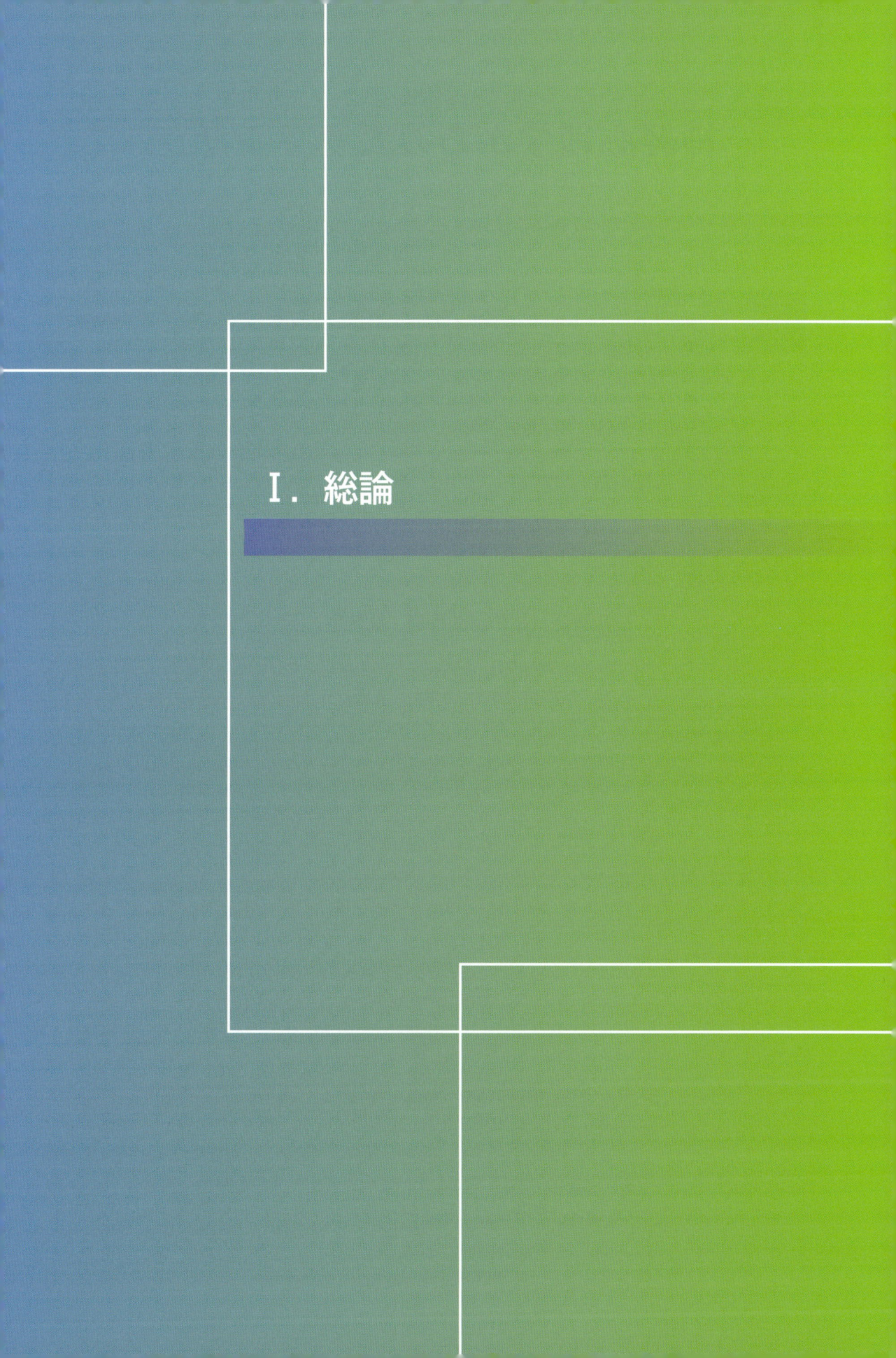

# I．総論

# I. 総論

# 神経心理学からみたデメンチア

**Point**
- 認知機能障害は必ずしもデメンチアを意味するものではない．
- 認知能力を評価する認知機能検査と認知機能障害を検出するためのスクリーニング検査とは異なった意義を持つ．
- 認知機能検査や認知機能障害のスクリーニング検査においては練習効果があり，複数回繰り返した場合の得点の変動にはこれを考慮しなくてはならない．また，これらの検査の得点は，認知能力を定量的に現す数値ではない．
- デメンチアに対する神経心理学的アプローチは，対象者の呈する現象を客観的に把握し，どのような認知機能の障害によって生じている現象であるかの分析によってなされねばならない．

## 認知機能，認知機能障害，認知症，デメンチア

　現在わが国では，dementia という病態に対して認知症という用語が用いられることが多いが，この用語は日本語の表現として不適切な用語であることを，筆者は繰り返し述べてきた[1]．従来使用されてきた痴呆という用語には差別的なニュアンスがあったことは事実であり，同様のことは中国人においても同様に受けとめられている[2]．台湾では，dementia に対して"失智症"という用語をあてはめているが，これは漢字の使用法としてきわめて当を得た選択である．当初，認知症という用語は，dementia を表す行政用語として使用することを目的として定められたものであったが，次第に医療領域一般に広まり，今日では学術的な著作においても，認知症という用語が使われるに至っている．本書においても，認知症という不適切な日本語を使用しなければならないということを，筆者は残念に思っている．そのため，本稿では，認知症という語を避け，デメンチアという用語を使用することにしたい．

　神経心理学に限らず，神経科学の領域においては，古くから認知機能という用語が用いられてきた．これは，"cognitive function"の訳語であり，知的能力全般を指して用いられる用語である．cognition に似た用語に recognition があり，厳密に訳するなら，前者は"認知"，後者は"再認"になるはずであるが，実際には前者は"認知"，後者は"認識"と訳されたり，両者とも"認知"と訳されたりしてきた．このことが，混乱を呼ぶ一因となっている．Cognition はラテン語の cogito，すなわち"考える"に由来する語であるから，"cognitive function"は，"思考能力"という意味の言葉である．このことから考えると，認知機能障害（cognitive dysfunction）は，思考能力の障害とい

うことになり，知的能力に何らかの異常が生じていることを意味しているといえる．

　ここで重要なことは，認知機能障害とデメンチアは同義ではないということである．認知能力は，意欲，注意，再認，行為，記憶，情動，言語，判断，実行など，さまざまなモジュールに分かれた並列的能力の集合であると考えられている．これらそれぞれの障害は，意欲障害，注意障害，失認，失行，健忘，情動障害，失語，判断障害，遂行機能障害と呼ばれており，それぞれ単独で生じうる．これに対し，デメンチアは，これらの能力の全般的な障害であり，単独のカテゴリーの認知能力のみが障害されているわけではない．したがって，認知機能障害があるからといって，直ちにデメンチアということはいえないのである．

　認知症という用語の使用がもたらす混乱に輪をかけているのが，"軽度認知障害（mild cognitive impairment：MCI）"という用語の存在である．MCIは，将来デメンチアに至る初期状態ではないかということから，何らかの医療福祉的介入を必要とする状態として注目を集めているが，軽度認知障害が進行して認知症に移行するということでは，日本語としての意味的統一性が疑われることになる．このような理由から，認知症という用語は日本語としてふさわしい表現ではなく，デメンチアとしたほうがよいと思われるのである．

## 認知機能障害の神経心理学

　先述のごとく，認知機能とは，意欲，注意，再認，行為，記憶，情動，言語，判断，実行など，モジュール構造をなすさまざまな並列的能力の集合体を指す用語であり，それらはすべて，一次的には大脳，特に大脳皮質によって営まれている機能である．大脳基底核や，視床，あるいは小脳なども認知機能に深く関与してはいるが，認知機能において主役を務めるのは，なんといっても大脳皮質である．したがって，認知機能障害というものの本態を考えると，その大半は大脳皮質の機能低下を意味しているということができる．ただ，注意しなくてはならないのは，大脳皮質の機能障害というものは，必ずしも大脳皮質の一次性器質病変の存在を意味するものではないということである．また，認知機能障害というものは，必ずしもデメンチアを意味するものではないということも，重要なポイントである．デメンチアといわれる病態は，単に認知機能障害があるというだけのことではなく，先にあげた認知機能を形成するさまざまなモジュールの能力の全般的な障害によって，それまで果たすことができていた社会的な役割を果たすことができなくなった状態のことである．

　たとえば，右半球の大きな脳梗塞によって，顕著な左半側空間無視という認知機能障害を生じても，通常それだけでデメンチアに陥ることはない．また，左大脳半球梗塞によって重度のウェルニッケ失語を生じた場合，重度の認知機能障害があるということはできるが，それだけでデメンチアが生じるわけではない．デメンチア患者では，しばしば健忘症がその臨床像の中心と

**モジュール構造**

単一情報の処理過程をモジュールという．脳内の情報処理は，分業体制になっている複数のモジュールの並列処理によってなされていると考えられ，そのような処理機構のことをモジュール構造と呼んでいる．

なることが多い．健忘症もまた明らかな認知機能障害ではあるが，健忘症だけではデメンチアとはいわない．単純ヘルペス脳炎後遺症において，数分前の出来事はまったく覚えていないというようなきわめて高度の健忘を生じた患者においても，知識に基づく判断はまったく正常であり，高度な計算問題や，幾何学の問題を容易に解いてしまうようなことはまれではない[3]．先に述べた軽度認知障害（MCI）と呼ばれる病態は，多くの場合健忘症のみがみられ，それ以外の認知機能はよく保たれているため，自立した生活を営み，社会的役割もおおむね果たすことができる．そのため，軽度デメンチアとは呼ばれないのである．

認知機能障害とデメンチアを区別するもう一つの重要な点は，デメンチアはいったん完成された認知機能が，何らかの原因によって全般的に低下していく病態であり，発達障害のように，認知機能に生まれつきの障害がある場合は，デメンチアとは呼ばれない．言い換えるなら，低知能とデメンチアとはまったく異なった病態である．

## 巣症状と意識障害

大脳皮質を局所的に侵す器質性病変によって引き起こされる認知機能の障害は，かつては巣症状（Herdsymptom）と呼ばれていた[4]．その典型として取り上げられてきたのは失語症（aphasia）である．失語症において出現するさまざまな症状や，失語症患者が呈する失語症状の多様性は，主として大脳皮質を侵す局所破壊病変の場所とその広がりによって説明されてきた．このように，モジュール特異的な認知機能障害の臨床像は，病巣の局在に依存した欠落症状として理解されるという考えの下，これらの症状は巣症状と呼ばれてきたのである．しかし，臨床的に観察されるモジュール特異的認知機能障害が，常に大脳皮質の局所破壊病変によるというわけではない．代謝性脳症や全身麻酔などで生じた急性錯乱状態（acute confusional state）からの回復過程において，言語機能を詳細に研究したChédruら[5]は，書字障害のみの認められる段階のあることを記載している．これは神経心理学的にいえば，純粋失書といえるようなモジュール特異的認知障害であるが，巣症状として出現したものではなく，全般的な大脳機能障害である意識障害の一部として認められたものであり，そのような病態であってもモジュール特異的認知障害を呈しうるという事実はきわめて重要である．

一方，モジュール非特異的な全般的認知障害は，意識障害とデメンチアの両者に共通である．前者は通常急性発症であるのに対し，後者の経過は緩徐進行性である点が異なっているにすぎないという考えから，意識障害を急性脳症候群（acute brain syndrome），デメンチアを慢性脳症候群（chronic brain syndrome）と呼んで，その共通点を強調する考えもあるほどである．実際の臨床の場において問題となるのは，数週間から数か月の経過でモジュール非特異的な全般的認知障害が生じてくる場合であり，このような場合には，意識障害とデメンチアの識別は必ずしも容易ではない．昏睡のような覚醒度の

**急性錯乱状態**
急性に生じた軽度の意識障害であり，注意力が低下して見当識が失われ，思考，判断，認知，記憶などが傷害された状態である．

低い意識障害の場合には，デメンチアとの鑑別は容易であるが，さまざまな代謝性，あるいは中毒性脳症などでみられるような錯乱状態においては，ある程度の覚醒が保たれていると，意識障害ではなくデメンチアであると診断されてしまうことがある．アルコール多飲者では，アルコールそのものの作用と同時に，ビタミン$B_1$，ナイアシン，ビタミン$B_6$などビタミン欠乏症を生じやすいし，胃摘出後の患者ではビタミン$B_{12}$欠乏症に陥りやすい．これらの病態の進行は，しばしば亜急性であるため，デメンチアと間違えられることが少なくない．また，高齢者では，入眠障害や，夜間睡眠中断などの睡眠障害を訴えて，睡眠導入薬を処方されていることが少なくないが，長時間型のベンゾジアゼピン系薬剤を飲んでいたりすると，昼間の覚醒度が低下して注意障害や意欲障害を生じ，デメンチアと間違えられるようなことがまれならずみられる．また，スルピリドのような抗精神病薬によって無動や意欲低下を生じるような場合も，しばしばデメンチアと間違えられていることがあることに注意しなくてはならない．

## 認知機能テストと認知機能障害テストの区別

認知機能の能力を評価したり，認知機能障害を見出したりするためには，種々の神経心理学的検査がなされることが多い．これらのテストには，大きく分けて2つの異なったものがある．一つは，認知能力の評価に用いる検査であり，一般的に知能検査といわれているものは，この中に入れられる．これは健常者も含めて，一般の社会におけるすべての人の認知能力を評価するために作られたものであり．生得的能力としての知能を測定するための検査法である．この検査の得点は，基準となる基準値をはさんで正規分布をする[6]．すなわち，健常者における能力差が評価できる検査である．神経心理学分野でよく用いられている WAIS，WMS，およびその改訂諸版は，すべてこの種の検査である．これらの検査は，健常者の能力評価にも用いられるため，健常者でも全部の問題に正答することはほとんどない．

これに対し，もう一つの群の神経心理学的検査は，認知機能障害を見出すためのスクリーニングテストであり，日常臨床で用いられている MMSE，HDS，あるいは失語，失行，失認などの評価に用いられる標準化された検査は，すべてこのタイプの検査法である．これらのスクリーニング検査では，健常者ではほとんど全問正答するのが普通であるため，得点が頭打ちになってしまい（天井効果という），健常者の間での能力差はまったく反映されない．通常，カットオフ値という一定の境界得点が定められており，得点がこれを下回った場合には，その検査の対象となった認知機能が障害されていると判断される．

これら2種類の検査を施行するうえにおいて重要なことが2つある．その第一は練習効果の存在であり，これらの検査は繰り返し行うと得点が増加する．たとえば，WAIS-R のマニュアル[7]では，健常者においてテストを繰り返した場合のデータが示されており，VIQ は 4.9，PIQ は 11.4，TIQ は 8.6 増

**WAIS**

Wechsler Adult Intelligence Scale（ウェクスラー成人知能評価尺度）の略号．成人の標準的知能検査である．わが国で現在用いられているその改訂第3版（WAIS-III）は，モジュール構造をなす知能を反映して，16の下位検査項目から成っており，その結果は言語性知能指数（VIQ），動作性知能指数（PIQ），および全検査知能指数（TIQ）として表されると同時に，言語理解（VC），知覚統合（PO），作動記憶（WM），処理速度（PS）の各能力を，群指数として示すことができるようになっている．

**WMS**

Wechsler Memory Scale（ウェクスラー記憶評価尺度）の略号．成人の標準的記憶能力検査である．わが国で現在用いられているその改訂版（WMS-R）は，テストの成績を，知能指数に対応する注意力指数（Attention Index）と，言語性記憶指数（Verbal MQ），視覚性記憶指数（Visual MQ），遅延再生記憶指数（Delayed MQ）として表記する．

**MMSE**

Mini-Mental State Examination の略号であり，デメンチアのスクリーニング検査として米国で開発され，全世界で使用されている検査である．

**HDS**

Hasegawa Dementia Scale の略で，わが国の長谷川和夫により開発されたデメンチアのスクリーニング検査である．現在はその改訂版（HDS-R）が広く用いられている．

加することが明記されている．しかし，WAIS-III のマニュアル[8]には，練習効果についてのデータが記載されていない．また，練習効果がどれほどの期間にわたって維持されるかは，ほとんど調べられていないが，筆者の個人的経験では，WMS-R の物語の記憶課題などは，検査後1年以上経過しても，記憶されていることは少なくない．スクリーニング検査において練習効果の明記されているものは，まったくないのが現状であり，障害の程度が軽度な被験者では，一定の程度の練習効果によって，テストを繰り返せば，得点が増加するのは当然であろうと考えられる．

　第二の問題点は，各検査で得られた被験者の得点の数値としての意味である．WAIS をはじめとする知能検査や WMS などでは，検査対象とする認知能力の平均を 100 とし，被験者の能力を，その集団の中で標準化された偏差値として表記した数値をもって検査結果とする[6]．したがってその得られた数値は，所属集団の平均値からどれほど外れているかを，集団の中での頻度で表したものであり，能力と比例する絶対値を表すものではない．たとえば，IQ=100 が集団の平均値である場合，IQ=130 の個人は，平均より 1.3 倍の知能があるというわけではなく，この被験者の知能は，正規分布する知能の平均（100）からこの知能検査の得点分布において，標準偏差の2倍プラス側に隔たった位置にある，ということを意味している．これに対し，認知機能障害のスクリーニング検査としてのテストの得点には，数量的な意味はまったくない．MMSE の得点が 15 / 30 の被験者の知能は，決して，満点（30 / 30）を取った健常者の半分しかないというわけではないのであり，得点に数量的な意味はない．

　これらの2つの問題はきわめて重要である．デメンチアの経過をみたり，あるいは薬剤やトレーニングなどの効果を評価するのに，これらの検査，特に本来は，認知機能障害の有無をみるためのスクリーニング検査であるはずの検査を用いているのをよくみるが，それぞれの検査法の目的を考え，また練習効果や得点の数値的意味を考慮して評価がなされているものはまったくない．すべての神経心理学的検査を複数回行って得点を比較検討する場合には，練習効果の程度と，検査得点として得られた数値の linearity に対する考察を，十分に行わなくてはならないのである．

## デメンチアの神経心理学的研究

　神経心理学の研究目標は，ヒトの心理学的な現象を，脳の作動原理によって解き明かすことである．これに従うなら，デメンチアの神経心理学的研究の目標は，デメンチアによって生じるさまざまな現象の根底に潜む，脳科学的異常を見出すことにあるのであって，いたずらに神経心理学的検査を行って，点数評価するようなことではない．デメンチアの患者の呈するさまざまな心理的現象の一部は，問題症状とか BPSD（Behavioral and Psychological Symptoms of Dementia）といった用語で一括され，しかも，その内容も，徘徊，帰宅願望，暴力行為，性的逸脱行為，不潔行為などの非科学的な用語に満ち

溢れている．しかし，これらの用語のほとんどは，介護にあたる健常者側からみた，きわめて情緒的な表現である．たとえば，「徘徊」という日本語は，目的もなくうろつくことであるが，デメンチアの患者で生じる「徘徊」は，決して目的もなくうろつくことではないのが普通である．夕方になれば，ヒトは自宅に帰ろうとするのが当然であり，そのとき，見当識障害や，自分の置かれた立場についての記憶障害のために，今自分が居るところは自宅ではないと思ってしまうと，あわてて家に帰ろうとしてしまう．ところがいったん外に出てしまうと，道がわからなくなって迷子になり，しかも記銘力障害のために自分が今までどこにいたのか，なぜそこから外出したのかも思い出せないため，うろうろせざるをえなくなるのである．しかし，それらのプロセスを理解することのできない健常者は，この現象を間違って「徘徊」と呼んでしまったり，その原因を「帰宅願望」によるものだと言ってしまったりする．このような用語で呼ばれる患者のうち多くのものでは，現在自分が居る場所が，自分のいるべき場所ではないと思ったがゆえに「帰宅しなければ」と思うのであり，デメンチアの存在を介して考えるなら，決して根本的に理解不能な滅茶苦茶な行動をとっているのではないのである．

　デメンチアの患者に対しての神経心理学的アプローチは，患者の呈する現象をまず客観的に把握し，それがどのような認知機能障害によって生じているのかを検討することにある[9]．もちろん，その認知機能障害は，単一モジュールの認知機能障害ではなく，2つ以上のモジュールの障害が並存しているのが普通である．それらを客観的に観察し，その根底をなす大脳高次機能の異常と対応させていく試みこそが，デメンチアに対して神経心理学的にアプローチするものに課せられているのである．

（岩田　誠）

## 文献

1) 岩田誠．間違った用語は受け入れ難い．Cognition and Dementia 2006；5：340-343.
2) 賀　昕ほか．「認知症」という用語を中国人はどう思うか．神経内科 2007；67：290-294.
3) 岩田誠．記憶と記憶障害．岩見沢市立総合病院医誌 1991；17：137-142.
4) 大橋博司．臨床脳病理学　復刻版．東京：創造出版；1998.
5) Chédru F, Geschwind N. Writing disturbances in acute confusional states. *Neuropsychologia* 1972；10：343-353.
6) 黒岩誠．知能．西本武彦ほか（編），テキスト　現代心理学入門―進化と文化のクロスロード．東京：川島書店；2009, pp.275-300.
7) Wechsler D. 品川不二郎ほか（訳編）．日本版 WAIS-R 成人知能検査法．東京：日本文化科学社；1990.
8) Wechsler D. 日本版 WAIS-III 刊行委員会（訳編）．日本版 WAIS-III 成人知能検査法 理論マニュアル，実施・採点マニュアル．東京：日本文化科学社；2006.
9) 岩田誠．臨床医が語る認知症の脳科学．東京：日本評論社；2009, pp.32-39.

# I. 総論
## 認知症の神経心理学的診かた
# 中核症状

- 認知症とは，いったん正常に発達した認知機能や精神機能が後天的な脳の障害により低下し，日常生活・社会生活に支障を来している状態である．
- 記憶障害は認知症における中核症状の主体をなす．アルツハイマー病ではほぼ全例に認められ，進行性に増悪する．
- 障害される記憶が近時記憶の範囲のエピソード記憶障害が前景である．
- その他の中核症状としては，実行機能障害による問題解決能力の低下，視空間認知障害，失語などがみられることが多い．

## 認知症とは

　認知症とは，いったん正常に発達した認知機能や精神機能が後天的な脳の障害により低下し，日常生活・社会生活に支障を来している状態と定義される．以前は「痴呆」と呼ばれていたが，2004年12月に厚生労働省が行政用語として「認知症」に変更することを決定し，その後，今日では学術用語としても，あるいはマスコミや一般的な場面でも認知症という用語が定着している．臨床でよく用いられる診断基準の一つである国際疾病分類第10版ICD-10では，「認知症は脳疾患による症候群であり，通常は慢性あるいは進行性で，記憶，思考，見当識，理解，計算，学習能力，言語，判断を含む多数の高次皮質機能障害を示す．意識の混濁はない．認知障害は，通常，情動の統制，社会行動あるいは動機付けの低下を伴うが，場合によってはそれらが先行することもある」と規定されている．

## 認知症の中核症状

　認知症の症状は，中核症状と周辺症状（精神症状，行動障害）という大きく二つのグループに分けられる．認知症の症状の中核をなすものは，前述のICD-10の定義にもあった記憶や見当識，理解，計算，言語，判断など，主に認知機能の障害であり，これらは認知症の「中核症状」と呼ばれている．

### 記憶障害 [1]

　記憶障害は認知症における中核症状の主体をなすものであり，アルツハイマー病ではほぼ全例に認められ，進行性に増悪する．本項では，まず記憶について概説し，次に認知症の臨床における記憶障害の症候について述べる．

**1 記憶の内容による分類**

| 陳述記憶 | エピソード記憶 |
|---|---|
| | 意味記憶 |
| 非陳述記憶 | 手続き記憶 |
| | プライミング |
| | 古典的条件づけ |

**2 記憶の把持時間による分類**

| 短期記憶 | 長期記憶 | |
|---|---|---|
| 即時記憶 | 近時記憶 | 遠隔記憶 |
| 〜数十秒 | 数分から数日 | 数週間以上 |

　記憶はその内容により陳述記憶と非陳述記憶に分類される[2]．

　陳述記憶とは言語的，非言語的を問わず，イメージ化できる記憶，概念化できる記憶のことであり，思考過程と関連して利用することのできる記憶である．陳述記憶はさらに，体験したエピソードを想起するエピソード記憶と，知識や意味を想起する意味記憶とに分類される（**1**）．エピソード記憶とは特定の時間と場所で起こった個人的体験の情報に関する記憶であり，主観的な経験の登録，再生の過程が明確な記憶である（覚えている記憶）．自分自身が直接体験した出来事や生活史の記憶（自叙伝的記憶），何らかの情報媒体を介して間接的に受け取った記憶（社会的出来事の記憶）に分類される．意味記憶とは一般的な知識のことであり，単語や概念，記号などの意味があたる．辞書などにある用語・単語の意味のような社会的に共有できる知識・概念とは別に，個人の経験の中で生成されるものもある（知っている記憶）．

　非陳述記憶はイメージや陳述としては再生されないが，行動や嗜好のなかに反映される記憶である．非陳述記憶の中核となる手続き記憶は，動作，行為における技能や，知覚を介した認知において効率的操作，処理を獲得し保持する記憶であり，その現出は意識的でなく自動的に行われる．

　一方，記憶は記憶痕跡の把持時間により短期記憶と長期記憶とに分けられ，長期記憶はさらに近時記憶，遠隔記憶に分けられる（**2**）．短期記憶とは即時記憶ともいわれ，最大60秒程度の秒単位の記憶である．容量に制限があり，把持時間にも制限があることが特徴である．一方，長期記憶は数分以上の間隔を経て，再生することが可能な記憶であり，近時記憶においては再生を繰り返すことにより定着が進むといわれる．しっかりと貯蔵され，必要に応じて取り出しが可能な記憶を遠隔記憶という．

　記憶のプロセスとしては，少なくとも体験の登録・符号化（registration, encoding），把持・貯蔵（retention, store），想起（retrieval）の3過程があるが，このいずれが障害されても記憶障害が出現する．入力情報の正確な登録・符号化がなされず，登録が不完全となる場合，いわゆる記憶以前の段階の障害であり，前述の即時記憶が障害されることとなる．また，想起には再生（recall）と再認（recognition）とがあり，再生はさらに自由再生と手がかり再生とに分類される．再認とは複数項目のなかで既知のものを多者択一で選択することである．通常，認知機能検査で実施する遅延再生項目は，近時記憶の範囲内のエピソード記憶について，意図的に自由再生や手がかり再生，あるいは

再認を求めるものである.

認知症は通常,「何度も同じ話をする」「さっき食事をしたのを忘れている」「薬を飲み忘れる」「昨日どこに出かけたか覚えていない」「新しいことがおぼえられない」といったさまざまな形の記憶障害で気づかれる.これらの記憶障害について,認知症の患者は自分でもおかしいと思っていることもあるが,多くの場合は病識が乏しく,指摘されても取り繕ってごまかしてしまう.

記憶障害があって,周囲の状況の変化についていけないと,見当識障害がめだってくる.見当識の障害ははじめ日にちや月,年などの時間から始まり,やがて自分のいる場所,さらにまわりにいる人物へと広がっていく.

### その他の中核症状

「料理の手順がおかしい」「銀行や役所の手続きができない」「スーパーでいつも同じものばかり買ってくる」などの症状は,実行機能の障害による問題解決能力の低下を疑う[3].アルツハイマー病に代表される認知症性疾患では,通常この実行機能障害と記憶障害との組み合わせが患者の日常生活を大きく障害する.

また,「よく知っているはずの道に迷う」「しまったものが見つけられない」「茶碗を食器棚のいつものところにしまえない」といった症状があった場合,視空間認知機能,構成機能に問題がある可能性を考える.一般に,アルツハイマー病では,観念性失行を認めることはあるが,典型的な観念運動性失行を認めることはまれである[4].むしろ,アルツハイマー病では視空間認知障害と視覚運動性の要素とが前景に立つ失行＋失認様の状態を呈する[5].

認知症の患者で失語を認めることは少なくない.アルツハイマー病では多くの場合,流暢に話すが,ものの名前が出てこなかったり,理解が障害されていて,話がうまくかみ合わないことがよくある.アルツハイマー病では,非流暢性失語を呈することは通常ない.発語が極端に減少したり,発語の努力性がみられるときには前頭側頭葉変性症（特に原発性進行性非流暢性失語）や大脳皮質基底核変性症のようなアルツハイマー病以外の認知症を念頭に置く.

〈三村　將〉

### 文献

1) 古田伸夫,三村將.初期アルツハイマー病の認知機能障害.老年精神医学雑誌 2006；17：385-392.
2) 三村將.記憶の分類.Clinical Neuroscience 2003；21：799-800.
3) 三村將.遂行機能とは.臨床精神医学 2006；35：1511-1516.
4) 三村將ほか（編）.認知症の「みかた」.東京：医学書院；2009.
5) 早川裕子,三村將.認知症の症候学　各論：観念性失行と観念運動性失行.日本臨牀 2011；69（増刊号8）：351-353.

## I. 総論
### 認知症の神経心理学的診かた

# 周辺症状

> **Point**
> - 認知症の症状は大別すると認知機能障害による症状（中核症状）と非認知機能障害による周辺症状，すなわち認知症の行動・心理症状（behavioral and psychological symptoms of dementia：BPSD）に分けられる．
> - 周辺症状を認識し対処することは，認知症の早期診断において肝要であるばかりでなく，患者や介護者のストレスを軽減し，生活の質を高めるためにも必要不可欠である．
> - 周辺症状の特徴を把握することは，認知症の鑑別診断に有用となる場合があるため，代表的な周辺症状のパターンを認識することは重要な意義がある．

## 周辺症状の分類

　認知症において認知機能障害に続発ないし併発する非認知性の障害である行動症状や心理症状を周辺症状と総称している．周辺症状は対応の困難さの程度によってグループⅠ（高度で対応が困難），グループⅡ（中等度），グループⅢ（比較的管理可能）に分類されている[1]が，行動症状のグループⅠには身体的攻撃，徘徊，不穏，グループⅡには焦燥，文化的に不適切な行動，性的脱抑制，など，グループⅢには泣き叫び，アパシー，繰り返し尋ねる，つきまとい，などが含まれており，心理症状ではグループⅠに妄想，幻覚，誤認，抑うつ気分，不眠，不安があげられている．

## 周辺症状の診かた

　行動症状は通常患者の観察に基づいて把握し，心理症状は患者や介護者との面接に基づいて分析するが，外来での診察では時間的な限界もあるため，必ず介護者からの情報を収集しなければならない．周辺症状は中核症状が出現した後に現れることが多いが，先行する場合もあり，認知症の早期～中期にかけてを中心に，いずれの時期においても出現する可能性がある[2]．また，周辺症状は午後から夕刻に出現ないし増悪することが多く，日没症候群や夕暮れ症候群と呼ばれている．すなわち，夕方，日没頃から不安，興奮，焦燥，徘徊などが悪化する現象がみられる．周辺症状には夜間せん妄や錯乱などの意識障害を伴うこともある．

　周辺症状の診察上の要点としては，①介護者との綿密な面談，②周辺症状に関する詳細な情報の収集（頻度，時間，場所，人的環境など），③周辺症状が発現した前後の状況の調査（契機となった要因など），④介護者への教

育（周辺症状が多くの複雑な要因から生じることや環境調整や受容の重要性など），があげられる．認知症患者がなぜ周辺症状をきたしているかに思いをめぐらせながら聴取していかなければならない．患者の尊厳を維持するために，患者と介護者から別々に話を聞かなければならない場合も多い．

周辺症状，特に行動症状は家族介護者の介護負担に最も寄与しており[3]，適切な非薬物的介入や薬物療法によって周辺症状は軽減する可能性が高い．したがって，周辺症状を適正に把握し対処することは，認知症の診療上きわめて重要である．

## 代表的な周辺症状

### 行動症状

#### ■暴言・暴力
認知機能障害が高度な男性や対人関係の不得手な患者に多く，うつ症状や身体的不調と関連してみられる場合もある．性格変化をきたす前頭側頭型認知症のほうがアルツハイマー病（Alzheimer disease：AD）よりも高頻度で認められる．

#### ■徘徊
性格変化，不安，不穏などの心理症状や，地誌的失見当識，睡眠覚醒障害が背景にある場合がみられる．ADでは長期にわたって認められることがあり，家族介護者に特に大きな負担となる．外来受診時に介護者が目を離したすきに遠方にまで徘徊することがあり，特に注意が必要である．

#### ■不穏
攻撃性の現れとして出現することが多く，怒りの表情や態度，抵抗などを伴うことが多い．

#### ■性的脱抑制
不適切な性的言動から性的問題行動に至るまでさまざまな程度でみられるが，性的問題行動には地誌的失見当識，着衣失行，陰部の皮膚疾患，泌尿器疾患などが背景に存在する場合がある．治療者に情報が伝わりにくく，問題が深刻化する場合があるので，注意を要する．

その他，食行動異常，排泄行動異常などが知られている．

### 心理症状

#### ■不安
些細な点も心配となり何度も必要以上に尋ねるようになり，家族介護者に大きな負担となる．自分だけが取り残されるのではないかという不安から，つきまといが生じたりする．焦燥や徘徊などに発展する場合もある．

#### ■焦燥性興奮
苛立ちや焦りの心理から，不平を言ったり，奇妙な音を出したり，無視し

たり，ということから暴力に至るまで，さまざまな状態を呈する．認知機能障害が中等度の患者で高頻度にみられる．

### ■幻覚

幻視が最も多く，ADよりもレヴィ小体型認知症に特徴的である[4]．代表的な幻視の一つに後述の「幻の同居人（phantom boarder）」の妄想形成の契機となるものがあり，これは現実に居ない人を家の中でみるというものである．幻聴の頻度は少なく，それ以外の幻覚はまれである[5]．認知症の幻覚にはせん妄などの意識障害や視覚失認が背景に存在する場合があり，照明の問題の関与も指摘されている．神経症状の評価とともに照明の最適化も重要である[1]．

### ■妄想

レヴィ小体型認知症，AD，血管性認知症の順に頻度が高い．自分の大切な物を盗まれた，家族に財産を横領されたなどの「もの盗られ妄想」が最も多く，「見捨てられ妄想」，「不義妄想（嫉妬妄想，不実妄想）」，「誤認妄想」などがある．配偶者が性的に自分を裏切っていると妄想的に確信する嫉妬妄想は「オセロ症候群」とも呼ばれる．身近な人物が，姿はそのままであるのに違う人と入れ替わっていると確信する妄想は「カプグラ症候群」と呼ばれているが，誤認妄想の一種であり，「替え玉妄想」とも呼ばれる．「幻の同居人」として，家の中に知らない人たちが住み込んでいて，さまざまなかたちで自分を苦しめるという妄想は独居者に多くみられる．妄想の対象は家族介護者など身近な人物であることが多く，人間関係の悪化から介護負担の増加につながりやすいため，適切な対応が特に必要となる．

### ■うつ症状

認知症に伴ううつ症状では，喜びの欠如や身体的不調感のような非特異的な気分変調が，悲哀感や罪責感，低い自己評価などのうつ病の古典的な症状よりも目立つのが特徴である．抗うつ薬に対する反応性が相対的に不良であり，抗コリン性の有害事象が発現しやすい[6]．うつ病による偽性認知症は，抗うつ薬によるうつ病の改善とともに軽快するので，鑑別が重要である．

### ■アパシー

以前興味があったことにも関心を示さなくなり，無感動で無気力，意欲低下の状態である．うつ症状との鑑別点は不快な気分や自律神経症状を伴わないことである[1]．

その他，性格変化，心気症状，不眠などがみられることがある．

（玉岡　晃）

**文献**

1) Luxenberg J, Tune L. Clinical issues. In：Brodaty H, et al (editors). IPA Behavioral and Psychological Symptoms of Dementia (BPSD) Educational Pack-Module 2. Skokie：International Psychogeriatric Association；2002.
2) Reisberg B, et al. Stage-specific incidence of potentially remediable behavioral symptoms in aging and Alzheimer's disease：a study of 120 patients using the BEHAVE-AD. *Bull Clin Neurosci* 1989；54：95-112.
3) Pinquart M, Sörensen S. Association of stressors and uplifts of caregiving with caregiver burden and depressive mood：A meta-analysis. *J Gerontol B Psychol Sci Soc Sci* 2003；58：112-128.
4) McKeith I, et al. Neuroleptic sensitivity in patients with senile dementia of Lewy body type. BMJ 1992；305(6855)：673-678.
5) Swearer JM. Behavioral disturbances in dementia. In：Morris JC (editor). Handbook of Dementing Illness. New York：Marcel Dekker；1994, pp.499-527.
6) Amore M, et al. Subtypes of depression in dementia. *Arch Gerontol Geriatr* 2007；44 (Suppl 1)：23-33.

# I. 総論
## 認知症の神経心理学的診かた
# 鑑別診断

> **Point**
> ●認知症の鑑別には，時間的変化の把握や各種認知機能のスクリーニングが必要である．
> ●認知症と，認知症の鑑別診断とは，合併している可能性もある．

## 鑑別すべき病態

認知症診療においては，ともするとまずその程度が鑑別されることも多い（すでに認知症になっているのか，まだなっていないのか，なっているのであれば重症度）．同時に，認知症の種類も見極められる（脳血管性か，変性性認知症性疾患であればさらにその種類，あるいはその他の原因による認知症）．しかし，たとえ主訴が「物忘れ」であっても，あるいは近医からの紹介状に「認知症精査」と書かれていても，認知症以外の疾患を鑑別することが認知症診療のはじめである．

「認知症疾患治療ガイドライン2010」では，認知症と区別すべき病態として，以下の病態をあげている（ただしエビデンスレベルはグレードなし）．すなわち，せん妄・健忘性障害・発達遅滞・統合失調症・大うつ病・詐病／虚偽性障害・加齢に伴う正常な認知機能低下である[1]．これらの病態では，一時的に，あるいは二次性に，認知機能低下を示しうる．そのため，認知機能低下を本態として社会的な機能不全を生じる認知症とは，区別されるべき病態である（**1**）．

| **1** 認知症の鑑別診断 |
| --- |
| 意識障害 |
| 健忘症 |
| 発達障害 |
| 精神疾患 |
| 不適切な構え |
| 正常な加齢性変化 |

## 意識障害・せん妄

認知症の鑑別においては，意識障害の合併に注意が必要である．特に，特殊な意識障害であるせん妄は，認知症と誤認しやすい病像を呈する．また，日常臨床で遭遇する頻度も高い．

せん妄とは，注意を集中し，持続させ，適切に転導する能力の低下を伴う意識障害である．また，見当識障害・記憶障害・言語障害などの認知機能障害を示す．その障害は数時間から数日の単位で短期間に出現し，日内変動がみられることも多く，時間的に不安定である．そのような病像の他に，身体的な背景として，病歴・身体診察・検査結果から全身性の内科疾患などによる生理的影響が疑われることも診断基準に含まれる[2]．

しかし，せん妄と認知症とは相反する病態ではないため，両者の合併と診

断することも可能である[1]．

### 健忘症

　健忘とは，記憶障害であるが，特に宣言的記憶（陳述記憶；エピソード記憶と意味記憶）の障害を指し，通常はその他の記憶（手続き記憶やプライミング記憶）は保たれる．

　認知症では複数の認知領域に障害を生じる．そのため，上記の記憶障害のみを呈する純粋な健忘症では，認知症とは診断されない．このことは，操作的診断の問題にとどまらず，認知症の神経心理学的症候が本来的に限局しないことを反映している．

　純粋な健忘を生じる要因としては，心因性や薬剤性（アルコール，睡眠導入剤など）が多く知られている．

### 発達・生活歴

　認知症とは，成人後に認知機能がそれまでの発達状態よりも衰退することであり，本来は病前の患者を知らなければ診断は不可能である．ただし，患者自身や家族などからの病歴，学歴や職業歴の聴取で代替する．

　また，生活歴も重要な注意事項である．たとえば，改訂長谷川式認知症スケール（HDS-R）の語想起課題である野菜の呼称は，料理の好きな女性と食に無頓着な男性では，難易度が異なるであろう．

　一方で，せん妄と同様に，発達障害も認知症と合併しうる[1]．

### 統合失調症・大うつ病

　統合失調症は，各種の陽性症状や陰性症状を呈すことや，プレコックス感（統合失調症患者と接したときに感じられる特有の違和感）から，認知症との鑑別は比較的容易とも考えられる．ただし，慢性期や症状の落ち着いている状態では，認知症類似の病像も示しうるために注意が必要である．

　一方で，大うつ病は，認知症との鑑別が非常に困難であり，合併も多い．抑うつ的な言動や，自らの障害を強調すること，質問に対して直ぐに「わからない」と答えることは，大うつ病の合併を示唆する．また，認知機能障害の日内・日差変動も，大うつ病でよくみられる所見である．

### 不適切な構え

　構え（set）とは，個体が，ある特定の状況に対して予期をしたり，行動の準備状態をとることである．また，認知や反応の仕方にあらかじめ一定の方向性をもつことである[3]．認知症診療においての患者の不適切な構えとして，「認知症疾患治療ガイドライン2010」で認知症の鑑別病態としてあげられている詐病／虚偽性障害や，診察場面での過緊張（上がり症）などが考えられる．すなわち，**2**に示すような条件を適切に満たす患者でなければ，すくなくとも一部の神経心理学的診察は困難になる．そのため，診察時には，

## 2 診察場面に必要な条件

| 集中力 | この障害は認知症の症候でもあるが，患者の最大の集中力が発揮されていることが，神経心理学的評価には重要である |
|---|---|
| 理解力 | やるべきことを理解したうえでできないのか，理解できていないのかにより，評価は異なる |
| 動機付け | 場合によっては，どのような診断結果が患者に利得をもたらすのかを考慮したうえで，診察を進める必要がある |

「適切に診察がなされている」ことの確認が必要である．

## 正常な加齢性変化

加齢とともに，記憶障害や他の認知機能障害が緩徐に進行することは，生理的変化である．しかし，加齢性変化と病的な認知症性変化とにはっきりとした基準は示されていない．年齢層別に標準化された心理検査は，診断の補助になる．一般に，日常生活に支障をきたす認知機能障害は，病的背景をもつことが多い．

## 鑑別のための診かた

認知症を診るには，その患者の時間的変化を知ることが重要であり，ワンポイントの診察での鑑別は難しい．そのため，患者や家族などからの現病歴聴取は重要である．また，神経心理学的プロフィールからの推察も有用であり，訴えにかかわらず広く認知機能をスクリーニングして，病像を明らかにすることが大切である．

（河村　満，杉本あずさ）

### 文献

1) 日本神経学会（監修）．「認知症疾患治療ガイドライン」作成合同委員会（編）．認知症疾患治療ガイドライン2010．東京：医学書院；2010．
2) American Psychiatric Association. The Diagnostic and Statistical Manual of Mental Disorders, Fourth Edition, Text Revision. Washington, DC：American Psychiatric Association；2000.
3) 中島義明ほか（編）．心理学辞典．東京：有斐閣；1999．

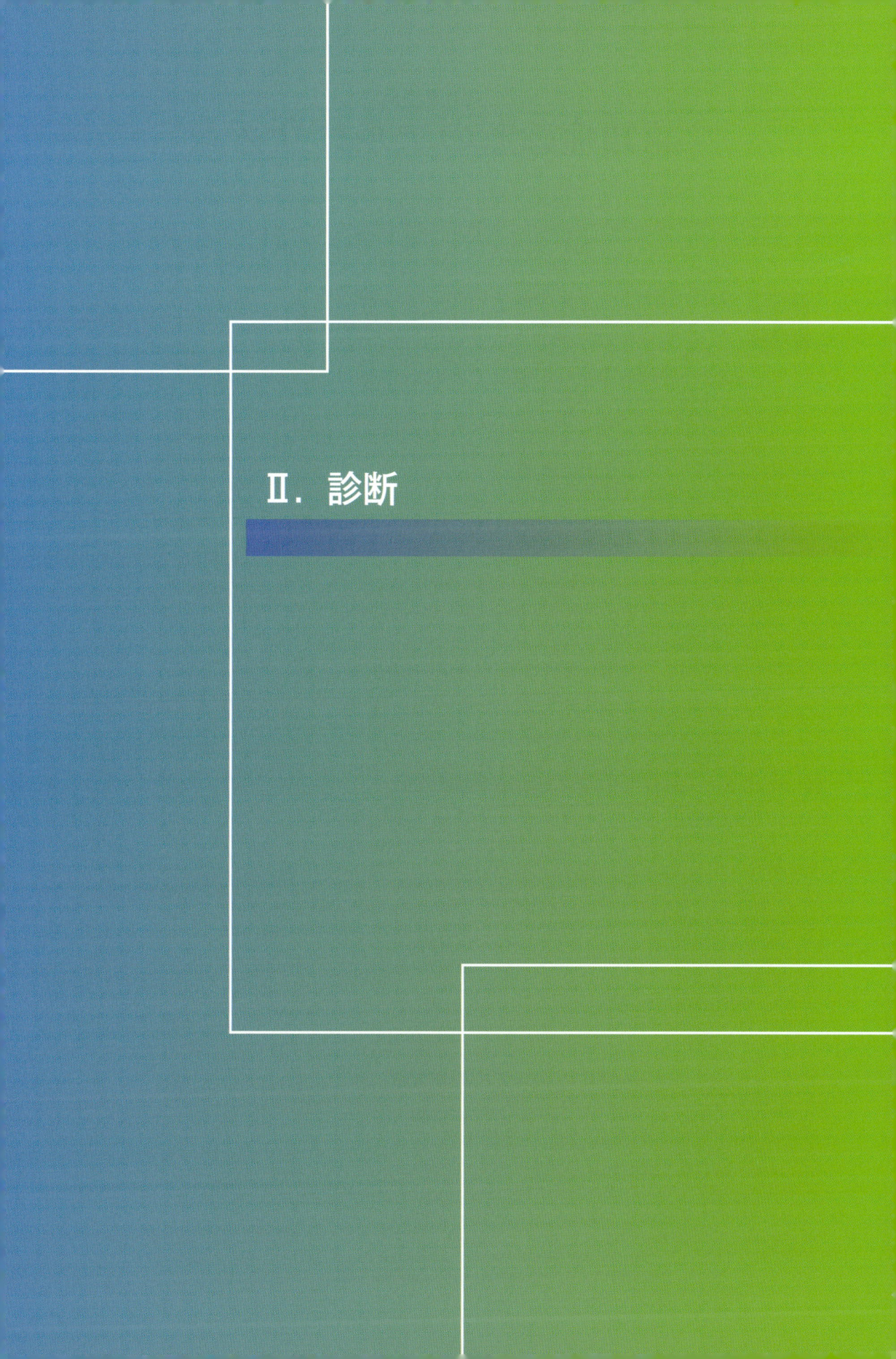

# Ⅱ. 診断

# II. 診断
# 認知症診断のアルゴリズム

> **Point**
> - 認知症診断では，まず認知症そのものの有無を判断する．
> - 認知症の鑑別診断には病歴，一般身体所見，神経学的所見をしっかり把握することが重要である．
> - 診断の補助的手段として，頭部CT/MRI，血液検査（ビタミン$B_{12}$，甲状腺機能）は必須である．

## 認知症の判断

### 認知症診断基準

　認知症診断アルゴリズムでは，まず認知症そのものの有無を判断したうえで各々の疾患を鑑別していく．認知症の有無を判断するには，国際疾病分類第10改訂版（ICD-10）[1,2]および精神疾患の診断・統計マニュアル第3版改訂版（DSM-III-R）[3,4]の認知症診断基準（）が主に用いられており，その信頼性も高く評価されている[5,6]．診断のポイントは，記憶障害およびその

---

**1 ICD-10およびDSM-III-Rによる認知症診断基準の要約**

**ICD-10（認知症診断ガイドライン）**[*1]
1. 日常生活の個人的活動を損なうほどに記憶と思考の働きがいずれも低下している
2. 記憶障害は新しい情報の記銘，保持および追想の障害であるが，末期には以前に習得したり慣れ親しんだ事柄も失われる
3. 思考と判断力の障害および思考の流れの停滞も時に認められる
4. 入力情報の処理が障害されており，1つ以上の刺激に注意を向けることが困難となる
5. 意識が清明である
6. 上記の症状と障害が明白に，少なくとも6か月間は認められる

**DSM-III-R**[*2]
A. 短期記憶および長期記憶の障害
B. 次のうち少なくとも1項目以上
　1) 抽象思考の障害
　2) 判断の障害
　3) その他の高次大脳皮質機能障害（失語・失行・失認・構成障害）
　4) 性格変化
C. AおよびBの障害により職業・日常社会生活・対人関係が障害されている
D. A，B，Cの状態がせん妄状態のときだけ生じるのではない
E. 1)，あるいは2)
　1) 病歴，身体所見，臨床検査所見から障害の原因として関与しているとみられる特定の器質性因子の存在が証明される
　2) 1)のような証明はないが，障害が非器質性精神障害によっては説明できず，病因となる器質性因子の存在が推測される

([*1] World Health Organization. The ICD-10 Classification of Mental, Behavioural and Developmental Disorders : Clinical descriptions and diagnostic guidelines, 1992[1]；融道男ほか〈監訳〉．ICD-10 精神および行動の障害；臨床記述と診断ガイドライン，1993[2]．[*2] American Psychiatric Association. Diagnostic and Statistical Manual of Mental Disorders, 3rd ed, revised, 1987[3]；高橋三郎ほか〈訳〉．DSM-III-R 精神疾患の診断・統計マニュアル，1988[4] より)

## 2 認知症診断のフローチャート

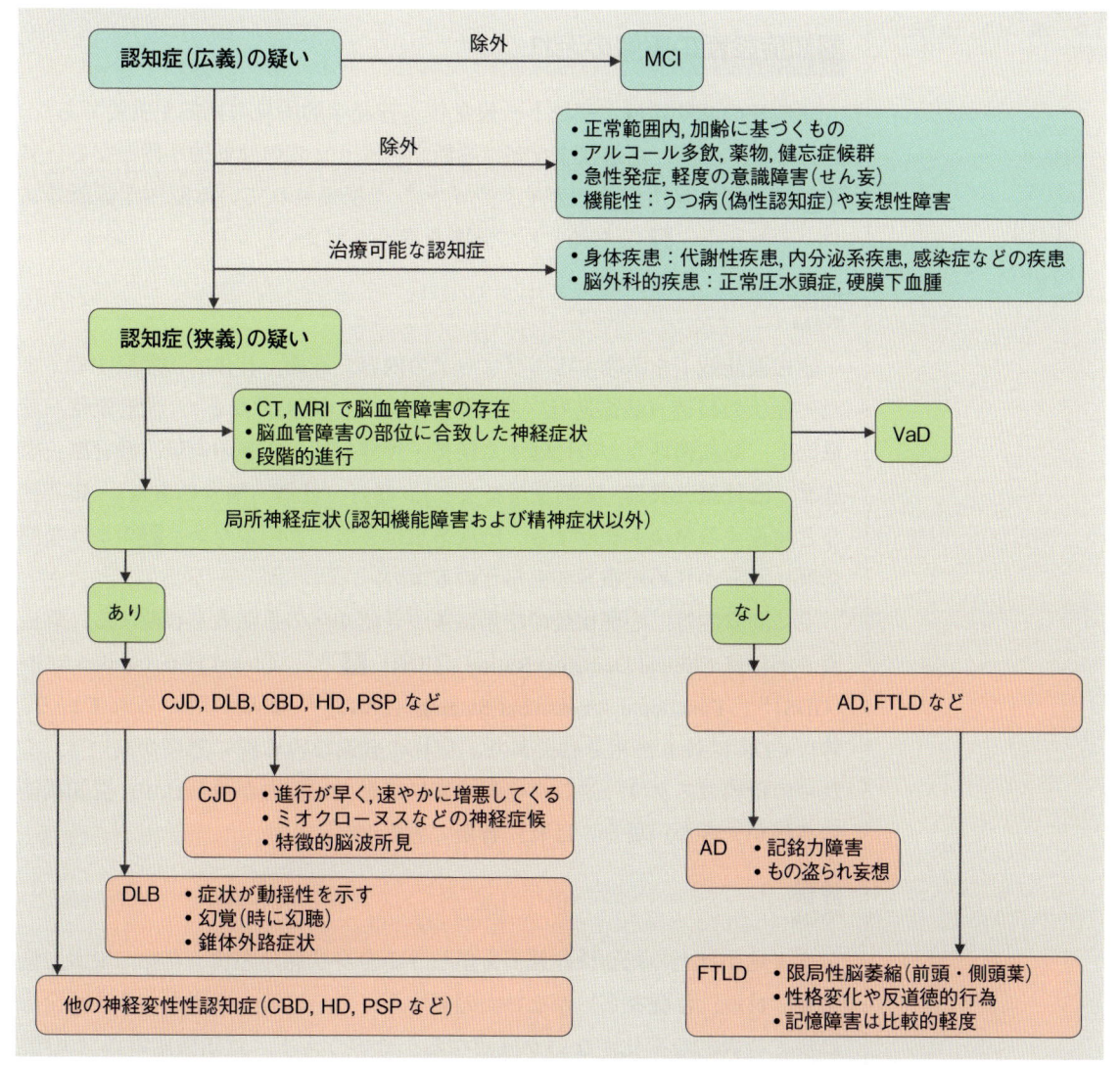

```
認知症(広義)の疑い ──除外──→ MCI
        │
        │──除外──→ ・正常範囲内, 加齢に基づくもの
        │            ・アルコール多飲, 薬物, 健忘症候群
        │            ・急性発症, 軽度の意識障害(せん妄)
        │            ・機能性：うつ病(偽性認知症)や妄想障害
        │
        │──治療可能な認知症──→ ・身体疾患：代謝性疾患, 内分泌系疾患, 感染症などの疾患
        │                        ・脳外科的疾患：正常圧水頭症, 硬膜下血腫
        ↓
認知症(狭義)の疑い
        │
        ├──・CT, MRIで脳血管障害の存在
        │    ・脳血管障害の部位に合致した神経症状  ──→ VaD
        │    ・段階的進行
        ↓
局所神経症状(認知機能障害および精神症状以外)
   ┌────┴────┐
   あり         なし
   ↓           ↓
CJD, DLB, CBD,   AD, FTLD など
HD, PSP など
   │              │
   ├─ CJD  ・進行が早く, 速やかに増悪してくる
   │       ・ミオクローヌスなどの神経症候
   │       ・特徴的脳波所見
   │
   │              ├─ AD  ・記銘力障害
   │              │      ・もの盗られ妄想
   │
   ├─ DLB  ・症状が動揺性を示す
   │       ・幻覚(時に幻聴)
   │       ・錐体外路症状
   │
   │              └─ FTLD ・限局性脳萎縮(前頭・側頭葉)
   │                       ・性格変化や反道徳的行為
   │                       ・記憶障害は比較的軽度
   │
   └─ 他の神経変性性認知症(CBD, HD, PSPなど)
```

AD：Alzheimer disease（アルツハイマー病），CBD：corticobasal degeneration（大脳皮質基底核変性症），CJD：Creutzfeldt-Jakob disease（クロイツフェルト・ヤコブ病），DLB：dementia with Lewy body（レヴィ小体型認知症），FTLD：frontotemporal lober degeneration（前頭側頭葉変性症），HD：Huntington disease（ハンチントン病），MCI：mild cognitive impairment（軽度認知障害），PSP：progressive supranuclear palsy（進行性核上性麻痺），VaD：vascular dementia（血管性認知症）
（日本神経学会〈監修〉．「認知症疾患治療ガイドライン」作成合同委員会〈編〉．認知症疾患治療ガイドライン 2010，2010[9]）より）

他の高次機能低下があり，かつせん妄などの意識障害がなく，さらにそれらの障害により日常生活が障害されていることである．なお，精神疾患の診断・統計マニュアル第4版テキスト改訂版（DSM-IV-TR）[7,8]においては，認知症そのものの診断基準は独立した項目として記載されておらず，認知症を起こす各疾患の診断基準に含まれている．

## 軽度認知障害

　認知症診断において，日常生活への支障はなく認知症と判断しえないが，正常でもない認知機能低下と判断される場合には，軽度認知障害（mild cognitive impairment：MCI）と診断する*1．

## 認知症診断の実際の流れ

認知症の診断には，病歴と一般身体，神経学的所見の把握が重要であり，神経心理，血液，画像検査などは診断を行ううえでの補助的手段となる．実際には，認知症疾患治療ガイドライン[9]で推奨されている認知症診断のフローチャート（**2**[9]）を軸として診断を進めるとよい．

### 問診

認知機能低下を示唆するエピソードの内容を詳細，具体的に聴取する．また，症状の経過（緩徐進行，亜急性，階段状，変動性など），性格変化，意欲低下，易転倒性などの付随する精神・神経症状，病識の有無，教育歴，家族歴，既往歴（外傷，薬剤使用歴など），嗜好（飲酒，偏食の有無），職業歴など関連する事項も聴取する．聴取事項は多岐にわたるため，**3**のような問診票にあらかじめ記載してもらうのもよい．

主に問診内容，心理検査の結果に基づき認知症の重症度を判断する．重症度評価には Clinical Dementia Rating（CDR）（**4**[10]），Global Deterioration Scale（GDS）[11]，Functional Assessment Staging（FAST）[12]などが用いられている．特に CDR は最も汎用されており，症状の経過をみる際に感度が高い[6]．これらの指標はスクリーニング心理検査にて患者の協力が得られず，認知機能の評価ができない場合には特に有用である．

### 診察

まず見かけ上の認知機能低下を呈しうる全身状態の悪化（発熱，脱水，低栄養，黄疸，浮腫など）がないか確認する．さらに眼，皮膚などを含め全身に疾患特異的な変化がないか確認する．そのうえで，認知機能障害（失語，失行，失認などの高次脳機能障害を含む）以外に神経学的異常（パーキンソニズム，失調など）がないかを評価する．

### スクリーニング心理検査

次に認知機能のおおまかな把握を行う．最も広く用いられ，感度，特異度，簡便さともに推奨されている検査は Mini-Mental State Examination（MMSE）である*2．日本では改訂長谷川式認知症スケール（Hasegawa Dementia Scale-Revised：HDS-R）も多く使用されている*3．もともと書字，読字ができない場合や視覚動作性評価には時計描画テスト（Clock Drawing Test：CDT）[13]なども使用される．

### 初期ルーチンおよび追加検査

American Academy of Neurology は 2001 年に発表したレビューにおいて，認知症の鑑別診断の初期評価として形態画像検査（頭部 CT，MRI），血液検

---

*1 詳細は本巻 III．「アルツハイマー病，MCI」（p.199）参照．

*2 本章「アルツハイマー病の認知機能検査」（p.55 **1**）参照．

*3 巻末付録「神経心理学的検査」（p.400 **2**）参照．

## 3 もの忘れ患者への問診表の1例

**もの忘れ外来問診票**

- 今回，受診されるきっかけは何でしたか．いつ，どのようなことがありましたか．
  (                                                               )
- いつ頃からもの忘れがありますか．
  (                        )
- あてはまる項目全てに○をつけてください．
  また，あてはまる症状がいつ頃からあるかわかる場合は記載してください．
  ・今日が何日か，何曜日かわからなくなった．　いつから（　　　　）
  ・物の置き忘れ，しまい忘れが多くなった．　いつから（　　　　）
  ・2，3日前のことが思い出せなくなった．　いつから（　　　　）
  ・同じことを何回も聞いたり，言うようになった．　いつから（　　　　）
  ・物の名前が思い出せなくなった．　いつから（　　　　）
  ・よく知っているはずの人の名前や顔を忘れるようになった．　いつから（　　　　）
  ・火の消し忘れ，水道の止め忘れが多くなった．　いつから（　　　　）
  ・テレビドラマの筋が理解できなくなった．　いつから（　　　　）
  ・いつも使っている洗濯機などの家電の使い方を間違えるようになった．
    いつから（　　　　）
  ・お金の管理ができなくなった．　いつから（　　　　）
  ・慣れた所で道に迷うようになった．　いつから（　　　　）
  ・外出を嫌がるようになった．　いつから（　　　　）
  ・身だしなみに気を使わなくなった．　いつから（　　　　）
  ・入浴を嫌がるようになった．　いつから（　　　　）
  ・意欲が低下した．　いつから（　　　　）
  ・落ち着きがなくなった．　いつから（　　　　）
  ・計算ができなくなった．　いつから（　　　　）
  ・眠れなくなった．途中で目が覚めるようになった．　いつから（　　　　）
  ・食欲が低下した．　いつから（　　　　）
  ・怒りっぽくなった．　いつから（　　　　）
  ・暴れたり，大声をあげたりするようになった．　いつから（　　　　）
  ・外に出て，徘徊するようになった．　いつから（　　　　）
  ・幻覚や妄想が見えるようになった．　いつから（　　　　）
  ・便，尿を失禁するようになった．　いつから（　　　　）
  ・体の動きも悪くなり，転倒するようになった．　いつから（　　　　）
- 身の回りのことは自分でできますか．あてはまるほうに○をつけてください．
    食事の用意（できる，できない），食事（できる，できない）
    トイレ（できる，できない），着替え（できる，できない）
    掃除（できる，できない），洗顔（できる，できない）
    歯磨き（できる，できない），入浴（できる，できない）
    外出（できる，できない），買い物（できる，できない）
- これまでにかかったことのある病気はありますか
    (　　　)歳(　　　　　　　)，(　　　)歳(　　　　　　　)
    (　　　)歳(　　　　　　　)，(　　　)歳(　　　　　　　)
- ご家族の方に，認知症や脳の病気の方はおられますか．
    あてはまるほうに○をつけてください．
    いいえ，はい
- 教育は何年受けられましたか．（例：高校卒業までなら12年）
  (　　　　)年
  これまでにされていたお仕事は何ですか．（例：会社員 営業，等）
  (　　　　　　　　　　　　)
- 食事の好き嫌いはありますか．あてはまるほうに○をつけてください．
    ある，ない
    野菜を（食べる　食べない），肉，魚を（食べる　食べない）
- アルコールは飲みますか．
    飲む（飲む場合は1日どのくらい飲まれますか？　　　　　　）
    飲まない
  その他，ご心配されていることをお書きください．
  (　　　　　　　　　　　　　　　　　)

## 4 Clinical Dementia Rating (CDR)

| | 健康<br>(CDR 0) | 認知症の疑い<br>(CDR 0.5) | 軽度認知症<br>(CDR 1) | 中等度認知症<br>(CDR 2) | 重度認知症<br>(CDR 3) |
|---|---|---|---|---|---|
| 記憶 | ・記憶障害なし | ・一貫した軽い物忘れ<br>・出来事を部分的に思い出す良性健忘 | ・中等度記憶障害,特に最近の出来事に対するもの<br>・日常活動に支障 | ・重度記憶障害<br>・高度に学習した記憶は保持,新しいものはすぐに忘れる | ・重度記憶障害<br>・断片的記憶のみ残存 |
| 見当識 | ・見当識障害なし | ・同左 | ・時間に対しての障害あり,検査では場所,人物の失見当なし,しかし時に地理的失見当あり | ・常時,時間の失当,時に場所の失見当 | ・人物への見当識のみ |
| 判断力と問題解決 | ・適切な判断力,問題解決 | ・問題解決能力の障害が疑われる | ・複雑な問題解決に関する中等度の障害<br>・社会的判断力は保持 | ・重度の問題解決能力の障害<br>・社会的判断力の障害 | ・判断不能<br>・問題解決不能 |
| 社会適応 | ・仕事,買い物,ビジネス,金銭の取り扱い,ボランティアや社会的グループで,普通の自立した機能 | ・左記の活動の軽度の障害もしくはその疑い | ・左記の活動のいくつかに関わっていても,自立した機能が果たせない | ・家庭外(一般社会)では独立した機能は果たせない | ・同左 |
| 家庭状況および趣味・関心 | ・家での生活趣味,知的関心が保持されている | ・同左,もしくは若干の障害 | ・軽度の家庭生活の障害<br>・複雑な家事は障害<br>・高度の趣味・関心の喪失 | ・単純な家事のみに限定された関心 | ・家庭内不適応 |
| 介護状況 | ・セルフケア完全 | ・同左 | ・時々激励が必要 | ・着衣,衛生管理など身の回りの事に介助が必要 | ・日常生活に十分な介護を要する<br>・しばしば失禁 |

(Hughes CP, et al. *Br J Psychiatry* 1982 [10] より)

## 5 認知症の鑑別診断に必要と考えられる諸検査

| 初期ルーチン検査 |
|---|
| ・血算,生化学(電解質,血糖,腎機能,肝機能)<br>・甲状腺ホルモン<br>・ビタミン $B_{12}$<br>・頭部 CT または MRI |
| 主な追加検査 |
| ・神経心理学的検査:WAIS-III, WMS-R など[*4]<br>・うつ病評価尺度:ハミルトンうつ病評価尺度,老年期うつ病評価尺度など<br>・感染症:梅毒,HIV,結核など<br>・炎症反応:血沈,CRP など<br>・自己抗体:抗核抗体など<br>・その他血液検査:ビタミン $B_1$, 葉酸,副腎皮質機能,アンモニア,乳酸など<br>・脳波<br>・脳血流:single-photon emission computed tomography(SPECT)検査<br>・脳糖代謝:$^{18}$F-fluorodeoxyglucose positron emission tomography(FDG PET)検査<br>・腰椎穿刺<br>・重金属,毒物スクリーニング<br>・腫瘍検索:胸部 X 線,全身 CT など<br>・遺伝子検査 |
| 主な疾患特異的検査 |
| ・アルツハイマー病:脳脊髄液 A$\beta$42/リン酸化タウ蛋白,アミロイド PET<br>・パーキンソン病,レヴィ小体型認知症:MIBG 心筋シンチグラフィー<br>・クロイツフェルト・ヤコブ病:脳脊髄液 14-3-3 蛋白,NSE |

[*4] 巻末付録「神経心理学的検査」(p.403, 404)参照.

査(ビタミン$B_{12}$, 甲状腺機能), うつの除外を推奨した[5]. ただ, 十分なエビデンスはないものの治療可能な認知症を早期から鑑別する目的で, 血算, 電解質, 肝機能, 腎機能, 血糖などをルーチン検査として追加している報告もある[14]. その他, 経過, 身体所見より必要と判断される場合は適宜, 感染症検査, 脳脊髄液検査, 脳波検査も追加する. 脳血流評価が必要な場合にはsingle-photon emission computed tomography (SPECT), 脳の糖代謝評価が必要な場合には$^{18}$F-fluorodeoxyglucose positron emission tomography (FDG PET) 検査などの追加検査も考慮する (**5**). 追加検査の詳細については, 各疾患別検査の項を参照されたい.

(佐村木美晴, 山田正仁)

## 文献

1) World Health Organization. The ICD-10 Classification of Mental, Behavioural and Developmental Disorders: Clinical descriptions and diagnostic guidelines. Geneva: WHO; 1992.
2) World Health Organization. The ICD-10 Classification of Mental, Behavioural and Developmental Disorders: Clinical descriptions and diagnostic guidelines. Geneva: WHO; 1992／融道男ほか(監訳). ICD-10 精神および行動の障害—臨床記述と診断ガイドライン. 東京: 医学書院; 1993.
3) American Psychiatric Association. Diagnostic and Statistical Manual of Mental Disorders. 3rd edition, revised. Washington DC: American Psychiatric Association; 1987.
4) American Psychiatric Association. Diagnostic and Statistical Manual of Mental Disorders. 3rd edition, revised. Washington DC: American Psychiatric Association; 1987／高橋三郎ほか(訳). DSM-III-R 精神疾患の診断・統計マニュアル. 東京: 医学書院; 1988.
5) Knopman DS, et al. Practice parameter: diagnosis of dementia (an evidence-based review). Report of the Quality Standards Subcommittee of the American Academy of Neurology. *Neurology* 2001; 56: 1143-1153.
6) 田子久夫. 診断ガイドライン. 老年精神医学雑誌 2005; 16: 5-19.
7) American Psychiatric Association. Diagnostic and Statistical Manual of Mental Disorders. 4th editon, text revision. Washington DC: American Psychiatric Association; 2000.
8) American Psychiatric Association. Diagnostic and Statistical Manual of Mental Disorders. 4th editon, text revision. Washington DC: American Psychiatric Association; 2000／高橋三郎ほか(訳). DSM-IV-TR 精神疾患の診断・統計マニュアル. 東京: 医学書院; 2004.
9) 日本神経学会(監修).「認知症疾患治療ガイドライン」作成合同委員会(編), 認知症疾患治療ガイドライン 2010. 東京: 医学書院; 2010.
10) Hughes CP, et al. A new clinical scale for the staging of dementia. *Br J Psychiatry* 1982; 140: 566-572.
11) Reisberg B, et al. The Global Deterioration Scale for assessment of primary degenerative dementia. *Am J Psychiatry* 1982; 139: 1136-1139.
12) Reisberg B. Functional assessment staging (FAST). *Psychopharmacol Bull* 1988; 24: 653-659.
13) Battersby WS, et al. Unilateral spatial agnosia (inattention) in patients with cerebral lesions. *Brain* 1956; 79: 68-93.
14) Mega MS. Differential diagnosis of dementia: clinical examination and laboratory assessment. *Clin Cornerstone* 2002; 4: 53-65.

## II. 診断
### 症候別 認知機能検査のポイント

# 注意・遂行機能の検査

**Point**
- 注意機能は意識状態とも深く関わっており，記憶，遂行機能などすべての認知機能の基盤となる．
- 遂行機能は記憶，行為，言語などのさまざまな認知機能を統括する機能である．
- 遂行機能障害は日常生活での問題などで気づかれることが多く，通常の神経心理検査ではわからないことがある．その症候をとらえるには日常の行動を詳しく聴取することが重要となる．

**Keywords**

**注意機能**
注意機能は覚醒の維持と注意の集中・分配といった遂行機能に関わるプロセスに大きく分けられる．覚醒の維持は注意のボトムアップ調節であり，視床・上行網様体賦活系が関与している．その障害は傾眠，せん妄となって現れる．注意の集中・分配に関わるプロセスは注意のトップダウン調節と呼ばれ，前頭前野や辺縁系，頭頂皮質が関与している．その障害は注意の転導性の亢進，集中困難として現れる．注意はトップダウンとボトムアップの調節により機能している．

## 注意機能とは

注意機能とは，外界からのさまざまな刺激のうち，必要とされる特定の刺激を選択し，それに集中する能力と定義される[1]．注意は全般性注意と方向性注意に分けられ，方向性注意の障害は半側空間無視と呼ばれる．全般性注意は注意の強度・範囲，選択性注意，分配性注意，持続性注意から成る（**1**）．前頭葉，前脳基底核，視床，脳幹網様体などを中継するさまざまな神経回路から成り立っており，その局在を述べることは難しい．

## 注意機能の検査のポイント

全般性注意をみる検査法として標準注意検査法（Clinical Assessment for Attention: CAT）がある[2]．CATは注意機能を包括的に評価できる検査法で，以下の7つの下位検査から成る．

### 注意の強度・範囲をみる検査

#### ① Span

視覚・聴覚の2つの異なるモダリティについて検査を行う．

- **数唱**

検者が読み上げた数列を復唱する．正答すると，1桁ずつ桁数を増やしていく．聴覚的な短期記憶をみる課題であり，注意力とより密接に関係してい

**1 全般性注意の分類**

| 注意の強度・範囲 | 刺激に対する感度・反応性で，意識状態に関係する |
|---|---|
| 選択性注意 | 多くの刺激の中からただ一つの刺激に反応する能力 |
| 分配性注意 | 同時に2つ以上の刺激に注意を向けつつ，注意を切り替える能力 |
| 持続性注意 | ある一定の時間経過の中で注意を維持する能力 |

る．逆唱は検者が読み上げた数列を，逆の順番で言う課題である．検査の進め方は順唱と同様である．逆唱は数列を短時間記憶して頭の中で逆にするという操作を行うことから作業記憶課題とも解釈できる．

・**視覚性スパン**

検者が検査図版に描かれた正方形を順に指示し，続いて同じ順序で指示してもらう．正答すると，指示する正方形の数を増やしていく．視覚的な短期記憶をみる課題である．数唱と同じく同じ順序で指示する課題（forward）と逆の順序で指示する課題（backward）がある．

## 選択性注意をみる検査

### ② Cancellation and Detection Test（抹消・検出課題）

スパンと同じく視覚・聴覚で検査を行う．

・**Visual Cancellation Task（視覚性抹消課題）**

ランダムに並んだ視覚刺激（数字や文字，図形）の中からターゲットになる刺激を抹消する検査で，正答率と所要時間を評価する．視覚性の選択性注意をみる課題である．

・**Auditory Detection Task（聴覚性検出課題）**

CDを用いて5種類の類似語音「ト，ド，ポ，コ，ゴ」を毎秒1音の速度で聴覚的に提示し，目標となる語音「ト」のときに合図する検査である．正答率，的中率を評価する．聴覚性の選択性注意をみる課題である．

## 分配性注意をみる検査

### ③ Symbol Digit Modalities Test（SDMT）

符号と数字の組み合わせのうち，符号のみを提示して対応する数字を書きこむ検査である．90秒間の制限時間のうちいくつ書けるか（到達数），正解数などを評価する．

### ④ Memory Updating Test（記憶更新検査）

検者が読み上げる数列のうち末尾3つ（3スパン）もしくは4つ（4スパン）を復唱する．被検者は検者が読み上げる数字が何桁かを知らないため，検者が数字を読み上げるたびに指定された桁（3スパンもしくは4スパン）以外の数字を消去し，新しく読み上げられた数字を記銘する作業を行うこととなる．3スパンと4スパンの正答率を評価する．

### ⑤ Paced Auditory Serial Addition Test（PASAT）

1桁の数字が1秒間隔または2秒間隔にCDから読み上げられる．読み上げられた前後の数字を暗算で足して答える検査で，正答率を評価する．軽度の注意障害の検出には有効とされる．

### ⑥ Position Stroop Test（上中下検査）

上，中，下の文字を上段，中段，下段に配列している検査用紙を用いて書かれている文字とは関係なく文字の位置を音読してもらう検査で，所要時間と正答率を評価する．前頭葉機能のステレオタイプの抑制をみる課題として

### 2 ハノイの塔

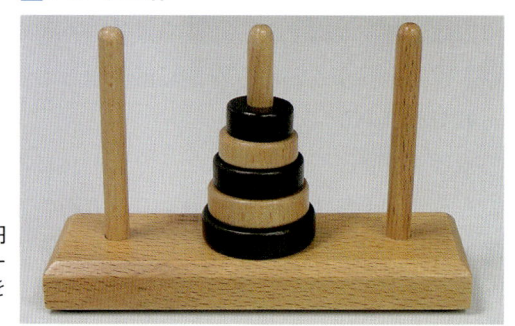

動かせる円盤は1回に1枚ずつ，小さい円盤の上に大きい円盤は置けない．このルールに従ってできるだけ少ない手数で円盤を目的の棒に移すことが求められる．

も用いられる．

#### 持続性注意をみる検査

##### ⑦ Continuous Performance Test（CPT）

ディスプレイ上にランダムに提示される数字に反応してボタンを押す課題である．3つの課題から成り，それぞれ反応条件が異なる．標的が表示されてボタンを押すまでの平均反応時間，正答率などを評価する．

### 遂行機能とは

遂行機能とは，目的に向けて計画を立案し，それを必要に応じて修正しながら効率的に行動する能力である[1]．遂行機能は，①目標の設定，②計画の立案，③計画の実行，④効率的な行動，の4つの要素から成る．

### 遂行機能の検査のポイント

#### ウィスコンシンカード分類検査（WCST）

WCST（Wisconsin Card Sorting Test）は色・形・数の異なるカードを分類する検査である．慶應版WCST[3]ではコンピュータに呈示された反応カードをカテゴリーに従って，4つの刺激カードのうちのいずれかに分類する[*1]．達成カテゴリー数，保続性誤答の数などで評価する．セットの転換，思考の柔軟性の指標となる．

#### ハノイの塔

3本の棒のうち1本にある5枚の円盤を別の棒に移し替える課題である（ 2 ）．規則に従ってできるだけ少ない手数で円盤を目的の棒に移すことが求められる．この課題で計画の立案，実行，効率的な行動をみることができる．しかし，複数回続けていくと，手続き記憶の要素が強くなるので注意が必要である．

#### 遂行機能障害症候群の行動評価（BADS）[4]

BADS（Behavioural Assessment of the Dysexecutive Syndrome）は遂行機能

---

**Memo**

**遂行機能と前頭葉**

前頭葉は他の要素的な認知（視覚，聴覚など）を統合し，計画の立案，意思決定などを行う．遂行機能はその中心的な機能といえる．前頭葉の前頭前野の背外側部（ブロードマンの8, 9, 46野）の領域の病変で遂行機能障害が生じることが知られている．

*1
巻末付録「神経心理学的検査」（p.410 10 ）参照．

を包括的に評価できる検査法で，6つの下位検査から構成される．それぞれ成績により0～4点の評価点が与えられる．全体評価は下位検査の評価点の合計で判定される．

### ①規則変換カード検査
トランプを1枚ずつめくり，規則に従って「はい」か「いいえ」を答える．課題ごとに規則が変わる．セットの転換，思考の柔軟性を評価する．

### ②行為計画検査
管の底にあるコルクを取り出すよう指示するが，さまざまな制約があり，コルクを取り出すためにいくつかの手順を踏む必要がある．遂行機能のうち計画の立案，実行などを評価する．

### ③鍵探し検査
広場に見立てた10 cmの正方形とその下5 cmに黒い点が描かれた用紙を呈示する．広場で鍵をなくしたと仮定し，黒い点をスタート地点として鍵を探して歩く経路を用紙に記入してもらう．広場の中をどのような経路で鍵を歩いて探したかをさまざまな反応パターンであるかで評価する．

### ④時間判断検査
物事の時間の長さを推測してもらう（例：やかんのお湯が沸騰するのにかかる時間など）．常識的な推論ができるかを評価する．

### ⑤動物園地図検査
動物園の地図が描かれた用紙を呈示し，規則に従って所定の6つの場所を訪れて，目的地に到達するよう指示する．その経路を用紙に記入してもらう．動物園の所定の場所を訪れる順番をあらかじめ計画できるかどうかという計画の立案能力を評価する．

### ⑥修正6要素検査
3種類の課題（口述，計算問題，絵の呼称）がそれぞれ2パートずつ分かれており，計6パートを規則に従って制限時間内に効率よく答えてもらう．制限時間内に規則に従って，効率よく6つのパートの問題に取り組めるかを評価する．

（武田景敏）

### 文献
1) 河村満, 高橋伸佳. 高次脳機能障害の症候辞典. 東京：医歯薬出版；2009.
2) 日本高次脳機能障害学会（旧日本失語症学会）Brain Function Test委員会. 日本高次脳機能障害学会（旧日本失語症学会）（編），標準注意検査法・標準意欲評価法. 東京：新興医学出版社；2006.
3) 加藤元一郎. 前頭葉損傷における概念の形成と変換について―新修正Wisconsin Card Sorting Testを用いた検討. 慶應医学 1988；65：861-885.
4) 鹿島晴雄（監訳）. BADS 遂行機能障害症候群の行動評価日本版. 東京：新興医学出版社；2003.

### 参考文献
- Lezak M. Neuropsychological assessment. New York：Oxford University Press；1983.

## II. 診断
### 症候別 認知機能検査のポイント

# 記憶の検査

> **Point**
> - 記憶検査は認知症の鑑別に有用である.
> - 認知症のタイプや患者の特性を知るためには,課題の理論的な背景を理解したうえで検査を実施し,結果を読み解くことが大切である.

## 鑑別診断としての記憶検査

　認知症の診断には記憶検査が有効である. たとえばMemory Impairment Screen (MIS) のように, わずか4つの単語を用いて, およそ4分以内に実施可能であるが, 軽度アルツハイマー病の鑑別に高い感度と特異度を示す記憶検査もある[1]. 実施時間は若干長くなるが, 複数の下位項目によって構成されたリバーミード行動記憶検査 (RBMT)[2] は, 認知症と健常高齢者との鑑別だけではなく, 軽度認知障害 (mild cognitive impairment: MCI) と健常高齢者との鑑別にも有用である[3]. このように認知症と健常高齢者を弁別する目的であれば, これらの記憶検査をプロトコルに沿って実施するだけで十分であるが, 認知症のタイプを知るためには, それぞれの検査の背景をふまえ, 結果の解釈を行う必要がある.

## 記憶の種類と認知症─内容による記憶の分類

　記憶は, 記憶の内容を言語的に表現することが可能な宣言的記憶と, 言語的に表現することが困難な手続き記憶に分けられ, 宣言的記憶はさらに日常的な出来事の記憶であるエピソード記憶と, ものごとの概念に関する意味記憶に分けられる (**1**)[4]. 認知症のスクリーニング検査として知られるMini-Mental State Examination (MMSE)[5] や改訂長谷川式認知症スケール (HDS-R)[6] の遅延再生の項目や, 三宅式記銘力検査[7], 改訂版ウェクスラー記憶検査 (WMS-R)[8] など一般的な記憶検査で評価される能力がエピソード記憶であり, アルツハイマー病で主に障害される機能である. 一方, 意味性認知症の患者は, エピソード記憶は保たれ, 知能検査や失語症検査で評価される意味記憶の障害を認める.
　手続き記憶は, 供応検査課題や, 鏡映文字課題, ハノイの塔課題などで評価される能力である. 運動要素の強い供応検査課題では, アルツハイマー病患者でも新たな記憶が形成される一方で, パーキンソン病患者で成績が低下

---

**Key words**

**感度と特異度**
感度は認知症の患者を検査によって認知症と判定する比率で, 特異度は健常者に対して検査を実施したときに, 健常者と判定する比率である. ともに数字が高いほどよい検査だといえる.

**遅延再生**
記憶すべき内容を覚えさせたあと, 別な課題を実施したり, 一定の時間が経過してから, 記憶すべき内容を思い出させること. (⇔即時再生)

**供応検査課題**
1本の鉛筆を植木の刈り込み鋏のような道具を両手で使ってコントロールしながら線をなぞる課題で, 習熟までに相当の時間を要する.

## 1 内容による記憶の分類

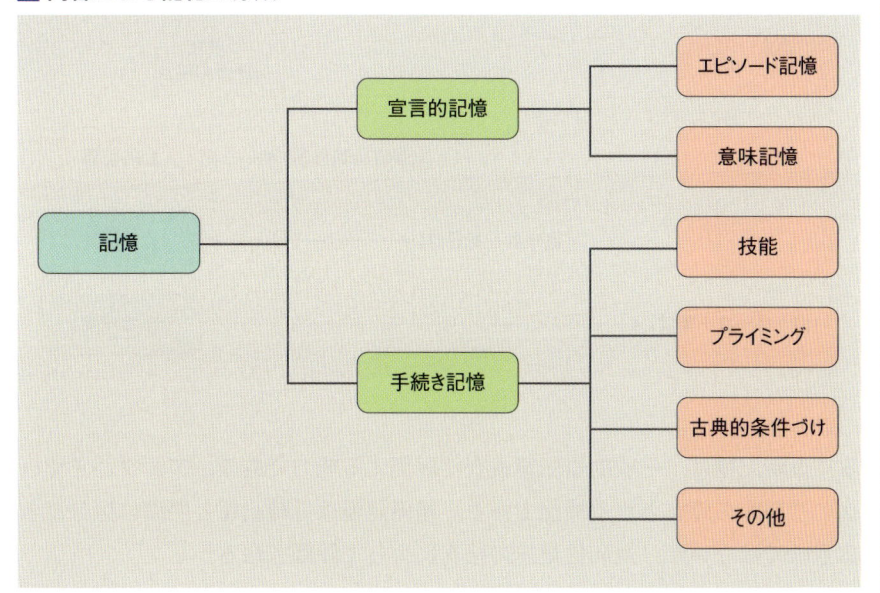

```
記憶 ─┬─ 宣言的記憶 ─┬─ エピソード記憶
      │              └─ 意味記憶
      │
      └─ 手続き記憶 ─┬─ 技能
                     ├─ プライミング
                     ├─ 古典的条件づけ
                     └─ その他
```

## 2 時間軸による記憶の分類（発症の時点を起点）

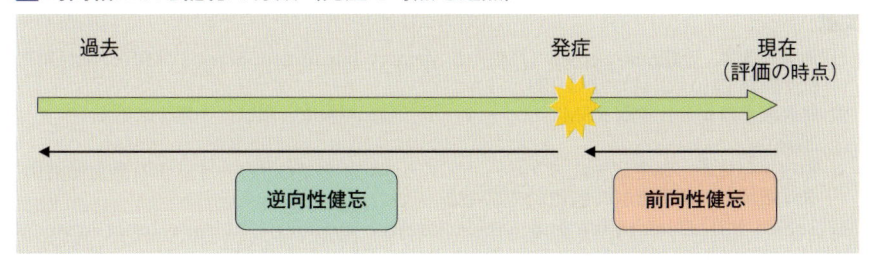

過去 ← 発症 → 現在（評価の時点）
逆向性健忘 ／ 前向性健忘

することが知られている[9]．

## 記憶の種類と認知症―時間による記憶の分類

　記憶は時間軸によっても分類される（**2**，**3**）．一般的な記憶検査は前向性健忘を評価する検査であり，逆向性健忘を評価するためには，過去のニュースの内容を問う検査[10]や自伝的記憶インタビュー（autobiographical memory interview：AMI）[11]を用いる必要がある．自伝的記憶インタビューとは，過去の出来事を"幼年時代""成人初期""最近"に分けて，それぞれの時期のエピソードを想起させて評価する検査であるが，アルツハイマー病では，"幼年時代"に比較して"最近"の記憶の想起能力が低下する時間的勾配が観察されるのに対して，意味性認知症では，逆のパターンを示すことが知られている[12]．

　**3**は評価の時点を起点にした分類である．評価の時点から遡って近い方から順に即時記憶，近時記憶，遠隔記憶に分けられ，それぞれ異なった脳部位の機能を反映している．即時記憶は，数唱や復唱課題によって評価し，アルツハイマー病や意味性認知症では低下せず，進行性失語の患者で低下を認め

**Keywords**
**即時記憶**
心理学では短期記憶とも呼ばれている．

**Keywords**
**近時記憶／遠隔記憶**
近時記憶，遠隔記憶ともに心理学の概念では長期記憶に分類される．

## 3 時間軸による記憶の分類（評価の時点を起点）

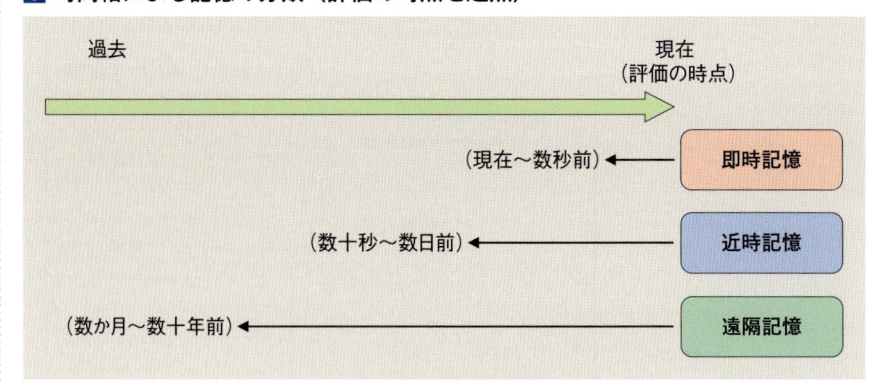

過去　　　　　　　　　　　　　　　　　　現在
　　　　　　　　　　　　　　　　　　（評価の時点）

（現在〜数秒前）　←──── 即時記憶

（数十秒〜数日前）　←──── 近時記憶

（数か月〜数十年前）　←──── 遠隔記憶

る．近時記憶は，一般的な記憶検査で評価する能力であり，アルツハイマー病の初期から障害される機能である．遠隔記憶は近時記憶と明確に区分できるものではないが，逆向性健忘の検査によって評価される．

（緑川　晶）

### 文献

1) 伊集院睦雄．7-Minute Screen（7MS）と Memory Impairment Screen（MIS）．老年精神医学雑誌 2010；21(2)：183-189．
2) 綿森淑子ほか．日本版 RBMT リバーミード行動記憶検査．東京：千葉テストセンター；2002．
3) 和田民樹ほか．軽度認知症スクリーニングテストとしてのリバーミード行動記憶検査．老年精神医学雑誌 2010；21(2)：177-182．
4) Squire LR. Declarative and non-declarative memory：Multiple brain systems supporting learning and memory. In：Schacter DL, et al (editors). Memory Systems 1994. Cambridge：MIT Press；1994.
5) 森悦郎ほか．神経疾患患者における日本語版 Mini-Mental State テストの有用性．神経心理学 1985；1(2)：82-90．
6) 加藤伸司ほか．改訂長谷川式簡易知能評価スケール（HDS-R）の作成．老年精神医学雑誌 1991；2(11)：1339-1347．
7) 三宅式記銘力検査（脳研式）．
8) 杉下守弘．日本版ウェクスラー記憶検査（WMS-R）．東京：日本文化科学社；2001．
9) 望月寛子．手続き記憶の神経基盤．BRAIN and NERVE 2008；60(7)：825-832．
10) 深津玲子ほか．長期記憶に対する年齢の影響．臨床神経学 1994；34(8)：777-781．
11) 仲秋秀太郎ほか．Alzheimer 型痴呆における遠隔記憶に関する研究―自伝的記憶の検査，Dead/Alive test による検討．失語症研究 1998；18(4)：293-303．
12) Hodges JR, Graham KS. Episodic memory：Insights from semantic dementia. *Philos Trans R Soc Lond B Biol Sci* 2001；356：1423-1434.

## II. 診断
### 症候別 認知機能検査のポイント

# 病識の検査

> **Point**
> - 病識とは患者の自分自身の病態に対する気づきの程度を表す．
> - 病識が低下した状態を病態失認という．病態失認とは狭い意味では左半身麻痺の否認を指すが，広義には病気があるにもかかわらずそれを感じずにあたかも病気がないかのようにふるまう状態を指す．
> - 認知症患者の病識を神経心理学的に評価する方法として，階層化された質問への応答を評価する方法と，自己評価と他者評価のギャップを数値化する方法の2種類が存在する．

## 病識とは

病識とは自分の病気の状態に対する気づきを指すが，病識は脳病変によって低下する場合がある．たとえばBabinski（1914）は右半球病変によって左半身麻痺の否認が生じることを報告している．このような病識の低下はバビンスキー型病態失認（anosognosia）と呼ばれ，狭義の病態失認はバビンスキー型病態失認を指す．また，Anton（1896）は皮質盲患者において盲の否認がみられることを報告しており，アントン型病態失認と呼ばれる．

病態失認は右頭頂葉損傷[1]，筋萎縮性側索硬化症（amyotrophic lateral sclerosis：ALS）[2,3]などでもみられるが，アルツハイマー型認知症[4]，前頭側頭型認知症[5]においてもよくみられる．「何かお困りのことはありますか？」という臨床医の問いかけに，重度の認知症患者は「どこも悪くありません」と答えることが多い．また，記憶や理解力の低下を視力の低下や疲れやすさなどに転嫁することも臨床場面でしばしばみられる．

## 病識の神経心理学的検査

病識の神経心理学的評価法としてはBisiachらの病態失認検査[6]とDeckelらの病態失認検査[7]が知られている．Bisiachらの病態失認検査[6]では段階的に患者に質問することによって重症度を評価する方法がとられており，Deckelらの病態失認検査[7]では自己評価と他者評価のギャップを数値化することによって重症度が評価される．

### Bisiachらの病態失認検査[6]

Bisiachらの病態失認検査では下記のように病態失認の重症度が4段階に階層化されている．

**Keywords**
**病態失認**
病態失認とは狭い意味では右半球病変による左半身麻痺の否認（バビンスキー型病態失認）を指すが，広義には病気があるにもかかわらずそれを感じずにあたかも病気がないかのようにふるまう状態全般を指す．

**1 Deckel & Morrison の病態失認検査**

| | 非常に得意 | 平均以上 | 平均 | 平均以下 | 非常に苦手 |
|---|---|---|---|---|---|
| 1. 歩く | +2 | +1 | 0 | −1 | −2 |
| 2. 手や指を速く正確に動かす | +2 | +1 | 0 | −1 | −2 |
| 3. はっきりと発話する | +2 | +1 | 0 | −1 | −2 |
| 4. 覚える | +2 | +1 | 0 | −1 | −2 |
| 5. 集中・注意する | +2 | +1 | 0 | −1 | −2 |
| 6. じっと座っている | +2 | +1 | 0 | −1 | −2 |
| 7. 思ったことを言葉に表す | +2 | +1 | 0 | −1 | −2 |
| 8. 感情をコントロールする | +2 | +1 | 0 | −1 | −2 |

- 質問項目（8項目）：5段階評価
- 自己評価合計−他者評価合計＝点差（−32〜+32）→ 病識欠如の数値化

（Deckel AW, et al. *Arch Clin Neuropsychol* 1996[7] より）

①スコア0：「具合はいかがですか？」のような一般的な質問に対して自発的に麻痺を訴える
②スコア1：上下肢の筋力に関する質問をされてから麻痺を訴える
③スコア2：神経学的な診察で麻痺があることを示されてから麻痺を認める
④スコア3：麻痺を認めない

　Bisiachらの検査で病態失認を評価する際には，いきなり麻痺に言及せず，症状に関する質問をスコア0から段階的に行うようにする．まずは「具合はいかがですか？」「手足はよく動きますか？」といった一般的な質問から開始し，麻痺に関する回答が得られなかった場合には「両手（もしくは左手）を上げてください」などと指示して，麻痺に気づくかどうかを段階的に調べる．病態失認のある患者は腕が上がっていないことを指摘しても「これは自分の腕ではない」などと答えて麻痺を否認する．このように階層化された質問を順にしていくことによって，病態失認の程度を把握することができる．Bisiachらの検査は本来麻痺患者の病態失認を評価するための検査であるが，同様の方法を記憶などについて行うことにより（例：「物忘れはありませんか？」「これから言う3つの単語を覚えてもらえますか？」），他の病態失認の評価に応用することも可能である．

## Deckelらの病態失認検査[7]

　一方，Deckelらの病態失認検査では病態失認の重症度を定量的に評価できるのが特長である．Deckelらの病態失認検査では**1**のように「歩く」「手や指を速く正確に動かす」「はっきりと発話する」「覚える」「集中・注意する」「じっと座っている」「思ったことを言葉に表す」「感情をコントロールする」

の8項目について自己評価および他者評価を行う．自己評価では患者が自分自身の能力を同年代の健常者と比較して評価する．他者評価は担当医師・看護師など，患者の状態を同年代の健常者と比較しながら客観的に評価できる人物が行うことが望ましい．

評価は「非常に得意である」の+2点から「非常に苦手である」の-2点までの5段階評価で行うことから，自己評価と他者評価のギャップは最大で32点になる．他者評価は複数の評価者で行い，評価項目ごとに平均値を求める．自己評価と他者評価のギャップが大きいほど患者の自己評価が他者評価とかけ離れていることを意味するので，病態失認の可能性が示唆される．どの程度のギャップがカットオフになるかについての見解は確立されていないが，Deckelらのハンチントン病患者を対象とした検査では病態失認の症状を示す患者で6点以上のギャップがみられたことが報告されている[7]．

（小山慎一）

**文献**

1) Ramachandran VS. Anosognosia in parietal lobe syndrome. *Conscious Cogn* 1995；4：22-51.
2) Ichikawa H, et al. Writing errors and anosognosia in amyotrophic lateral sclerosis with dementia. *Behav Neurol* 2008；19：107-116.
3) 河村満ほか．認知症（痴呆）を伴うALSの神経心理学的検討．BRAIN and NERVE 2007；59：1083-1091.
4) 数井裕光，森悦朗．アルツハイマー病の病態失認（特集 高齢者と痴呆老人の神経心理学）．老年精神医学雑誌 2001；12：890-896.
5) 河村満（監訳）．バナナ・レディ―前頭側頭型認知症をめぐる19のエピソード．東京：医学書院；2010.
6) Bisiach E, et al. Unawareness of disease following lesions of the right hemisphere：Anosognosia for hemiplegia and anosognosia for hemianopia. *Neuropsychologia* 1986；24(4)：471-482.
7) Deckel AW, Morrison D. Evidence of a neurologically based "denial of illness" in patients with Huntington's disease. *Arch Clin Neuropsychol* 1996；11(4)：295-302.

## II. 診断
### 症候別　認知機能検査のポイント

# 失語の検査

**Point**
- 失語症の評価は，症候学的検討（質の評価）で，病巣局在，障害メカニズムを推測できるので，柱となる症候をとらえることが最も重要である．
- 客観的な数値の算出（量の評価）で，重症度の評価やリハビリテーションの指標とする．
- 検査バッテリーの点数は，恣意的な基準で定められており，点数に連続性はない．

### 失語症の定義

山鳥は「神経心理学入門」[1]で，「一旦獲得された言語記号の操作能力の低下ないし消失を失語と呼ぶ」と定義しているが，同時に「実際の臨床は失語性の障害と非失語性の障害との境界は必ずしも明らかでない」「理論的にも失語と非失語の境界は必ずしも明らかではない」と述べている．ここでは，失語症の定義には立ち入らず，言語の障害に対峙した場合に，実地診療に役立つ診断ポイントと最新の知識を提供する．

### 言語の障害の何をポイントにみるのか

臨床家の目的は，障害の質（内容）と量（重症度）を知ることである．前者は症候学的な視点からその障害を見極め，病巣の局在，診断のてがかりになる特異性のある所見を見出すことであり，言語症状に対峙する場合の柱となる．これは検査の点数から割り出せることではなく，ポイントをつかんで診察することで知り得ることである．後者は，症状を客観的指標としての数値（点数）に換算する作業であり，標準化された検査バッテリーを用いる．

### 言語症状の症候学

言語の症候には責任病巣が明らかで，診療に役立つ所見がある[2]．以下に，それらの所見のうち，ポイントとなる症候を概説し，**1**にその責任病巣をまとめた．

#### ■失構音

患者の発語を聴くには3つのポイントがある．1つめは，①発する音（構音という）に歪みがないかの判断である．構音の歪みは，母国語の文字で記載できないような音，すなわち，日本語であれば仮名表記できないような歪みを指す．2つめは，②この歪みに変動があるのかをみることである．変動は大きく分けて2種類ある．どの音が，どのような場合に歪むのかという変

**Key words**
**失構音**
種々の分野の研究者によって，発語失行（apraxia of speech）と称される場合もある．ほぼ同じ現象を表現していると解釈して差し支えない[3]．

## 1 言語の症候と責任病巣

| 失構音 | ①左中心前回（and / or その皮質下） |
| --- | --- |
|  | ②左被殻 |
| 音韻性錯語 | 左上側頭回から縁上回を経て中心前回までの領域のどこか（and / or その皮質下） |
| 喚語障害 | ①ブローカ野（下前頭回三角部後半＋弁蓋部）（and / or その皮質下） |
|  | ②左角回（and / or その皮質下） |
|  | ③左下側頭回後部（側頭葉後下部ともいう）（and / or その皮質下） |
|  | ④左側頭葉前方部 |
| 単語理解障害 | ①左中前頭回（and / or その皮質下） |
|  | ②左側頭葉（and / or その皮質下） |
| 言語の把持力 | 左上側頭回から縁上回を経て，中心後回までの領域（and / or その皮質下） |

- 失構音で，音韻性錯語が混じることは一般的である．この場合，失構音があるので，病巣は左中心前回（and / or その皮質下）か被殻と考える．
- 文レベルの理解障害がある場合には，言語の把持力の問題がないかを確認する必要がある．文法的な理解や運用には左下前頭回が関与していることが示唆されているが，文の把持力と独立した文法障害の責任病巣が存在するのかはまだ未解決である．

動，すなわち'which-when'の変動と，その音がどんな歪み方をするのかという'how'の変動である．このような変動は，たとえば自由会話において，「あさ」という単語が「ashua」と歪んで発語された場合，歪んだ「さ」という音を別の課題で言ってみてもらう．たとえば，復唱で「あさ」と言ってもらったり，あるいは，同じ「さ」でも，別の単語の中「さんま」の「さ」が歪むのかなど，状況を変えて言ってもらうことで確認できる．3つめは，③音が途切れてしまうような連結不良があるかをみることである．

一般に，①がみられた場合，構音に障害があると判断される．この場合，②③が明らかでない場合には，いわゆる'構音障害'を疑う．構音障害は，発語に関与する構音器官（口唇，舌，咽頭，喉頭など），およびそれに関与する神経系の問題で生じる運動の障害である．これに対し，個々の運動能力は保たれているのに，大脳からの命令に問題があることで生じるのが，'失構音'[3]である．いわば，構音に関する高次の機能障害といえる．失構音は，①の症状に加え，②③が揃うことが条件である．ただし，①と③の症状のコントラストは患者によって異なり，たとえば，①が強く，③が軽度の場合や，その逆もある．

### ■音韻性錯語

錯語とは言い誤りである．言い誤りには種々あるが，診断に有用なのは音の誤りである．これは音韻性錯語と呼ばれ，たとえば，「ポプラ」と言うべきところを「コプラ」と言うような誤り方を指す．患者は，誤りに気づき，「コプラ…じゃなくて，ポクラ，コクラ，コプラ…」などと施行錯誤を繰り返す場合もあるが，成功するとは限らない．「犬」を「猫」というように，語そのものが別の語に入れ替わる言い誤り（語性錯語）もあるが，この語性錯語

は，言語機能の障害に特異的ではなく，たとえば全般的な意識低下などでも生じるので，局在徴候としては利用しない．

### ■喚語障害

喚語障害は単語そのものを想起できない現象を指す．目の前に物品や絵を提示して，その名前を言う課題（視覚性呼称）や，特定のカテゴリーの語の列挙（例：動物の種類をあげる），特定の音で始まる語の列挙（例：「か」で始まる語をあげる）などで評価する．前述した失構音のために，正しい音で言えなくても，目標語が想起されていることが明らかであれば，喚語障害ありとはしない．同様に，前述した音韻性錯語のために，正しく言えない場合も，目標語が想起されていることが明らかであれば，喚語障害ありとはしない．

### ■理解（単語，文）障害

言語の理解に問題がある場合には，単語のレベルで理解できないのか，文のレベルになると理解できないのかを区別して判断する．なぜならば，単語の理解と文の理解に必要な能力には違いがあるからである．単語の理解は，目の前に物品や絵を提示して，言われたものを指差すなどの指示課題で評価できる．文の理解は，文レベルの命令文を提示し，その通りに動作してもらう課題や，提示した文を表している状況画を選択するなどの課題で判断される．いずれの場合にも，ひとつふたつの単語を聴き取っただけで正答できない文，あるいは，状況判断のみでは正答できない文を提示する必要がある（このような文を可逆文という．たとえば，「猫が鼠を追いかける」というような文は，「鼠が猫を追いかける」より，状況的にあり得るので，文の理解とは別に，状況判断だけで前者を選択してしまう可能性が高いので，「鉛筆で櫛にさわる」「櫛で鉛筆にさわる」などのように，どちらでも同じ可能性で選択できる文を用いる）．

### ■言語の把持力

ある程度の長さを持った文を理解するには，その言語を把持する能力も必要である．言語の把持力は，数唱や，複数の単語を提示し，それに該当するものを指差す課題などで評価される．数唱は年齢別に標準データがあるが，大まかに，電話番号（7桁）程度が復唱できれば，問題なしと考えられている．

## 標準化された検査

点数を計上するのに利用できる失語症検査バッテリーがいくつかある．

### ■標準失語症検査（Standard Language Test of Aphasia：SLTA）（❷）[4]

日本高次脳機能障害学会（旧日本失語症学会）が開発した失語症検査で，聴く，話す，読む，書くが評価され，各々下位検査から成る．反応は6段階に評価される．問題点の抽出，点数の算出ができ，リハビリの指標として利用できる．ただし，評価点は恣意的に6段階に規定されているので，評価点数に連続性はなく（たとえば，段階6と段階5の差異は，段階5と段階4の

## 2 標準失語症検査（Standard Language Test of Aphasia：SLTA）

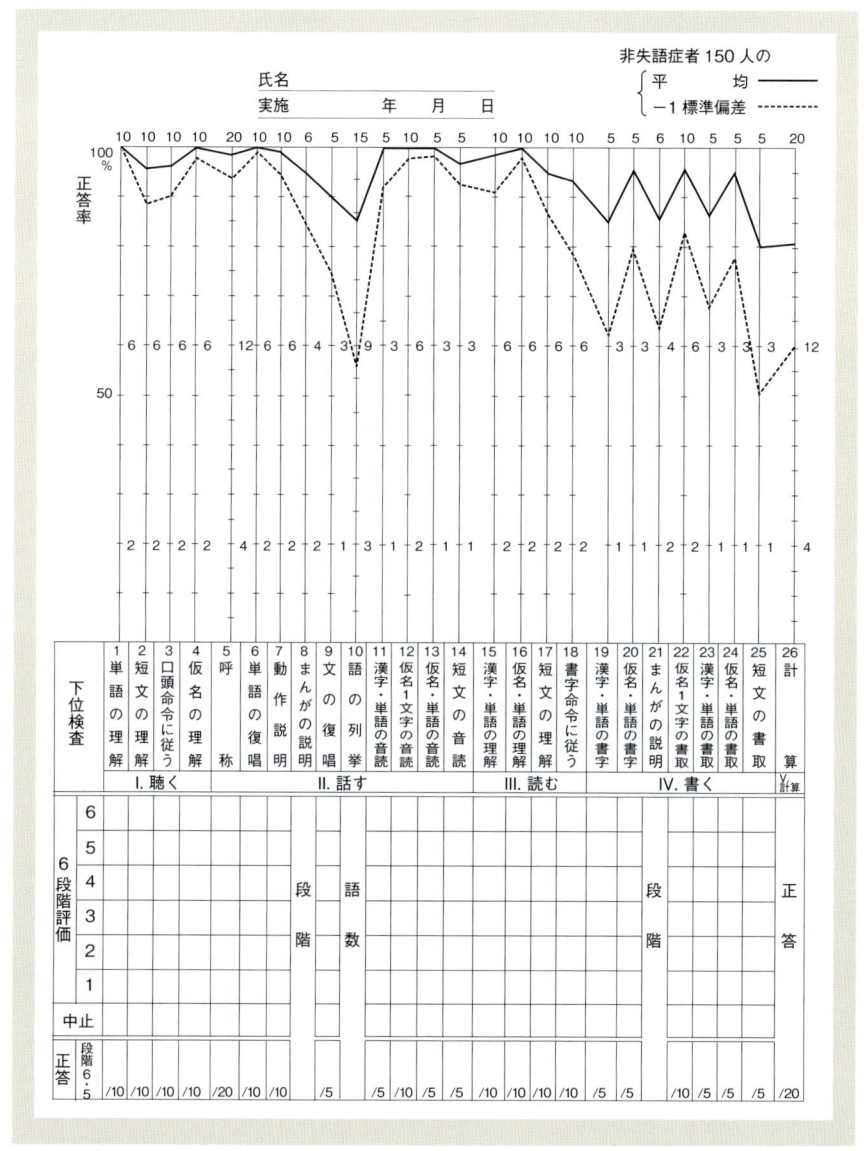

（日本高次脳機能障害学会 Brain Function Test 委員会．日本高次脳機能障害学会〈編〉．標準失語症検査マニュアル，改訂第2版，2003[4]）より）

差異とは同一ではない），点数の平均値などは利用できない．また，失語型や病巣を推測するように意匠されてはいない．

### ■ WAB 失語症検査日本語版（Western Aphasia Battery）（**3**）[5]

発話，理解，復唱，呼称，読み，書きに加え，計算，行為，構成能力，非言語性の全般的な知的機能の評価（Raven's Colored Progressive Matrices：RCPM）が入っており，必要に応じて患者の全体像を把握することができる．評価は，発語で構音の問題や錯語があれば減点したり，呼称ではヒントを与えた場合の点数の基準が決められており，その点では SLTA 同様，点数自体に連続性はない．ただし，おおむね，正答数に比例する点数を計上するので，

### 3 WAB 失語症検査日本語版（Western Aphasia Battery）

| | | 得点 | 満点 |
|---|---|---|---|
| I. 自発話 | A. 情報の内容 | 5 | 10 |
| | B. 流暢性 | 5 | 10 |
| II. 話し言葉の理解 | A. "はい""いいえ"で答える問題 | 30 | 60 |
| | B. 単語の聴覚的認知 | 30 | 60 |
| | C. 継時的命令 | 40 | 80 |
| III. 復唱 | | 50 | 100 |
| IV. 呼称 | A. 物品の呼称 | 30 | 60 |
| | B. 語想起 | 10 | 20 |
| | C. 文章完成 | 5 | 10 |
| | D. 会話での応答 | 5 | 10 |
| V. 読み | A. 文章の理解 | 20 | 40 |
| | B. 文字による命令文 | 10 | 20 |
| | C. 漢字単語と物品の対応 | 1.5 | 3 |
| | 　仮名単語と物品の対応 | 1.5 | 3 |
| | D. 漢字単語と絵の対応 | 1.5 | 3 |
| | 　仮名単語と絵の対応 | 1.5 | 3 |
| | E. 絵と漢字単語の対応 | 1.5 | 3 |
| | 　絵と仮名単語の対応 | 1.5 | 3 |
| | F. 話し言葉の単語と仮名単語の対応 | 1 | 2 |
| | 　話し言葉の単語と漢字単語の対応 | 1 | 2 |
| | G. 文字の弁別 | 3 | 6 |
| | H. 漢字の構造を聞いて語を認知する | 3 | 6 |
| | I. 漢字の構造を言う | 3 | 6 |
| VI. 書字 | A. 指示に従って書く | 3 | 6 |
| | B. 書字による表現 | 16 | 32 |
| | C. 書き取り | 5 | 10 |
| | D. 漢字単語の書き取り | 3 | 6 |
| | 　仮名単語の書き取り | 3 | 6 |
| | E. 五十音 | 6 | 12.5 |
| | 　数 | 5 | 10 |
| | F. 文字を聞いて書く | 0.5 | 2.5 |
| | 　数を聞いて書く | 1 | 5 |
| | G. 写字 | 5 | 10 |
| VII. 行為 | | 30 | 60 |
| VIII. 構成 | A. 描画 | 20 | 30 |
| | B. 積木問題 | 3 | 9 |
| | C. 計算 | 12 | 24 |
| | D. レーヴン色彩マトリシス検査 | 18 | 37 |

（WAB 失語症検査〈日本語版〉作製委員会. WAB 失語症検査日本語版, 1986[5]より）

点数から失語指数（AQ）を算出できるようになっている．また，大項目（流暢性，話し言葉の理解，復唱，呼称）の点数から，全失語，ブローカ失語，ウェルニッケ失語，健忘失語等に分類できるように記載されてはいるが，この4失語型以外の失語型には分類するのは難しく，また，各失語型に重なる点数帯があり（例：流暢性5点，話言葉の理解7点，復唱7点，呼称7点の場合，ブローカ失語の基準もウェルニッケ失語の基準も満たしてしまう），この点数のみで失語型を分類することは実際には難しい．

#### ■その他

　SLTAやWABはいわば，スクリーニング検査であり，症状の詳細な掘り下げには，種々の検査を組み合わせる．SLTAの補助として，標準失語症検査補助テスト（Supplementary Test for SLTA：SLTA-ST）がある．また，単語

レベルの掘り下げには，語彙の表出と理解を多面的に評価する失語症語彙検査（TLPA），認知神経心理学的なアプローチに基づいた SALA（Sophia Analysis of Language in Aphasia）失語症検査もある．後者は特に，単語に関して親密度や心象性など言語心理学的な観点からの検討もできるのが特徴である．文レベルの掘り下げには，トークンテスト（Token Test）[6]が用いられる．これは，5色（赤，青，黄，白，黒），2形態（丸と四角），2種の大きさ（大，小）のプラスチック10個ないし20個を患者の目の前に並べ，口頭指示に従ってそのプラスチックに操作を行う課題である．本邦では，その他，失語症構文検査などがあり，文の理解や産生を評価できる．

（大槻美佳）

## 文献

1) 山鳥重．神経心理学入門．東京：医学書院；1985．
2) 大槻美佳．言語機能の局在地図．高次脳機能障害研究 2007；27：231-243．
3) 大槻美佳．Anarthrie の症候学．神経心理学 2005；21：172-182．
4) 日本高次脳機能障害学会（旧日本失語症学会）Brain Function Test 委員会．日本高次脳機能障害学会（旧日本失語症学会）（編），標準失語症検査マニュアル，改訂第2版．東京：新興医学出版社；2003．
5) WAB 失語症検査（日本語版）作製委員会．WAB 失語症検査日本語版．東京：医学書院；1986．
6) 宇野彰ほか．Token Test の臨床的解析と尺度化の試み．失語症研究 1984；4：647-655．

## II. 診断
### 症候別 認知機能検査のポイント

# 読み書き障害の検査

**Point**
- 読み書き障害の有無，重症度の判断には，病前情報の入手が必須である．
- 読み書きには複数の能力が含まれる．これらを別々に検討し，その結果を見渡して，読み書き障害の全体像をとらえる．
- 評価レベルには仮名一文字，単語，文がある．
- 単語レベルの評価では，種々の単語属性を考慮する必要がある．
- 必要に応じて，読み書きに関与する種々の能力の評価を行う．

## 読み書き評価の前に

　読み書きは個人差の大きい能力であるため，その障害の有無や重症度の判断には，病前の能力との比較が必須である．加えて，利き手，利き手の矯正歴や家族歴，教育歴，読み書きの学習の仕方，日常の読み書き習慣，業務内容や業務での使用頻度などの情報も加味して判断する必要がある．
　読み書きを評価する前に，手指の運動・感覚機能，視力，視野などの視覚的機能，注意障害，半側無視などの読み書きに反映する高次脳機能の有無とその程度を把握しておくことはいうまでもない．

## 読み書き評価の内容[1)]

　読みには音読と読解，書きには自発書字，書き取り，書称，写字といった複数の能力が含まれる．これらは異なる能力であることから，それぞれを別々に検討し，それらを見渡したうえで，読み書き障害の全体像を把握する．
　評価レベルには，仮名一文字，単語，文がある．
　単語レベルの評価では，通常，漢字単語，仮名単語（平仮名・片仮名），非単語の能力が検討されるが，この場合には種々の単語属性に留意して評価を行う必要がある．単語の読み書きに影響する属性には，**1**のようなものがあげられている[2)]．
　必要に応じて，**2**の項目のような漢字・仮名以外の文字種の読み書き能力や読み書きに関与する種々の能力の評価を行う．仮名に関しては，モーラ数やモーラの抽出を問う音韻操作能力が問われることが多い．
　統制された読み書き検査は決して多くはない．頻繁に使用される検査には次のようなものがあるが，必要とされる検査課題すべてが網羅されているわけではないことから，評価に当たっては個々の症例ごとに工夫の余地が大きい．

**Keywords**
**モーラ**
日本語の語音の長さの単位は"モーラ"と呼ばれる．「ほん」は1音節，2モーラの単語であり，「さかな」は3音節，3モーラ，「さんすう」は2音節，4モーラの単語である．

## 1 単語の読み書きに影響する要因

- 品詞
  - 内容語—名詞，動詞，形容詞
  - 機能語—助詞，助動詞
- 表記
- 語長
- 頻度
- 親密度
- 表記妥当性
- 心像性
- 読みの一貫性

(藤田郁代ほか〈編〉．標準言語聴覚障害学—失語症学，2009[2]より)

## 2 通常の読み書き能力以外の種々の検討項目

| | |
|---|---|
| 読みの能力 | ・数詞<br>・アルファベット<br>・英単語<br>・記号（地図記号，音楽記号，交通標識など）<br>・なぞり読み<br>・語彙性判断検査<br>・音韻操作能力に関する検査 |
| 書きの能力 | ・左右手別の書字能力<br>・閉眼時の書字能力<br>・図形の構成能力<br>・描画能力<br>・語彙性判断検査<br>・音韻操作能力に関する検査 |

## 100単音節検査

仮名一文字の読み書き能力の評価にしばしば用いられる．読み書きを同時に評価する場合には書き取りから行う．このように一文字ずつ読み書きする能力と，五十音表のような音韻系列を読み書きする能力は同一ではない．このため，特に書字の評価では，100単音節検査とは別に，五十音表の自発書字や書き取りもしばしば試みられる．

## SALAの下位項目

SALA（Sophia Aphasic Language Assesement）の下位検査には，以下のような読み書き能力を検討する項目が含まれている．

読みでは，①単語の音読，②無意味語の音読，③名詞の読解，④動詞の読解，⑤名詞の類似性判断，⑥動詞の類似性判断，⑦文の読解，⑧位置関係を表す文の読解，⑨同音異義語の読解．

書きでは，①単語の書き取り，②無意味語の書き取り，③書称，④動詞の産生の各課題．①ひらがな-カタカナのマッチング，②漢字判断，③語彙性判断の課題も用意されている．

SALAは認知神経心理学的モデルに基づいて考案された失語検査であることから，これらの課題は単語の内在的要因を統制してあり，健常データも課題ごとに明示されている．

## 「北風と太陽」

テキストの音読評価用にしばしば用いられる文章である．健常者の通常の音読速度は40秒程度である．

## 失語症語彙検査（TLPA）の下位項目

失語症語彙検査には，以下の4種類の語彙性判断検査が含まれている．①語彙判断検査Ⅰ：頻度と心像性を統制した漢字単語と漢字非単語各80語．②語彙判断検査Ⅱ：仮名単語と検査単語の1子音を置き換えた仮名非単語各

### Keywords

**心像性**
単語が意味する事物をイメージする際の容易さの度合い[2]で，品詞によっても異なる．

**読みの一貫性**
文字と読み方の関係がどの程度一貫しているか，文字と語音の結びつきの強さの程度を表し，読みやすさに関係している．

**音韻操作能力**
日本語ではモーラという単位が常に意識されている．単語のモーラ数を数えたり，単語から特定の語音を抽出したり，語音同士を比較したりする能力を音韻操作能力という．

## 認知神経心理学的読み書きモデル

　認知心理学は脳の働きを情報処理過程としてとらえ，そのプロセスを箱と矢印の認知モデルに還元して考える学問である．箱は情報処理の機能単位であるモジュールを表し，矢印は情報の流れを意味している．1970年代に，まず失読症状の分析にこのような認知心理学の手法が取り入れられるようになり，ロゴジェンモデルと呼ばれる複数のモデルが複数提唱されてきた．❸はその一例である．このようなモデルは主に単語レベルの失読症状，失書症状の説明や分類に焦点が当てられ，読み書きの情報処理では，頻度や心像性などの単語属性が重要な要因となっていることが明らかにされている．

**❸ 箱と矢印モデルの例**

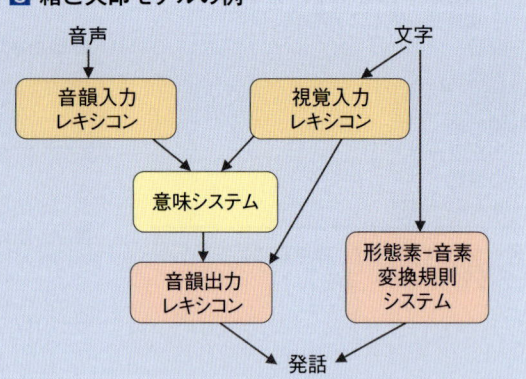

(Coltherat M, et al. Cognitive Neuropsychology and Cognitive Rehabilitation, 1994[4] より)

---

20語．③語彙判断検査 III：仮名単語と検査単語の音韻を転置した仮名非単語各20語．④語彙判断検査 IV：仮名単語と単語との類似性がない仮名非単語各20語．

### 単語のモーラ分解能力検査

　言われた単語のモーラの数だけ○の中に碁石を置く．非検査語で反応の仕方を練習してから行う．モーラの数だけ○を描くという反応方法でもよい[3]．

### 単語のモーラ抽出能力検査

#### ■ / ka / がありますか検査

　言われた単語の中に「か」があるかどうかを判断する．単語はすべて3モーラ語である[3]．

#### ■ / ka / がどこにありますか検査

　言われた単語のどの位置に「か」があるかを判断する．単語はすべて「か」を含む3モーラ語である．3つの○を描いたカードで「か」の位置におはじきを置く[3]．

（毛束真知子）

**文献**

1) 毛束真知子．読み書き障害の評価．田川皓一（編），神経心理学評価ハンドブック．東京：西村書店；2004，pp.188-197．
2) 藤田郁代ほか（編）．標準言語聴覚障害学—失語症学．東京：医学書院；2009，pp.129-140．
3) 伊藤元信ほか（編）．新編言語治療マニュアル．東京：医歯薬出版；2002，pp.235-238．
4) Coltherat M, et al. Cognitive neuropsychology and rehabilitation. In：Riddoch MJ, et al（editors）. Cognitive Neuropsychology and Cognitive Rehabilitation. 1994, pp.17-37.

**Further reading**

● 岩田誠ほか（編）．神経文字学—読み書きの神経科学．東京：医学書院；2007．
　日本語の読み書き障害に関して総合的に学びたい人にお勧め．

## II. 診断
### 症候別 認知機能検査のポイント
# 失行の検査

> **Point**
> - 本邦で出版されている認知機能検査の中で，失行の検査として使用できるものに，標準高次動作性検査とWAB失語症検査 VII. 行為がある．
> - 認知症は失行以外にもさまざまな認知機能障害を呈するため，それらとの関連の中で，失行を評価すべきである．

## 一般的な失行の評価法

失行という概念は，①何らかの形で学習され後天的に獲得された運動行為を遂行できない状態，②運動麻痺，不随意運動，運動失調，筋緊張異常，感覚障害などに由来する運動執行器官の異常で説明できない，③概念または症候群として確立した他の認知機能障害で説明できない，と整理される[1]．

日常生活における行為の障害は，さまざまな原因で生じうる．そのため一般的に失行の評価においては，まず失行以外の原因の除外が必要である．神経学的な異常（運動麻痺，運動失調，感覚障害，不随意運動など）や他の高次脳機能障害（注意障害，言語理解障害，意味記憶障害，視空間認知障害など）から生じている可能性がないかの確認が必要である[2]．

失行の検査では，通常，ジェスチャーなどの象徴的行為，単一物品の使用のパントマイムと実際の使用，複数物品の系列的操作，無意味動作の模倣などが，顔面，上肢，下肢それぞれの部位で行われる．また検査は一般に，口頭命令→模倣（→物品使用）の順に実施され，口頭命令は模倣より困難で，物品なしは物品ありより困難である．

行為のカテゴリー（物品を使用するような動作〈他動詞的行為〉，物品を使用しない，社会的慣習的に用いられるような身振り動作〈自動詞的行為〉，他動詞的行為にも自動詞的行為にも属さない無意味動作），入力刺激提示様式，すなわち感覚モダリティ（聴覚性入力，視覚性入力，触覚性入力）や提示される刺激（物品や動作の「名称」か，「物品」そのものか，「動作」か），出力様式（パントマイム／ジェスチャー，使用）を意識して実施することが重要である[3]．すなわち，課題や物品をどのように提示し，行為はパントマイムか使用なのか（「歯ブラシを持って歯をみがく真似をしてください」〈物品名を聴覚提示→パントマイム〉，歯ブラシを見せて「これを使う真似をしてください」〈物品を視覚提示→パントマイム〉，歯ブラシを持って歯磨きの動きを見せて，「真似をしてください」〈使用動作を視覚提示→パントマイム〉，

### Key words
**観念性失行** [2,4)]

物品使用において症状が認められ，口頭命令や模倣の障害は軽微であるが，パントマイムの障害を合併することが多い．日常生活動作に障害が起こる．数個の物品を必要とする系列行為で障害が顕著となる．はさみ，のこぎりなどの日常物品を使用させてみる．正しい運動を間違った対象に対して行う，行為の一部の省略，行為の順番の間違いなどが生じる．左角回を中心とした頭頂葉領域病変で両手にみられる．

### Key words
**観念運動性失行** [2,4)]

物品を使用する動作（他動詞的行為）を行うパントマイム障害と，慣習的に使用される信号動作（自動詞的行為）の検査場面での障害．物品使用では障害が軽い．また日常場面においては動作を行うことができる（自動性と意図性の乖離）．くしを歯ブラシを使うように扱ったりするような運動の取り違いが生じたり，鼻を指さすかわりにうなずき，何回もおじぎをするなどという体の他の部位への運動の脱線が生じる．左頭頂葉の縁上回，上頭頂小葉の皮質と皮質下白質の病巣で，症状は両手に生じる．

### Key words
**肢節運動失行**
**（拙劣症）** [2,4)]

行為が大雑把になり，熟練がなく，荒削りで，ぎこちなく，運動の発端が見出せなくなる．自発運動，模倣動作，道具使用のいずれにおいても症状が認められる．左右の中心領域の病巣で，大脳病変と反対側の肢（特に上肢）に症状が生じる．

**❶ WAB 失語症検査 Ⅶ. 行為の課題と評価方法**

| | |
|---|---|
| 上肢 | げんこつを作ってください<br>兵隊さんの敬礼をしてください<br>手を振って「さよなら」をしてください<br>頭をかいてください<br>指をならしてください |
| 顔面 | 舌を出してください<br>目を閉じてください<br>口笛を吹いてください<br>花の匂いをかぐ真似をしてください<br>マッチを吹き消す真似をしてください |
| 道具使用 | くしでとかす真似をしてください<br>歯ブラシで歯をみがく真似をしてください<br>スプーンで食べる真似をしてください<br>金づちで打つ真似をしてください<br>鍵をかける真似をしてください |
| 複雑な動作 | 車を運転する真似をしてください<br>戸をたたいて開ける真似をしてください<br>紙を2つに折る真似をしてください<br>タバコに火をつける真似をしてください<br>ピアノを弾く真似をしてください |

「上肢」「道具使用」は左右の手で実施する．口頭命令，模倣，物品使用の順に実施する．口頭命令でできたら3点，模倣でできたら2点，物品使用でできたら1点で，左右でそれぞれ60点満点である．
（WAB 失語症検査〈日本語版〉作製委員会．WAB 失語症検査 日本語版，1986 [5)] より）

閉眼で歯ブラシを触らせて「これを使ってみてください」〈物品の触覚提示→使用〉）を明らかにし，どの課題に問題があるのかを示すことが重要である [3)]．

観念性失行，観念運動性失行，肢節運動失行が失行として知られているが，障害内容を上記のように正確にとらえることがまず重要である．

## WAB 失語症検査 Ⅶ. 行為（❶） [1,5)]

WAB 失語症検査は国際的に使用されている失語症の検査であり，日本語版が1986年に標準化されている．この中の下位検査"行為"が，失行の有無を調べる検査に相当する．検査課題はわずか20問で，失行のスクリーニング検査として使用できる．①まず口頭命令で課題を実行させる．②患者がうまく実行できなかった場合には，検査者が動作をして見せて模倣させる．③模倣にも失敗した場合，一部の課題では実際の物品を与えて使用させる．検査項目は，"上肢""顔面""道具使用""複雑な動作"に分かれている．口頭命令によってうまくできたときは3点，口頭命令によって正答に近い動作を行った場合や，模倣により完全にできたときには2点，模倣により正答に近い動作を行った場合や，実際の物品使用でできたときには1点とし，左右それぞれ60点満点となる．パントマイム動作を中心とした構成である．

## 標準高次動作性検査（SPTA） [6-8)]

標準高次動作性検査（SPTA）は，失行を包括的に評価可能な標準的検査で，

## 2 標準高次動作性検査（SPTA）の構成

| 大項目 | 小項目 | 大項目 | 小項目 |
|---|---|---|---|
| 1. 顔面動作 | 1. 舌を出す<br>2. 舌打ち<br>3. 咳 | (2) 上肢・物品を使う動作（物品あり） | 1. 歯を磨く　　　（右）<br>2. 櫛で髪をとかす（右）<br>3. 鋸で板を切る　（右）<br>4. 金槌で釘を打つ（右）<br>5. 歯を磨く　　　（左）<br>6. 櫛で髪をとかす（左）<br>7. 鋸で板を切る　（左）<br>8. 金槌で釘を打つ（左） |
| 2. 物品を使う顔面動作 | 火を吹き消す | | |
| 3. 上肢（片手）慣習的動作 | 1. 軍隊の敬礼　　　　（右）<br>2. おいでおいで　　　（右）<br>3. じゃんけんのチョキ（右）<br>4. 軍隊の敬礼　　　　（左）<br>5. おいでおいで　　　（左）<br>6. じゃんけんのチョキ（左） | 9. 上肢・系列的動作 | 1. お茶を入れて飲む<br>2. ローソクに火をつける |
| 4. 上肢（片手）手指構成模倣 | 1. ルリアのあご手<br>2. I III IV 指輪（ring）<br>3. I V 指輪（ring）（移送） | 10. 下肢・物品を使う動作 | 1. ボールをける　（右）<br>2. ボールをける　（左） |
| | | 11. 上肢・描画（自発） | 1. 三角をかく<br>2. 日の丸の旗をかく |
| 5. 上肢（両手）客体のない動作 | 1. 8の字<br>2. 蝶<br>3. グーパー交互テスト | 12. 上肢・描画（模倣） | 1. 変形卍<br>2. 立方体 |
| 6. 上肢（片手）連続的動作 | ルリアの屈曲指輪と伸展こぶし | 13. 積木テスト | WAIS の積み木課題図版 |
| 7. 上肢・着衣動作 | 着る | **スクリーニング・テスト用項目** | |
| 8. 上肢・物品を使う動作 | | 1. 顔面動作 | 1. 舌を出す<br>2. 舌打ち<br>3. 咳 |
| (1) 上肢・物品を使う動作（物品なし） | 1. 歯を磨くまね　　（右）<br>2. 髪をとかすまね　（右）<br>3. 鋸で木を切るまね（右）<br>4. 金槌で釘を打つまね（右）<br>5. 歯を磨くまね　　（左）<br>6. 髪をとかすまね　（左）<br>7. 鋸で木を切るまね（左）<br>8. 金槌で釘を打つまね（左） | 2. 上肢（片手）手指構成模倣 | 1. ルリアのあご手<br>2. I III IV 指輪（ring）<br>3. I V 指輪（ring）（移送） |
| | | 3. 上肢・描画（模倣） | 1. 変形卍<br>2. 立方体 |

（日本高次脳機能障害学会 Brain Function Test 委員会．日本高次脳機能障害学会〈編〉．標準高次動作性検査〈SPTA〉，改訂第2版，2003[6]）より）

日本失語症学会（現在は日本高次脳機能障害学会に改名）Brain Function Test 委員会により日本で開発された．高次動作性障害を，失行の概念を中核とした錐体路性，錐体外路性，末梢性の運動障害，要素的感覚障害，失語，失認，意識障害，知能障害などのいずれにも還元できない運動障害と定義し，①高次動作性障害の臨床像が検査成績から客観的に把握できる，②要素的運動障害，老人の認知症，全般的精神障害などと失行症との境界症状をも把握することができる，③行為を完了するまでの動作過程が詳細に記録でき，分析が可能となることを基本方針として，SPTA が作成された．

### 3 標準高次動作性検査（SPTA）の反応分類

| | |
|---|---|
| 正反応 | 正常な反応 |
| 錯行為 | 狭義の錯行為や明らかに他の行為と理解される行為への置き換え |
| 無定形反応 | 何をしているかわからない反応，部分的行為も含む |
| 保続 | 前の課題の動作が次の課題を行うとき課題内容と関係なく繰り返される |
| 無反応 | 何もしない |
| 拙劣 | 拙劣ではあるが課題の行為ができる |
| 修正行為 | 目的とする行為に対し試行錯誤が認められる |
| 開始の遅延 | 動作を始めるまでに，ためらいがみられ，遅れる |
| その他 | 上記に含まれない誤反応 |

　SPTAは 2 のような構成になっており，現在知られている基本症候をおおむね網羅している．原則として，①口頭命令（客体なし→あり），②模倣（客体なし→あり）の順で正反応が得られるまで，指示様式を先に進める．一部の問題では口頭命令において使用命令（例：櫛を使ってください），動作命令（例：櫛で髪の毛をとかしてください）の2段階の指示になっている．多くの課題では左右別に評価し，右手で全項目を施行した後に，左手で全項目を行うことを原則とする．

　SPTAは，全反応過程を①誤り得点（2点：課題が完了できない，1点：課題は完了したが，その過程に異常があった，0点：正常な反応で課題を完了した），②反応分類（正反応，錯行為，無定形反応，保続，無反応，拙劣，修正行為，開始の遅延，その他）（3），③失語と麻痺の影響，の3点から評価し，検査成績は麻痺・失語による誤反応を含めた形で誤反応率として表記するプロフィルIと，麻痺や失語の影響を除いた修正誤反応率を算出するプロフィルIIによって表現される．

## 認知症診療における失行の検査

　失行は，他の神経学的な異常や認知機能障害では十分に説明できないことが必要とされるが，認知症においては，認知機能障害が1つの認知機能領域に限定していることは少ない．そのため，他の認知機能障害が混在し，行為の障害は種々の要因が絡み合った複雑なものになることが予想される．今日的視点からは，特に認知症における失行を考える際には，むしろ積極的に他の高次脳機能との関係で「失行」をとらえることが必要であると思われる．行為実現には入力から出力に至る複数の機能，一連のプロセスが関与していることは明らかであり，特に，行為認知障害，意味記憶障害，身体情報処理障害，行為制御障害などと関連付けて考えることが重要であろう[3]．行為障害の検査においては，観念失行，観念運動性失行などに当てはめることより，障害の内容を正確にとらえることが重要である．

（川合圭成，河村　満）

**文献**

1) 今村徹. WAB 失語症検査の下位項目 '行為'. 日本臨牀 2003；61(増刊 9)：326-329.
2) 中川賀嗣. 行為障害からみた簡便な診断法. 日本臨牀 2003；61(増刊 9)：313-318.
3) 望月聡. 「観念性失行」/「観念運動性失行」の解体に向けて―症状を適切に把握するために. 高次脳機能研究 2010；30(2)：263-270.
4) 河村満. 失行の診かた. Clinical Neuroscience 1989；7(6)：674-675.
5) WAB 失語症検査（日本語版）作製委員会. WAB 失語症検査 日本語版. 東京：医学書院；1986.
6) 日本高次脳機能障害学会（旧日本失語症学会）Brain Function Test 委員会. 日本高次脳機能障害学会(旧日本失語症学会)(編). 標準高次動作性検査(SPTA), 改訂第 2 版. 東京：新興医学出版社；2003.
7) 三村將. 標準高次動作性検査（日本高次脳機能障害学会〈旧日本失語症学会〉作製）. 日本臨牀 2003；61(増刊 9)：319-325.
8) 中川賀嗣. 失行. 臨床精神医学 2010；39(増刊)：508-515.

## 失認の検査

**Point**
- 失認とは，感覚を介する対象認知障害であり，視覚性失認，視空間失認，聴覚性失認，触覚性失認がある．
- 失認のなかでは視覚性失認，視空間失認の発現頻度が比較的高く，検査法もある程度確立されている．
- 標準的検査法として，視覚性失認を評価するための「標準高次視知覚検査」と半側空間無視の評価に用いる「BIT行動性無視検査日本版」がある．

### 1 失認の分類
- 視覚性失認
- 視空間失認
- 聴覚性失認
- 触覚性失認

### 2 視覚性失認の分類

**1. 視覚対象から**
- 物体失認
- 画像失認
- 相貌失認
- 色彩失認
- 地誌的障害（街並失認）

**2. 機能水準から**
- 知覚型視覚性失認
- 統合型視覚性失認
- 連合型視覚性失認

**Keywords**

**聴覚性失認**
広義には，聴力に異常がないのに，言語音，環境音あるいは音楽の認知ができない状態をいう．狭義には環境音の認知障害のみを指す．病巣として右側頭葉が重視されているが，純粋例はまれである．

## 失認とは

　失認とはある感覚を介する対象認知障害である．ただし，その感覚自体の異常にはよらず，他の感覚を介せば認知可能な場合をいう．たとえば視覚性失認では，物をみても何だかわからないが，視力や視野の異常では説明できない．また，音を聞けば，あるいは触れれば直ちにわかる．視覚，聴覚，触覚（体性感覚）それぞれに失認がある（**1**）．このうち発現頻度が高く，検査法がある程度確立されているのは視覚性失認と視空間失認である．

## 視覚性失認

　視覚性失認では，みた物の形態が認知できない．「What（何）」の障害ともいえる．視覚対象による分類と機能水準による分類がある（**2**）．後者の区別には物品を模写させる検査が有用である．「知覚型」では，対象の大小などの要素的知覚は正常であるが，模写はまったく不可能である．「統合型」では部分的な模写は可能だが，各部分がばらばらで，全体としてのまとまりを欠く．「連合型」では模写は正確にできるが，その意味がわからない．視覚性失認の標準的検査法として，日本高次脳機能障害学会 Brain Function Test 委員会が作成した「標準高次視知覚検査（Visual Perception Test for Agnosia：VPTA）」がある．

## 標準高次視知覚検査[1]（**3**）

　視知覚の基本機能の項目と視覚対象別の6項目（計7項目）で構成される．それぞれに下位項目があり，反応によって点数化する．即反応は0点，遅延反応1点，誤反応・無反応は2点で，点数が大きいほど障害が強いことを示す．各項目とも，誤りの原因が認知以外の要因，たとえば保続，半側空間無

### 3 標準高次視知覚検査の検査項目

| 1. 視知覚の基本機能 | ・視覚体験の変化<br>・線分の長さの弁別<br>・数の目測<br>・形の弁別<br>・線分の傾き<br>・錯綜図<br>・図形の模写 | 4. 色彩認知 | ・色名呼称<br>・色相の照合<br>・色相の分類<br>・色名による指示<br>・言語-視覚課題<br>・言語-言語課題<br>・色鉛筆の選択 |
|---|---|---|---|
| 2. 物体・画像認知 | ・絵の呼称<br>・絵の分類<br>・物品の呼称<br>・使用法の説明<br>・物品の写生<br>・使用法による指示<br>・触覚による呼称<br>・聴覚呼称<br>・状況図 | 5. シンボル認知 | ・記号の認知<br>・文字の認知（音読）<br>　・片仮名<br>　・平仮名<br>　・漢字<br>　・数字<br>　・単語（漢字，仮名）<br>・模写<br>・なぞり読み<br>・文字の照合 |
| 3. 相貌認知 | 熟知相貌<br>・有名人の命名<br>・有名人の指示<br>・家族の顔<br>未知相貌<br>・異同弁別<br>・同時照合<br>・表情の叙述<br>・性別の判断<br>・老若の判断 | 6. 視空間の認知と操作 | ・線分の二等分<br>・線分の抹消<br>・模写<br>・数字の音読<br>・自発画 |
| | | 7. 地誌的見当識 | ・日常生活<br>・個人的な地誌<br>・白地図 |

視，錯語（失語）などの影響を受けていないか慎重に判断する必要があり，それらがあれば記載しておく．「視知覚の基本機能」には，線分の長さ，傾きなどの要素的知覚をみる項目が含まれる．「物体・画像認知」では，まず物品（実物と絵）をみてそれを呼称できるかどうかをみる．その他の項目で，それが失認によるのか，失語による呼称障害や視覚性失語など他の要因によるのかを鑑別できるようになっている．「相貌認知」では，相貌失認の有無に加えて，表情・性別・老若の判断を検査できる．「色彩認知」には，色名呼称障害，大脳性色覚障害，色彩失認などを鑑別するための項目が含まれる．「地誌的見当識」の項目で地誌的障害（後述）の存在を確認できる．

## 視空間失認

視空間失認では，みた物の空間的位置が認知できない．「Where（どこ）」の障害ともいえる．**4**にあげた症候が含まれる．このうち，バリント症候群については別稿*1を参照されたい．

### ■地誌的障害

熟知した場所で道に迷う症状である．通常，自宅付近など発症以前から熟知している場所（旧知の場所）と入院した病院内など発症後頻繁に行き来する場所（新規の場所）の両者で症状がみられる．症候，病巣，病態の違いから，街並失認と道順障害の2つに分類される[2]．標準化された検査法はない

**Key words**
**触覚性失認**
要素的感覚（表在，深部）には異常がないのに，手で触れた物が何であるか認知できない症状である．責任病巣として頭頂葉下部が重視されている．純粋例は聴覚性失認よりさらにまれである．

**Key words**
**街並失認**
熟知した街並（建物・風景）をみても何であるか同定できず，それらが道をたどるうえでの指標にならないために道に迷う．視覚性失認の一型である（**2**）．責任病巣は右海馬傍回後部と考えられている．

*1
本巻 IV.「バーリント症候群」（p.306）参照．

**Keywords**

**道順障害**
広い空間内で，自己や離れた他の地点の空間的位置が定位できず，目的とする方角・道順がわからないために道に迷う．視空間失認に属する（**4**）．右脳梁膨大後域病変が重視されている．

### 4 視空間失認の分類

- バリント症候群
- 地誌的障害（道順障害）
- 半側空間無視

### 5 地誌的障害の検査

|  | 街並失認 | 道順障害 |
|---|---|---|
| 1. 熟知した街並の同定 |  |  |
| ・旧知の場所 | × | ○ |
| ・新規の場所 | × | ○ |
| 2. 熟知した地域内での定位 |  |  |
| ・自己の位置 | ○ | × |
| ・離れた他の地点 | ○ | × |
| ・離れた2地点の位置関係 | ○ | × |

○：可　×：不可

### 6 BIT 行動性無視検査（日本版）

| 通常検査 | 最高点 | カットオフ点 |
|---|---|---|
| 1. 線分抹消試験 | 36 | 34 |
| 2. 文字抹消試験 | 40 | 34 |
| 3. 星印抹消試験 | 54 | 51 |
| 4. 模写試験 | 4 | 3 |
| 5. 線分二等分試験 | 9 | 7 |
| 6. 描画試験 | 3 | 2 |
| 合計得点 | 146 | 131 |

| 行動検査 | 最高点 | カットオフ点 |
|---|---|---|
| 1. 写真課題 | 9 | 6 |
| 2. 電話課題 | 9 | 7 |
| 3. メニュー課題 | 9 | 8 |
| 4. 音読課題 | 9 | 8 |
| 5. 時計課題 | 9 | 7 |
| 6. 硬貨課題 | 9 | 8 |
| 7. 書写課題 | 9 | 8 |
| 8. 地図課題 | 9 | 8 |
| 9. トランプ課題 | 9 | 8 |
| 合計得点 | 81 | 68 |

が，両者の鑑別のためによく用いられるのは**5**に示した項目である．熟知した街並の同定には，旧知の場所，新規の場所それぞれの建物・風景の写真をみせて何の建物か，どこの風景かを尋ねる．熟知した地域内での定位では，自宅付近の地図上に，現在地や他の主要な地点の位置を記入させる．また，離れた2地点間の距離，方角，道順を口述させる．

### ■半側空間無視

病変の反対側の空間に呈示された刺激に気づかない現象である．右半球病変による左半側空間無視が多い．標準的検査法として，BIT（Behavioural Inattention Test）行動性無視検査日本版がある．

### BIT 行動性無視検査日本版[3]（**6**）

通常検査6項目と行動検査9項目から成り，各項目にカットオフ点が設定されている．通常検査の中の線分抹消試験は，紙面にさまざまな角度で描かれた線分のすべてに印をつけさせる．左半側空間無視があると左側の線分を

見落とす．模写試験ではモデルの4種類の絵（星，立方体，花，図形）をみて，それを模写させる．無視があると左側部分を描き落とす．線分二等分試験では，水平に引かれた上，中，下3本の線分のそれぞれについて真ん中に印をつけさせる．無視例では，中央より右に印がずれる．これらの3項目は半側空間無視を診る最も基本的な検査であり，簡便な形にしてベッドサイドでも施行可能である．BITでは，6項目のうち1つでも異常があれば，無視の存在を疑う．

　BITの行動検査は日常生活場面に即した検査である．半側空間無視によって生じる日常的問題を予測し，訓練時の課題選択の手がかりとして用いることを目的としている[3]．たとえば写真課題では，皿に盛った食べ物，洗面台と洗面用具，部屋の窓辺の3種類の写真をみせて，そこに写っている物品をすべて言わせる．無視があると左側にある物を見落とす．電話課題では，電話番号のうち左側にある数字を見落とす．行動検査も9項目のうち1つでも異常があれば，無視の存在が疑われる．

（高橋伸佳）

**文献**

1) 日本高次脳機能障害学会（旧日本失語症学会）Brain Function Test委員会．日本高次脳機能障害学会（旧日本失語症学会）（編）．標準高次視知覚検査．東京：新興医学出版社；1997．
2) 高橋伸佳．街を歩く神経心理学．東京：医学書院；2009．
3) 石合純夫（BIT日本版作製委員会代表）．BIT行動性無視検査日本版．東京：新興医学出版社；1999．

## II. 診断
### 疾患別 認知機能検査のポイント
# アルツハイマー病の認知機能検査

> **Point**
> - アルツハイマー病における認知機能検査の目的には、①認知症に相当する認知機能障害の検出、②認知機能障害のパターンの評価や、③認知症の進行度の把握がある.
> - 認知症に相当する認知機能障害の検出（スクリーニング）には、わが国でHDS-RとMMSEが広く用いられている.
> - 認知機能障害のパターンの評価には、どの領域の認知機能にどの程度の障害があるのか、種々の神経心理検査の組み合わせにより評価する.
> - アルツハイマー病の進行度の把握には、ADAS-J cogが最も用いられている.

### アルツハイマー病と認知機能検査

　アルツハイマー病では、記憶障害、見当識障害、言語障害、構成障害、注意障害、視覚認知障害や行為障害などさまざまな認知機能障害が生じる。病初期には、見当識障害や記憶障害がみられることが多いが、その症状の発現や程度には個人差がある.

　日常診療場面では種々の認知機能検査が用いられているが、その主な目的として、①認知症に相当する認知機能障害の検出、②認知機能障害のパターンの評価や、③認知症の進行度の把握があげられる。認知症に相当する認知機能障害の検出は、認知機能障害のスクリーニングで、アメリカ神経学会の認知症の早期検出ガイドラインでは、認知機能障害の疑いのある症例における認知症の検出を目的とした認知機能スクリーニング検査は、中等度の臨床的証拠があると推奨されている。認知機能障害のパターンの評価は、どの領域の認知機能にどの程度の障害があるのかを種々の認知機能側面を評価する神経心理検査を組み合わせて評価し、認知症の原因になった認知症疾患の診断やリハビリテーションのために重要である。認知症の進行度の把握に用いられる検査は、原因になった認知症性疾患により異なり、アルツハイマー病ではAlzheimer's Disease Assessment Scaleの認知機能下位検査日本版（ADAS-J cog）[1]が最も用いられている.

### 認知症に相当する認知機能障害の検出

　わが国では、認知機能障害のスクリーニングとしては、Mini-Mental State Examination（MMSE）日本語版[2]や改訂長谷川式認知症スケール（HDS-R）[3]が広く用いられている.

## 1 Mini-Mental State Examination（MMSE）日本語版

| | 質問内容 | 回答 | 得点 |
|---|---|---|---|
| 1<br>(5点) | 今年は何年ですか． | 年 | |
| | 今の季節は何ですか． | | |
| | 今日は何曜日ですか． | 曜日 | |
| | 今日は何月何日ですか． | 月 | |
| | | 日 | |
| 2<br>(5点) | ここは何県ですか． | 県 | |
| | ここは何市（町，村，区）ですか． | 市 | |
| | ここは何病院ですか． | | |
| | ここは何階ですか． | 階 | |
| | ここは何地方ですか（例：関東地方）． | 地方 | |
| 3<br>(3点) | 3つの単語（相互に無関係）を言い，被検者に繰り返してもらう．3つすべて言うまで繰り返す（6回まで） | | |
| 4<br>(5点) | 100から順に7を引いてもらう（5回まで）．<br>（正答は，93・86・79・72・65） | | |
| 5<br>(3点) | 3で提示した3つの単語を再生してもらう | | |
| 6<br>(2点) | 時計，鉛筆を1つずつ提示し，物品名を答えてもらう | | |
| 7<br>(1点) | 次の文章を繰り返してもらう<br>「みんなで，力を合わせて綱を引きます」 | | |
| 8<br>(3点) | 3段階の指示を与え，やってもらう<br>「右手にこの紙をもってください」<br>「それを半分に折りたたんでください」<br>「机の上に置いてください」 | | |
| 9<br>(1点) | 次の文章を読んでもらい，その指示に従ってもらう<br>「目を閉じてください」 | | |
| 10<br>(1点) | （何か文章を書いてください．） | | |
| 11<br>(1点) | （次の図形を描いてください．） | | |
| | | 合計得点 | |

（森悦朗ほか．神経心理学 1985[2] より）

### ■ Mini-Mental State Examination（MMSE）日本語版

MMSE は Folstein ら[4]によって，ベッドサイドで実施可能な簡便な認知機能検査として開発され，現在，認知症のスクリーニングテストとして国際的に広く利用されている．見当識（時，場所），3単語の記銘，注意と計算，3単語の遅延再生，言語，構成能力をみる11項目から成り，10分程度で施行できる．

日本語版（1）を作成した森ら[2]は日本語版 MMSE の有用性の検討を行い，

## 2 アルツハイマー病に関する主要な認知機能検査

| | |
|---|---|
| 簡易知能検査（スクリーニング） | Mini-Mental State Examination（MMSE）<br>改訂長谷川式認知症スケール（HDS-R） |
| 知能検査 | ウェクスラー成人知能検査（WAIS-R, WAIS-III） |
| 記憶検査 | リバーミード行動記憶検査（RBMT）<br>ウェクスラーメモリースケール改訂版（WMS-R）<br>Rey Auditory-Verbal Learning Test（AVLT）<br>三宅式記銘力検査<br>Rey-Osterrieth Complex Test<br>ベントン視覚記銘検査（BVRT） |
| 言語機能検査 | WAB失語症検査<br>標準失語症検査（SLTA） |
| 失行 | 標準高次動作性検査，WAB失語症検査行為下位項目 |
| 失認 | 標準高次視知覚検査（VPTA） |
| 視空間認知検査 | BIT行動性無視検査 |
| 前頭葉機能障害 | Wisconsin Card Sorting Test, Fluency Test, Trail Making Test, Modified Stroop Test, Frontal Assessment Battery |

認知機能障害のある患者の83.8％，アルツハイマー病患者の95.8％が23点以下，健常者の93.3％が24点以上の成績を示したことから，23/24点をカットオフ値とすることが望ましいとしている．しかし，カットオフ得点は学歴や職業歴に影響を受けるため，学歴などを考慮して結果を理解することが必要である．MMSEは評価者間信頼性や再検査信頼性も高く，障害の経過観察をするうえでも実用性が高いが，重度の認知症患者では，床効果の影響を受けやすい．

### ■改訂長谷川式認知症スケール（HDS-R）[*1]

HDS-Rは，長谷川（1974）によって作成された長谷川式簡易知能評価スケールを，1991年に加藤ら[3]が改訂したものである．年齢，日時や場所の見当識，言葉の記銘，計算，数字の逆唱，言葉の再生，物品再生，言語の流暢性で構成されており，5～10分程度で施行できる簡便さが特徴である．MMSEなどのほかの認知機能検査と異なり，本人の年齢をあらかじめ知っておくことが必要である．カットオフ値を20/21とした場合に，感度と特異度はそれぞれ，0.93と0.86で，認知症の弁別力は高い[3]．

### ■時計描画検査（CDT）

CDT（Clock Drawing Test）はCritchleyら[5]によって視空間機能の評価として用いられたが，次第に認知症のスクリーニング検査に使用されるようになった．丸時計について，時計の絵を模写する，あらかじめ描かれた円を時計として仕上げる，口頭指示に従って白紙に時計の絵を描く，などの方法がある．このうち，白紙に丸時計の絵と，時間を示す数字，10時10分を指す針を描いて完成させる方法では，聴覚的理解力，作業記憶，視空間認知，遂行機能，意味記憶，注意集中力など多くの認知機能を反映していると想定されている．

[*1] 巻末付録「神経心理学的検査」（p.400 2）参照.

CDTはMMSEやHDS-Rといったスクリーニング検査では量りにくい，作業記憶，遂行機能，視空間認知の状態を把握できる簡易検査で，MMSEやHDS-RにCDTを組み合わせて診断することが推奨されている．

## 認知機能障害のパターンの評価

認知機能障害のパターンの評価は**2**に示したような，種々の認知機能側面を評価する神経心理検査を組み合わせて行う．これらの神経心理検査法のうち，よく用いられる検査について略述する．

### ■日本版 WAIS-III

WAIS-III（Wechsler Adult Intelligence Scale III）は，アメリカでは1997年に出版され，2006年に日本版WAIS-III[6]が出版された．さまざまな知的能力を測定する検査である．

WAIS-IIIは14の下位検査から成り，偏差知能指数である全検査知能指数（FIQ），言語性知能指数（VIQ）と動作性知能指数（PIQ）が算出できる．偏差知能指数とは同年齢集団の平均点を100，標準偏差をそれぞれ15として算出するものである．WAIS-Rでは，適応年齢は16～74歳であったが，WAIS-IIIの適応年齢は16～89歳であり，後期高齢者にも適応できる．また，言語理解，知覚統合，作動記憶，処理速度の4つの群指数の算出も可能である．WAIS-IIIを，認知症の認知機能評価として用いた場合，計測されている認知機能に，同じ年齢層の人と比較して明らかな低下があることを示すことができる．しかし，単に知的機能の低下をみて「知能」が低下しているとするのではなく，下位検査のプロフィールを検討することで，患者の病前能力から低下した認知機能を推測していくことが重要である．

## 記憶障害

認知症の中核症状である記憶障害を評価する検査として，日本版リバーミード行動記憶検査（The Rivermead Behavioural Memory Test：RBMT）[7]とウェクスラーメモリースケール改訂版（Wechsler Memory Scale-Revised／WMS-R）[8]の2つの標準化された検査がある．

### ■日本版リバーミード行動記憶検査（RBMT）（**3**）

RBMTは英国オックスフォードのリバーミード・リハビリテーションセンターで，日常記憶の障害を発見し，また治療による変化を観察するために開発された記憶バッテリーで，2002年に日本版が作成された[7]．RBMTは姓名，持ち物，約束，絵，物語（直後・遅延），顔写真，道順（直後・遅延），用件（直後・遅延），見当識の下位項目から成り，繰り返し施行による練習効果を避ける目的で，4つの並行検査が用意されている．実施後の評価では，素点に加え，標準プロフィール得点とスクリーニング得点が算出できる．標準プロフィール得点は下位検査の難易度を考慮して0～2の三段階で評価したもので，満点は24点であり，スクリーニング得点は標準プロフィール得点が

---

**Key words**

**知能**
「知能」という用語の定義は研究者間で大きく異なり，たとえば，生得性のもののみを指すのか獲得性のものを含めるのか，あるいは単一の能力なのか複数の機能の集合なのかということですら意見の一致がみられていないのが現状である．WAISの成績により「知能」という確固たる認知機能を評価しているわけではないことには注意が必要である．

**Key words**

**日常記憶**
日常記憶とは，行動の計画と実行（展望記憶など），場所や物についての記憶（道順，物の置き場所など），出来事についての記憶，人に関する記憶（顔，名前など），個人的な経験についての記憶（自伝的記憶など），会話や物語の記憶などを含んだ概念で，実際の日常生活場面で必要とされるものである．

### 3 日本版リバーミード行動記憶検査（RBMT）の概要

| 課題項目 | 内容 |
|---|---|
| 姓名 | 顔写真を見せて，その人の姓名を記憶させ，遅延後再生させる |
| 持ち物 | 被検者の持ち物を借りて隠し，検査終了後に被検者にその持ち物の返却を要求させる（持ち物を要求するという課題の記憶と，隠した場所の記憶） |
| 約束 | 20分後にタイマーをセットし，アラームが鳴ったら決められた質問をする |
| 絵 | 絵を呼称させ，遅延後再認してもらう |
| 物語（直後・遅延） | 短い物語を聞かせ，直後と遅延後に再生してもらう |
| 顔写真 | 顔写真を見せて，性別と年齢についての判断をさせながら記憶してもらい，遅延後に再認してもらう |
| 道順（直後・遅延） | 部屋の中に一定の道順を設定し，検者がたどるのを覚えてもらい，直後と遅延後に被検者にたどってもらう |
| 用件（直後・遅延） | ＜道順＞をたどる途中で，ある用件を行わせる |
| 見当識と日付 | 時間や場所，人物の見当識を評価する．日付のみ別に採点する |

2の場合のみ1とするもので，満点は12点である．

　松田ら[9]はごく軽度のアルツハイマー病患者46人と年齢，教育歴を一致させた健常対象者46人を検討し，13／14点をカットオフ値とした標準プロフィール得点で，アルツハイマー病患者の98.8％と健常対照者の95.7％を，5／6点をカットオフ値としたスクリーニング得点で，アルツハイマー病患者の97.8％と健常対照者の95.7％を正しく分類できたことを示した．さらに，標準プロフィール得点もスクリーニング得点も行動観察による日常生活上の健忘症状の程度と有意に相関し，日常生活記憶の評価に有用であることが示されている．

■ウェクスラーメモリースケール改訂版（WMS-R）

　WMS-Rは，欧米で広く使われている記憶検査で，2001年に日本語版が作成・標準化されている[8]．WMS-Rは，言語性記憶，視覚性記憶，一般的記憶，注意・集中力，遅延再生力の5つの指標について，16～74歳までの年齢群別に指標得点に換算して評価する（記憶指数の平均は100，標準偏差は15に標準化されている）．また，言語性記憶，視覚性記憶，この2つを総合した一般的記憶，および，注意・集中力，遅延再生力を測定し，一般的記憶と比較できることが，この検査の特徴である．MMSEやADAS-J cogで検査されるような言語性記憶に加えて，視覚性記憶の検査ができる利点がある．特に25文節から成る物語の30分後の再生（論理記憶の遅延再生）は，健忘性軽度認知機能障害の検出に優れている．

### 言語障害

　アルツハイマー病の初期では，意味的側面の障害，自発話の空疎化，語想起の低下，続いて，失名詞，錯誤，理解力の低下が出現する．局在性の言語

障害である失語症との鑑別も大切である．これらに有用な検査として，WAB失語症検査（Western Aphasia Battery：WAB）日本語版[10]や標準失語症検査がある．

### ■ WAB失語症検査日本語版

1982年にKerteszにより発表され，1986年に杉下らにより日本語版が発表された[10]．読み，書字，計算，自発話の流暢性，話し言葉の理解，復唱，呼称という失語症の検査項目に加えて，失行の検査と半側空間無視の検査，非言語性知能検査（描画，積木問題，計算，レーヴン色彩マトリックス検査）が含まれる．口頭による言語機能検査から得られる失語指数（aphasia quotient：AQ）を算出することにより，失語症と非失語症の区別や，失語の回復や増悪の評価を行いやすい．認知症による言語障害をとらえる検査としても用いられており，高月ら[11]は日本語版WABの，アルツハイマー病の言語障害を評価する検査としての有用性を報告している．

## 前頭葉機能障害

アルツハイマー病では前頭葉機能の低下がみられる場合も多い．多くの知的能力の情報を得られる知能検査でも前頭葉機能障害は検出されにくいので，前頭葉機能検査を組み合わせて用いることで，より詳しく本人の機能を調べることが可能になる．

## 認知症の進行度の把握に用いられる検査

認知症の進行度の把握に用いられる検査は，原因になった認知症性疾患により異なり，アルツハイマー病ではAlzheimer's Disease Assessment Scaleの認知機能下位検査日本版（ADAS-J cog）[1]が最も用いられている．

### ■ Alzheimer's Disease Assessment Scaleの認知機能下位検査日本版（ADAS-J cog）（4）

ADAS-cogはアルツハイマー病患者を対象としたコリン作動薬などの抗認知症薬の効果を評価する目的で，1983年にMohsら[12]によって開発された簡易精神機能検査である．認知機能障害を評価する認知機能下位尺度と，精神障害を評価する非認知機能下位尺度の2つの下位尺度から成るが，前者のみを独立した認知機能尺度として使用することが多い．ADAS-cogはアルツハイマー病で障害されやすい，記憶，言語，行為・構成の3領域に関する11の下位項目から成るが，特に記憶の評価に重点が置かれているのが特徴である．得点は70点満点で，得点が高くなるほど認知機能障害が重度である．

ADAS-cogの日本版（ADAS-J cog）は1992年，本間ら[1]により作成されている．ADAS-J cogはアルツハイマー病の継時的な変化を鋭敏に検出する指標として有用であることが示されており，多くの臨床治験で用いられている．また，ADAS-J cogの継時的変化はベースライン値により相違があることが知られており，初期値が20，40，60の場合，1年間の予測悪化得点はそれぞれ，6，13，7と軽度と高度の障害では変化が少なく，中等度で大き

**Keywords**

**コリン作動薬**
アルツハイマー病ではマイネルト核でアセチルコリン作動性神経細胞が顕著に脱落していて，アセチルコリン合成系の活性低下が観察されていた．マイネルト核から大脳皮質に投射されるコリン作動性神経系は記憶・学習に深く関与していることから，コリン作動性神経系を賦活することにより認知機能が改善すると考えられた（コリン仮説）．コリン仮説に基づいて，開発されたのがコリンエステラーゼ阻害薬（コリン作動薬）である．この範疇の薬物には，ドネペジル（アリセプト®），ガランタミン（レミニール®），リバスチグミン（リバスタッチ®，イクセロン®）がある．

## 4 Alzheimer's Disease Assessment Scale の認知機能下位検査日本版（ADAS-J cog）の概要

| 課題項目 | 内容 |
|---|---|
| 単語再生 | 刺激語10個の単語カードを順に提示して被検者に読んでもらったあと，想起してもらう．3回施行し，平均不正解数を得点とする |
| 口頭言語能力 | 自由会話を通して，言語の明瞭さや言いたいことを他者に理解させるなど，発話の質的な側面を評価する |
| 言語の聴覚的理解 | 自由会話を通して，他者が話した言葉を理解する能力を評価する |
| 自発話における喚語困難 | 自由会話を通して，自発話における喚語困難を評価する |
| 口頭命令に従う | 5段階の動作を順に口頭で指示し，それを実行する能力を通して，口頭言語の聴覚的理解を評価する |
| 手指および物品呼称 | 被検者の5本の指，および12物品の名前を尋ねる．物品は，低頻度・中頻度・高頻度のものを各4つずつ使用する |
| 構成行為 | 以下4つの図形を模写する能力を評価する |
| 観念運動 | 手紙を出すことを想定して，内容の書かれた便箋，封筒，切手，住所と宛名が書かれた紙を提示し，ポストに投函できるようにつくってもらう |
| 見当識 | 時間や場所，人物の見当識を評価する |
| 単語再認 | 刺激語12個の単語カードを被検者に提示して読んでもらった後，刺激語カードにダミーカード12枚を含めた24枚を提示して，刺激語を識別してもらう．ダミーカードの誤答も記録するが，得点には影響しない．3施行の平均誤答数を得点とする |
| テスト教示の再生能力 | 課題の教示内容を覚えているかどうかを評価するもので，単語再認施行時に同時に評価する |

いことが報告されている．

山下ら[13]はADAS-J cogの有用性の検討を行い，ADAS-J cogの得点は年齢，教育歴とは有意な相関を示さず，MMSE，WAIS-Rの知能指数と有意な相関を示すこと，9/10点をカットオフ値とすることにより，認知機能障害の有無を高い感度（98.1％）と特異度（95.1％）で正しく分類することを報告している．

（下村辰雄，菊谷千映子）

### 文献

1) 本間昭ほか．Alzheimer's Disease Assessment Scale（ADAS-J cog）日本版の作成．老年精神医学雑誌 1992；3：647-655．
2) 森悦朗ほか．神経疾患患者における日本語版Mini-Mental Stateテストの有用性．神経心理学 1985；1：82-90．
3) 加藤伸司ほか．改訂長谷川式簡易知能評価スケール（HDS-R）の作成．老年精神医学雑誌 1991；2：1339-1347．
4) Folstein MF, et al. Mini-Mental State：A practical method for grading the cognitive state of patients for the clinician. J Psychiatr Res 1975；12：189-198.
5) Critchley M. The Parietal Lobes. NeyYork：Hafner Publishing Company；1966.
6) 日本版WAIS-III刊行委員会．日本版WAIS-III成人知能検査．東京：日本文化科学社；2006．
7) 錦森淑子ほか．日本版RBMTリバーミード行動記憶検査（解説と資料）．東京：千葉テストセンター；2002．

8) 杉下守弘. 日本版ウェクスラー記憶検査. 東京：日本文化科学社；2001.
 9) 松田明美ほか. 軽症アルツハイマー病患者に対するリバーミード行動記憶検査の有用性. 脳と神経 2002；54：673-678.
10) WAB 失語症検査（日本語版）作製委員会. WAB 失語症検査日本語版. 東京：医学書院；1986.
11) 髙月容子ほか. アルツハイマー病患者の言語障害— WAB 失語症検査日本語版による検討. 失語症研究 1998；18：315-322.
12) Mohs RC, et al. The Alzheimer's Disease Assessment Scale：An instrument for assessing treatment efficacy. Psychopharmacol Bull 1983；19：448-450.
13) 山下光ほか. Alzheimer's Disease Assessment Scale 日本版（ADAS-J cog）の有用性の検討. 老年精神医学雑誌 1998；9：187-194.

### Further reading

- 福井俊哉. 症例から学ぶ戦略的認知症診断 改訂 2 版. 東京：南山堂；2011.
  認知症診断をするコツを学びたい臨床家にお勧め

- 池田学. 認知症. 中公新書，東京：2010.
  専門医が語る診断・治療・ケアを知りたい人にお勧め

## II. 診断
### 疾患別 認知機能検査のポイント

# 血管性認知症の認知機能検査

> **Point**
> - 血管性認知症（VaD）は原因となる脳血管障害の臨床病型，病巣部位，病巣の大きさなどにより多彩な神経心理徴候を示す．
> - 皮質下性VaDでは遂行機能障害，発動性の低下，言語応答の遅さ，抑うつ，アパシーを呈しやすく，記憶とともに遂行機能，周辺症状を評価する．
> - 皮質性VaDでは部位により巣症状として失語，失行，失認，視空間障害，構成障害といった症候がみられるため，対応する高次機能評価を行う．
> - VaDでは多彩な症候を示しやすく，神経心理診察のうえで適切な検査バッテリーを組み評価することが重要である．

## はじめに

血管性認知症（vascular dementia：VaD）は脳血管障害に起因する認知症の総称で，その原因となる脳血管障害の臨床病型，病巣部位，病巣の大きさなどにより多様な病態を呈し，その神経心理徴候も多岐にわたる．ここではVaDの認知機能検査と題して，VaDにおいて侵されることの多い認知機能とその評価に用いられる検査について概説する．

## 診断基準と臨床病型

VaDの診断基準として現在最も広く用いられているNINDS-AIREN診断基準を **1** に示す．診断を支持する所見には，特徴的な人格や気分の変調，無為，抑うつ，感情失禁，精神運動遅滞が記載されているが，必須項目には記憶障害に加えて，失見当識，注意障害，言語障害，視空間認知障害，実行機能障害などが含まれるのみでVaDに特異的な症候ではない．VaDの病型分類を **2** に示す．大脳皮質を含む多発性梗塞では失語，失行，失認，視空間障害，構成障害などの巣症状を呈することが多く，多発性ラクナ梗塞や白質病変を呈する皮質下性VaDでは遂行機能障害，発動性の低下，言語応答の遅さなどの症状を呈することが多い．また，単一病変に起因するVaDでは，突発完成型の経過を呈する．両側の視床病変は，記憶障害や傾眠傾向などを主徴とする「視床性認知症」と呼ばれる症状を呈し，前交通動脈の動脈瘤破裂によるくも膜下出血では前脳基底部を損傷し，コルサコフ症候群など特徴的な症候を呈する．

---

**Keywords**

**単一病変による認知症**
視床，前脳基底部，角回，帯状回，前大脳動脈域，後大脳動脈域は認知機能に直接関与し，これらの部位の脳梗塞により認知症を発症する．単一病変が原因となるため急性に発症し，時間とともに軽快することが多いのが特徴である．

## 1 NINDS-AIREN の VaD 診断基準

| |
|---|
| probable VaD：以下のすべてを満たす<br>1. 認知症<br>　記憶と以下の 2 つ以上の認知機能の障害（見当識，注意，言語，視空間認知，遂行機能，運動調節，学習）を満たす．除外基準として意識障害，せん妄，精神病，重度失語，神経心理検査に支障のある運動感覚障害，全身疾患や AD など他の脳病変による症状<br>2. 脳血管病変<br>　神経学的診察で局所徴候（片麻痺，顔面麻痺，バビンスキー徴候，感覚障害，半盲，構音障害）がみられ，画像検査で関連する脳血管病変（多発大血管梗塞，単一の戦略的部位の梗塞〈角回，視床，前脳基底部，後大脳動脈や前大脳動脈領域〉，多発する基底核や白質のラクナ梗塞，著明な脳室周囲白質病変，それらの合併）<br>3. 上記二項目の関連：以下の 1 つ以上を満たす<br>　（a）脳梗塞が判明してから 3 か月以内に認知症を発症，（b）認知機能の突然の増悪または動揺する，階段状に増悪する<br><br>上記を支持する所見として<br>（a）早期からの歩行障害，（b）不安定性と理由のない転倒の増加，（c）頻尿，尿意切迫，（d）仮性球麻痺，（e）人格や気分の変調，無為，抑うつ，感情失禁，精神運動遅滞<br>支持しない所見として<br>（a）早期からの記憶障害，言語障害や失行，失認，（b）神経局所徴候の欠如，（c）画像検査での原因となる脳局所病変の欠如 |
| possible VaD：局所徴候を有する認知症患者のうち<br>1. 確定的な CVD 病変のないもの，2. はっきりとした時間的相関のないもの，3. 緩徐な発症または多彩な経過（平衡状態を示したり改善傾向）を示すもの |
| definite VaD：<br>（a）probable VaD を満たす臨床所見<br>（b）生検や剖検で得られた脳血管障害の組織所見<br>（c）年齢に比して神経原線維変化や老人斑が著明でない<br>（d）認知症の原因となりうるその他の臨床的病理的所見がない |

VaD：血管性認知症，AD：アルツハイマー病，CVD：cerebrovascular disease（脳血管疾患）．
（Román GC, et al. *Neurology* 1993；43：250-260 より）

## 臨床症候と認知機能検査のポイント

　VaD の臨床経過は，脳卒中発作に伴って認知機能障害が急に出現することや，再発によって認知機能障害が段階的に進行することが特徴とされる．臨床症状は背景病態によって異なるが，アルツハイマー病との対比から，記憶障害が軽度な段階から遂行機能障害，発動性低下，言語応答の遅さといった前頭葉機能低下による症状が目立つことや，夜間せん妄や抑うつ，アパシーが目立つことなどが特徴にあげられる．アルツハイマー病と対比して，言語機能[1]は，アルツハイマー病では文法理解力の低下が目立つのに対し VaD は語想起，呼称，復唱の障害が目立つこと，感情障害[2]では，VaD で行動の遅滞，うつ気分，不安を強く認めることなどが明らかにされている．VaD は病変部位，病因による分類がされており，3 にみられやすい徴候とともにまとめた．

　また VaD では記憶以外の認知機能ドメインも障害されやすいために，スクリーニング検査のみで診断が困難なことがある．また VaD では注意障害や遂行機能障害のために種々の認知機能検査で失点してしまうことがある．記憶検査だけでなく前頭葉機能のチェックと合わせ失点の背景を判断することが重要となる．4 に VaD の評価に用いられる認知機能検査をまとめた．

## 2 VaDの病型分類

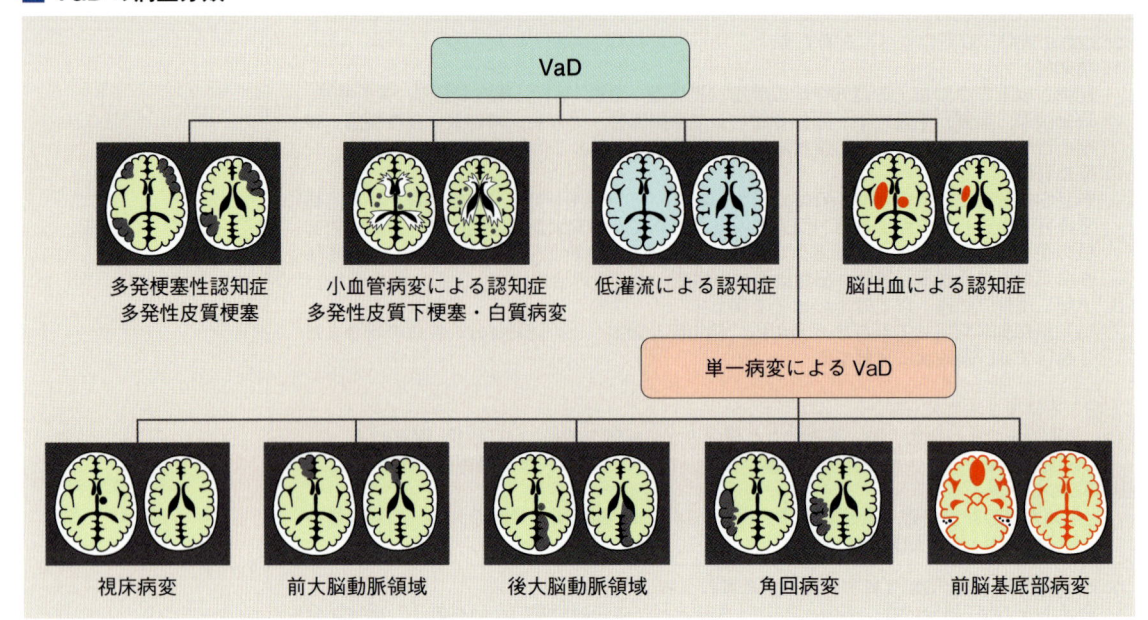

```
                              VaD
    ┌──────────────┬──────────────┬──────────────┐
  多発梗塞性認知症   小血管病変による   低灌流による     脳出血による
  多発性皮質梗塞    認知症          認知症          認知症
                 多発性皮質下梗塞・
                 白質病変
                        │
                   単一病変によるVaD
    ┌──────────┬──────────┬──────────┬──────────┐
  視床病変    前大脳動脈領域  後大脳動脈領域  角回病変    前脳基底部病変
```

## 3 VaDの分類と障害がみられやすい認知機能

| 臨床病型 | 病巣 | 臨床像 |
|---|---|---|
| 多発梗塞性認知症 | 大脳皮質と白質を含む多発脳梗塞 | 失語，失行，失認，視空間障害，構成障害など巣症状（いわゆる"まだら認知症"）の階段状の進行，前頭葉の病変による遂行機能障害 |
| 小血管病変による認知症 | 多発性ラクナ梗塞と白質病変 | 緩徐に進行する遂行機能障害，言語応答の遅さ，発動性低下，抑うつ，感情失禁 |
| 単一病変による認知症 | 視床病変 | 傾眠，記憶障害，意欲・自発性低下，人格変化 |
| | 前大脳動脈領域の病変 | 自発性低下，超皮質性運動失語，遂行機能障害 |
| | 後大脳動脈領域の病変 | 記憶障害，幻視，視覚失認，周辺症状（BPSD） |
| | 角回病変 | 流暢失語，失書，失読，病態失認，構成障害，記憶障害 |
| | 前脳基底部病変：前交通動脈の動脈瘤破裂によるくも膜下出血 | コルサコフ症候群，周辺症状（BPSD） |
| 低灌流による認知症 | 全脳の低灌流や低酸素状態 | 特徴的な症候は呈しにくい |
| 出血による認知症 | 高血圧性脳出血，皮質下出血，慢性硬膜下血腫など | |

BPSD：behavioral and psychological symptoms of dementia

### 記憶障害

　アルツハイマー病がエピソード記憶のまとまった欠損を特徴とするのに対して，VaDでは記銘や再生に時間がかかることが特徴で，エピソード記憶の枠組みは比較的保たれることが多く，手掛かりがあると再生・再認できることも多く，保続が目立つ[3]．VaDで記憶障害が前景にないときにはHDS-R，MMSEのみでは異常を検出できないこともある．逆に失語，注意障害が強い場合には実際よりも低く採点されてしまうことがあるので注意を要する．

## 4 VaDに関する主要な認知機能検査

| | |
|---|---|
| 簡易知能検査 | • Mini-Mental State Examination（MMSE）<br>• 改訂長谷川式認知症スケール（HDS-R） |
| 記憶検査 | • ウェクスラー記憶検査（WMS-R）*<br>• リバーミード行動記憶検査（RBMT）*<br>• ベントン視覚記銘検査（BVRT）*<br>• 三宅式記銘力検査<br>• Rey-Osterrieth複雑図形検査 |
| 言語機能検査 | • 標準失語症検査（SLTA）*<br>• WAB失語症検査* |
| 行為・認知 | • 標準高次動作性検査（SPTA）*<br>• 標準高次視知覚検査（VPTA）* |
| 遂行機能 | • 遂行機能障害症候群の行動評価（BADS）*<br>• Wisconsin Card Sorting Test（WCST）<br>• 前頭葉機能検査（FAB）<br>• Trail-Making Test（TMT）<br>• 語流暢性検査（VFT）<br>• Stroop Test |
| 周辺症状（BPSD） | • Behavioral Pathology in Alzheimer's Disease（Behave-AD）*<br>• Neuropsychiatric Inventory（NPI）*<br>• うつ性自己評価尺度（SDS）<br>• ハミルトンうつ病評価尺度（HAM-D）<br>• やる気スコア |
| 行動評価 | • Clinical Dementia Rating（CDR）<br>• Functional Assessment Staging（FAST） |

*標準化された検査.

また高齢者においてはアルツハイマー病と脳血管障害が共存することも珍しくなく，両者の臨床像の特徴を併せ持つこともある．

スクリーニングとして一般的に行われているものとしては以下のものがある．

### ■改訂長谷川式認知症スケール（HDS-R）

年齢，時間・空間見当識，単語の即時・遅延再生，計算，数字の逆唱，物品の視覚記銘，言語の流暢性の9つの設問から構成されている．口頭命令動作や書字，図形模写など動作性検査を含まず運動障害の影響を排除するよう作られている．30点満点で20点以下が認知症域とされる．検査所要時間は約10分．

### ■MMSE（Mini-Mental State Examination）

時間・空間見当識，即時・遅延記憶，計算，呼称・復唱，口頭命令動作，読字，書字，図形模写の11項目で評価を行う．30点満点で23点以下が認知症域とされる．検査所要時間は約10分．

また記憶の総合的テストバッテリーとしては以下のものがある．

### ■ウェクスラー記憶検査（WMS-R）

前向性記憶に関する代表的な検査バッテリーである．下位項目として，視覚性記憶，言語性記憶，遅延記憶，注意・集中力を判定することができる．検査所要時間は約120分．

### ■リバーミード行動記憶検査（Rivermead Behavioural Memory Test：RBMT）

人名の記銘と遅延再生，日用物品の記銘と再認，道順の記銘と遅延再生，

> **Keywords**
> **予定記憶（展望記憶）**
> 人との約束や予定など，しかるべきときに，または適切なキューに基づいて，するべきことを思い出す能力．

予定（展望）記憶など日常生活で要求される能力の評価に適している．スクリーニング点合計と標準プロフィール点合計が算出され，前者は記憶障害の有無，後者は日常生活上の行動の把握や治療効果などの評価に用いる．検査所要時間は30分．

その他，三宅式記銘力検査は言語性記憶，ベントン視覚記銘検査（BVRT）は視覚性記憶を評価するのに適している．

### 失語

皮質言語野の病変により失語が生じるが，視床や線条体など皮質下病変によっても軽症の失語が生じることがある．

#### ■標準失語症検査（Standard Language Test of Aphasia：SLTA）

本邦で開発された検査で，聴く，話す，読む，書く，計算の5つの大項目から成り失語症状の客観的な評価に適している．所要時間は約90〜120分．

#### ■WAB（Western Aphasia Battery）失語症検査

Kerteszらの開発したWABを日本語版として改変したもの．失語指数（AQ）の算出や失語類型を分類することができる．所要時間は約150分．

### 失行

失行は多くは皮質障害による症状であり，皮質性VaDでみられることが多い．失行とその責任病巣には肢節運動失行（対側前運動野），観念運動失行（左頭頂葉〜前頭葉），観念失行（左頭頂葉後方部），着衣失行（右頭頂葉〜後頭葉），構成失行（左頭頂葉〜後頭葉）などがあげられる．

#### ■標準高次動作性検査

わが国では本検査が多く使われている．顔面や上肢・下肢の動作の円滑さなどを評価する項目，日常生活で使用頻度が高い物品の使用方法を検査する項目など13の下位項目から成る．所要時間は約90〜120分．

また WAIS-R の積み木課題や Kohs の立方体検査で構成障害を評価することも可能である．

### 遂行機能障害

遂行機能とは，たとえば，料理の献立を考えて，食材を買い集め，下拵えをして調理するといった一連の作業のように，物事の計画を立て効率的に行う機能である．遂行機能について重要な役割を担っているのが前頭前野である．VaDの遂行機能障害には注意障害，自発性低下，アパシーが関与していることが多く，アルツハイマー病に比べ遂行機能障害を認めやすいという報告[4]もある一方，頻度は変わりないとする報告[5]もある．

遂行機能を評価する検査としては以下のものがある．

#### ■遂行機能障害症候群の行動評価（Behavioural Assessment of Dysexecutive Syndrome：BADS）

規則変換カード検査，行為計画検査，鍵探し検査，時間判断検査，動物園

地図検査，修正6要素検査の6種の下位検査と遂行機能障害質問紙から構成され標準化されているので，日常生活場面での問題解決に必要な遂行機能を評価することに適している．所要時間は約40分．

### ■ Wisconsin Card Sorting Test（WCST）
異なる色，形，数の図形が描かれたカードを用いる分類検査で，状況に応じた判断を行う認知機能の柔軟性を評価するのに適している．前頭前野，特に背外側部の損傷に鋭敏である．所要時間は約30分．

### ■ 前頭葉機能検査（Frontal Assessment Battery：FAB）
類似化，語の流暢性，運動系列，葛藤指示，Go / No-Go 課題，把握行為の6つの下位項目から成り，前頭葉機能を簡便にスクリーニングする検査としてベッドサイドでも施行可能である．

### ■ 語流暢性検査（Verbal Fluency Test：VFT）
指示されたカテゴリーの単語をできるだけ多く述べる意味カテゴリー流暢性課題とそれぞれの文字から始まる単語をできるだけ多く述べる文字流暢性課題がある．所要時間は約10分．

### ■ Trail-Making Test（TMT）
Part A，Part B の2つの部分から成る視覚探索運動課題で，紙面にランダムに配置された数字を Part A では順に，Part B では数字とひらがなと交互に線で結んでいく．Part A では注意機能と選択，Part B ではさらに注意や概念の変換能力の評価ができる．所要時間は約10分．

## 抑うつ，アパシー

皮質下性 VaD ではアパシー，抑うつの頻度が高い[6]と報告されている．アルツハイマー病にみられるような妄想や徘徊などのような行動障害が比較的少ないため，家族や医療者も認知症に気づきにくい．しかしこれらの周辺症状（BPSD）は時に中核症状よりも生活機能の低下に繋がるため積極的に検出して対処する必要がある．

### ■ Behavioral Pathology in Alzheimer's Disease（Behave-AD）
妄想観念，幻覚，行動障害，攻撃性，日内リズム障害，感情障害，不安，恐怖などの下位尺度25項目について介護者からの情報をもとに4段階で評価する．

### ■ NPI（Neuropsychiatric Inventory）
妄想，幻覚，興奮，抑うつ，不安，多幸，無関心，脱抑制，易刺激性，異常行動の10項目について，介護者からの情報をもとに頻度および重症度を別々に評価し，その積を BPSD の全般的な重症度の指標にできる．所要時間は約20分．

### ■ Zungのうつ自己評価尺度（Zung Self-rating Depression Scale：SDS）
20項目の設問に対して「なし」～「常に」の4段階で自己記入し合計点を算出する．所要時間は約15分．

---

**Keywords**

**標準化**
心理検査において多数例での統計がとられ，妥当性，信頼性が確保されていること．教示を含む実施要領，正常値，判定基準・例などが記載されたマニュアルを含む正式なセットとなっている．

**アパシー**
以前行っていた趣味や家事などの日常の活動や，身の回りの事に興味を示さなくなり，意欲が喪失し，関わり合いを避け，発動性が低下することをいう．うつでみられるような不快な気分は伴わない．

### ■ハミルトンうつ病評価尺度（Hamilton Rating Scale for Depression：HAM-D）

うつ気分の簡便な他者評価尺度として広く用いられている．24項目の質問のうち21項目の合計点を算出する．所要時間は約20分．

### ■やる気スコア[7]

Starksteinらが開発したApathy Scaleを日本語版に改変したもので，簡便にアパシー（意欲低下）を評価するのに適している．所要時間は約15分．

## 行動評価尺度

行動評価尺度は治療者の所見や，日常生活を把握する家族・介護者からの情報に基づいて観察式に重症度を評価する方法である．VaDでは認知機能障害とADLの障害が相関しないことから，同種の尺度であるFunctional Assessment Staging（FAST）よりも以下に紹介するCDRが適している．

### ■CDR（Clinical Dementia Rating）

記憶，見当識，判断力と問題解決，地域社会活動（社会適応），家庭状況と趣味・関心，介護状況の6項目について，それぞれ健康（0）～重度認知症（3）の5段階で評価する．6項目のうち最も共通する段階評定がCDR重症度となる．評定が3対3に分かれた場合は記憶の項目を含む評定がCDR重症度となる[*1]．

*1 本章「認知症診断のアルゴリズム」（p.24 **4**）参照．

## おわりに

VaDの認知機能検査について臨床症候に沿って概説した．VaDは異なる病理機序・病変から発症するために，呈する認知機能障害もさまざまである．VaDの診断は症状経過や画像によりなされることが多いが，高齢者ではアルツハイマー病が共存する可能性も念頭に置いて，神経心理診察のうえで適切な検査バッテリーを選択し評価することが重要である．

（高野大樹，長田　乾）

### 文献

1) Kontiola P, et al. Pattern of language impairment is different in Alzheimer's disease and multi-infarct dementia. *Brain Lang* 1990；38(3)：364-383.
2) Sultzer DL, et al. A comparison of psychiatric symptoms in vascular dementia and Alzheimer's disease. *Am J Psychiatry* 1993；150(12)：1806-1812.
3) Traykov L, et al. Patterns of memory impairment and perseverative behavior discriminate early Alzheimer's disease from subcortical vascular dementia. *J Neurol Sci* 2005；229-230：75-79.
4) Graham NL, et al. Distinctive cognitive profiles in Alzheimer's disease and subcortical vascular dementia. *J Neurol Neurosurg Psychiatry* 2004；75：61-71.
5) Voss SE, Bullock RA. Executive function：The core feature of dementia? *Dement Geriatr Cogn Disord* 2004；18(2)：207-216.
6) Staekenborg SS, et al. Behavioural and psychological symptoms in vascular dementia：Differences between small- and large-vessel disease. *J Neurosurg Psychiatry* 2010；81(5)：547-551.
7) 岡田和悟. やる気スコアを用いた脳卒中後の意欲低下の評価. 脳卒中 1998；20：318-323.

## II. 診断
### 疾患別 認知機能検査のポイント
# レヴィ小体病の認知機能検査

**Point**
- レヴィ小体型認知症（DLB）はパーキンソン病などにみられる皮質下型認知症の性質と，アルツハイマー病（AD）に似た皮質型認知症としての性質を併せ持つ，皮質-皮質下型認知症である．
- DLB では AD に比べて記憶障害は軽く，注意・遂行機能障害と視空間障害は強いのが特徴である．
- DLB の認知機能を評価する際には記憶，言語，視空間機能，注意，遂行機能などを過不足なく検査する必要がある．
- DLB 患者では注意・覚醒レベルの変動や易疲労性がみられ，長時間の検査に耐えられないことも多いので，時間的・精神的負荷量も考慮して適切な検査を選択すべきである．

## DLB の認知機能障害

　レヴィ小体型認知症（dementia with Lewy body：DLB）を病理学的に分類すると，レヴィ小体などレヴィ関連病理の出現部位によって脳幹型，辺縁型，新皮質型に分けられる．脳幹型はすなわちパーキンソン病である．また DLB では約 70％の症例で大脳皮質にアルツハイマー病理を伴っている．認知機能障害にもこの特徴が反映され，DLB はパーキンソン病などの大脳基底核疾患にみられる皮質下型認知症の性質と，アルツハイマー病（AD）に似た皮質型認知症としての性質を併せ持つ，皮質-皮質下型認知症（cortical-subcortical dementia）としてとらえることができる．

　したがって DLB の認知機能を評価する際には皮質型認知症で障害されやすい記憶，言語，視空間認知，構成などの機能と，皮質下型認知症で特徴的に障害される注意，遂行機能などを過不足なく検査する必要がある．一般に DLB では，同程度の認知症状態の AD と比較すると，エピソード記憶障害や見当識障害が軽い．それに対して視覚構成（visuo-constructional）および視知覚（visuo-perceptual）能力はより顕著に障害される．注意，遂行機能も AD に比べて障害が目立つ傾向にある．

　ただし DLB の認知機能検査結果を解釈するうえで重要な注意点がある．それは DLB では注意や覚醒レベルの変動を伴う認知機能の動揺（fluctuation）が病初期からみられることである．AD でも「良い日と悪い日」のように時間間隔が長い調子の波はよくみられるが，DLB の fluctuation は時間間隔が短く，一過性，周期性に覚醒度や注意力が低下する．したがって DLB に認知

**Memo**

**DLB と病識**
DLBでは AD や FTLD（frontotemporal lobar degeneration：前頭側頭葉変性症）に比べると記憶障害や幻覚についての自覚（病識）が保たれている例が多い．病識の定量化は難しいが，記憶障害や日常生活障害に関する質問表を患者本人と介護者に同時に評価してもらい，両者の差を指標とするなどの方法が考案されている．

## Neuropsychiatric Inventory（NPI）[1]

Column

　DLBでは幻覚，誤認，妄想などの精神症状と抑うつ，不安などの気分障害を高頻度で伴う．認知機能検査ではないが，これらの症状の評価もDLBの病像をとらえるうえでは重要である．さまざまな評価尺度が考案されているが，認知症治療薬の治験などでは最近NPIが用いられることが多い．NPIは介護者からの情報に基づく観察式評価尺度である．NPIスコアは，妄想，幻覚，興奮，抑うつ状態，不安，多幸，無関心，脱抑制，易刺激性，異常行動の10項目について，5段階の頻度（0～4点）×4段階の重症度（0～3点）で評価される．

機能検査を行う際には，fluctuationの影響があり得ることを常に意識し，検査中の患者の状態を注意深く観察しておく必要がある．

　DLBに適応しうる認知機能検査は多岐にわたるが，認知症患者，特にDLBの患者は疲れやすく根気がないため，長時間の認知機能検査には耐えられないことも多い．そのため患者の状態を考慮したうえで，時間的・精神的負荷量を含めて適切な検査を選択して適用する必要がある．ウェクスラー成人知能検査（WAIS-R，WAIS-III）やウェクスラー記憶検査（WMS-R）のような総合的な検査バッテリーでは詳細な認知機能プロフィールが得られるが，すべての項目を施行すると60～90分を要するため，目的を明確にしたうえで適応すべきである．以下では，日常臨床で施行できるレベルの検査（20～30分以内の検査時間）を中心に，DLBに関連する認知機能検査を解説する．

## 記憶障害の検査

　記憶の評価に際しては，検査しているのが主にworking memoryか，エピソード記憶か，意味記憶かを理解して施行する必要がある．また言語性記憶と視覚性記憶を区別することも必要である．

### 言語性エピソード記憶の検査

#### ■ Mini-Mental State Examination（MMSE）

　3単語の遅延再生で評価できる．ただし認知症が中等度になるとほぼ全例で0/3となってしまうので，floor effectを軽減するために語頭音ヒントによる想起を追加するなどの工夫が有用である．

#### ■ 論理的記憶（WMS-R 下位検査）[3]

　被験者は2つの短い物語（物語A，B）を聞き，それぞれの物語の後で記憶を頼りに聞いた物語を話すことが求められる（直後再生）．遅延再生課題として，約30分後に被験者は再度それぞれの物語を話すことが求められる．

　DLBではADに比べて直後再生，遅延再生ともに成績が良いとの報告が多い．

### 視覚性エピソード記憶の検査

　DLBでは言語性記憶検査に比べて視覚呈示による記憶検査での障害が強い傾向がみられる．これはDLBでは視空間障害が強く，それが記憶検査の

---

**Memo**

**Alaの方程式**[2]

DLBではADに比べて注意，視覚構成障害が強く記憶障害が軽いことを利用して，MMSEの下位項目から簡便に両者を鑑別する試みがなされている．「注意（serial 7）－5／3・記憶＋5・構成」が5未満であればADよりもDLBである確率が高いとされる（原著では感度82%，特異度81%）．

入力や処理過程に影響するためと考えられる．

■視覚性対連合（WMS-R 下位検査）[3]

　被験者は，それぞれ異なった色と対になった 6 つの抽象図形を提示され，その後でそれぞれの図形と対であった適切な色を指さすことを求められる．最初の 3 回の提示における成績が採点される．遅延再生課題として，約 30 分後に被験者は再度それぞれの図形の対であった色を指さすことを求められる．

■視覚性再生（WMS-R 下位検査）[3]

　被験者は 10 秒間提示された簡単な幾何図形を記憶を頼りに描くことが求められる．遅延再生課題として，約 30 分後に同様の描画を求められる．

## 視覚構成障害および視知覚障害の検査

　DLB では AD に比べて，視覚構成および視知覚能力が顕著に障害される．構成障害は積木課題や図形模写の障害として検出される．さらに，構成障害や失行の要素を含まない視知覚機能評価においても DLB では障害が認められる．

■Clock Drawing Test [4]

　被験者は口頭指示に従って「11 時 10 分」などの時計の絵を描くように求められる．あらかじめ外形の円を与える方法と，白紙に最初から描画してもらう方法がある．指示を与える際には「針」「指す」など時計の針を連想しやすい言葉は使わないように注意する．さまざまな採点法が提唱されているが，一例として Shulman の 6 点法[4] を **1** に示す．

■図形模写

　DLB では AD に比べて図形模写で障害が目立つ．立方体，時計，Rey-Osterrieth 図形などの模写で評価することが多い．Clock Drawing Test を口頭指示と模写で比較すると，AD では口頭指示に比べて模写で成績が顕著に改善するのに対して，DLB では模写でも成績の改善が不良である（**2**）．

■Kohs 立方体組み合わせ検査[5]

　立方体の積み木を使用して見本図と同じ模様を構成する動作性検査である．検査に用いるのは各面が白，赤，黄，青，白と赤，黄と青に塗り分けられた木製立方体である．被験者は制限時間内に与えられた積み木を組み合わせて，課題となる図版（**3**）とまったく同じ模様を完成させる．図版は 17 枚の難易度の異なる課題から成り，課題が進むにつれて模様を作るのに必要な積み木の数が増える．課題完成までの所要時間によって 3 段階の得点が与えられ，制限時間を過ぎると失敗とみなされる．2 問連続して失敗すると，そこで検査終了となる．完成できた各図版の配点を合計し，粗点（2〜131 点）とする．粗点から精神年齢が算出され，これと生活年齢から知能指数（高齢者では IQ 37.5〜124.5）を求めることができる．

## 1 Clock Drawing Test 検査方法（Shulman 変法）

**教示方法**

1) あらかじめ書かれた円（直径 10〜16 cm）を提示し，紙の上方を教える
2) 教示例：「これに時計を書いてください．まず数字を書いて，それから時間（時刻）を 11 時 10 分に合わせてください」（「針を」「指して」と言ってはいけない）

**採点方法**

- 5 点．完全に書けている

- 4 点．軽度の空間的障害（文字盤の歪みなど）
  例：(a) 数字の間隔の乱れが軽度みられる（空白が文字盤の 1/4 円を超えない），(b) 数字が文字盤の外側に書かれる，内に狭く書かれる，(c) いくつかの数字がさかさま，(d) 数字の間隔を決めるために線（スポーク）を引く，(e) 針がごく軽度ずれている，長針と短針の区別がはっきりしない

- 3 点．文字盤の空間的歪みがないか軽度で，時間（11 時 10 分）が明らかに不正確
  例：(a) 長針が 10 を指している，(b) 他の時間を指す，(c) 針が一本多い，一本しかない，(d)「11 時 10 分」と書く，(e) 針がない，時間を書き込まない，(f) 11, 10 に丸をつける

- 2 点．中程度の視空間的障害（数字配置の歪みのため針で正しく「11 時 10 分」を指すことが困難である）．1 から 12 の数列・数の順序は基本的に保たれている
  例：(a) 中程度の文字盤の配置の乱れ（半側空間無視など），(b) 数字をとばす，数字が多い，(c) 保続反応（12 を過ぎて 13, 14, 15, …と続ける），(d) 左右反転，反時計周りに書く，(e) 数字が正しく書けない（書字障害）

- 1 点．高度の視空間障害（2 点より悪い）
  例：(a) 1 から 12 の時間列が認められない（異なる数列，部分的数列など），(b) 高度の視空間障害で文字盤の 2/3 円から 3/4 円が空白（ただし，1 から 12 の数列が基本的に保たれていれば 2 点に分類）

- 0 点．まったく時計と認められない
  例：(a) 書こうとしない，(b) 数字が認識できず，時計に似た部分がない，(c) 意味のない言葉や名前を書く

## 2 AD と DLB における時計描画と立方体模写の例

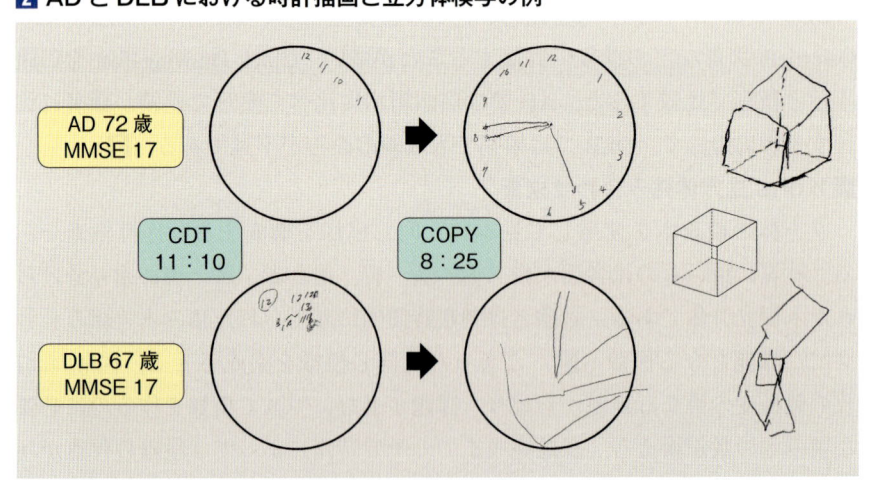

AD では口頭指示による Clock Drawing Test（CDT）に比べて模写（COPY）では顕著に時計描画が改善しているが，DLB では模写でも改善が不良である．立方体模写（右端）も DLB では AD に比べて拙劣である．

### ③ Kohs 立方体組み合わせ検査

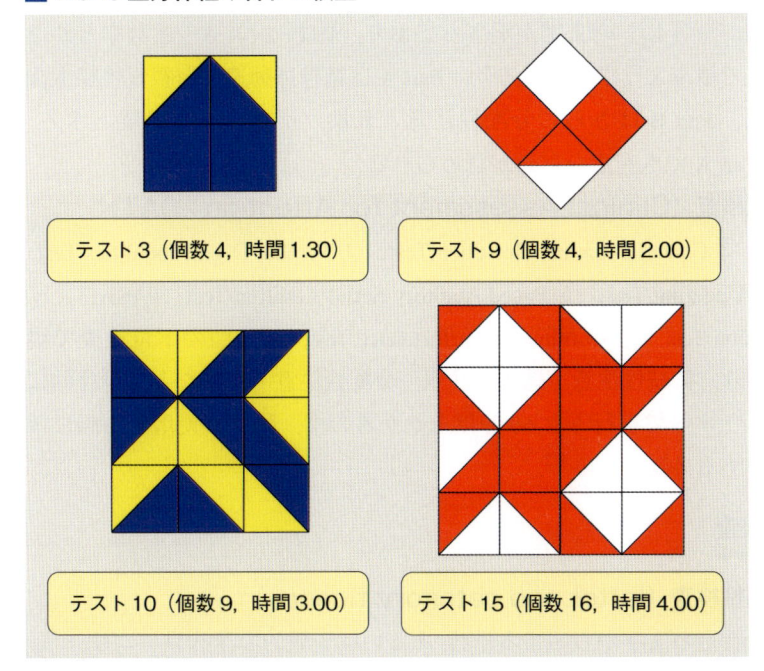

テスト3（個数4，時間1.30）
テスト9（個数4，時間2.00）
テスト10（個数9，時間3.00）
テスト15（個数16，時間4.00）

使用手引から抜粋した課題図版の一部．かっこ内に，必要な積み木の数と制限時間（分）を示した．実際の図版には積み木の境界は描かれていない．被験者は制限時間内に与えられた積み木を組み合わせて，課題とまったく同じ模様を完成させるよう求められる．2問連続で失敗すると検査終了となる．

■ 標準高次視知覚検査（Visual Perception Test for Agnosia：VPTA）[6]

高次視知覚機能障害を包括的に評価するために標準化された検査である．視知覚の基本機能，物体・画像認知，相貌失認，色彩失認，シンボル認知，視空間の認知と操作，地誌的見当識の7大項目から構成されている．すべての検査を行うと約90分かかるため，必要に応じて下位検査を利用するなど適応を検討する必要がある．DLBでは視空間認知や錯綜図の認知のみならず，大きさ・形の判別など基本的な視知覚機能検査でも成績が低下しているとの報告がある．

## 注意障害および遂行機能障害の検査

注意と遂行機能は本来関連・協働するものでこれらを峻別することが理論的に困難なうえに，実際の検査では知覚や記憶，動作などの要素も影響するため，純粋な遂行機能検査や注意検査というものはおそらく存在しない．しかし，認知機能検査結果を解釈するうえでは，遂行機能検査と注意機能検査を区別しておくことは有意義だと思われる．

DLBでは事実上すべての注意機能（持続性注意，選択性注意，分配性注意）で障害が認められる．また，DLBではADに比べると遂行機能障害もより普遍的に認められる．

### 注意に関する検査

■ Trail Making Test（TMT）[7]

Part AとPart Bから成り，Part Aでは紙面にランダムに配置された1〜25

の数字を小さい数字から順に線で結ぶよう求められる．Part B では 1～13 の数字と「あ」～「し」の文字が混ざっており，1-あ-2-い-3…と数字とかなを交互に線で結ぶよう求められる*1．Part A は精神運動速度と視覚性探索能力に依存し，Part B はさらに分配性注意と転換，反応抑制を必要とする．DLB では Part A でも有意な遅延が認められる．

### ■標準注意検査（Clinical Assessment for Attention：CAT）[8]

① Span, ② Cancellation and Detection Test, ③ Symbol Digit Modalities Test, ④ Memory Updating Test, ⑤ Paced Auditory Serial Addition Test（PASAT）, ⑥ Position Stroop Test, ⑦ Continuous Performance Test, の 7 つの下位検査で構成されており，持続性注意，選択性注意，分配性注意・転換などを総合的に評価できる．すべてを行うと 60 分以上かかるので，臨床で使用する際には適応を検討する必要がある*2．

## 遂行機能検査

### ■言語流暢性検査（letter and category fluency）[7]

被験者は特定の文字から始まる単語，あるいは一般的な意味カテゴリー（野菜，動物など）の単語を 1 分間にできるだけ多く言うように求められる．反応総数と保続反応や他の誤反応数の点数が得られる．成績は年齢と教育歴に依存する．遂行機能障害や軽微な意味記憶障害に対して感度が高く，ベッドサイドで施行できる簡便で有用な検査である．

### ■Wisconsin Card Sorting Test（WCST）

概念形成，構え（セット）の転換を評価する検査であるが，問題解決と仮説検証を含んでおり遂行機能検査に分類されている*3．

### ■レーヴン色彩マトリックス検査（Raven's Coloured Progressive Matrices：RCPM）[9]

標準図案の欠如部に合致するものを 6 つの選択図案の中から 1 つだけ被検者に選ばせる検査である．検査が進むにつれて単なる模様合わせから推理や思考力が必要な課題になる．視知覚，注意，問題解決能力に関連するので，視知覚が保たれた被験者では遂行機能検査として使用できる．DLB では一般的に視知覚機能障害を伴うため，結果の解釈には注意が必要である．

### ■遂行機能障害症候群の行動評価（Behavioural Assessment of the Dysexecutive Syndrome：BADS）[10]

日常生活上の遂行機能障害を総合的に評価する目的で開発された検査である．目標設定，計画，問題解決，効果的な行動の組織化など，従来の神経心理学的検査には反映されにくい能力に対して感度が高い課題を含んでいる．カードや道具を使った 6 つの下位検査（規則変換カード検査，行為計画検査，鍵探し検査，時間判断検査，動物園地図検査，修正 6 要素検査）で構成されている．検査全体を実施するには約 40～60 分を要する．この検査には遂行機能障害の質問表（Dysexecutive Questionnaire：DEX）も含まれており，気分や人格の変化，動機づけの変化，行動の変化，認知の変化といった遂行機

## Column

### Fluctuations Composite Scale[11]

DLBの評価で難しいのが認知機能の動揺(fluctuation)である．中核症状の一つであるにもかかわらず，介護者から病歴を詳しく聴取してもfluctuationの有無の判断は迷うことも多い．その一助として，Fermanらは以下の4項目を評価したとき，3点以上であればDLBの可能性が高いとしている[11]．

①患者さんの会話や思考の流れが，混乱していてよくわからなかったり，論理的におかしいと感じることがたびたびありますか？
（「はい」＝1，「いいえ」＝0）

②患者さんは前日の夜に十分寝ているはずなのに，日中にウトウトしたり眠そうにしていますか？ それはどれくらいの頻度でありますか？
（「1日中，あるいは1日に何度かある」＝1，「1日1回あるかないか」＝0）

③患者さんは日中（夜7時より前に）どれくらいの時間，昼寝をしますか？
（「2時間以上」＝1，「2時間未満」＝0）

④患者さんは1日のうち結構長い時間，ボンヤリしていることがありますか？
（「はい」＝1，「いいえ」＝0）

---

能障害と関連して生じやすい一連の問題を拾い出すことができる．

（長濱康弘）

### 文献

1) 博野信次ほか．日本語版 Neuropsychiatric Inventory—痴呆の精神症状評価法の有用性の検討．脳と神経 1997；49：266-271．
2) Ala TA, et al. The mini-mental state exam may help in the differentiation of dementia with Lewy bodies and Alzheimer's disease. *Int J Geriatr Psychiatry* 2002；17：503-509.
3) Wechsler D. 杉下守弘（訳）．日本版ウェクスラー記憶検査法（WMS-R）．東京：日本文化科学社；2001．
4) 長濱康弘ほか．痴呆症におけるclock drawingの定量的評価法—信頼性ならびに神経心理学検査との関連性の検討．臨床神経学 2001；41：653-658．
5) Kohs SC. 大脇義一（訳）．コース立方体組み合わせテスト．京都：三京房；1987．
6) 日本高次脳機能障害学会（旧日本失語症学会）Brain Function Test 委員会．日本高次脳機能障害学会（旧日本失語症学会）（編）．標準高次視知覚検査，改訂第1版．東京：新興医学出版社；2003．
7) 安部光代ほか．前頭葉機能検査における中高年健常日本人データの検討— Trail Making Test，語列挙，ウィスコンシンカード分類検査（慶応版）．脳と神経 2004；56：567-574．
8) 日本高次脳機能障害学会（旧日本失語症学会）Brain Function Test 委員会．日本高次脳機能障害学会（旧日本失語症学会）（編）．標準注意検査法・標準意欲評価法．東京：新興医学出版社；2006．
9) Raven JC. 杉下守弘ほか（訳）．レーヴン色彩マトリックス検査．東京：日本文化科学社；1993．
10) Barbara WA, et al. 鹿島晴雄（監訳）．BADS 遂行機能障害症候群の行動評価 日本版．東京：新興医学出版社；2003．
11) Ferman TJ, et al. DLB fluctuations：Specific features that reliably differentiate DLB from AD and normal aging. *Neurology* 2004；62：181-187.

### Further reading

- Metzler-Baddeley C. A review of cognitive impairments in dementia with Lewy bodies relative to Alzheimer's disease and Parkinson's disease with dementia. *Cortex* 2007；43：583-600.
  DLBの認知機能検査とその障害について比較的最近の知見をまとめてある
- 長濱康弘．レビー小体型認知症のBPSD．老年精神医学雑誌 2010；21：858-866．
  DLBの精神症状についての最新の知見について学びたい人にお勧め

## II. 診断
### 疾患別 認知機能検査のポイント

# 前頭側頭葉変性症の認知機能検査

**Point**
- 前頭側頭葉変性症（FTLD）の認知機能検査は多岐にわたるため，検査実施には臨床的観察に基づいた適切な検査の選択，施行目的の明確化，適応症例の選定が重要である．
- FTLDの認知機能検査には，道具機能である記憶，言語などの特異的カテゴリーに対する検査とは別に，いわゆる前頭葉機能検査がある．
- 前頭葉機能の障害はFTLDにおける代表的所見であるが，前頭葉機能検査の異常イコールFTLDではない．

**Keywords**

**前頭葉機能**
前頭葉機能とは，前頭前野の機能を意味することが通常である．前頭葉機能の代表格は遂行機能（実行機能）であり，計画性を持って，状況の変化を受けとめつつ，臨機応変に目標を達成する能力を意味する[1-4]．前頭前野は背外側部と眼窩部を含んでいるが，前頭葉機能検査の多くは前者を対象としたものである．

## FTLDと認知機能検査

　前頭側頭葉変性症（frontotemporal lobar degeneration：FTLD）の病変の首座は前頭葉〜前部側頭葉であり，人格・行動異常，言語障害などを呈する．一方，病初期にはエピソード記憶，視空間認知，構成機能などは保たれる傾向にある．したがって，認知機能検査においてもこの特徴が反映される．

　しかし，前頭側頭葉の機能は多彩であり，その機能を一元的に評価することは困難である．たとえば，主要変性部位が前頭前野の場合には人格・行動異常，遂行機能障害などが臨床上の前景となるが（前頭側頭型認知症），主要変性部位が優位半球の前頭葉後下部や側頭葉前部ならば失語や意味記憶障害が前景となる（進行性非流暢性失語，意味性認知症）．

　FTLDに関連する認知機能検査は多岐にわたり（**1**），認知機能検査を有意義に活用するためには，問診や臨床的観察から，適切な検査を選択することが第一歩である．また，前頭側頭葉変性に起因する機能障害の検出か，障害から免れている機能の客観化かなど検査の目的を明確にし，検査実施が可能な状態かも判断する必要がある．

　FTLDの臨床像のなかでも具体化が難しいのは"いわゆる前頭葉機能"であり，その機能は特異的なカテゴリーとしてまとめることができない．記憶，失語，失行，失認といった道具機能に関する認知機能検査は他稿に詳述されており，以下には代表的な前頭葉機能検査を中心に解説する．

## いわゆる前頭葉機能検査

　さまざまな前頭葉機能検査が考案されているが，他の領域の機能障害に少なからず影響を受けるため，アルツハイマー病をはじめとする後方型認知症でも成績が低下し得ることに注意が必要である．すなわち，検査の成績低下

## 1 FTLDに関する主要な認知機能検査

| | | |
|---|---|---|
| 1. 前頭葉機能検査 | | • Frontal Assessment Battery（FAB）<br>• Wisconsin Card Sorting Test（WCST）<br>• Trail Making Test（TMT）<br>• Modified Stroop Test（MST）<br>• Tower of London<br>• Fluency Test<br>• Behavioral Assessment of the Dysexecutive Syndrome（BADS）<br>• Paced Auditory Serial Addition Test（PASAT）<br>• Frontal Behavioral Inventory（FBI）* |
| 2. 言語機能検査 | | • 標準失語症検査（SLTA）<br>• WAB 失語症検査<br>• Token Test |
| 3. 記憶検査 | | • ウェクスラー 記憶検査（WMS-R）<br>• Rey Auditory-Verbal Learning Test（AVLT）<br>• Rey-Osterrieth Complex Figure Test<br>• リバーミード行動記憶検査（RBMT）<br>• 三宅式記銘力検査<br>• Autobiographical Memory Interview（AMI） |
| 4. 知能検査 | | • ウェクスラー 成人知能検査（WAIS-R, WAIS-III）<br>• ウェクスラー 知能検査（WISC-III） |
| 5. 簡易知能検査 | | • Mini-Mental State Examination（MMSE）<br>• 改訂長谷川式認知症スケール（HDS-R） |
| 6. その他 | 注意,<br>構成,<br>行為,<br>視空間認知,<br>社会的認知,<br>病態認知, など | • 標準注意検査（CAT）<br>• Iowa Gambling Task<br>• 標準高次視知覚検査（VPTA）<br>• BIT 行動性無視検査<br>• Bender Gestalt Test（BGT）<br>• Benton Visual Form Discrimination（VFD） |

*質問紙を用いた評価法であり厳密には検査ではないが，前頭葉機能を評価するうえで有用である．
SLTA：Standard Language Test of Aphasia, WAB：Western Aphasia Battery, WMS-R：Wechsler Memory Scale-Revised, RBMT：Rivermead Behavioural Memory Test, WAIS-R：Wechsler Adult Intelligence Scale-Revised, WAIS-III：Wechsler Adult Intelligence Scale-Third Edition, WISC-III：Wechsler Intelligence Scale for Children-Third Edition, HDS-R：Hasegawa Dementia Scale-Revised, CAT：Clinical Assessment for Attention, VPTA：Visual Perception Test for Agnosia, BIT：Behavioural Inattention Test.

イコール FTLD とはいえない．
　前頭葉機能検査の多くはカットオフ値が設定されておらず，単に合計点数（定量的評価）に頼ることは危険であり，各種検査における誤りの内容（質的評価）についても注意を払うことが重要である．

### Frontal Assessment Battery（FAB）[5]

　ベッドサイドでも数分間で容易に施行可能であるため，前頭葉機能のスクリーニング検査として汎用されている*1．
　①類似化（概念化），②語の流暢性（心の柔軟性），③運動系列（運動プログラミング），④葛藤指示（干渉刺激に対する敏感さ），⑤Go/No-Go 課題（抑制コントロール），⑥把握行為（環境刺激に対する被影響性）の6つの下位検査から構成されている．各項目0～3点で，合計18点満点である．本検査の下位項目の一部は天井効果を示すため，軽微な前頭葉機能障害を検出することはできない．

*1 巻末付録「神経心理学的検査」（p.414 16）参照．

> ### Frontal Behavioral Inventory (FBI)[8]    Column
>
> FTLD 患者では病初期より病識の欠如（病態失認）を呈することが少なくない．本検査は質問紙を用いた検査であり，厳密には認知機能検査とは言い難いが，他の検査では評価し難い病態失認の検出にも有用である．
>
> FBI は前頭葉障害で生じ得る 24 の行動異常についてそれぞれ 0 点（正常）〜3 点（重症）まで評価し，72 点満点で評価する．質問票を用い，患者本人と介護者に別々に回答してもらい，差があるかどうか検証するものである．患者の症状に対する評価が介護者のものより極端に軽い場合には病態失認の可能性が示唆される．

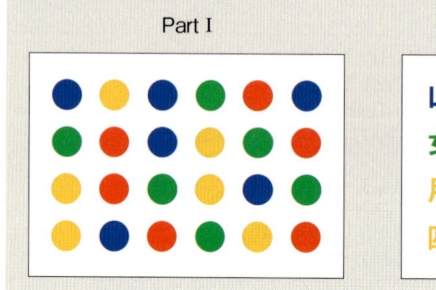

### ❷ Modified Stroop Test

| Part I | Part II | Part III |

Part I は計 24 個のドットをランダムに並べた図版，Part II は Part I と色の順序は同じであるが，色とはカテゴリーの異なる漢字が並べられた図版，Part III は意味する色とは異なる色で書かれた漢字が並べられた図版である．

### Wisconsin Card Sorting Test（WCST）[2,4]

概念の形成や転換の検査とされており，前頭葉機能の一つである遂行機能の障害を検出するのに有用である．

4 枚の刺激カードと 48 枚の反応カードを用いる方法で（慶應式），「色」，「数」，「形」のいずれかのカテゴリーに従って被検者に分類させる課題である[*2]．現在パソコン版も開発され実施が容易とはなっているが，検査時間は 30 分程度を要する．

*2 巻末付録「神経心理学的検査」（p.410 10）参照．

### Trail Making Test（TMT）[3,6]

Part A と Part B の 2 つから成り，Part A では紙面にランダムに配列された 1〜25 の数字を数字順に，Part B では 1〜13 の数字と"あ"〜"し"の文字を交互にそれぞれ数字順，五十音順に結んでいくことが求められる[*3]．

前頭葉損傷では Part B で所要時間が延長したり，数字と数字を結んでしまうような誤りがみられる．

*3 巻末付録「神経心理学的検査」（p.411 12）参照．

### Modified Stroop Test（MST）[4,6]

MST の日本語版が加藤（1988）により作成されており，Part I〜III の図版から構成される（❷）．

それぞれのテストにおいてインクの色をなるべく早く答えさせ，Part I と Part II，Part I と Part III の所要時間の差を算出する．Part I と Part II の所要時間に差がないため，Part I と Part III のみ行う場合も多い．Part III では語を読

> ### アイオワギャンブリングタスク（Iowa Gambling Task）[9]  Column
>
> 　本検査は他の検査では検出しがたい前頭葉眼窩面機能の検査として注目されており，前頭葉背外側部損傷と関連が高い他の前頭葉機能検査とは異なった特徴を有する．
> 　課題は4つのカードの山から1枚ずつ選択して，仮想的所持金を増やしていくことである．報酬によって動機づけられる情動的な意思決定課題と考えられる．ハイリスク・ハイリターンの山とローリスク・ローリターンの山があり，後者を選んだほうが合計金額は多くなる．
> 　前頭葉，特に眼窩部の損傷ではハイリスク・ハイリターンの山を選び続ける傾向が指摘されている．

むという習慣的反応の抑制をしながら，色を答えるため，純粋な色呼称であるPart Iより難易度が高い．
　このように，Part IとPart IIIの差は，前頭葉機能の一部であるステレオタイプの抑制の障害を検出することに用いられている．

## Fluency Test[3]

　1分間に条件に合う単語をいくつ想起できるかを測定する検査である．語頭音（「し」，「い」，「れ」）とカテゴリー（「動物」，「乗物」，「野菜」）による語想起がこれに含まれる．
　たとえば「"し"で始まる言葉をできるだけたくさん言って下さい」，「動物の名前をできるだけたくさん言って下さい」などと指示する．
　ベッドサイドで短時間かつ容易に施行できる．前頭葉障害患者ではカテゴリーによる語想起よりも語頭音による語想起の低下が目立つ．ただし，本検査の本質や意義についてはいまだ不明な点が多い．
　言語障害のないことが検査の前提となり，進行性非流暢性失語や意味性認知症では当然成績が不良となる．

## 注意に関する検査＊4

＊4
本章「注意・遂行機能の検査」（p.26）参照．

　注意に関する神経回路は複雑であり，その局在を限定することは困難であるが，前頭葉の障害が注意に影響することが知られている．
　注意は全般性注意と方向性注意とに分けられる．前者の障害が全般性注意障害であり，後者の障害が半側空間無視といわれ，外界や身体に対する注意の方向性に関する障害である．全般性注意障害の側面に焦点を当てた標準注意検査（ **3** ）を以下に示す．

## 標準注意検査（Clinical Assessment for Attention：CAT）[4,7]

　CATには7つの検査が含まれており（ **3** ），選択機能，維持機能，制御・分配・変換機能などのコンポーネントを総合的に評価できる．ただし，すべての項目の施行には約1時間を要するため，検査施行には適応を検討するべきである．
　CATに含まれるPASATは3秒ごとに連続して読み上げられる数字を聞いて，今聞いた数と1つ前に聞いた数を足したものを答える課題であり，前頭

## 3 標準注意検査（CAT）

| 構成 | 課題 | 特徴 |
|---|---|---|
| 1. Span（記憶範囲） | ・数字（2〜9桁）の順唱, 逆唱（digit span）<br>・紙面にランダムに配置された■（四角形）のポインティングを検者の施行と同順, 逆順で再現（tapping span） | ・単純な注意の範囲や強度を検討するものであり, 短期記憶（short term memory）の代表的検査でもある<br>・注意の機能からみるとアラートネスや覚度に関連した能力を推定している |
| 2. Cancellation and Detection Test（抹消・検出課題） | ・種々の図形, 数字, かな文字がランダムに配置された図案の中から標的のものを線で消す（visual cancellation task）<br>・「ト」「ゴ」「ポ」「コ」がランダムに配置された録音テープを聞きながら「ト」に反応（auditory detection test） | ・選択性注意の検査である<br>・visual cancellation は比較的単純な視覚性注意の選択性を図形, 数字, 仮名の3つのモダリティで検査するものである<br>・auditory detection test は聴覚性の注意を検討する課題である |
| 3. Symbol Digit Modalities Test（SDMT） | ・9つの「数字―記号」の組み合わせから, 提示された記号に対応する数字を記入（制限時間90秒） | ・注意の分配能力や変換能力が大きく関与し, 注意による認知機能の制御能力を速成する課題である |
| 4. Memory Updating Task（記憶更新課題） | ・口頭で提示された数字列（3〜10桁）の末尾3ないし4桁の数字を逆唱する（被検者には何桁の数字か知らされない） | ・注意の分配能力や変換能力が大きく関与し, 注意による認知機能の制御能力を速成する課題である |
| 5. Paced Auditory Serial Test（PASAT） | ・1桁の数字が順次提示（1および2秒間隔の2課題あり）されるので, 連続する2数字の足し算（暗算）を行う | ・前頭葉機能の一つである遂行機能の検査としても応用されている |
| 6. Position Stroop Test（上中下検査） | ・「上」「中」「下」の3語が位置的にも「高い」「中間」「低い」高さにランダムに配置された課題シートを見ながら, 語が配列されている位置を答える | ・葛藤条件の監視機能（conflict monitoring）が検討される |
| 7. Continuous Performance Test（CPT） | ・パソコンにプログラム（CDで提供）をインストールして実施し, モニターに提示される1桁の数字を見て, 標的に反応する<br>・3種類の課題があり, それぞれ標的となる数字の条件が異なる | ・持続性注意に関する能力の検査が可能である |

葉機能の一つである遂行機能の検査としても応用されている.

（市川博雄）

**文献**

1) 鹿島晴雄（総監修）, 三村將, 村松太郎（監訳）. レザック神経心理学的検査集成. 東京：創造出版; 2005.
2) 加藤元一郎. 前頭葉損傷における概念の形成と変換について―新修正 Wisconsin Card Sorting Test を用いた検討. 慶應医学 1988; 65: 861-885.
3) 加藤元一郎. 高次脳機能障害のテストとスケール. 脳と循環 2005; 10: 221-225.
4) 鈴木匡子. FTLD の神経心理学的検討. BRAIN and NERVE 2009; 61: 1219-1225.
5) 小野剛. 簡単な前頭葉機能テスト. 脳の科学 2001; 23: 487-493.
6) 安部光代ほか. 前頭葉機能検査における中高年健常日本人データの検討―Trail Making Test, 語列挙, ウィスコンシンカード分類検査（慶応版）. 脳と神経 2004; 56: 567-574.
7) 日本高次脳機能障害学会（旧日本失語症学会）Brain Function Test 委員会. 日本高次脳機能障害学会（旧日本失語症学会）（編）, 標準注意検査法・標準意欲評価法. 東京：新興医学出版社; 2006.
8) 松井三枝ほか. 日本版前頭葉性行動質問紙 Frontal Behavioral Inventory（FBI）の作成. 高次脳機能研究 2008; 28: 373-382.
9) Bechara A, et al. Insensitivity to future consequences following damage to human prefrontal cortex. *Cognition* 1994; 50: 7-15.

## II. 診断
### 認知症の画像診断

# 病巣診断のテクニック

> **Point**
> - 画像診断は，形態的変化を調べる形態画像診断（CT，MRIなど）と機能的変化を調べる機能画像診断（SPECT，PETなど）の２つに大きく分けられる．
> - 近年，画像データを統計解析処理し客観的に数値化・視覚化しようとする試みがなされ（VSRAD®，3D-SSP，eZISなど），また目に見えない形態的変化を可視化する方法も実現化されている（分子イメージング，DTIなど）．
> - 認知症の画像診断の基本的な手順として，形態画像検査の結果から，①外科的治療可能な疾患（脳腫瘍，NPH，CSHなど）を除外したあと，②脳血管障害の有無と程度を評価し，③神経変性疾患（アルツハイマー病，レヴィ小体病，前頭側頭葉変性症）の鑑別を行う．

## 画像診断のための検査

　認知症診断において，神経心理学的診察や認知機能検査と合わせて重要なのが脳の画像所見である．脳の画像所見に基づいて行われる画像診断には，大きく分けて２種類ある．一つは形態的変化を調べる形態画像診断で，もう一つは血流や代謝といった機能的変化を調べる機能画像診断である．原則として，前者がX線CT（computed tomography）とMRI（magnetic resonance imaging）に相当し，後者がSPECT（single photon emission computed tomography）と $^{18}$F-fluorodeoxyglucose（FDG）を用いたブドウ糖代謝PET（positron emission tomography）に相当する．いずれも脳の異常部位（病巣）を検出する目的で行われる．

　画像診断に関する技術は，近年次々と新しい方法が開発され，特に画像データを統計解析処理することで，形態的にも機能的にも病巣を客観的に数値化・視覚化しようとする試みがなされている．その代表的な手法に，MRIで得られた画像データをVBM（voxel-based morphometry）解析するVSRAD®（voxel-based specific regional analysis system for Alzheimer's disease）や，SPECTの結果を三次元的な広がりをもって視覚化する3D-SSP（three-dimensional stereotactic surface projection），eZIS（easy Z-score imaging system）があげられる[1]．これらの統計解析処理された画像結果はここ数年で急速に広まり，日常診療の場でも目にすることが増えている．

　さらに最近は第三の方法として，目に見えない形態的変化を可視化する方法も実現化されている．たとえば，アルツハイマー病で認められる脳へのアミロイドの沈着をPETを用いて定量化するアミロイド・イメージングと呼

### 1 認知症診断に用いられる画像検査と解析法

|  | 検査の種類 | 画像統計解析システム |
| --- | --- | --- |
| 形態画像 | X線CT, MRI | VSRAD®, VSRAD plus® |
| 機能画像 | SPECT, PET<br>MRI《ASL》* | eZIS, 3D-SSP, 3DSRT |
| その他の画像検査法 | PET《分子イメージング》*<br>MRI《拡散テンソル画像（DTI）》* |  |

*《 》内は検査の種類を表す.
VSRAD® (voxel-based specific regional analysis system for Alzheimer's disease), FDG ($^{18}$F-fluorodeoxyglucose), ASL (arterial spin labeling), eZIS (easy Z-score imaging system), 3D-SSP (three-dimensional stereotactic surface projection), 3DSRT (three-dimensional stereotaxic region of interest template), DTI (diffusion tensor imaging).

ばれる分子イメージング[2]や，MRIの拡散テンソル画像（diffusion tensor imaging：DTI）から特定の神経線維の定量的評価を行う方法[3]などが開発されている．また機能画像でもMRIを用いた放射性薬剤を必要としないASL（arterial spin labeling）による脳血流測定法の実用化に向けて準備が進められている[4]．

こうした新しい画像検査や解析方法による臨床応用への期待は今後も，ますます大きくなっていくものと考えられる．しかし，現時点では認知症に対するPET検査の保険適用はなく，実施できる施設も非常に限られていることや，機器の種類や施設によって画像統計解析の信頼性が保証されないなど，日常診療でルーチンの検査として行うには問題もある（これらの画像検査を1にまとめた．詳細については本章の次項以降を参照のこと）．

## 認知症診療における画像診断の基本的な手順

認知症を来たす疾患は多岐にわたる．認知症疾患の鑑別は疾患特異的な治療や対応を行ううえでも，きわめて重要である．認知症の原因として最多はアルツハイマー病であるが，そのほかにも多くの神経変性疾患が含まれる．認知症診断は神経変性疾患とそれ以外の疾患とで区別して考えると整理しやすいが，その鑑別に画像検査がおおいに役立つ．治療によって予後が大きく変わりうる脳血管障害や脳腫瘍などの疾患を見逃さないためにも，形態画像検査は必須である．通常の認知症診療では病院ごとに実施可能な画像検査は限られるが，X線CTもしくはMRI検査は最低限実施すべきである．X線CTとMRI検査のどちらを実施するかについては，緊急性がない限りMRIを選択する．MRIは放射線被曝の心配がなく，病変の検出にも優れ，冠状断や矢状断などさまざまな視点で所見が得られる．また大脳皮質の容積変化を定量的に評価するVBM解析（VSRAD®など）が行えることも，認知症診断では大きな利点となる．ペースメーカー装着者などMRI検査が行えない場合にはX線CT検査で代用するが，その場合も必要に応じて機能画像検査を追加して病巣診断を行う．

形態画像診断では，脳腫瘍，正常圧水頭症（normal pressure hydrocephalus：

### 2 認知症画像診断のフローチャート

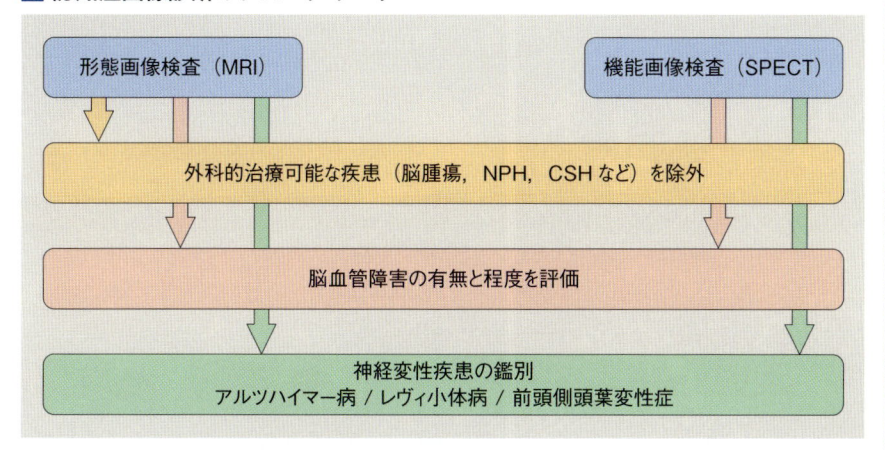

```
形態画像検査（MRI）              機能画像検査（SPECT）
        ↓                               ↓
   外科的治療可能な疾患（脳腫瘍，NPH，CSHなど）を除外
        ↓                               ↓
        脳血管障害の有無と程度を評価
        ↓                               ↓
            神経変性疾患の鑑別
     アルツハイマー病／レヴィ小体病／前頭側頭葉変性症
```

NPH），慢性硬膜下血腫（chronic subdural hematoma：CSH）のように，頻度はそれほど高くないが外科的治療によって改善が期待できる疾患群を見逃さないように注意する．基本的に急性発症や階段状に症状が進行している場合は，認知症の原因として変性疾患以外の疾患を念頭に置く必要がある．問診から急性発症が疑われる症例では，通常の画像検査で異常を認めない場合でも必要に応じて造影検査を行うか，MRIでは拡散強調画像を追加するなどして病変の検出に努めることも重要である．また代謝異常やてんかんなどが疑われる場合は，形態画像検査以外にも血液検査や脳波などの検査も考慮すべきである．

認知症の画像診断の基本的な手順をまとめると，形態画像検査の結果から，①脳腫瘍，NPH，CSHなどの外科的治療可能な疾患を除外したあと，②脳血管障害の有無と程度を評価し，③神経変性疾患の鑑別を行う，という流れになる（**2**）．アルツハイマー病などの神経変性疾患の場合，病初期には形態画像検査で異常が認められないことも往々にしてあるが，機能画像では形態画像よりも早期に異常を認めることが多い（**3**）．また機能画像は臨床の場で早くから脳表に三次元に投射した結果を表示する方法が開発され使用されてきたことから，病巣の分布を視覚的に三次元で理解することが容易で，病巣と症状の関係を把握するうえでも有用である．このため仮に形態画像検査で診断がついたとしても，症状の予測や病態を理解するうえで，機能画像検査も可能な限り実施することが望ましい．

ここ数年で形態画像についてもVSRAD®が利用できる施設が増え，灰白質容積減少の有無を三次元で視覚化してとらえることができるようになったことから，今後は機能画像と形態画像の三次元マップを比較しながら，病巣と症状とのより詳細な関係や経時的変化による影響なども考察することが可能になるものと思われる．

**3** アルツハイマー病の形態画像（MRI，T2強調）と機能画像（SPECT，3D-SSP）

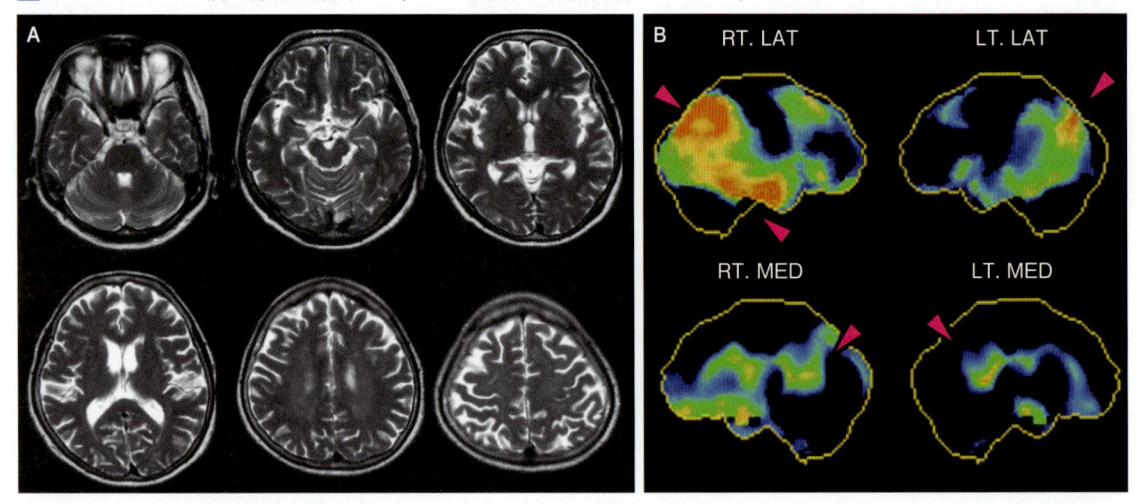

形態画像（A）では軽度の大脳皮質の萎縮を認めるほかに明らかな異常は認められないが，機能画像（B）では両側頭頂葉外側，右側側頭葉，両側後部帯状回に明らかな血流低下（▶で示した部位）が認められる．このように形態画像に比べて機能画像のほうが病巣の検出に優れている場合が多い．

## 外科的治療が有効な認知症

　認知症の画像診断において最も重要なのは，治療可能な疾患を発見することである．現時点では根治療法がないアルツハイマー病などの神経変性疾患と異なり，脳腫瘍や慢性硬膜下血腫などの占拠性病変は病巣を取り除くことで根治する可能性があるだけに，画像診断が非常に重要となる．これらの外科的治療が可能な疾患は，症状がなく，形態画像検査を受けたら偶然見つかる場合も少なくないが，認知症検査で発見された場合でも病巣と症状の間に関連があるかどうかを注意してみる必要がある．なかには認知症の原因は他に隠れていて，たまたま合併している可能性もあるからである．

　外科的治療の対象となる認知症疾患として重要な疾患の一つが正常圧水頭症（NPH）である．NPHは，認知機能低下，歩行障害，失禁を生じる症候群で，髄液圧が正常にもかかわらず脳室の拡大を認め，髄液シャント術によって症状の改善がみられる病態である．なかでも明らかな原因のない特発性NPHは，早期発見・早期治療により症状やADLの改善が期待できるだけに画像診断が重要である．通常のMRI検査でも診断はさほど難しくないが，冠状断でみるとよりいっそう診断が容易である（**4**）．

## 脳血管障害の評価と血管性認知症

　外科的治療可能な疾患の除外が済んだら，次は脳血管障害の有無と程度を評価する．高齢者には無症候性脳梗塞も多く，脳血管障害の存在がすぐに認知機能の低下に結びつくわけではない．しかし，脳卒中のリスクが高い患者においては無症候性であっても治療による介入が望ましい．脳血管障害が認知機能の低下にどの程度関与しているかについては，実のところ評価は非常に難しいが，少なくとも診断した時点から治療を開始することでそれ以上の

認知症の画像診断／病巣診断のテクニック | 85

### 4 特発性正常圧水頭症の画像所見

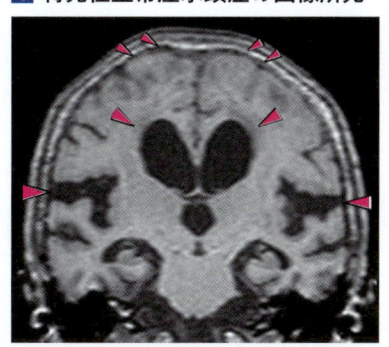

▶で示した①側脳室の拡大，②Sylvius裂の開大，③高位円蓋部の脳溝の狭小化が特徴とされる．本症例のように脳室やSylvius裂の拡大（①，②）が目立つわりに，頭頂部（円蓋部）では圧排されて大脳皮質の萎縮や脳溝の開大は目立たない（③）ことが多い．

### 5 限局性病変による血管性認知症

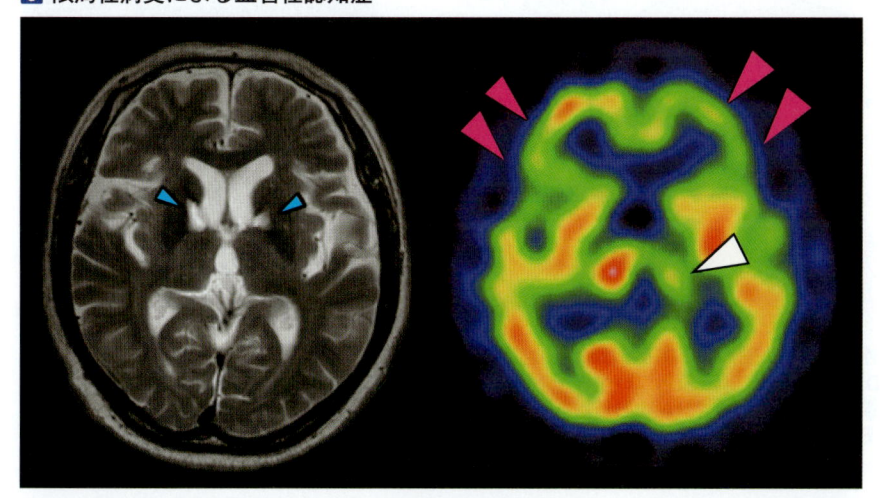

両側内包膝部の限局性の脳梗塞で重度の前頭葉症候群と健忘を呈した症例のT2強調MRI（左）と$^{123}$I-IMP-SPECT画像（右）．MRIでは両側内包膝部に限局した病巣（▶）のみを認めた．SPECTでは左優位の広範な両側前頭葉の血流低下（▼▼）と左側の視床の血流低下（▷）を認めた．内包膝部は視床背内側核と前頭前野の連絡線維が通るため，両方の機能低下が起こるものと考えられる．

進展を防ぐことができることから注意深く評価する必要がある．

　血管性認知症（vascular dementia：VaD）はNINDS-AIREN診断基準によれば，①多発梗塞性，②戦略的単一病変，③小血管病変，④低灌流性，⑤脳出血性，⑥その他によるものに分類される．①，⑤では，病巣によって生じる機能障害（巣症状）が組み合わさっていくことで認知症となる．②は，皮質と皮質下で形成された機能的神経回路の一部が損傷を受けることで回路全体の障害が生じる部位を戦略的部位と呼び，小さな梗塞でも広範な領域の機能低下を伴うため認知症を来たすことがある．認知症の原因となる戦略的単一病変には，後大脳動脈灌流域，角回周辺，視床，前大脳動脈灌流域の限局的な虚血性病変や中大脳動脈灌流域の広範な虚血性病変などが知られている．大脳基底核，視床（背内側核，前核），神経束（乳頭体視床路，視床内髄板，視床脚）は見逃されやすい（過小評価されやすい）ので注意が必要である[5]．これらの限局した病巣は，通常両側病変で認知症症状を呈しやすいが，一側（特に左側）でも症状を認めることがある（5）．画像診断するうえで，非常

## 6 脳血流SPECTの集積低下部位の分布からみた変性性認知症の疾患特異性

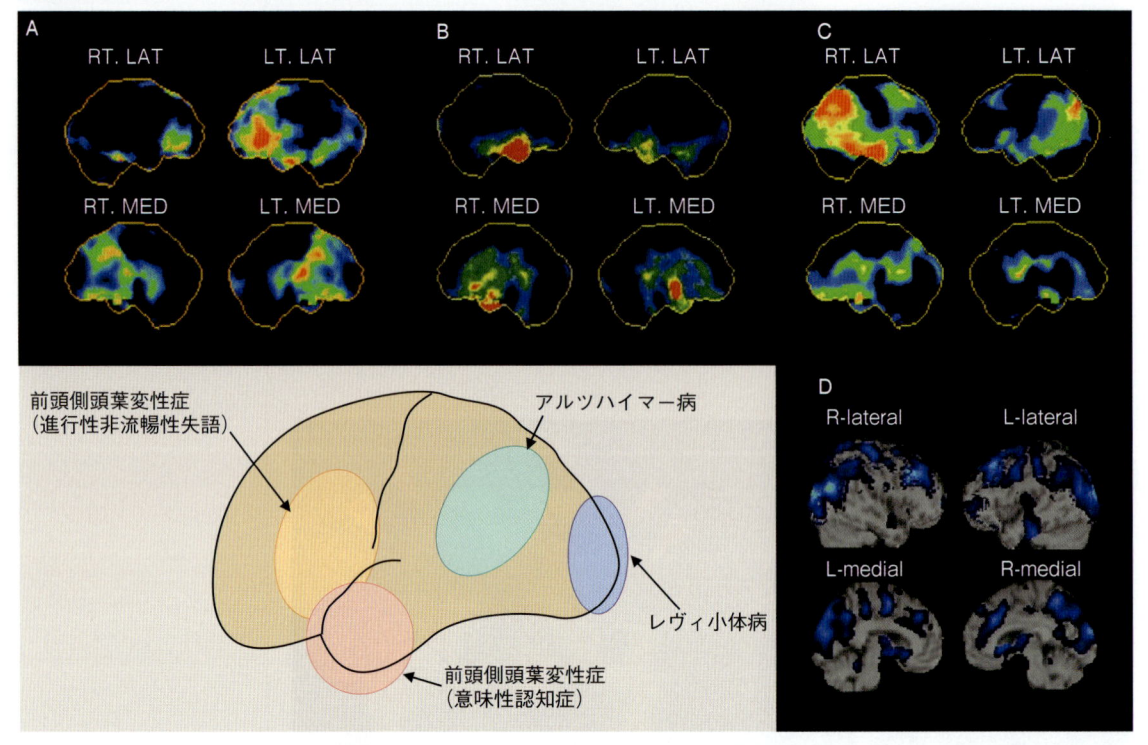

A：前頭側頭葉変性症（進行性非流暢性失語），B：前頭側頭葉変性症（意味性認知症），C：アルツハイマー病，D：レヴィ小体病（A～C：3D-SSP，D：eZIS解析による表示．いずれも色表示によって集積低下の程度を表す）．
SPECTでの集積低下部位を脳表に投射した結果（A～D）から疾患特異的な病変の分布が存在することがわかる．機能画像から得られた病巣と神経心理学的所見とを照合することで，患者の臨床的特徴を抽出し，認知症診断に結びつける．

に限局した小梗塞でも重度の認知症を来たす可能性があることを頭に入れておかなければならない．必要に応じて機能画像で広範な機能低下を確認することも有用である．

　MRIでは大脳深部白質にび漫性病変を認めることがしばしばある．この所見は，疾患特異性は低いものの認知機能低下との関連が明らかになっており，虚血性変化との関連が強いこともわかっている．③には多発性ラクナ梗塞やビンスワンガー病が含まれるが，病変の広がり具合と臨床症状は必ずしも一致しないため，治療介入後も経時的に画像診断により進展がないかを確認することが重要である．

### 神経変性疾患の鑑別

　本邦では認知症の原因で最も多いのはアルツハイマー病で，次が血管性認知症との報告が多い．最近の調査ではレヴィ小体病がそれに続くが，これらの混合型も多いとされる[6]．神経変性疾患の場合，臨床診断と病理診断が必ずしも一致しないため，画像所見の中でもとくに機能画像の所見が症状を理解するうえでも臨床診断を行ううえでも役に立つ．特に病初期には形態画像では統計解析処理を行わないと病巣がとらえられない場合が多く，高齢者では加齢に伴う脳萎縮や脳血管障害の影響によって正確な病巣の分布を把握す

るのが困難なことも多いため，機能低下が反映されやすい機能画像検査を行うことで鑑別がしやすくなる．機能画像の結果と脳萎縮の分布とを臨床症状に照らし合わせることで，①アルツハイマー病，②レヴィ小体病，③前頭側頭葉変性症の鑑別が可能である（ 6 ）．③の前頭側頭葉変性症は病理的背景が異なる多彩な疾患を含むものの，認知機能障害や行動障害への対応を行ううえで，一つの疾患概念として他の認知症と区別して考えることの意義は大きい．

（斎藤尚宏，鈴木匡子）

**文献**
1) 松田博史．MCI の画像診断を考える―画像統計解析の観点から．老年精神医学雑誌 2009；20（増刊号 I）：47-54.
2) 篠遠仁．機能画像の進歩．老年精神医学雑誌 2010；21（増刊号 I）：42-48.
3) Nakata Y, et al. Tract-specific analysis for investigation of Alzheimer disease：A brief review. *Jpn J Radiol* 2010；28(7)：494-501.
4) Jack CR Jr, et al. Update on the magnetic resonance imaging core of the Alzheimer's disease neuroimaging initiative. *Alzheimers Dement* 2010；6(3)：212-220.
5) 森悦朗．痴呆性神経疾患の画像診断．臨床神経 2008；48：880-883.
6) 日本神経学会（監修）．認知症疾患治療ガイドライン 2010．東京：医学書院；2010.

## II. 診断
### 認知症の画像診断
# X線CT，MRI

**Point**
- 認知症の原因疾患によりさまざまな特徴的な画像所見を呈するため，特徴的所見をとらえるに最適な撮影条件を理解し，頭部MRI検査を行う必要がある．
- アルツハイマー型認知症の診断においては，VSRAD®を含めた形態画像診断が汎用されている．
- 特発性正常圧水頭症では，MRI T1強調画像冠状断による円蓋部脳溝狭小化が診断上重要である．
- 頭部MRI DWI画像は，sCJDの診断に有用であるが，大脳皮質のリボン状高信号は，他疾患でも呈する場合があり，鑑別を要する．

## 形態画像診断を用いた認知症の診断

現在の臨床現場では，頭部CT画像，頭部MRI画像による形態画像診断なしには，認知症の診断が不可能とまでいわれるようになった．SPECTやPETなどによる脳血流，脳代謝を反映した機能画像診断を併用することにより，認知症の診断精度が高まり，早期診断も可能となってきている．本項では，従来からいわれている三大認知症（アルツハイマー型認知症，血管性認知症，前頭側頭型認知症）に加え，近年，診断，治療のうえで重要視されるようになったレヴィ小体型認知症，特発性正常圧水頭症，その他の認知症（クロイツフェルト・ヤコブ病や各種脳炎・脳症による認知症）に関して，頭部CT画像，頭部MRI画像の特徴的所見ならびに最も特徴的所見をとらえるに必要な撮影法に関して概説する．

## アルツハイマー型認知症

アルツハイマー型認知症は，わが国で最も頻度の高い認知症である．記憶障害で発症し，経過とともに，さまざまな高次機能障害が加わり進行する．病理学的には，老人斑と神経原線維変化の出現および神経細胞の脱落がみられる．頭部CT画像，頭部MRI T1強調画像では水平断で，両側性の側頭葉内側面の萎縮がとらえられる．さらに，頭部MRIのT1強調画像の冠状断を用いると，海馬の形態，萎縮の程度がいっそう認識しやすくなる（■-A, B）．また，Voxel-based Specific Regional analysis for Alzheimer's Disease（VSRAD®）と称するソフトウェアを既存のMRIに導入することにより，客観的に海馬傍回の萎縮の程度を評価することが可能[1,2]となった（■-C）．80％以上の正診率が報告されており，診断支援システムとして全国において汎用されて

**Keywords**

**VSRAD®**
脳の三次元T1強調画像をもとに，自動的に灰白質のみを描出し，ボクセル単位で海馬傍回の大きさを自動解析し，健常高齢者の同部との比較から萎縮の程度を数値化するソフトウェア．アルツハイマー型認知症の早期診断を主目的として開発されている．客観的に海馬傍回の萎縮を判定でき，アルツハイマー型認知症患者での正診率は80％以上，脳血流シンチグラフィーと組み合わせると正診率は97％にまで高まる[1]．

## 1 アルツハイマー型認知症—頭部MRI

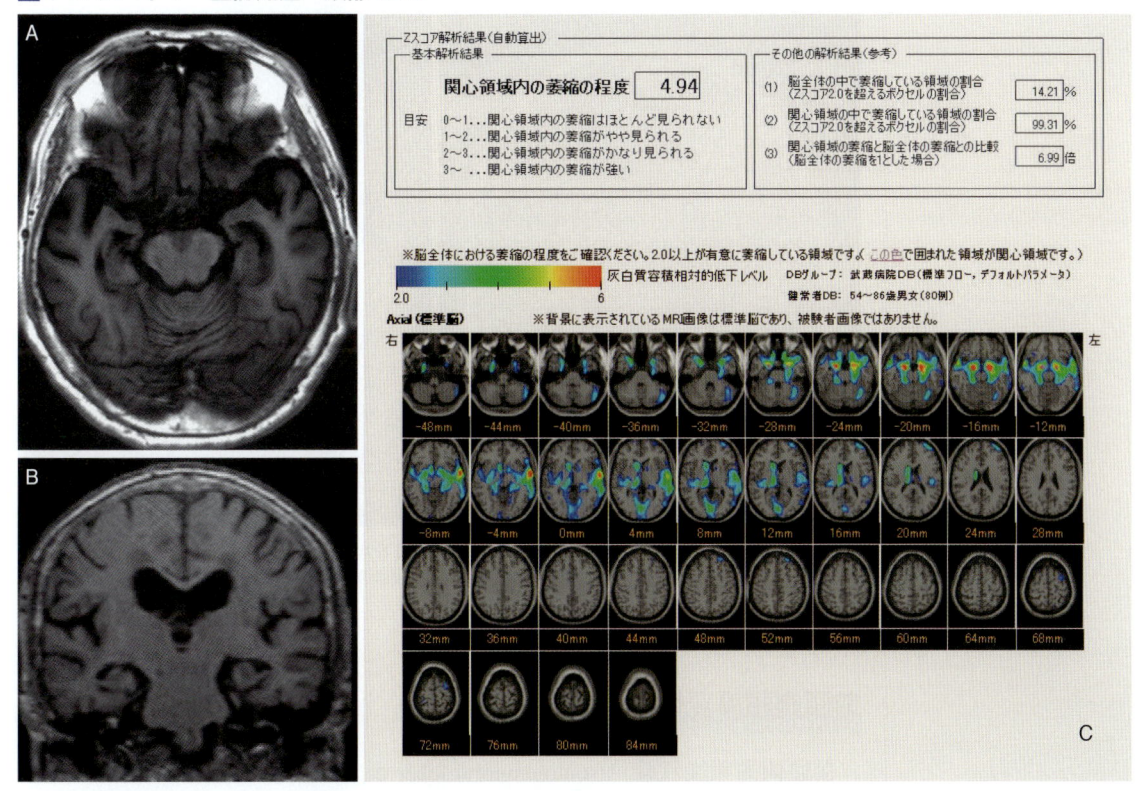

A：T1強調画像水平断，B：T1強調画像冠状断，C：VSRAD®．

いる[1]．また，早期診断においては，頭部MRI画像に加え，核医学検査による機能画像検査を用いることにより，診断の精度が高まる．

病初期に，頭部CT画像や頭部MRI画像で，はっきりとした萎縮変化がみられない場合でも，経過とともに，脳萎縮が進行し，特に海馬，扁桃体の萎縮が著明となる．頭部MRIを経時的に撮影した研究によれば，一般の高齢者の脳は年間0.25〜0.5％程度萎縮してゆくのに対し，アルツハイマー型認知症患者では，年間2％程度萎縮することが知られている[3,4]．そのため，アルツハイマー型認知症かどうか，初期診断が困難な例においては，経時的な頭部MRI検査が有用である．

## 血管性認知症

血管性認知症はNINDS-AIREN Working Group 1993で大まかに4つのタイプに分類されている[5]．その4つは，①多発梗塞型（皮質，皮質下白質に大・中梗塞が多発性に梗塞），②限局梗塞型（視床，海馬，角回などの単発梗塞），③微小血管障害型（皮質下性多発性小梗塞，ビンスワンガー型），④その他である．これらの虚血性病変は，頭部CTでは低信号，頭部MRIではT2強調画像およびFLAIR画像では高信号として描出される．急性期には，DWI画像で高信号を呈する．

**2** 前頭側頭葉変性症—頭部 MRI

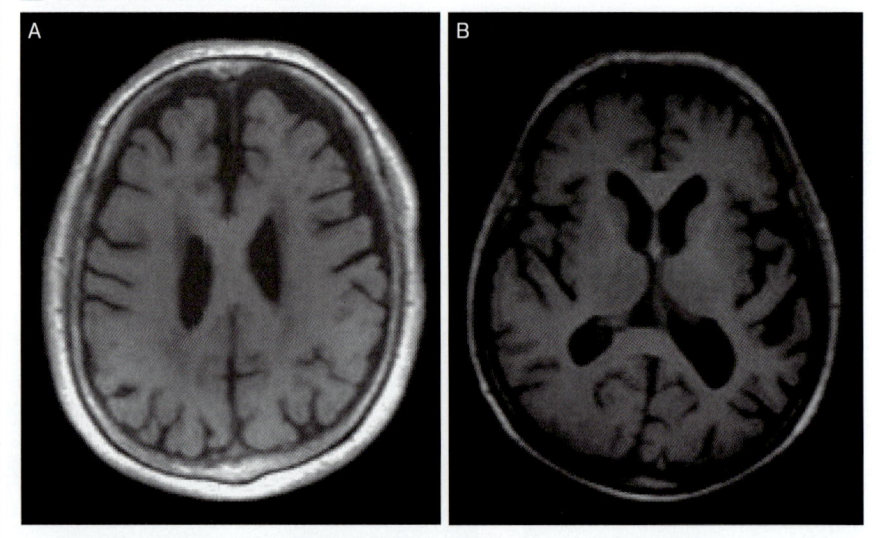

A：前頭側頭型認知症；T1 強調画像水平断．前頭葉を中心とした大脳の萎縮．
B：進行性非流暢性失語；T1 強調画像水平断．左側頭葉に強い非対称性萎縮．

## 前頭側頭葉変性症

　前頭側頭葉変性症（frontotemporal lobar degeneration：FTLD）は，前頭葉と側頭葉前部を病変の首座とする変性疾患を包括する臨床病理学的概念である．FTLD は，前景となる臨床像から，前頭側頭型認知症（frontotemporal dementia：FTD），進行性非流暢性失語（progressive nonfluent aphasia：PNFA），意味性認知症（semantic dementia：SD）の3亜型に分類されており[6]，各病型は，病初期の主要変性部位を反映するものである．

　FTD は，記銘力は比較的良好であるが，脱抑制，反社会的行動，常同行動，無欲（自発性の低下）がみられ，両側前頭葉が萎縮する．なかでも脱抑制型では，前頭葉底面や側頭葉の変性，無欲型では，前頭葉穹隆面の変性との関連が高い．

　頭部 CT 画像，頭部 MRI T1 強調画像では，両側性の前頭葉，側頭葉を中心とした萎縮がみられ[7]，二次性に側脳室前角や下角の拡大がみられる．T1 強調画像の水平断が最も明瞭にこれらの変化をとらえやすい（**2**-A）．アルツハイマー型認知症と比較すると，海馬の萎縮は軽度であるが，VSRAD®では，海馬傍回の萎縮があると判定される例もあり，臨床症状や画像検査を含めて総合的に判断する必要がある．また，T2 強調画像やプロトン密度強調画像では，病変部に接する皮質下白質は境界が不鮮明化し，軽度高信号を呈する傾向があると報告されている[8]．また，運動ニューロン病を伴う FTDは，前頭葉に萎縮がみられる[9]．

　PNFA では，発話の障害が病初期から前景となり，それ以外の認知機能は比較的保たれる．病変の首座は，左前頭葉弁蓋部から左側頭回前部とされている．頭部 MRI T1 強調画像の水平断により，左側頭葉外側の萎縮が特徴的で，

**3 特発性正常圧水頭症―頭部 MRI**

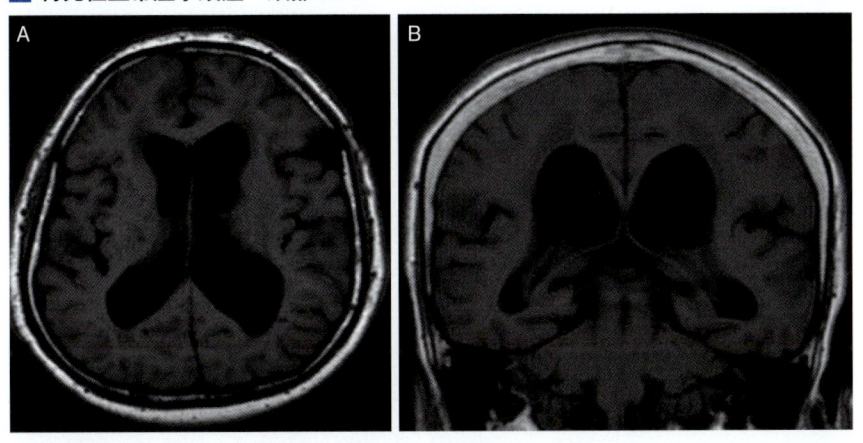

A：T1 強調画像水平断．両側側脳室の拡大がみられる．
B：T1 強調画像冠状断．両側側脳室の拡大に加え，高位円蓋部の脳溝狭小化．

非対称性の異常を示す[7]（**2**-B）．

また，SD は，意味記憶の障害を特徴とし，病変の首座は，側頭葉前方部と考えられている．頭部 MRI T1 強調画像の水平断により，側頭葉前方部の対称性あるいは非対称性の萎縮を示す[7]．

## レヴィ小体型認知症

レヴィ小体型認知症（dementia with Lewy body：DLB）は，初期から易転倒性や覚醒レベルの著明な変動，ありありとした幻覚，失神，抗精神病薬に対する過敏性などを特徴[10]とする．パーキンソニズムを合併し，経過とともに進行する．パーキンソン病とは病理学的に α-synuclein の蓄積部位や程度が異なるのみで，DLB とパーキンソン病とは同一スペクトラム上にある．頭部 CT 画像や頭部 MRI 画像では，パーキンソン病と同様に特徴的な形態変化を示さない．脳血流シンチグラフィー（SPECT）[11] や FDG-PET 画像では，後頭葉を中心とした血流低下，代謝低下を示す．また，MIBG 心筋シンチグラフィーでは，パーキンソン病と同様に早期像での H／M 比の低下を示す[12,13] ことから，核医学的検査による画像診断が一般的である．パーキンソニズムを呈する他の変性疾患，すなわち，進行性核上性麻痺や多系統萎縮症，大脳皮質基底核変性症では，ある程度進行すると，それぞれ特徴的な画像所見を呈するようになるため，臨床症状と頭部 MRI 画像所見を対比することで，これらの疾患との鑑別が可能である．

## 特発性正常圧水頭症

特発性正常圧水頭症（idiopathic normal pressure hydrocephalus：iNPH）は，高齢者の認知症のなかでも treatable dementia の一つとして重要である．主な症状は，認知症，排尿障害，起立・歩行障害である．頭部 CT 画像，頭部 MRI T1 強調画像では，シルヴィウス裂が両側性に拡大し，両側側脳室の拡

**4** 孤発性クロイツフェルト・ヤコブ病―頭部 MRI

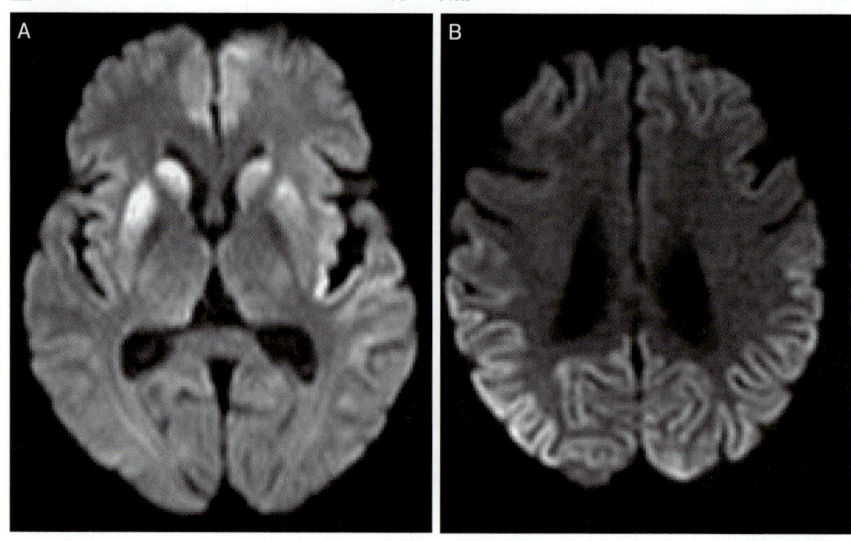

A, B いずれも diffusion 画像水平断．A：両側尾状核および被殻の高信号，B：大脳皮質のリボン状高信号．

**Keywords**

**Evans index**
脳室拡大の指標の一つ．側脳室の左右の前角間の最大幅を同一面上における最大頭蓋内板間距離で除した値．正常は 0.3 以下で，0.3 より大きい場合に脳室拡大とされる．本指標のみで，水頭症による脳室拡大か脳萎縮による二次性の脳室拡大かの鑑別は不能．

大がみられる（**3**-A）．しばしば，第三脳室の拡大を伴い，時に第四脳室まで拡大する．頭部 CT 画像ないし頭部 MRI の水平断 T1 強調画像で Evans index は 0.3 より大きくなる．特に本疾患は 60 歳以降に発症することから，アルツハイマー型認知症による脳萎縮に伴う二次性の脳室拡大との鑑別が難しい例も多く，また他の認知症との合併も十分ありうる．iNPH では，高位円蓋部の脳溝の狭小化がみられるのが特徴的で，このような所見をとらえるには，頭部 MRI の冠状断 T1 強調画像が最適であり（**3**-B），本邦の iNPH 診断ガイドライン[14]の重要項目として採用されている．また，一部の症例では，溜め池のようになった脳溝の孤立性拡大がみられ，他疾患にはみられない特徴である．

### その他の認知症

　脳炎，脳症によって認知症が出現する場合がある．そのうち，特徴的な画像所見を呈するものの一つにクロイツフェルト・ヤコブ病（Creutzfeldt-Jakob disease：CJD）がある．病期が進行してからでないと，頭部 CT 画像では脳萎縮がみられず，初期診断にはむかない．一方，頭部 MRI 画像では，病初期より診断が可能である．本邦の孤発性 CJD（sporadic CJD：sCJD）の大半を占める MM1 型では，病初期より頭部 MRI の diffusion 画像（DWI）で大脳皮質にリボン状の高信号を呈し，尾状核の高信号を伴うことが多い[15]（**4**-A, B）．この所見は，1.5T の MRI 機を用いて撮像することが望ましい．3T の MRI を用いた DWI 画像では，正常例でも大脳皮質が全体的に高信号にみえることがあり注意が必要である．最近では，同様の画像所見を呈しながらも，緩徐に進行する MM2 皮質型[16]の報告もみられる．本所見は，診

**5** 進行性多巣性白質脳症—頭部 MRI

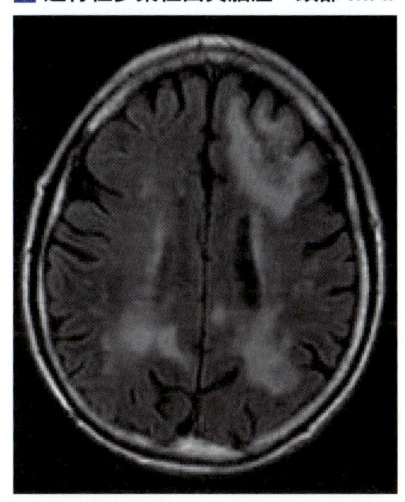

FLAIR 画像水平断．両側側脳室周囲白質に複数の高信号病変．大脳皮質を裏打ちするように病変がみられ，ホタテ貝様．mass effect は伴わない．

**6** 慢性硬膜下血腫—頭部 CT

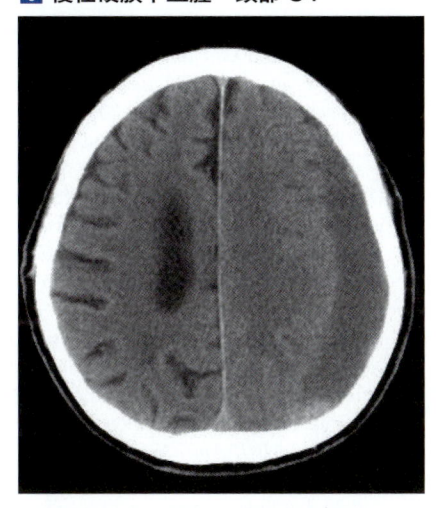

左側頭葉外側に血腫．左側脳室の圧排．

断上きわめて有用である．しかしながら，DWI 画像で大脳皮質にリボン状の高信号を示す疾患は多数報告されており，必ずしも CJD に特徴的な所見とはいえない．たとえば，抗 VGKC 抗体陽性脳炎[17]やミトコンドリア脳筋症，低酸素脳症，多発性脳梗塞，痙攣後状態などである．これらの疾患に留意しながら，画像診断を進める必要がある．また，本邦でも確認された変異型 CJD では，視床枕に高信号を呈し，通常の sCJD とはまったく異なった画像を示す．

　進行性多巣性白質脳症（progressive multifocal leukoencephalopathy：PML）は JC ウイルスの日和見感染症である．近年，後天性免疫不全症候群患者の増加や副腎皮質ステロイドや免疫抑制薬の使用増加に伴い，遭遇機会が増加している．皮質下白質を中心に病巣を形成し，癒合しながら拡大し，脳は全般性に萎縮する．頭部 MRI T2 強調画像ならびに FLAIR 画像では，皮質下白質に高信号を認め，ホタテ貝様[18]となる（**5**）．通常，mass effect は伴わない．造影 MRI では，PML の病変は辺縁が淡く造影される程度[18]である．多発性硬化症や悪性リンパ腫との鑑別不能例では，脳生検により鑑別する[19]．HAART 療法，メフロキン[20]などの治療法の発達により，長期生存例や寛解した症例もみられ，画像検査を含めた早期診断がますます重要となっている．

　そのほかにも，慢性硬膜下血腫（**6**），脳腫瘍を含めてさまざまな疾患により認知症を生じるため，早期診断，早期治療介入のうえでも，頭部 CT 検査，MRI 画像検査の重要性は高い．また，診断，鑑別に適した撮影法，撮影条件を選択することが求められている．

（林　祐一，犬塚　貴）

### 文献

1) 松田博史. MRI標準データベースを使用したアルツハイマー型痴呆の早期診断を考える. 老年精神医誌 2005；16：38-44.
2) Hirata Y, et al. Voxel-based morphometry to discriminate early Alzheimer's disease from controls. Neurosci Lett 2005；382：269-274.
3) Fox NC, et al. Visualisation and quantification of rates of atrophy in Alzheimer's disease. Lancet 1996；348：94-97.
4) O'Brien JT, et al. Progressive brain atrophy on serial MRI in dementia with Lewy bodies, AD, and vascular dementia. Neurology 2001；56：1386-1388.
5) Román GC, et al. Vascular dementia：Diagnostic criteria for research studies. Report of the NINDS-AIREN International Workshop. Neurology 1993；43：250-260.
6) The Lund and Manchester Groups. Clinical and neuropathological criteria for frontotemporal dementia. J Neurol Neurosurg Psychiatry 1994；57：416-418.
7) Neary D, et al. Frontotemporal lobar degeneration：A consensus on clinical diagnostic criteria. Neurology 1998；51：1546-1554.
8) Kitagaki H, et al. Alternation of white matter MR signal intensity in frontotemporal dementia. AJNR Am J Neuroradiol 1997；18：367-378.
9) Chang JL, et al. A voxel-based morphometry study of patterns of brain atrophy in ALS and ALS/FTLD. Neurology 2005；65：75-80.
10) 東海林幹夫. パーキンソン病・レビー小体型認知症にみられる認知症. Geriat Med 2009；47：957-960.
11) Lobotesis K, et al. Occipital hypoperfusion on SPECT in dementia with Lewy bodies but not AD. Neurology 2001；56：643-649.
12) Hanyu H, et al. Comparative value of brain perfusion SPECT and [$^{123}$I]MIBG myocardial scintigraphy in distinguishing between dementia with Lewy bodies and Alzheimer's disease. Eur J Nucl Med Mol Imaging 2006；33：248-253.
13) Oka H, et al. Reduced cardiac $^{123}$I-MIBG uptake reflects cardiac sympathetic dysfunction in Lewy body disease. Neurology 2007；69：1460-1465.
14) 日本正常圧水頭症研究会 特発性正常圧水頭症診療ガイドライン作成委員会（編）. 特発性正常圧水頭症ガイドライン. 大阪：メディカルレビュー社；2004.
15) Shiga Y, et al. Diffusion-weighted MRI abnormalities as an early diagnostic marker for Creutzfeldt-Jakob disease. Neurology 2004；63：443-449.
16) Nozaki I, et al. The MM2-cortical form of sporadic Creutzfeldt-Jakob disease presenting with visual disturbance. Neurology 2006；67：531-533.
17) Geschwind MD, et al. Voltage-gated potassium channel autoimmunity mimicking Creutzfeldt-Jakob disease. Arch Neurol 2008；65：1341-1346.
18) Shah R, et al. Imaging manifestations of progressive multifocal leukoencephalopathy. Clin Radiol 2010；65：431-439.
19) Hayashi Y, et al. Progressive multifocal leukoencephalopathy and CD4+ T-lymphocytopenia in a patient with Sjögren syndrome. J Neurol Sci 2008；268：195-198.
20) Gofton TE, et al. Mefloquine in the treatment of progressive multifocal leukoencephalopathy. J Neurol Neurosurg Psychiatry 2011；82：452-455.

## II. 診断
### 認知症の画像診断
# 灰白質・白質構造の定量解析法

**Point**
- 灰白質の定量法は大きく分けて，特定の脳構造に焦点を絞って測定する region of interest（ROI）法と，局所の体積・皮質厚などを全脳にわたり測定する自動解析法がある．これらの手法は相補的な特徴を持つ．
- 白質の定量法では，拡散テンソル画像（DTI）を用いて神経線維束を三次元的に再構成するトラクトグラフィー法や，DTI データの全脳自動解析法がある．
- 定量解析法は認知症診断の補助として使用され始めている．

## 認知症診療における定量解析

　今日，脳 MRI 画像を用いた神経疾患の定量的解析が盛んに行われるようになった．その多くは研究目的で使用されるものであるが，一部はすでに認知症診療において臨床応用されている．今後，このような定量解析法が認知症および軽度認知障害（mild cognitive impairment：MCI）の早期診断・鑑別診断・予後判別などに活用されていくことが期待されるが，それぞれの解析法を正しく活用し，結果を正しく理解するためには，その原理について知っておくことが必要である．以下では代表的な灰白質・白質の定量解析法について解説する．

## 灰白質の定量解析法

### region of interest（ROI）法

　特定の解剖学的構造に関心を絞り，その体積や形態などを主に用手的に測定する方法を region of interest 法（ROI 法：関心領域法）と呼ぶ．脳のどこを測定するのかについて，*a priori* な assumption があることが前提である．このような方法の長所としては，体積の大小のような連続変数の定量だけでなく，離散的な変数をとるような解剖学的 variation にたいしても評価可能であることがあげられる．たとえば，前頭葉内側の傍帯状溝は人によって存在する場合としない場合があり，また帯状溝は連続している場合と不連続な場合とがある（**1**）．一方，短所としては，用手的に行うために時間と労力がかかってしまう，信頼性が低いことがあげられる．

**Key words**

**信頼性**
定量解析においては，測定手法の信頼性（reliability）が高いかどうかが重要である．reliability とは測定を繰り返し行ったときの結果の一致度のことであり，複数の測定者（rater）が同じ測定を行った場合の一致度である inter-rater reliability と，同一測定者が繰り返し同じ測定を行った場合の一致度である intra-rater reliability の 2 つがある．reliability の指標としては種々あるが，級内相関係数や Cronbach の α 係数などが用いられることが多い．

### 1 離散変数をとる構造の例

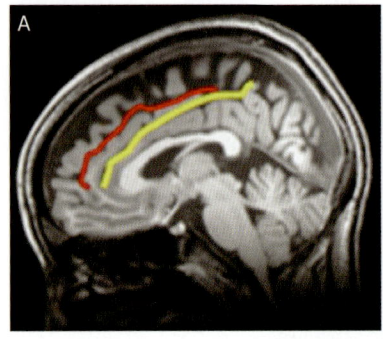

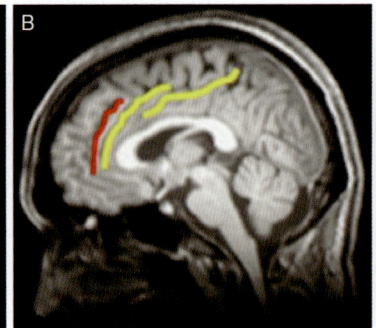

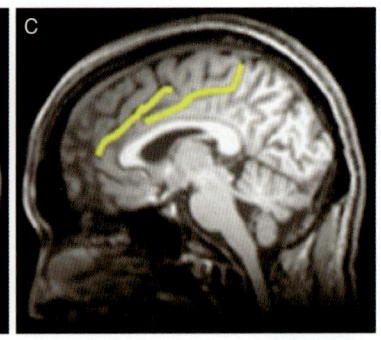

赤：傍帯状溝．図AとBでは傍帯状溝を認めるが，Cでは認めない．
黄：帯状溝．図Aでは帯状溝は連続しているが，B, Cでは不連続となっている．

(Fujiwara H, et al. *Neuroimage* 2007 [1] より)

### voxel-based morphometry

　画像解析プログラムを用いて脳構造を全脳領域にわたり自動的に測定する方法が近年開発され，研究領域で頻用されているのみならず臨床においても利用され始めている．その代表的なものとして voxel-based morphometry（VBM）[2] がある．VBM は局所の脳体積を MRI の単位体積（写真の pixel にあたり，MRI では volume と pixel を掛け合わせて voxel と呼ばれる）ごとに測定するものである．使用する画像解析ソフトにより多少の違いがあるが，VBM ではおおむね次のようなステップを経る（2）．

① normalization（標準化）：大きさ・形の異なる個々の脳を，線形・非線形の変換を用いて，標準脳と呼ばれる平均的な脳に合わせる（これを registration と呼ぶ）．

② segmentation：標準化された脳画像を灰白質・白質・脳脊髄液などに分画（segment）する．できあがった画像の各 voxel の値は，たとえば灰白質の segment であれば，各 voxel が灰白質である確率（あるいは濃度）を表す．つまり VBM では，局所の灰白質体積の大小を，各 voxel が灰白質である確率の大小に変換して，各 voxel ごとに比較する方法であるということができる．

③ modulation：標準化が完全に近づけば近づくほど，個々の脳はより標準脳に一致し，差がなくなってしまう．標準化の際の変換の Jacobian 行列式は，各 voxel が変換の過程でどれだけ拡大／縮小されたかを表すものであり，segmentation 後の voxel 値をこれで補正（modulation）することにより，元々小さい領域の voxel 値は小さく，大きい領域の voxel 値は大きくなるよう修正される．なお modulation を行うか否か，非線形変換成分だけの補正にするか線形変換成分も含めるかなどについては一致した見解はない．

④ smoothing：segmentation（および modulation）された灰白質データにたいして Gaussian kernel をたたみ込み積分する．これによりデータが正規分布に従うようにし，統計的に処理しやすくする．

### 2 VBMの概略図

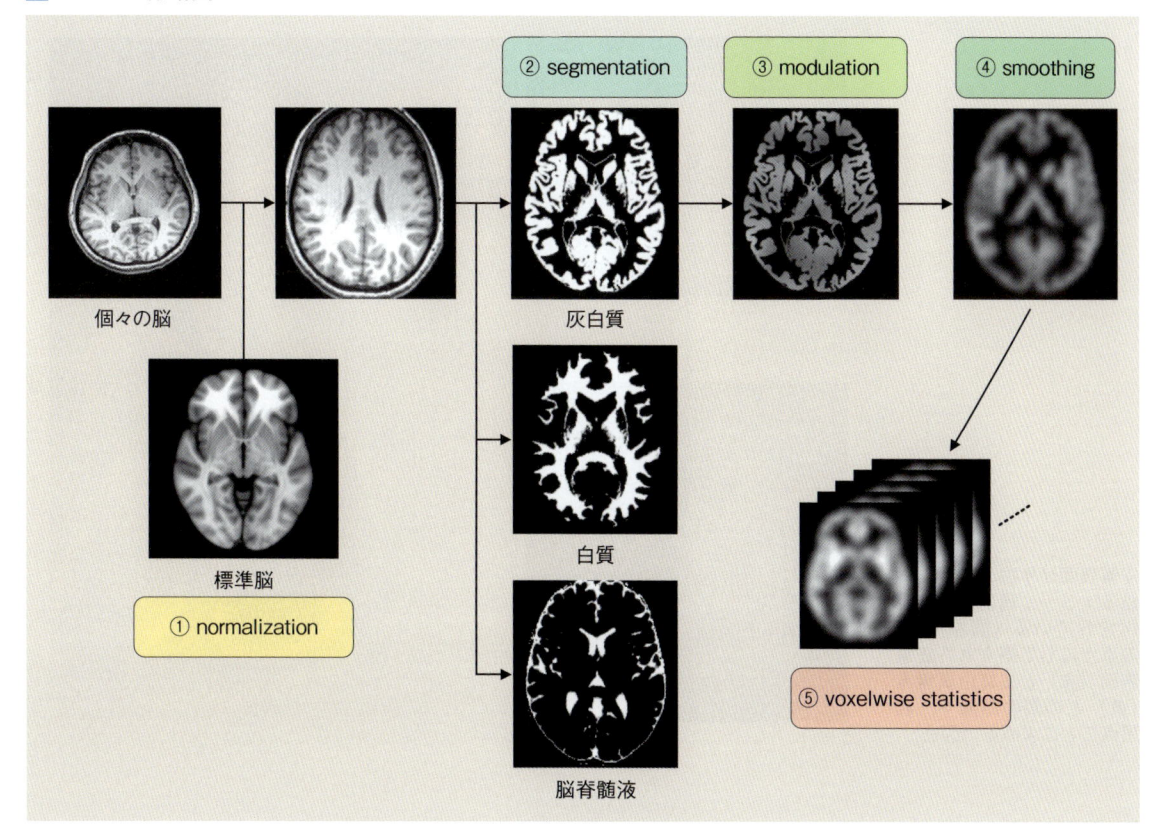

① normalization
② segmentation
③ modulation
④ smoothing
⑤ voxelwise statistics

個々の脳　標準脳　灰白質　白質　脳脊髄液

⑤voxelwise statistics：smoothingされたデータを用いて，疾患群と健常群との間での群間比較や，臨床評価尺度や検査成績との相関などの検定をvoxelごとに行う．

　上記の標準化とsegmentationのステップの順番に関しては流動的で，近年用いられるアルゴリズムでは先にsegmentationしてから標準化を行うものが多く，そのほうが高い精度で標準化が行えるようである．

　VBMの長所には，ROI法のような労力がかからないこと，*a priori*に測定領域を決めておく必要がないこと，自動測定であり信頼性が高いことなどがあげられる．短所としては，たとえば疾患群と健常群との間である皮質領域において群間差が検出された場合，単純にはそれが実際に皮質の厚さの差によるものと解釈するが，標準化あるいはsegmentationの段階におけるエラーによる見かけの差である可能性もある．また，離散的な変数をとるような構造はVBMでは扱えない．

## VSRAD®

　VBMは上述したような簡便性，信頼性を持つことからすでに認知症の早期診断のための補助ツールとして臨床応用されている．Voxel-based Specific Regional analysis system for Alzheimer's Disease（VSRAD®）[3]は，早期アルツハイマー型認知症に特徴的にみられる海馬傍回付近の萎縮を，VBMの手法を

### 3 FreeSurfer による surface-based approach

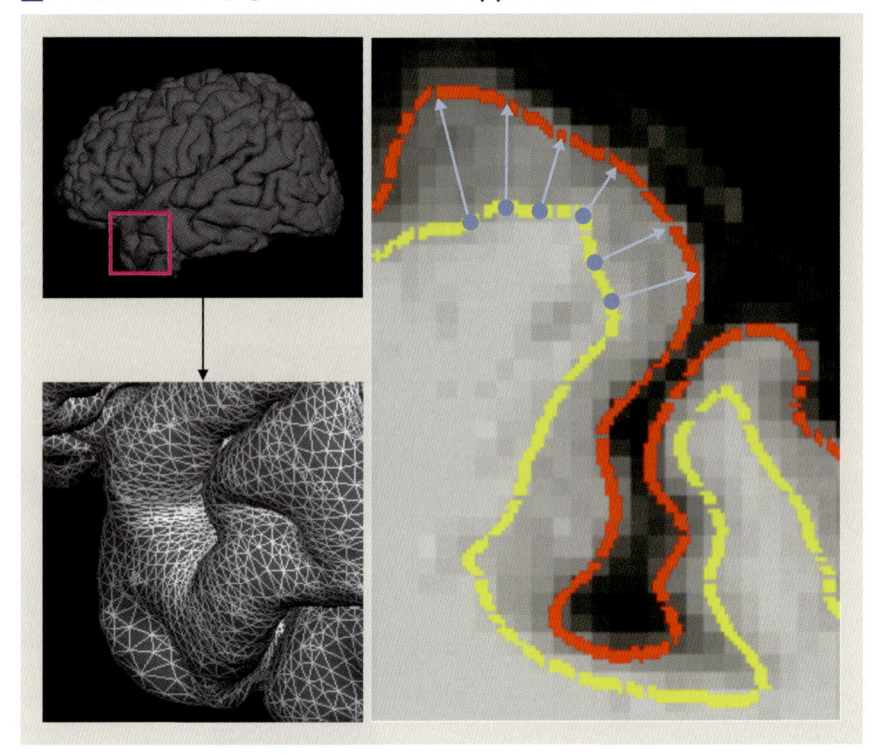

皮質表面が単位三角形から成るメッシュ構造でモデル化されている（図左）．このようにして得られた皮質表面（赤）と皮質白質境界（黄）との間の距離を，各頂点ごとに求める（図右）．

用いて定量し，診断補助に用いることができるプログラムである．通常のVBMは群間比較のためのものであるが，VSRAD®では，54～86歳の男女80名から成る健常者のデータベースに比較して，ある一人の患者の萎縮がどれくらいあるかを，zスコア化して定量している．VSRAD®は全脳領域でも評価できるが，特に海馬傍回周辺（扁桃体と嗅内皮質）にROIを置いて，その中の平均zスコアを算出するようになっており，VBMにROI法を組み合わせた手法であるともいえる．なおVSRAD®では上記のmodulationは行っていない．

### surface-based approach

VBMは局所の灰白質体積をvoxelごとの灰白質確率または濃度に変換して定量するものであったが，皮質の厚さ自体を全脳的に測定できる手法があり，これらはsurface-based approach[4,5]と呼ばれる．代表的なプログラムにFreeSurfer（http://surfer.nmr.mgh.harvard.edu/）がある．これは皮質の表面および皮質・白質境界を約30万個の単位三角形から成るメッシュ構造でモデル化し（3），皮質表面から皮質・白質境界までの距離を単位三角形の各頂点において測定するものである．短所は1人の画像データの処理に24時間以上かかる（VBMでは通常十数分）など，非常にtime consumingなことである．また離散的な変数をとる構造についてはやはり扱うことができないが，今後の臨床応用が期待される方法である．

# 白質構造の定量解析法

## 拡散テンソル画像

　拡散テンソル画像（diffusion tensor image：DTI）は通常のMRI画像ではわからない白質の微細構造の異常を反映することができるため，近年神経疾患・精神疾患の画像研究において頻用されている．DTIを用いた定量解析では，fractional anisotropy（FA）およびmean diffusivity（MD）という指標がよく用いられる．前者は拡散テンソル楕円体がどれだけ長軸方向に偏っているか，すなわち水分子の拡散がどれだけ一方向に偏っているかの指標で，0～1の値をとり，高いほど偏りが大きい．後者は楕円体の大きさすなわち拡散の大きさ自体の指標である．白質では拡散が神経線維の走向に偏るため，FAは高値（通常0.2以上）をとる．逆に灰白質ではFAは低値（0.15以下）である．白質におけるFAの低下，MDの上昇は神経線維の走向の異常やミエリン・軸索などの微細構造の異常を示唆する．

## トラクトグラフィー

　DTIを用いた定量解析法として，トラクトグラフィー（tractography）がある．これについては本巻の他項[*1]で解説されているので詳細は割愛するが，拡散テンソル楕円体の長軸方向に沿ってvoxelをつないでいくもので，これによりバーチャルな神経線維束を三次元で再構成することができる．トラクトグラフィーを用いることで，個々の神経線維束を同定してtract-specificにFAやMDなどの定量を行うことができる．トラクトグラフィーでは関心を1つのあるいはいくつかのtractに絞って定量を行うことになる．上述のROI法の一種ともいえる．

　短所としては，1つのvoxel内に複数の線維走向が含まれている領域，たとえば錐体路と上縦束とが交わっている領域などでは，テンソル楕円体によるモデル化がうまくフィットせず，それによりトラクトグラフィーもうまく行うことができない．このような問題の解決法としてはいくつか提案されているが，その一つにmulti-fiber modelによるprobabilistic tractography[6]がある．これは1 voxel内の拡散をテンソル楕円体でモデル化するのではなく，等方向性の拡散を背景として複数の線維走向が確率論的に存在することを仮定するモデルである．これにより1 voxel内に複数の線維束が走っている領域においてもトラクトグラフィーを行うことができる．

## DTIデータのvoxel-based analysis

　白質のDTIデータに対しても，灰白質におけるVBMのように全脳的解析を行うことができるが，DTIデータへのVBMの応用にはいくつか注意すべき点がある．一つはmisregistrationの問題である．ある白質線維上のvoxelのFA値を被験者間で比較できるためには，各被験者間で上述のnormalization

---

**Keywords**

**拡散テンソル画像**
拡散強調画像（diffusion weighted image：DWI）は水分子のBrown運動（拡散）をMRI信号に反映したものである．脳内では，ミエリンや軸索の存在により，水分子は神経線維に沿った方向に拡散しやすい性質がある．このような性質を拡散のanisotropy（異方性）という．拡散テンソル画像（DTI）ではDWIの1 voxelあたりの拡散の向き，大きさを楕円体でモデル化する．この計算に2階のテンソル＝行列を用いるのでこの名で呼ばれる．

[*1] 本章「トラクトグラフィーと症候診断」（p.119）参照．

### 4 TBSSの例

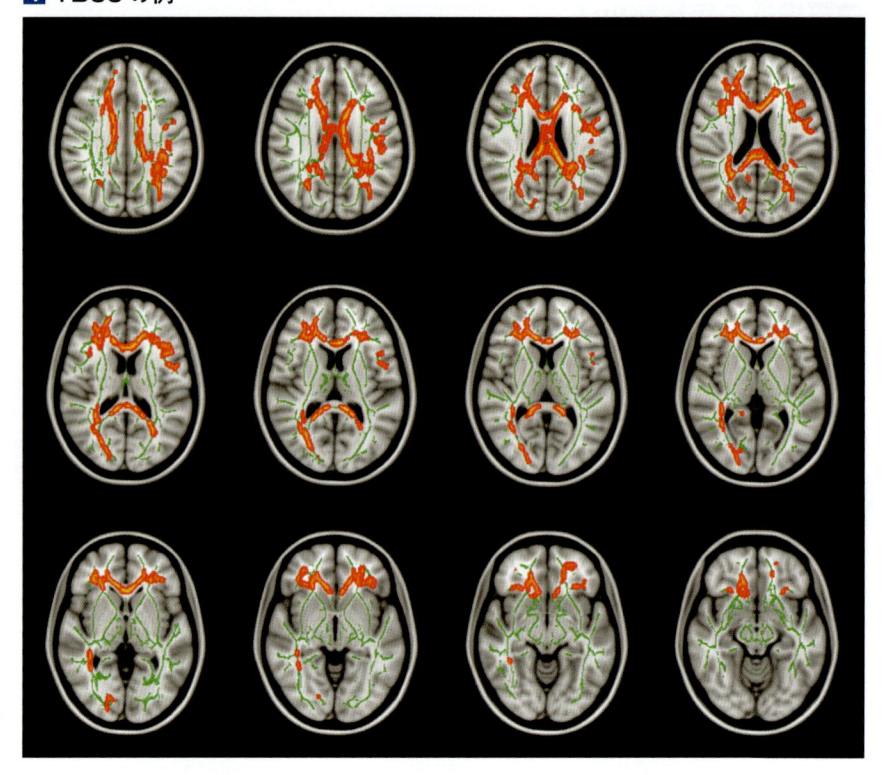

MCI患者におけるFA低下領域（黄〜赤）が描出されている．緑はTBSSにより作成されたskeletonである．

のステップが完全であることが要求される．しかしこのようなことは原理的に不可能であり，どうしてもmisregistrationが生じることになる．そして，misregistrationがあると，位置のずれが誤ってFAの差として認識されてしまう．もう一つはsmoothingの問題で，DTIデータの場合，smoothingの際に用いるGaussian kernelの大きさによって，結果が大きく左右されてしまうことが知られている．

このような問題の解決法がいくつか提案されているが，その一つがtract-based spatial statistics（TBSS）[7]（ 4 ）と呼ばれるものである．この方法では，まず各被験者のFA画像を標準脳に標準化し，それらの平均画像を作成し，そこから白質線維の中心部分（'skeleton'）を作成する．このようにして作成されたskeletonは各被験者の脳によくマッチする．次いで各被験者の標準化されたFA画像からskeleton上に，FA値を投影する．この際，skeletonから最も近いところにある極大のFA値がskeletonに投影される．このようにして被験者ごとにskeletonに近傍のFA値を載せたものができあがる．最後にskeleton上の値に対してvoxelごとに検定を行う．TBSSはmisregistrationに対して頑健であり，またsmoothingを必要としない．臨床応用はまだされていないが，今後の認知症診療への応用が期待される．

（宮田　淳）

**文献**

1) Fujiwara H, et al. Anterior cingulate pathology and social cognition in schizophrenia：A study of gray matter, white matter and sulcal morphometry. *Neuroimage* 2007；36：1236-1245.
2) Ashburner J, Friston KJ. Voxel-based morphometry—the methods. *Neuroimage* 2000；11：805-821.
3) Hirata Y, et al. Voxel-based morphometry to discriminate early Alzheimer's disease from controls. *Neurosci Lett* 2005；382：269-274.
4) Dale AM, et al. Cortical surface-based analysis：I. Segmentation and surface reconstruction. *Neuroimage* 1999；9：179-194.
5) Fischl B, et al. Cortical surface-based analysis：II. Inflation, flattening, and a surface-based coordinate system. *Neuroimage* 1999；9：195-207.
6) Behrens TEJ, et al. Probabilistic diffusion tractography with multiple fibre orientations：What can we gain? *Neuroimage* 2007；34：144-155.
7) Smith SM, et al. Tract-based spatial statistics：Voxelwise analysis of multi-subject diffusion data. *Neuroimage* 2006；31：1487-1505.

## 脳血流SPECT

**Point**
- 認知症はさまざまな原因疾患によって生じるが，脳画像はそれぞれの病理・病態像を反映した特徴的な所見を示す．特に脳血流SPECTの統計学的画像解析から認知症の早期診断や鑑別が容易になってきた．
- アルツハイマー病は，病初期から頭頂側頭葉や後部帯状回の血流低下がみられ，軽度認知障害でもこのパターンがみられる場合には早期にアルツハイマー病へ移行することが多い．
- （皮質下）血管性認知症は，主に前頭葉連合野と前部帯状回および深部灰白質の血流低下がみられる．
- レヴィ小体型認知症は，後頭葉内・外側の血流低下と視床や線条体の相対的な血流上昇がみられる．また自律神経機能障害を反映してMIBG心筋シンチグラフィーによる心筋への集積低下が特徴的である．
- 前頭側頭型認知症は，前頭葉から側頭葉前方の血流低下がみられる．

**Keywords**

**SPECT** *1
シンチカメラを用いて，体内に投与した放射性同位体から放出されるガンマ線を検出し，その分布を断層画像にしたもの．PET*2と異なり，サイクロトロンなどの大掛かりな設備を必要とはしないため生体の機能観察の目的に広く一般臨床で利用されている．

*1 single photon emission computed tomography（単一フォトン断層撮影法）

*2 positron emission tomography（ポジトロンエミッション断層撮影法）

### 脳血流SPECT

現在本邦では，$^{123}$I-IMP，$^{99m}$Tc-ECD，$^{99m}$Tc-HMPAOの3種類の脳血流測定用トレーサーが用いられている．正常の脳血流分布像は，左右対称で，大脳，小脳皮質や深部灰白質の集積は高く，白質の集積はきわめて低い．閉眼状態では後頭葉皮質や視覚領の集積が開眼時より低い．トレーサーによる多少の分布の違いもみられ，$^{99m}$Tc-HMPAOでは小脳皮質や大脳基底核の集積が高く，$^{99m}$Tc-ECDでは後頭葉内側皮質の集積が高くなるが，側頭葉内側では低い．

概して，CTやMRIによる形態画像は神経細胞脱落と，SPECTやPETによる機能画像はシナプス消失と関連するといわれている．病初期には，部位によっても異なるが神経細胞脱落よりもシナプスの障害が著しいため，早期診断法としての機能画像の役割が期待される．特に統計学的画像解析法により，客観的な血流分布の異常が確認できるため，形態画像とともに脳血流SPECT検査は認知症の早期診断と鑑別には有用性が高い．

### アルツハイマー病（AD）

病理組織学的特徴である老人斑と神経原線維変化および神経細胞脱落は海馬を含む側頭葉内側部と側頭頭頂連合野に高度に出現する．したがって，これら病巣の形態的，機能的変化を画像によって検出することは診断につながる．一般には，CTやMRIなどの形態画像によって海馬領域の萎縮を確認し，

## 1 アルツハイマー病のSPECT（58歳，女性）

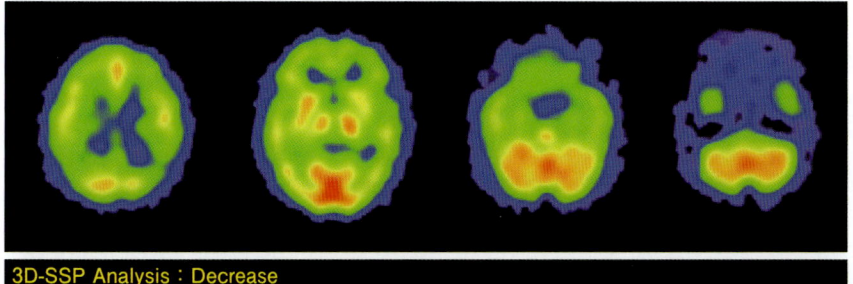

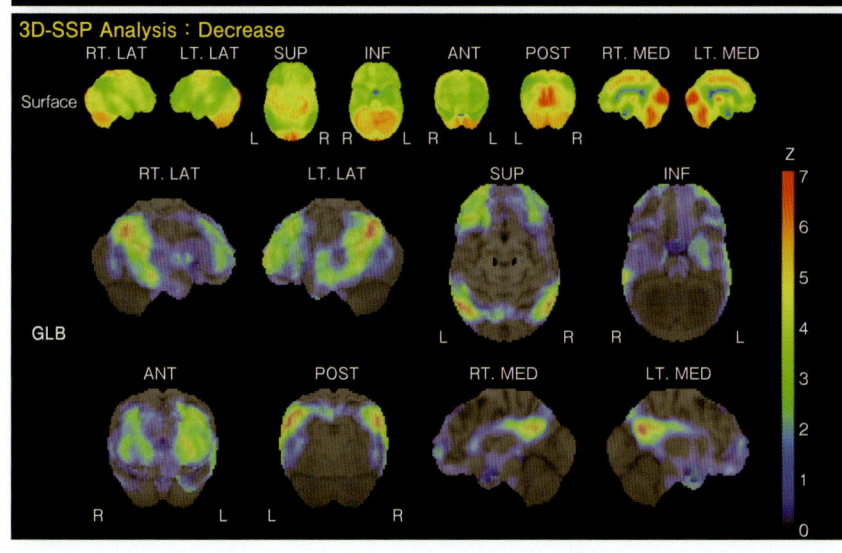

上段：横断断層像．頭頂葉から側頭葉，一部前頭葉の血流低下がみられるが，後頭葉，小脳半球，深部灰白質の血流は保たれる．
下段：3D-SSPで解析したz-score像．外側面では頭頂側頭葉と前頭葉の，内側面では後部帯状回の有意な血流低下がみられるが，運動感覚野の血流は保たれる．

SPECTやPETなどの機能画像によって頭頂側頭葉領域の血流や代謝の低下を確認することがポイントとなる[1]．

海馬を含む側頭葉内側領域は，病初期から高度な萎縮が出現し，MRIで容易に確認できるが，機能画像では海馬領域の血流や代謝の低下は検出されにくい．この理由として，SPECTやPETの空間分解能が低く，内側側頭葉領域の血流や代謝の低下が観察されにくいこと，画像統計解析手法では萎縮脳を標準脳へ変換する際に形態変換が不十分となり有意な異常を示しにくいこと，病初期には残存神経細胞の機能亢進が起こり内側側頭葉機能の代償機転が働くこと[2]，などが推定されている．さらに，血流や代謝は神経細胞数よりもシナプス活動を反映するため，神経細胞脱落の著しい海馬領域より後部帯状回や頭頂側頭葉の異常が検出されやすいと考えられている．

一方，大脳後方連合野の異常はADの比較的特有な所見とされている．形態学的な萎縮が明瞭となる前から，機能画像によって血流や代謝の低下が観察されることが多い．特に最近の3D-SSP（three-dimensional stereotactic surface projection）やeZIS（easy Z-score Imaging System）などの統計学的画像解析法を用いると，診断精度の向上が期待できる．SPECT像を3D-SSPで解析すると，頭頂側頭葉に加えて後部帯状回や楔前部の血流低下が検出され，後者の所見は病初期から出現するため早期診断法として活用されている（**1**）．本法を用いると，80〜90％以上のAD患者でこのような所見が検出で

**Memo**

### 3D-SSP
患者SPECT像の解剖学的標準化を行い，脳表抽出をして，得られたデータと正常データベースの平均値と標準偏差を用いて脳表ピクセルごとに全ピクセルに対してzスコア［（健常者群平均ピクセル値−患者ピクセル値）／健常者群標準偏差］を算出する．カウントの正規化には大脳半球平均，視床，橋，小脳の領域のカウント値が用いられる．

**Memo**

### e-ZIS
3D-SSPと同じく画像統計解析手法の一つであり，脳表像とともに各断層像におけるzスコアが得られる．装置間の画像の違いを補正するプログラムを有するため，正常画像データベースを施設間で共有することができる．

### 2 アルツハイマー病の検査時年齢によるz-score像の相違

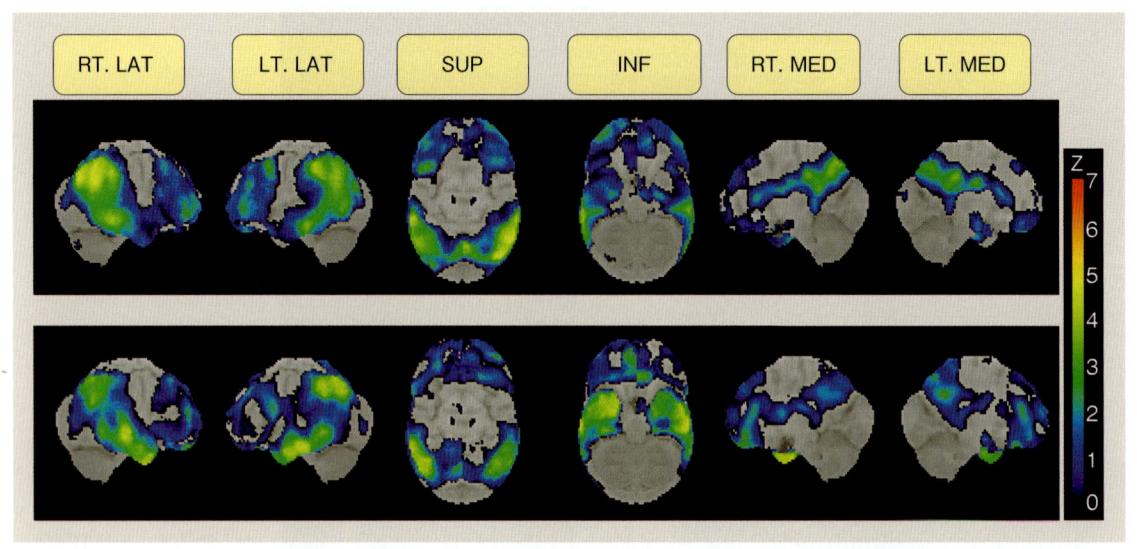

上段は若年群（70歳未満，n=31），下段は老年群（70歳以上，n=48）で，いずれも同年齢の健常者と比較した．若年者では頭頂側頭葉の血流低下がより高度にみられ，老年者では海馬を含む側頭葉内側領域の血流低下がみられる．

きる[3]．また後述するように，ADとの鑑別が必要となる血管性認知症やレヴィ小体型認知症，前頭側頭型認知症との相違も明らかである．

ただし，ADは臨床病理学的に均一ではないように，画像所見にもある程度の多様性がみられる．たとえば，若年発症例と老年発症例を比較した場合，前者で大脳巣症状（失語，失行，失認）が著しく認知機能障害も急速に進行するが，後者では記憶障害が主となり，進行はやや遅い．これを反映して，若年者ほど大脳後方連合野の異常（頭頂側頭葉の血流低下や萎縮）が検出されやすく，一方老年者では海馬を含む側頭葉内側領域の異常に限局する傾向がある[4]（2）．すなわち，SPECTで観察される大脳後方連合野病変はADによりspecificであり若年患者で検出されやすいのに対して，MRIによる海馬病変はむしろ認知症にsensitiveな所見であり，高齢患者で認めやすいといえる（3）．その他，頭頂側頭葉の血流低下所見が高度なほど認知機能障害の進行は早く[5]，また認知機能障害のレベルが同等でも高教育歴患者ではSPECTによる血流低下所見がより高度にみられ，これは教育によるcognitive reserve（認知予備能）を反映していると考えられる[6]．

SPECTは早期診断にも有用で，健忘型MCI（mild cognitive impairment：軽度認知障害）でもADと同じように後部帯状回から楔前部，さらには頭頂側頭葉領域の血流や代謝の低下がみられることが少なくない．最近のMCIからADへの移行予測におけるSPECTによる診断能のメタ解析によると，感度は83.8％，特異度は70.4％と高く，高率に移行予測が可能といえる[7]．ただし，MCIの病理，病態学的多様性を反映して，血流や代謝の低下パターンもさまざまである．概して，早期にADへ移行しやすいコンバーター群は，後部帯状回から頭頂側頭葉の血流や代謝の低下が認められることが多い[8]．ま

### 3 アルツハイマー病の病理学的変性分布と画像診断

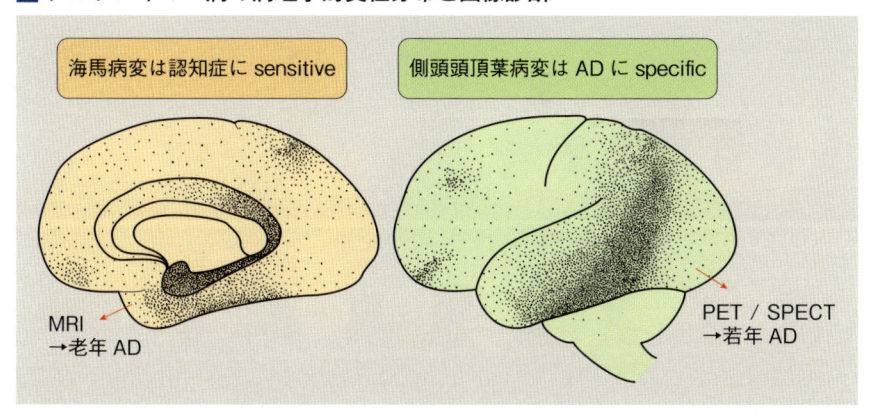

海馬病変は認知症にsensitive
MRI
→老年AD

側頭頭頂葉病変はADにspecific
PET / SPECT
→若年AD

### 4 小血管障害型の血管性認知症（または皮質下血管性認知症）のMRI像

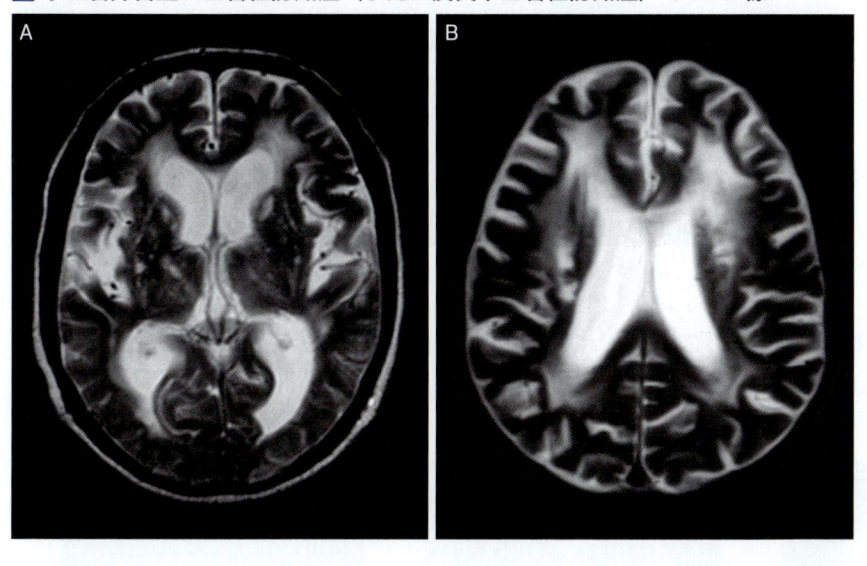

A：多発小梗塞型．穿通枝領域の小梗塞（ラクナ梗塞）の多発がみられる．
B：ビンスワンガー型．大脳深部白質の高信号域が広範にみられる．

た，MCIはいくつかのサブグループに分けられるが，amnestic MCIは早期ADに一致した血流低下パターンを示すが，non-amnestic MCIはより前方領域の血流低下を示すとの報告もある．

SPECTによる脳血流低下所見は，ADの病理病態学的変化を反映することから臨床症状との関連も明瞭で，さらに治療効果の予測[9]や効果判定[10]などにも利用される．

## 血管性認知症（vascular dementia：VaD）

VaDは，成因や病巣の局在，分布などにより臨床症状や経過は異なるが，頻度が高くADとの鑑別が問題となるのは主に頭蓋内の細小動脈硬化病変による"小血管病変を伴う認知症"または"皮質下VaD"である．これは，穿通枝領域の小梗塞（ラクナ梗塞）の多発による多発小梗塞型と広範な大脳深部白質の不全軟化や髄鞘脱落によるビンスワンガー型とに分けられる（**4**）．

SPECTでは，主に前頭葉外側，内側から前部帯状回および深部灰白質の

## 5 血管性認知症のSPECT（78歳，女性）

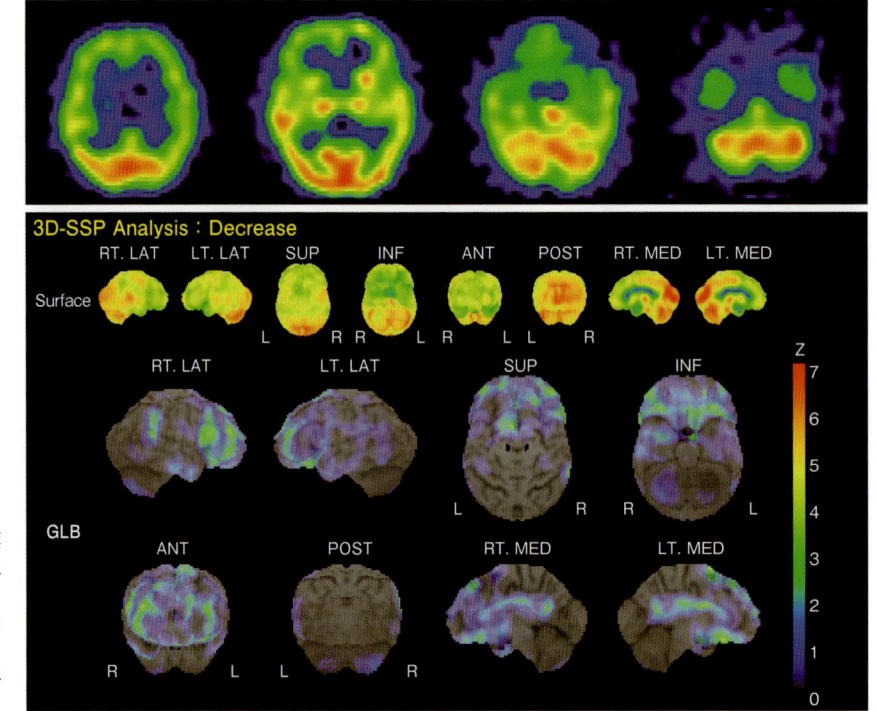

上段：横断断層像．前頭葉連合野と大脳基底核部の血流低下がみられる．

下段：3D-SSPで解析したz-score像．前頭葉外側と内側および帯状回前部の血流低下がみられる．

## 6 大脳白質病変や脳梗塞を伴う認知症の3例

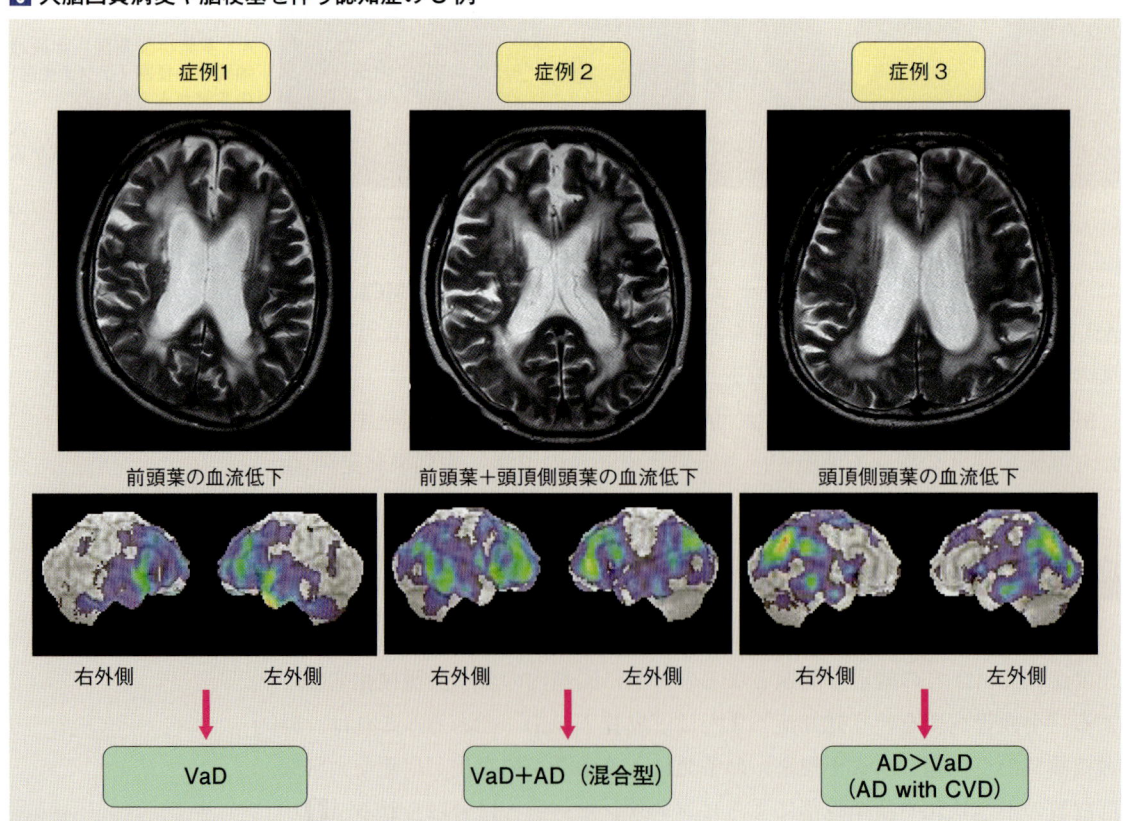

症例1：前頭葉の血流低下 → VaD

症例2：前頭葉＋頭頂側頭葉の血流低下 → VaD＋AD（混合型）

症例3：頭頂側頭葉の血流低下 → AD＞VaD（AD with CVD）

症例1はVaD，症例2は混合型，症例3はCVDを伴うAD．

## 7 レヴィ小体型認知症のSPECT（72歳，男性）

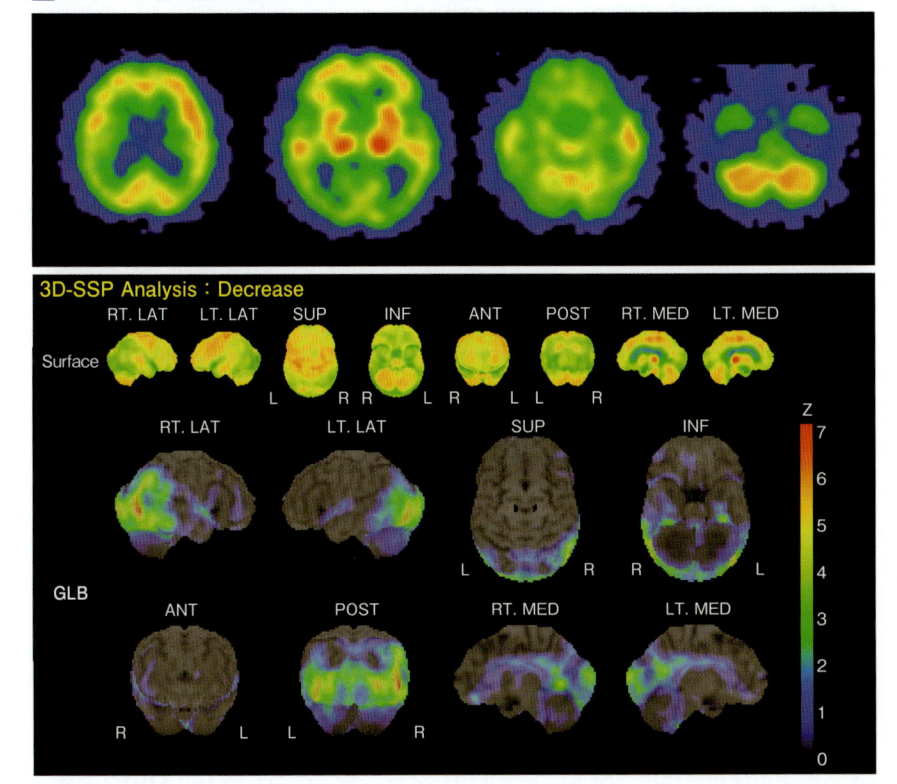

上段：横断断層像．頭頂側頭葉とともに後頭葉内側および外側の血流低下がみられ，深部灰白質の血流はやや上昇している．
下段：3D-SSPで解析したz-score像．後頭葉内側および外側の血流低下がみられる．

血流低下所見が特徴的で（**5**）[11]．大脳後方領域の血流低下を特徴とするADとは対照的である．典型例に限れば両者の鑑別は容易であるが，日常の臨床では血管性病変とAD病変が種々の程度に合併してみられることがまれではなく，特に高齢者ではこの傾向が強い．われわれが，probable VaD（皮質下VaD）と診断した連続22例のSPECT画像を3D-SSPで解析した成績では，8例（36％）に同時に頭頂側頭葉から後部帯状回の有意な血流低下もみられ，これらはAD病変との合併が推測された[11]．**6**に示す3症例はいずれも臨床所見およびMRI所見から皮質下VaDと考えられたが，SPECT所見は多様で，症例1は前頭葉の血流低下が，症例2は前頭葉および頭頂側頭葉の血流低下が，そして症例3は主として頭頂側頭葉の血流低下がみられた．この所見から，症例1はVaD，症例2はVaD＋ADの混合型，症例3は脳血管障害を伴うAD（AD with CVD〈cerebrovascular disorder〉）と最終的に診断された[12]．一般にAD病変が高度なほど認知機能障害の進行が早く，血管性病変が高度なほど脳血管発作を繰り返しやすいことから，治療やケアを考えるうえで両者の病態の相違を明らかにし，正確に鑑別していく必要がある．

## レヴィ小体型認知症（dementia with Lewy body：DLB）

老年者では，純粋型（pure form）よりも通常型（common form）が多く，病理学的には老人斑や神経原線維変化などのAD病変を合併することが多い．

**8** レヴィ小体型認知症（図A，72歳，男性）とアルツハイマー病（図B，76歳，女性）のiSSP4で解析したtwo-tail views

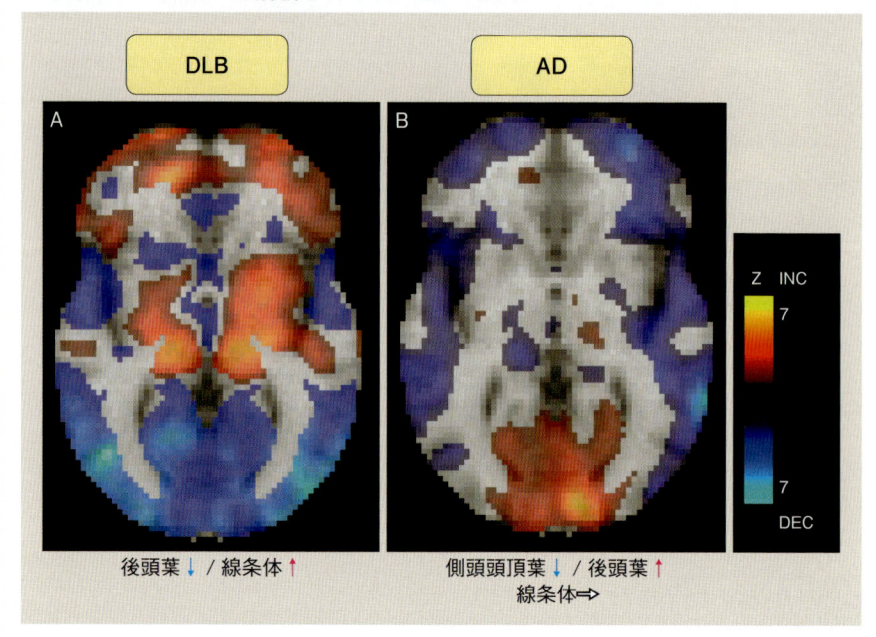

DLB　　　　　　　　　AD

後頭葉↓／線条体↑　　　側頭頭頂葉↓／後頭葉↑
　　　　　　　　　　　　　線条体⇒

暖色系は相対的な血流増加を，寒色系は相対的な血流低下を示す．

**9** レヴィ小体型認知症（図A）とアルツハイマー病（図B）の$^{123}$I-MIBG心筋シンチグラフィー所見

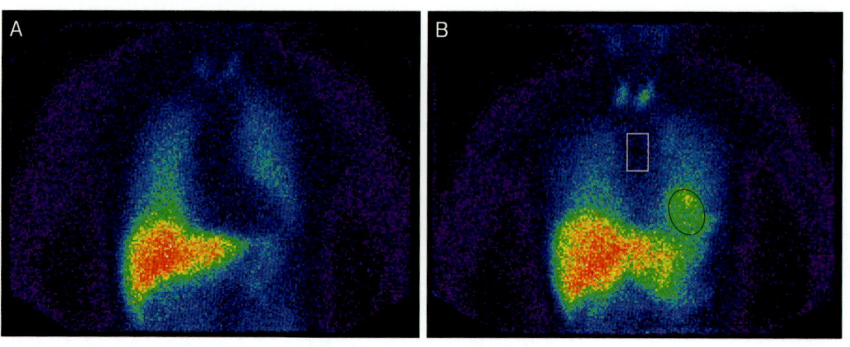

レヴィ小体型認知症では心筋への集積が低下または欠損している．DLB：H／M比1.21，AD：H／M比2.68．

SPECTでは後頭葉内側，外側の血流低下がみられ[13]（**7**），後頭葉の血流が保たれるADとは明らかな相違がみられる．ただし，この所見はDLB患者のせいぜい70〜80％程度にしかみられないため，この所見が認められないからといって本症を否定することはできない．DLBの後頭葉では明らかな病理学的変化が認められることはなく，後頭葉の血流低下の発現機序については不明であるが，臨床的には幻視や視覚認知障害との関連が示唆されている[14]．さらに，統計画像解析では，線条体や視床の相対的な血流や代謝の増加がみられ，これはドパミン作動神経ニューロン減少の代償性変化と理解されており，ADとの鑑別にも役立つ[15]（**8**）．一方，中枢，末梢の広範な自

**10** 前頭側頭葉変性症の型，脳萎縮の中心部位

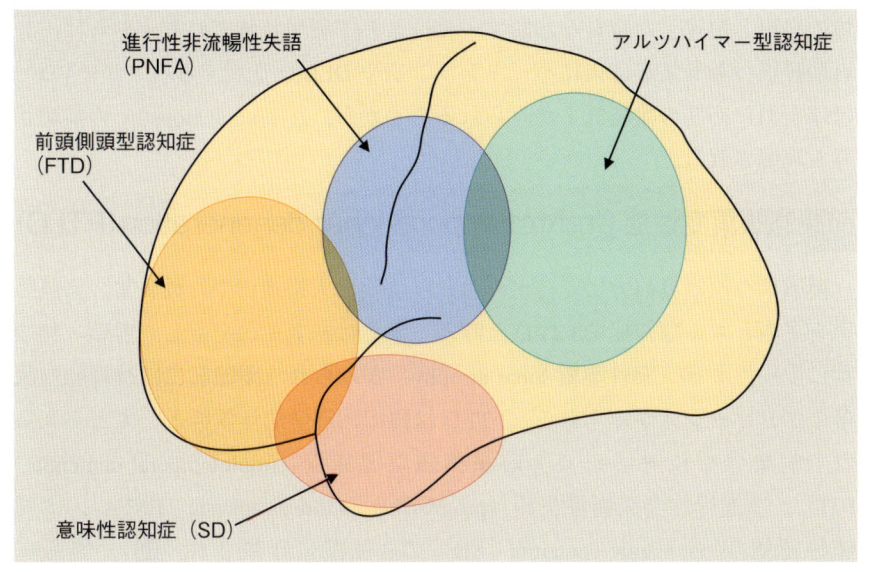

- 前頭側頭型認知症（FTD）
- 進行性非流暢性失語（PNFA）
- アルツハイマー型認知症
- 意味性認知症（SD）

（Japan Academy for Alzheimer's Disease〈JAAD〉より引用）

**11** 前頭側頭型認知症の SPECT（61歳，女性）

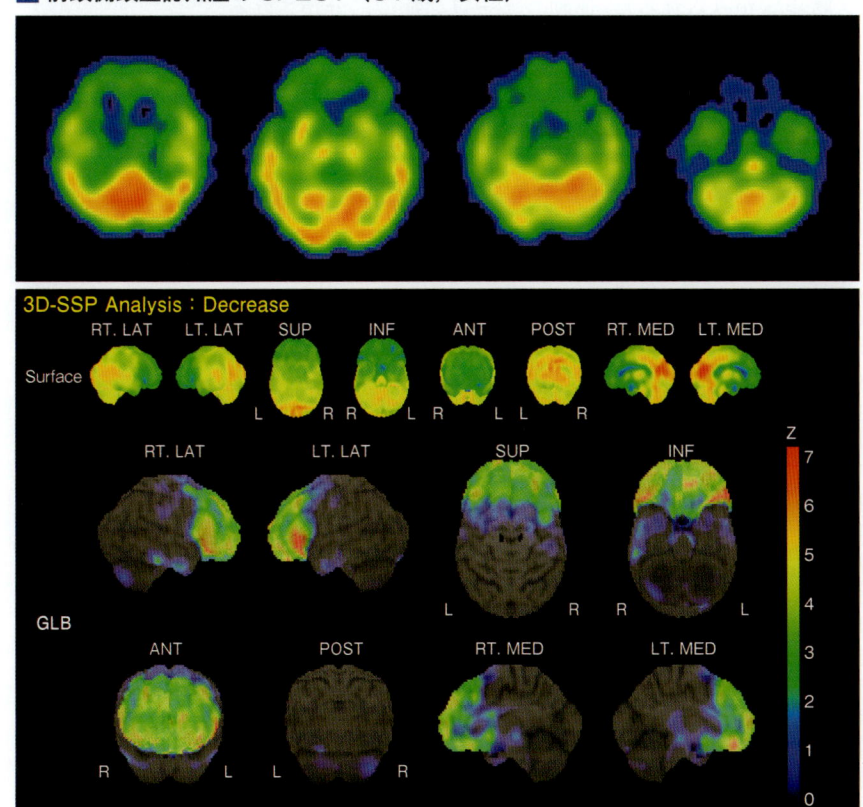

上段：横断断層像．前頭葉から側頭葉前方の高度な血流低下がみられる．
下段：3D-SSP で解析した z-score 像．前頭葉外側から内側に限局した高度な血流低下がみられる．

律神経系の変性をきたすため，心筋交感神経機能を評価する $^{123}$I-MIBG（meta-iodobenzylguanidine）心筋シンチグラフィーで特徴的な心筋への集積低下が認められる[16]（**9**）．本所見は，DLB やパーキンソン病の病初期から

観察され，ADやその他の認知症で認められることはまれであり，レヴィ小体の出現と関連した特有な診断マーカーとして利用されている．さらに，レム期睡眠行動異常症は後にパーキンソン病やDLBへ進展することが多いが，ほぼ全例に心筋の集積低下がみられることから，α-synucleinopathyの前駆状態と理解される．

## 前頭側頭葉変性症（frontotemporal lobar degeneration：FTLD）

　前頭葉や側頭葉前方に変性がみられ，著明な人格変化や行動異常，言語障害を主徴とする認知症をFTLDと呼ぶ．多くは初老期に発症し，前頭・側頭葉に限局性萎縮（葉性萎縮 lobar atrophy）がみられ，萎縮部には神経細胞脱落とグリオーシスがみられる．FTLDは臨床病理学的症候群としてとらえられ，病巣分布に対応して①前頭側頭型認知症（frontotemporal dementia：FTD），②進行性非流暢性失語（progressive nonfluent aphasia：PNFA），③意味性認知症（semantic dementia：SD）の3亜型に分類され（[10]），さらにFTDは前頭葉変性型（病理学的特徴に乏しく，軽度のグリオーシスと神経細胞脱落から成る），ピック型（古典的ピック病に相当し，組織学的にピック嗜銀球がみられる），運動ニューロン病型に分類される．

　SPECTでは前頭葉から側頭葉前方の高度な血流低下がみられ（[11]），他の認知症との鑑別は困難ではない．時に，前頭葉症状を主徴とするfrontal variant of ADとの鑑別が問題となるが，FTDではADでみられるような頭頂葉や後部帯状回領域の血流低下所見がみられることはまれである．

（羽生春夫）

### 文献

1) 羽生春夫. 脳画像による認知症の鑑別診断. 阿部康二（編）. 研修医のための神経内科診療. 東京：新興医学出版社；2010, pp.23-29.
2) 松田博史. MCIのSPECT所見. 神経内科 2007；67：525-531.
3) 羽生春夫ほか. 3D-SSP（three-dimensional stereotactic surface projection）をもちいた脳血流SPECTによるアルツハイマー病の診断. 臨床神経 2001；41：582-587.
4) Hanyu H, et al. Effect of age on regional cerebral blood flow patterns in Alzheimer's disease patients. *J Neurol Sci* 2003；209：25-30.
5) Hanyu H, et al. The progression of cognitive deterioration and regional cerebral blood flow patterns in Alzheimer's disease：A longitudinal SPECT study. *J Neurol Sci* 2010；290：96-101.
6) Hanyu H, et al. The effect of education on rCBF changes in Alzheimer's disease：A longitudinal SPECT study. *Eur J Nucl Med Mol Imaging* 2008；35：2182-2190.
7) Yuan Y, et al. Fluorodeoxyglucose-positron-emission tomography, single-photon emission tomography, and structural MR imaging for prediction of rapid conversion to Alzheimer disease in patients with mild cognitive impairment：A meta-analysis. *AJNR Am J Neuroradiol* 2009；30：404-410.
8) Hirao K, et al. The prediction of rapid conversion to Alzheimer's disease in mild cognitive impairment using regional cerebral blood flow SPECT. *Neuroimage* 2005；28：1014-1021.
9) Hanyu H, et al. Regional cerebral blood flow patterns and response to donepezil treatment in patients with Alzheimer's disease. *Dement Geriatr Cogn Disord* 2003；15：177-182.
10) Hanyu H, et al. Cerebral perfusion patterns associated with the clinical response to donepezil therapy in Alzheimer's disease patients. In：Nishimura T, et al（editors）.

Functional and Molecular Imaging of Stroke and Dementia : Updates in Diagnosis, Treatment, and Monitoring. Amsterdam : Elsevier ; 2006, pp.135-143.
11) Hanyu H, et al. Cerebral blood flow patterns in Binswanger's disease : A SPECT study using three-dimensional stereotactic surface projections. *J Neurol Sci* 2004 ; 220 : 79-84.
12) 羽生春夫. 大脳白質病変と認知症の臨床診断を考える—症例から考える. 老年精神医誌 2010 ; 21(Suppl 1) : 24-28.
13) Shimizu S, et al. Differentiation of dementia with Lewy bodies from Alzheimer's disease using brain SPECT. *Dement Geriatr Cogn Disord* 2005 ; 20 : 25-30.
14) Nagahama Y, et al. Neural correlates of psychotic symptoms in dementia with Lewy bodies. *Brain* 2010 ; 133 : 557-567.
15) Sato T, et al. Deep gray matter hyperperfusion with occipital hypoperfusion in dementia with Lewy bodies. *Eur J Neurol* 2007 ; 14 : 1299-1301.
16) Hanyu H, et al. Comparative value of brain perfusion SPECT and [$^{123}$I]MIBG myocardial scintigraphy in distinguishing between dementia with Lewy bodies and Alzheimer's disease. *Eur J Nucl Med Mol Imaging* 2006 ; 33 : 248-253.

## 認知症の画像診断
# PET, アミロイド・イメージング

> **Point**
> - PETはまだ一般の日常認知症診療で用いることはできないが，認知症疾患の病態理解，早期鑑別診断や背景病理の推定に有用な情報を得ることができる．
> - FDGによる脳ブドウ糖代謝の評価は局所脳機能障害を感度良くとらえることができ，鑑別診断，病態診断のうえで最も基本的な情報を提供してくれる．
> - ドパミントランスポータ画像は，黒質変性を感度良く検出できるので，パーキンソン病関連疾患の診断に有用である．
> - アミロイドPETはアルツハイマー病の原因となるアミロイドβの脳内沈着を検出できる．アルツハイマー病の早期診断や発症予測に有用であるほか，非アルツハイマー型変性疾患の除外診断や病態理解に有用である．

### 血管性認知症の診断とPET

　血管性認知症の診断にはMRIまたはX線CTによる脳血管病変の同定が必須であるが，存在する血管病変が認知症の責任病変であるかどうかはさらに吟味を有する．ここでは，PETによる機能診断が有用な例を提示する．

　大脳深部の多発性脳梗塞はしばしば緩徐進行性の認知症症状を呈するが，多くは遂行機能障害や発動性の低下などの「皮質下認知症」の特徴を有する．仮性球麻痺やパーキンソン病類似の歩行障害を伴う場合もある．FDG-PETや脳血流SPECTでは前頭葉の広範な血流代謝低下を示すのが典型例である．しかし，大脳深部に多発性小梗塞を有する症例でも，近時記憶障害やもの盗られ妄想などアルツハイマー病に特徴的な臨床症状を呈する症例もある．このような場合はFDG-PETや脳血流SPECTの所見が診断の一助となる．**1**のAとBに典型例を提示する．脳血管障害の病巣の大きさと認知機能低下の程度はおおよそ相関することが知られているが，比較的小さな脳血管障害でも機能的に重要な脳部位に生じると決定的な症状を来すことがあり，戦略拠点破壊型血管障害とも呼ばれている．**1**のCは近時記憶障害を主体とする症例で，single domainのamnestic MCIに該当する臨床像であるが，MRI画像では視床前部の小さな脳梗塞が認められ内包膝部や視床乳頭体束に広がりを持つ．FDG-PETでは同側の前帯状回，前頭葉背側部の広範な皮質領域に代謝低下を認めており，いわゆる遠隔効果（diaschisis）と考えられる．皮質領域の機能低下は病態をよく説明する．

## 1 PETが役立つ血管性認知症の診断

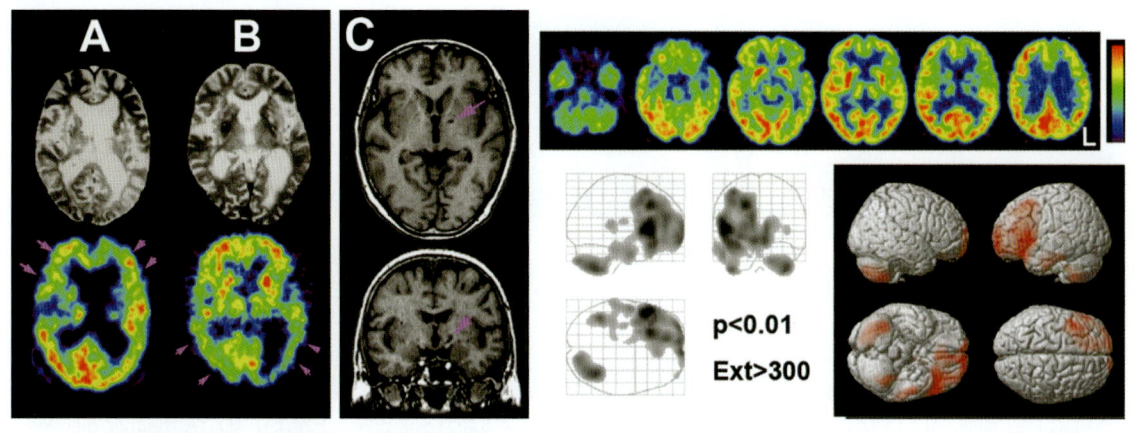

A, B：大脳深部に多発性小梗塞を有する認知症症例のFDG-PET．Aは前頭葉の広範な代謝低下を認める．多発性脳梗塞による認知症と診断された．Bは側頭頭頂葉皮質の広範な代謝低下を認める．脳梗塞を伴うアルツハイマー病と診断された．
C：戦略拠点破壊型脳梗塞による認知症．MRIでは左視床前核を中心とした小梗塞が認められるが，PETでは同側の前帯状回や前頭葉皮質に広範な代謝低下を認める．FDG-PET画像を統計画像（SPMによる健常者データベースとの比較により有意な代謝低下部位を表示）とともに示す．

## FDG-PETによる変性型認知症の鑑別診断

　変性型認知症は萎縮の目立たない比較的早期から，特徴的な血流代謝低下のパターンを呈することが多く，FDG-PETは認知症の早期診断に有用である[1]．アルツハイマー病ではよく知られているように，初期には後部帯状回から楔前部の代謝低下が先行することが多く，側頭頭頂葉外側部皮質が疾患に特徴的とされる．進行すれば前頭葉も含めた連合野皮質の代謝が広範に低下するが，後頭葉，中心前後回，視床・線条体の代謝は進行期でも比較的保たれる．レヴィ小体型認知症ではアルツハイマー病類似の側頭頭頂葉外側部皮質の低下に加え，後頭葉特に内側後頭葉の代謝が低下していることが特徴である．前頭側頭型認知症では文字通り前頭葉側頭葉優位の代謝低下が認められる（**2**）．進行性核上性麻痺，大脳皮質基底核変性症，多系統萎縮症など，パーキンソニズムを伴う変性型認知症は，後述するドパミン系PETの所見と合わせることで，診断の精度を高めることができる．

## ドパミントランスポータ画像の有用性

　パーキンソン病の特徴である黒質線条体ドパミンニューロンの変性は，ドパミントランスポータ画像により鋭敏にとらえることができる．線条体に存在する節前部端末に存在するドパミントランスポータの密度はパーキンソン病の運動障害発症時に，正常平均に比べすでに50〜70％の低下があることが知られている．これほど高度の細胞脱落に至るまで運動障害が発症しないのは，単位細胞あたりのドパミン合成能を高めたり，ドパミンと拮抗する系を調整することによる代償作用が働いているためと考えられている．ドパミントランスポータPETによる黒質変性は運動障害発症前に検出可能であり，

**Keywords**
**FDG-PET**
18F-FDG（18F-2-fluoro-2-deoxy-d-glucose）はブドウ糖の類似化合物である．現在全身の腫瘍診断に広く用いられているが，脳のエネルギー基質はもっぱらブドウ糖の酸化的リン酸化に依存しているので，神経活動の指標として精度の高い情報が得られる．意義としては脳血流SPECTと同等であるが，診断精度はFDG-PETのほうが優れている．

**Keywords**
**ドパミントランスポータ**
ドパミン神経細胞のシナプス前構造に存在し，放出したドパミンを神経細胞内に再取り込みする機能を有する．アンフェタミンや覚醒剤の作用部位で，ここをブロックするとドパミン作用が高まる．黒質線条体ドパミンニューロンのシナプス端末は線条体に存在するので，線条体におけるドパミントランスポータ密度は黒質の変性を反映する．ドパミントランスポータを標識するSPECT製剤の治験も行われており，まもなくわが国でも使用できる見込みである．

## 2 FDG-PETによる認知症の鑑別診断

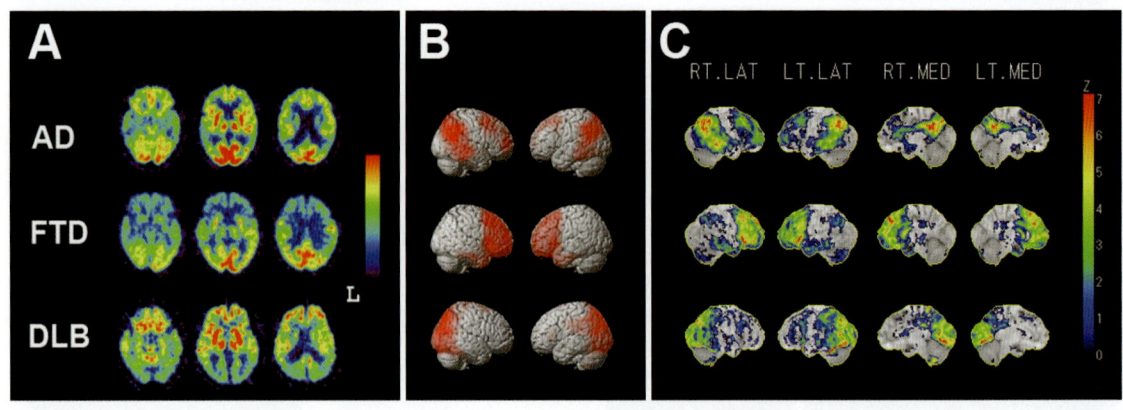

A：FDG-PET画像，B：SPMによる統計画像診断，C：3DSSPによる統計画像診断．上段よりAD（Alzheimer disease：アルツハイマー病），FTD（frontotemporal dementia：前頭側頭型認知症），DLB（dementia with Lewy body：レヴィ小体型認知症）．ADでは側頭頭頂葉の代謝低下，FTDでは前頭側頭葉の代謝低下，DLBでは側頭頭頂葉に加え後頭葉の代謝低下が特徴である．

　レム期睡眠行動異常症や，物忘れを主訴として来院したパーキンソニズムのない症例でも，黒質変性を検出することにより，レヴィ小体病としての診断が確実となることがしばしばある．

　パーキンソン病関連疾患は黒質線条体節前機能低下が検出されることが特徴であるが，これのみで特異的診断をすることは困難であり，節後機能を表すドパミン受容体画像，FDG-PET，および局所神経変性あるいは脳萎縮を評価するMRIと合わせて評価することで診断の核心に迫ることができる[2]．パーキンソン病およびレヴィ小体型認知症ではドパミントランスポータの脱落は線条体の後方外側背側より前方内側腹側に向かって進行する．線条体に細胞体を有するドパミン節後ニューロンの変性はなく，ドパミン受容体密度の低下はないため，トランスポータと受容体画像を合わせて評価すると診断の精度が上がる．一方，多系統萎縮症，進行性核上性麻痺，大脳皮質基底核変性症では黒質線条体節後ニューロンの変性を反映して，受容体画像でも脱落を認める．しかし，それぞれに特徴がある．多系統萎縮症では線条体における器質障害が高度であり，シナプスの節前・節後構造がもろともに破壊されるため，PETのドパミン節前機能画像と節後機能画像はほぼ同様の分布で脱落が認められる．進行性核上性麻痺では，病理学的に線条体の変性が軽いことを反映して，半数以上の症例では受容体画像は正常である．ドパミンPET画像のみをみると，パーキンソン病やレヴィ小体型認知症と区別できない場合が多い．しかし，MRIで中脳の萎縮やFDG-PETで中脳・前帯状回・前頭葉弁蓋部の代謝低下といった特徴的な画像所見があるため，これらと合わせて診断することができる．大脳皮質基底核変性症は，特異的な画像所見は必ずしもないが，非対称性の強い皮質および基底核の機能低下が特徴的である．黒質変性，線条体変性の程度はさまざまである（ 3 ）．

### 3 パーキンソン病関連疾患における PET 所見

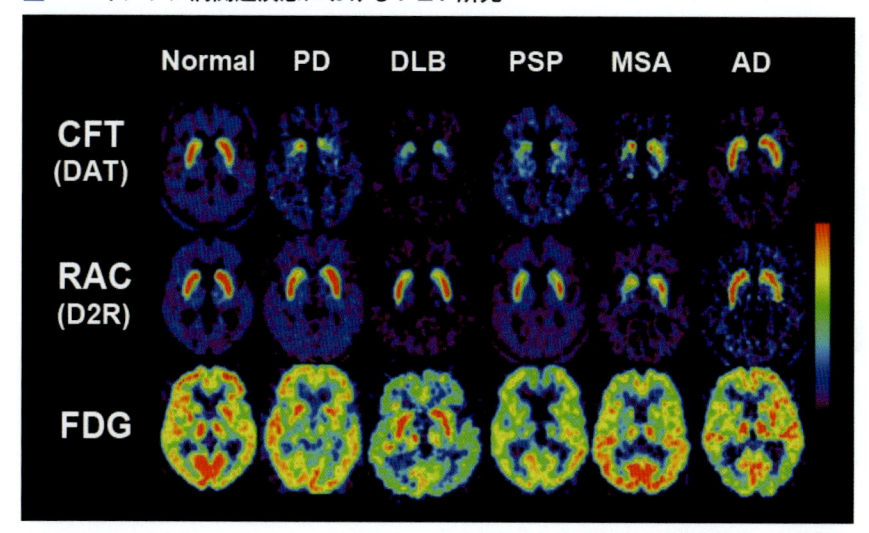

上段より CFT（ドパミントランスポータ），RAC（ドパミン $D_2$-like 受容体密度），FDG（脳ブドウ糖代謝）．PD（Parkinson disease：パーキンソン病）と DLB（レヴィ小体型認知症）では CFT が線条体後方有意に高度に低下しているが，RAC は保たれる．DLB では FDG で後頭葉を含む広範な皮質代謝低下を認める．PSP（progressive supranuclear palsy：進行性核上性麻痺）では PD 類似のドパミン機能障害が認められる．RAC の低下はあっても軽度のことが多い．FDG では前帯状回，前頭弁蓋部，中脳の代謝低下を認める．MSA（multiple system atrophy：多系統萎縮症）では CFT，RAC ともにほぼ相応した領域で低下を認める．FDG でみた線条体代謝も低下している．AD では通常ドパミン神経伝達機能の異常は認めない．

## アミロイド PET による認知症診断

　アミロイド PET はアルツハイマー病の原因であるアミロイド β（Aβ）の脳内沈着を非侵襲的に観察することのできる診断技術である[3]．アルツハイマー病では Aβ 沈着が始まってから最終的に認知症を発症するまでの期間が 10 ～ 20 年に及ぶと考えられており，Aβ 沈着を検出することによりアルツハイマー病の早期診断や，無症候期における発症予測が将来は可能になると期待されている．アミロイド PET は髄液のアミロイドバイオマーカー（Aβ 1-42）とともに，新しいアルツハイマー病の臨床診断基準（NIA-AA 2011）に組み込まれており[4-6]，アルツハイマー病診断の必要条件と位置づけられている．アルツハイマー病の早期診断や発症予測の問題は別紙に譲り[7,8]，ここではアルツハイマー病以外の疾患におけるアミロイド PET 所見の意義を概説し，認知症診療や神経心理学研究における背景病理推定に有用な症例を提示する．

　アルツハイマー病におけるアミロイド陽性率はきわめて高いので，アミロイド PET 陰性所見が得られた場合，背景病理がアルツハイマー病でない可能性が強く示唆される．すなわち，前頭側頭型認知症，アミロイド沈着を伴わないレヴィ小体型認知症（小坂の pure form DLB）[9]，進行性核上性麻痺，大脳皮質基底核変性症，嗜銀顆粒性認知症[10,11]，神経原線維変化優位型認知症などのいわゆる老年者タウオパチーなどが，アミロイド PET 陰性の認知

**Key words**

**アミロイド PET**
線維型アミロイド構造をとって脳に沈着したアミロイド β の存在を検出することのできる PET 診断法である．アミロイド組織染色に用いられるコンゴーレッドやチオフラビン T の類似化合物を放射性同位元素で標識した薬剤が用いられる．半減期の比較的長い（110 分）フッ素 18 で標識した薬剤の第 III 相治験が現在行われており，近い将来市販普及することが期待されている．

### 4 各種認知症疾患におけるアミロイドPET

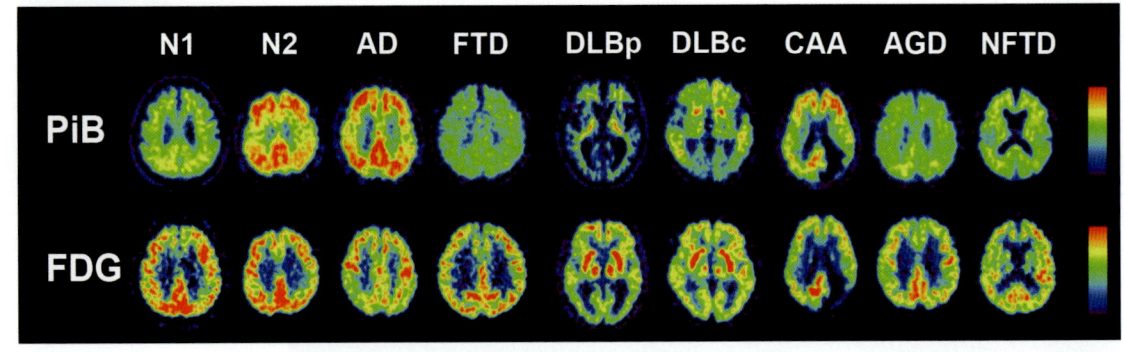

上段：¹¹C-Pittsburgh Compound B（PiB）によるアミロイドPET，下段：FDG-PET．N1，N2は健常老年者である．健常老年者の5～10％でアミロイドの沈着が認められる．AD（アルツハイマー病）ではアミロイド沈着を認めるが，FTD（前頭側頭型認知症）では通常アミロイド陰性である．DLB（レヴィ小体型認知症）はアミロイド陰性（DLBp）の場合と陽性（DLBc）の場合があり，臨床症状や経過が異なると考えられる．CAA（cerebral amyloid angiopathy：脳アミロイド血管症）では血管のアミロイドもアミロイドPETで標識されるといわれている．老年者タウオパチーとして知られるAGD（argyrophilic grain dementia：嗜銀顆粒性認知症）やNFTD（neurofibrillary tangle predominant dementia：神経原線維変化優位型認知症）でもアミロイドPET所見は陰性であり，臨床診断の一助になると考えられる．

### 5 非定型的認知症症候群の病態診断

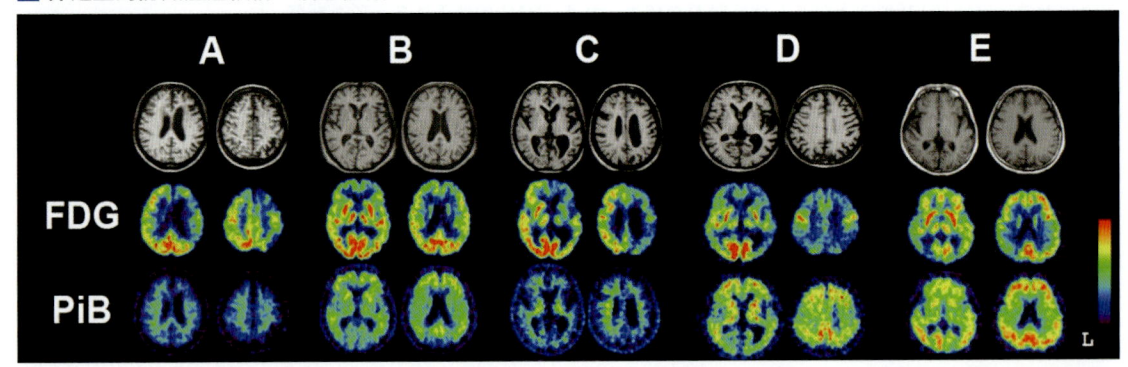

A，B：進行性非流暢性失語．FDGでは言語野を含む左優位の皮質代謝低下を認める．アミロイドPETではAは陰性，Bは陽性であった．Aは非アルツハイマー型変性疾患，Bはアルツハイマー病と診断された．C，D：皮質基底核症候群．認知機能障害に加え右優位の運動障害を呈した症例．FDGでは運動野を含む左優位の皮質および基底核の代謝低下．アミロイドPETではCは陰性，Dは陽性であった．E：後方皮質萎縮症．高次視覚認知障害を呈した．FDGでは後頭葉中心の高度な代謝低下を認め，アミロイドPETではアルツハイマー病と同様のアミロイド沈着に加え後頭葉にも沈着があり，アルツハイマー病と診断された．

症疾患である（**4**）．

臨床的に類似した病態でも，背景病理が異なる場合があり，予後推定や将来的には抗アミロイド療法が実用化した際には治療適応となるかどうかの判断にも，アミロイドPETの所見は意味がある．進行性非流暢性失語，皮質基底核症候群，後方皮質萎縮症[12]の症例を提示する（**5**）．

### おわりに

認知症診断におけるPETの意義について，脳ブドウ糖代謝，ドパミントランスポータ，アミロイドのPETによる評価を中心に述べた．PETはまだ日常の認知症診療に広く使われてはいないが，個々の症例の鑑別診断や病態

## アルツハイマー病の新しい診断基準

アルツハイマー病の臨床診断基準として長年使われてきたNINCDS-ADRDA 1984[13]が改訂され，新しい臨床診断基準が2011年春に提案された[4-6,14]．従来の臨床診断基準の問題点は，病理所見と臨床像の解離があること，早期診断が難しいことなどであった．新しい臨床診断基準（NIA-AA 2011）では，アルツハイマー病を「認知症」状態になって初めて診断できる疾患ではなく，アミロイドβの脳内沈着が無症候期に始まり，神経機能障害，神経細胞障害が順次進行し，臨床的には軽度認知障害の時期を経てやがて認知症にいたる一連のプロセスを有する疾患としてとらえ直している．このため，診断基準は認知症期（Dementia due to Alzheimer's disease）[4]，軽度認知障害期（mild cognitive impairment〈MCI〉due to Alzheimer's disease）[5]，および無症候期（preclinical Alzheimer's disease）[6]の3つから成り，診断を支持する客観的所見として，バイオマーカーが取り入れられた形となっている．バイオマーカーは，アミロイドβの沈着を示唆するマーカー（アミロイドPETまたは髄液Aβ1-42）と神経障害の存在を示すマーカー（髄液tauまたはリン酸化tau，FDG-PETまたは脳血流SPECTによる脳機能障害，MRIによる脳萎縮）の2つに大別される．認知症期とMCI期は従来のように臨床症状だけでも診断できるが，バイオマーカーの支持所見があれば，診断の確信度が高まる形となっている．無症候期の診断基準は臨床研究目的と明記されており，一般診療の中での使用は想定されていない．バイオマーカーの経時的変化と病期の関係を**6**に示す．

**6 ADの進展におけるバイオマーカーの変化と新しい診断基準案**

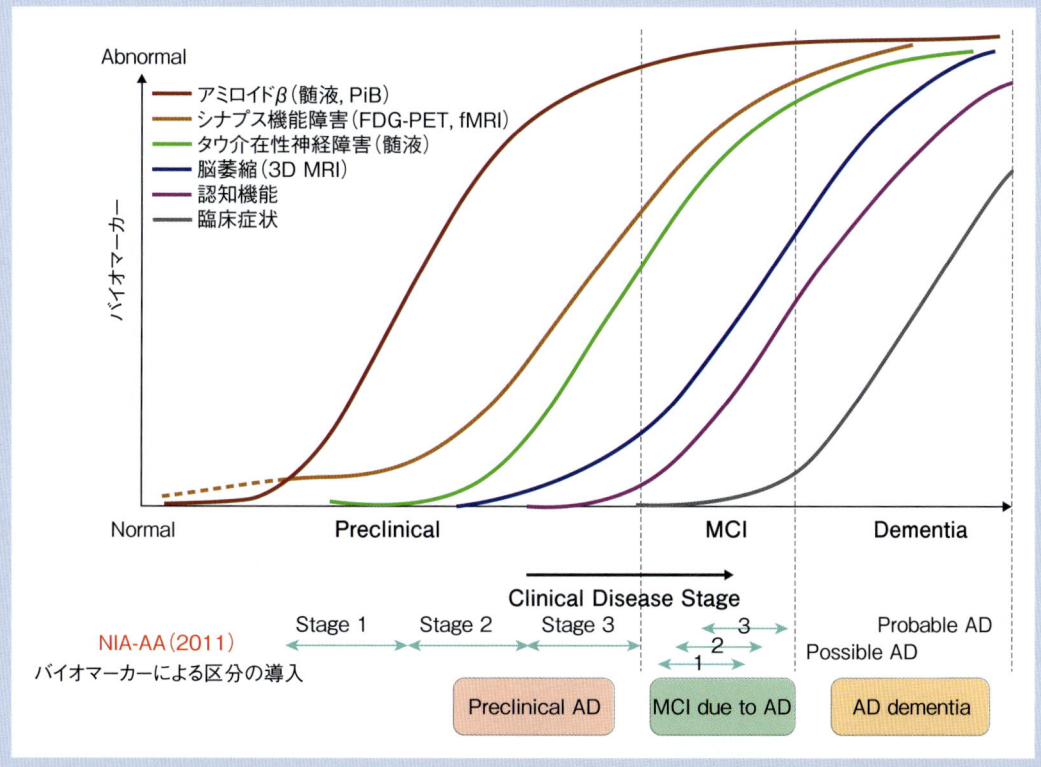

（Sperling RA, et al. *Alzheimers Dement* 2011[6]より / Jack CR Jr, et al. Hypothetical model of dynamic biomarkers of the Alzheimer's pathological cascade. *Lancet Neurol* 2010；9：119-128 より改変）

理解に有用であり，中核的な認知症診療施設に普及することが望まれる．

（石井賢二）

### 文献

1) 石井賢二．認知症の画像診断（MRI，SPECT，PET）．日本内科学会誌 2011；100：2116-2124．
2) 石井賢二．パーキンソン病．クリニカル PET 編集委員会（編），臨床医のためのクリニカル PET —病期・病態診断のためのガイドブック．東京：先端医療技術研究所；2007，pp.187-191．
3) 石井賢二．アルツハイマー病研究におけるアミロイド PET．BRAIN and NERVE 2010；62：757-767．
4) McKhann GM, et al. The diagnosis of dementia due to Alzheimer's disease : Recommendations from the National Institute on Aging-Alzheimer's Association workgroups on diagnostic guidelines for Alzheimer's disease. *Alzheimers Dement* 2011；7：263-269.
5) Albert MS, et al. The diagnosis of mild cognitive impairment due to Alzheimer's disease : Recommendations from the National Institute on Aging-Alzheimer's Association workgroups on diagnostic guidelines for Alzheimer's disease. *Alzheimers Dement* 2011；7：270-279.
6) Sperling RA, et al. Toward defining the preclinical stages of Alzheimer's disease : Recommendations from the National Institute on Aging-Alzheimer's Association workgroups on diagnostic guidelines for Alzheimer's disease. *Alzheimers Dement* 2011；7：280-292.
7) 石井賢二．アルツハイマー病患者と健常者におけるアミロイドイメージング．Cognition and Dementia 2010；9：293-300．
8) 石井賢二．アミロイドイメージングによる無症候性アミロイド陽性者の検出とその臨床的意義・問題点．Cognition and Dementia 2011；10：13-17．
9) Kosaka K. Diffuse Lewy body disease in Japan. *J Neurol* 1990；237：197-204.
10) Saito Y, et al. Severe involvement of the ambient gyrus in a case of dementia with argyrophilic grain disease. *J Neurol Sci* 2002；196：71-75.
11) Adachi T, et al. Neuropathological asymmetry in argyrophilic grain disease. *J Neuropathol Exp Neurol* 2010；69：737-744.
12) Kambe T, et al. Posterior cortical atrophy with [$^{11}$C] Pittsburgh compound B accumulation in the primary visual cortex. *J Neurol* 2010；257：469-471.
13) McKhann G, et al. Clinical diagnosis of Alzheimer's disease : Report of the NINCDS-ADRDA Work Group under the auspices of Department of Health and Human Services Task Force on Alzheimer's Disease. *Neurology* 1984；34：939-944.
14) Jack CR Jr, et al. Introduction to the recommendations from the National Institute on Aging-Alzheimer's Association workgroups on diagnostic guidelines for Alzheimer's disease. *Alzheimers Dement* 2011；7：257-262.

# Ⅱ. 診断
## 認知症の画像診断
# トラクトグラフィーと症候診断

> **Point**
> - 拡散テンソル画像（DTI）はMRIにより水分子の拡散の方向性を画像化し白質の神経線維構造を解析する方法であり，トラクトグラフィーはDTIの情報から連続性が想定されるピクセルをつないでいき三次元的に線維を描出する方法である．
> - トラクトグラフィーの描出は解剖学的知見に基づいて進められる必要があり，描出された線維束が既知の解剖に合致しているか否かを逐一検証していく必要がある．
> - DTI，トラクトグラフィーの臨床応用として，脳腫瘍の術前評価，失語症，脳梗塞の病態解析や予後評価，変性性認知症，神経変性疾患の白質神経線維の障害の解析が検討されている．

## 拡散テンソル画像（DTI）とトラクトグラフィー

　拡散テンソル画像（diffusion tensor image：DTI）は，MRIにより水分子の拡散の方向性を画像化したものである．motion probing gradient（MPG）という傾斜磁場を多方向（最低6方向）で印加することで相対的拡散移動度の空間的特徴を拡散テンソル（**1**）として表し画像化する．「テンソル」は線形的な量と幾何学を合わせた概念であり，大きさを有するスカラーと大きさと方向を有するベクトルを合わせたものである．

　トラクトグラフィー（tractography）は，拡散テンソル画像（DTI）の情報から連続性が想定されるピクセル（画素）を線分でつないでいき神経線維の走行を描出する方法である．**2**はvector mapと弓状束のトラクトグラフィーを重ねて表示したものである．vector mapはDTIを線維方向に分けてカラー表示してあり，前後方向の線維は緑色，左右方向の線維は赤色，上下（頭尾）方向の線維は青色で表示されている．トラクトグラフィーで描出された弓状束の線維は左側が対側よりも大きく，これは健常者で期待される左側優位性である．

　個々の神経は細胞体から出る軸索線維によって連絡され，脳の白質線維は多数の軸索線維が集まってできている．軸索が健常な状態であれば，水分子の拡散は軸索により規定されるため白質においては拡散現象が特定の方向に制限されている．このような制限を受けた水分子の拡散運動の方向性を拡散異方性（anisotropy）という．拡散異方性の強さの一般的指標である異方性比（fractional anisotropy：FA）は，一定方向へ拡散する場合は1，多方向へ拡散する場合は0に近づく．したがって，白質線維の形態，機能が保たれていると，一般的にFAは高くなり，トラクトグラフィーを行うと線維が良好

---

**Keywords**

**DWIとDTI**
拡散強調画像（diffusion weighted image：DWI）と拡散テンソル画像（DTI）はともに水分子の拡散能に関連したMRIの撮影方法である．DWIは水分子の拡散能を評価する方法で脳梗塞の急性期診断に広く臨床応用されているが，DTIは拡散の方向性の情報を提供し白質線維の構造を評価する研究に利用されている．

### 1 拡散テンソル

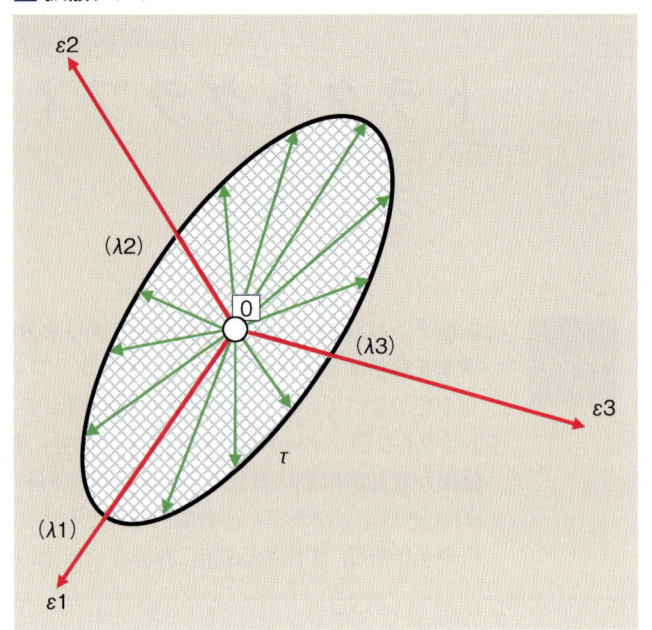

拡散テンソルの概念を表した図．原点（t=0）から時間 t=τ までに広がる水分子の拡散の状態を示している．3 方向の直交座標軸上の固有値（大きいものから順に λ1，λ2，λ3）とそれに対応する固有ベクトル（ε1，ε2，ε3）によって示される．拡散が均等であれば球形になり，不均等であれば楕円形になる．

### 2 vector map / トラクトグラフィー

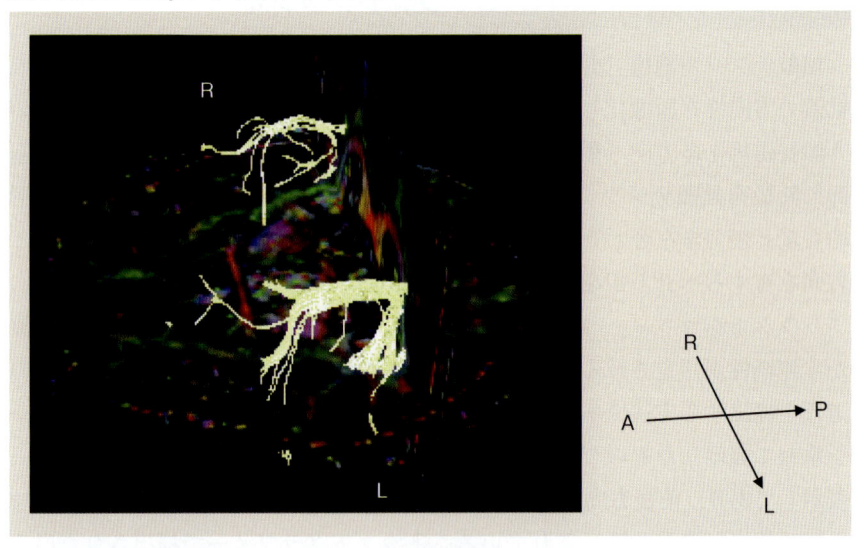

vector map と弓状束のトラクトグラフィーを重ねて表示した．vector map は DTI を線維方向に分けてカラー表示してあり，前後方向の線維は緑色，左右方向の線維は赤色，上下（頭尾）方向の線維は青色で表示されている．トラクトグラフィーで描出された弓状束の線維は左側が対側よりも大きく，これは健常者で期待される左側優位性である．

に描かれる．逆に白質線維の形態，機能が障害されると FA は低くなり，線維の描出が不良になる．つまり，FA や描出される線維数により一次的な白質線維の障害や細胞体の障害による二次的な白質線維の障害を評価できる．また，特定の神経線維についてその走行部位と機能がわかれば，神経線維のトラクトグラフィーを描出し解析することにより，神経経路の臨床的評価が可能となる．

> **Column**
>
> ### トラクトグラフィーの描出法
>
> 　現在多く利用されているトラクトグラフィーの描出法にはFACT（fiber assignment with continuous tracking）法とprobabilistic approach法の2つの方法論がある．FACT法[15]は開始点となるピクセルから第一固有ベクトル（ε1）の方向に従って線維の軌跡を連続的に描いていく．probabilistic approach法はDTI画像の情報からつながりやすさを確率論的に評価する方法である．なかでも，数セットのDTI画像の情報を使ってランダムに解析を繰り返し，開始点からの追跡結果を統計解析し確率分布関数（probability density function：PDF）を推定するブートストラップ法が注目されている[16]．probabilistic approach法は線維の追跡を脳内に広く散らばらせることが可能であり，広範囲の自由度の高い解析が可能となるが，FACT法と比べて線維の正確度の検証が乏しいと思われる．

**3 大脳半球内連合線維**

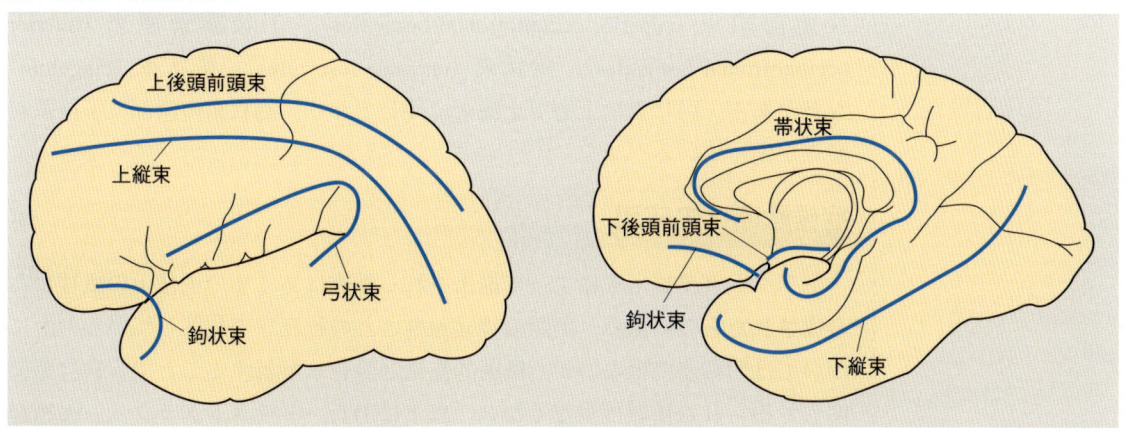

大脳半球内を連絡する重要な長い連合線維を示した．弓状束は上方で上縦束に接しており，鉤状束の深部に下後頭前頭束が走っている．

　DTI画像から得られたFAを用いてグループ検討を行う方法としては，tract-based spatial statistics（TBSS）が利用されている．この方法では全検討症例の平均線維束を作成することによって脳の形状によるばらつきを標準化し，各画素のFAを近傍の線維束に投影して線維束内画素ごとに統計解析を行う．

## 白質線維の解剖

　大脳白質は皮質間の連絡（連合線維），左右の大脳半球の連絡（交連線維），下位の神経系との連絡（投射線維）を行っている．白質の障害により局在機能部位の連絡が遮断され，いわゆる離断症候と呼ばれる機能障害（たとえば，視覚皮質と言語野との離断による純粋失読など）が生じる．また，皮質の神経細胞が障害されることで二次的に白質の神経線維が障害される．解剖学的知見に基づいてDTIやトラクトグラフィーを解析することにより，このような白質障害を明らかにし，神経症候との関連を検討することが可能となる．ただし，トラクトグラフィーで描出された線維束が実際の解剖学的知見に合致しているか否かを確認し検証していく必要がある．大脳半球内を連絡する重要

## 弓状束のトラクトグラフィー

弓状束は古くから伝導性失語との関連で注目されているが，ブローカ野とウェルニッケ野をつなぐ神経線維であり，言語野の皮質，皮質下の病変による二次的な変化も反映することが考えられ，言語機能の画像的な評価においても重要な神経線維である．トラクトグラフィーの検討は生体での弓状束についての新たな知見を提供している．Catani らはトラクトグラフィーにより健常者の弓状束神経線維の詳細な検討を行い，弓状束に2つの経路（直接路と間接路）があり，間接路は下頭頂小葉で中継していることを報告している[17]．他のトラクトグラフィーの報告では，弓状束には左右差があり，右利き正常例では弓状束のFAは左側で有意に高いことも示されている[18]．

な長い連合線維としては，3に示したように弓状束（arcuate fasciculus），上縦束（superior longitudinal fasciculus），下縦束（inferior longitudinal fasciculus），上後頭前頭束（superior occipitofrontal fasciculus），下後頭前頭束（inferior occipitofrontal fasciculus），鉤状束（uncinate fasciculus），帯状束（cingulum）などがある．弓状束は上方で上縦束に接しており，鉤状束の深部に下後頭前頭束が走っている[1]．

### 症候診断への応用

トラクトグラフィーによって描出される線維はあくまで画像上の処理から合成されたものであり，実際の神経線維とどの程度まで相関しているのかについては明らかではないが，解剖的知見と照合し解析することで症候診断に関して得られる情報は少なくない．以下に DTI，トラクトグラフィーの神経疾患への臨床応用について現在までに報告されている内容をまとめて述べていく．

### 脳腫瘍

脳腫瘍の外科的治療では病巣を最大限に切除することで治療成績が向上するが，一方で運動麻痺や失語症などの術後の神経脱落症状を回避する必要もある．このためにトラクトグラフィーは重要な情報を提供する．切除病巣が，錐体路などの重要な神経線維の近傍にある場合にトラクトグラフィーにより温存したい線維を描出し，これをニューロナビゲーションシステムに取り込み，術中に利用することで，切除部位と症候上重要な線維との位置関係の同定が可能となる[2]．

### 失語症

失語症は優位半球（右利きでは左大脳半球）におけるブローカ野，ウェルニッケ野を中心としたシルヴィウス裂周辺領域の皮質，皮質下の病変で発症することは広く知られている．弓状束はブローカ野とウェルニッケ野をつなぐ神経線維束として言語機能，特に伝導性失語との関連が古くから注目されている．トラクトグラフィーの検討でも，左側弓状束の障害を示すトラクトグラフィーの結果が失語症と関連していることが示されており，左側弓状束

のトラクトグラフィーの線維数の低下と失語予後不良例の関連の報告[3]，正常例では弓状束のFAは左優位であったが，伝導性失語症例では弓状束のFAは右に比べて左で低下していたという報告[4]がみられる．

## 脳梗塞

脳梗塞例において梗塞巣とトラクトグラフィーを用いて描出された錐体路の空間的位置関係を同定し，神経機能の予後予測の可能性を示した報告がみられる[5]．また，トラクトグラフィーを用いて描出された錐体路，感覚線維の走行から臨床症状の病態解析も行われている．このような検討から，トラクトグラフィーで描かれた線維と実際の解剖学的情報が合致していることを二次的に推察することもできる．

## 認知症

変性性認知症では神経細胞脱落を主体とした大脳皮質の障害がみられ，大脳萎縮をきたす．しかし，白質の障害も注目されている．軽度認知障害（mild cognitive impairment：MCI）の早期の器質的障害の評価[6]，アルツハイマー型認知症とレヴィ小体型認知症（dementia with Lewy body：DLB）[7]，血管性認知症[8]の鑑別，前頭側頭葉変性症（frontotemporal lobar degeneration：FTLD）の病型（行動型前頭側頭型認知症〈behavioral variant frontotemporal dementia：bvFTD〉，進行性非流暢性失語〈progressive nonfluent aphasia：PNFA〉，意味性認知症〈semantic dementia：SD〉）と障害される神経線維の相違[9]などが検討されており，鑑別診断や予後評価の検討について報告がなされている．

## 神経変性疾患，その他

筋萎縮性側索硬化症（amyotrophic lateral sclerosis：ALS）の錐体路の障害[10]，パーキンソン病[11]，脊髄小脳変性症[12]の白質線維の障害，特発性正常圧水頭症（idiopathic normal pressure hydrocephalus：iNPH）[13]，び漫性軸索損傷（diffuse axonal injury：DAI）[14]に伴う白質線維の障害についてもDTIによる検討が行われている．

（近藤正樹，山田　惠）

## 文献

1) Carpenter MB. Core Text of Neuroanatomy. Baltimore：Williams & Wilkins；1985. 嶋井和世（監訳）. CORE TEXT 神経解剖学，第3版．東京：廣川書店；1987. pp.34-39.
2) Coenen VA, et al. Three-dimensional visualization of the pyramidal tract in a neuronavigation system during brain tumor surgery：First experiences and technical note. *Neurosurgery* 2001；49：86-92, discussion 92-93.
3) Hosomi A, et al. Assessment of arcuate fasciculus with diffusion-tensor tractography may predict the prognosis of aphasia in patients with left middle cerebral artery infarcts. *Neuroradiology* 2009；51：549-555.
4) Zhang Y, et al. Diffusion tensor imaging depicting damage to the arcuate fasciculus in patients with conduction aphasia：A study of the Wernicke-Geschwind model. *Neurol Res* 2010；32：775-778.

5) Konishi J, et al. MR tractography for evaluation of functional recovery from lenticulostriate infarcts. *Neurology* 2005 ; 64 : 108-113.
6) Zhuang L, et al. White matter integrity in mild cognitive impairment : A tract-based spatial statistics study. *Neuroimage* 2010 ; 53 : 16-25.
7) Kantarci K, et al. Dementia with Lewy bodies and Alzheimer's disease : Neurodegenerative patterns characterized by DTI. *Neurology* 2010 ; 74 : 1814-1821.
8) Whitwell JL, et al. Gray and white matter water diffusion in the syndromic variants of frontotemporal dementia. *Neurology* 2010 ; 74 : 1279-1287.
9) Zarei M, et al. Regional white matter integrity differentiates between vascular dementia and Alzheimer's disease. *Stroke* 2009 ; 40 : 773-779.
10) Ellis CM, et al. Diffusion tensor MRI assesses corticospinal tract damage in ALS. *Neurology* 1999 ; 53 : 1051-1058.
11) Yoshikawa K, et al. Early pathological changes in the Parkinsonian brain demonstrated by diffusion tensor MRI. *J Neurol Neurosurg Psychiatry* 2004 ; 75 : 481-484.
12) Taoka T, et al. Diffusivity and diffusion anisotropy of cerebellar peduncles in cases of spinocerebellar degenerative disease. *Neuroimage* 2007 ; 37 : 387-393.
13) Hattingen E, et al. Diffusion tensor imaging in patients with adult chronic idiopathic hydrocephalus. *Neurosurgery* 2010 ; 66 : 917-924.
14) Kraus MF, et al. White matter integrity and cognition in chronic traumatic brain injury : A diffusion tensor imaging study. *Brain* 2007 ; 130 : 2508-2519.
15) Mori S, et al. Three-dimensional tracking of axonal projections in the brain by magnetic resonance imaging. *Ann Neurol* 1999 ; 45 : 265-269.
16) Lasar M, Alexander AL. Bootstrap white matter tractography (BOOT-TRAC). *Neuroimage* 2005 ; 24 : 524-532.
17) Catani M, et al. Perisylvian language network of the human brain. *Ann Neurol* 2005 ; 57 : 8-16.
18) Büchel C, et al. White matter asymmetry in the human brain : A diffusion tensor MRI study. *Cereb Cortex* 2004 ; 14 : 945-951.

**参考文献**

- Yamada K, et al. MR tractography : A review of its clinical applications. *Magn Reson Med Sci* 2009 ; 8(4) : 165-174.
- Mukherjee P, et al. Diffusion tensor MR imaging and fiber tractography : Theoretic underpinnings. Diffusion tensor MR imaging and fiber tractography : Technical considerations. *AJNR Am J Neuroradiol* 2008 ; 29 : 632-641, 843-852.

## II. 診断
### 認知症の神経病理学・発症機序

# 認知症をきたす疾患の神経病理
## 変性疾患を中心に

**Point**
- 認知症をきたす変性疾患の多くは，古典的な病理構造物の構成蛋白が明らかになってきて，分子基盤による疾病のカテゴリー分類が試みられている．
- リン酸化タウ，リン酸化αシヌクレイン，ポリグルタミン，TDP-43，FUSなどがその代表であり，一部の疾患においては，これらの蛋白を表出する免疫染色などが鑑別診断に必須である．
- 免疫染色などの応用により，従来考えられていたより広範に変性過程が進行（潜在）していることが明らかになっており，いわゆる皮質下認知症とされていた疾患では，大脳皮質病変にその責任部位が求められつつある．
- ただし，FTLD-tau，FTLD-TDP，FTLD-FUSなどのカテゴリー分類は，あくまでも研究上の便宜的な仕分け法であり，病理診断名ではない．

## 認知症をきたす疾病カテゴリー

認知症をきたす疾病群は多岐にわたる[1]．いわゆる変性疾患から脳血管性疾患，免疫性・感染性疾患，自己免疫性疾患，中毒性疾患，代謝性疾患などがある（**1**，**2**）．特に変性疾患の多くは，その病理背景に異常な蛋白蓄積が存在しており，タウオパチー，シヌクレイノパチー，ポリグルタミン病，TDP-43プロテイノパチーなどのカテゴリーが提唱され，また，前頭側頭葉変性症（frontotemporal lobar degeneration：FTLD）は，蓄積蛋白の違いなどによって，FTLD-tau，FTLD-TDP，FTLD-FUS，FTLD-UPSなどの包括名称が使用され臨床病理学的検討が精力的に行われ，病因論的な診断への研究的なアプローチが進んでいる．

## 変性疾患による認知症の細胞病理

### 病理所見の特異性

認知症群を特徴づける病理構造物には，その疾患に特異的であるものと，特異的ではないものの分布が広く量が多いことが意味を持つものがある（**3**）．前者の代表がピック病のピック球，進行性核上性麻痺の房状アストロサイト，大脳皮質基底核変性症のアストロサイト斑，FTLDにおいてTDP-43で染色されるいくつかの異常構造物であり，後者はアミロイド斑（amyloid plaque：AP），神経原線維変化（neurofibrillary tangles：NFT），ニューロピル

**Memo**

**蛋白コンフォメーション異常**

不溶性のリン酸化タウ，リン酸化αシヌクレインが細胞内に蓄積することが疾病の病態に密接に繋がる疾患群をタウオパチー（tauopathy），シヌクレイノパチー（synucleinopathy）と称する．CAGに代表される3塩基（トリプレット）の過伸長による遺伝子産物であるポリグルタミンが核内封入体を形成する疾患群をトリプレットリピート病（triplet repeat disease），あるいはポリグルタミン病（polyglutamine disease）と総称する．TDP-43プロテイノパチー（TDP-43 proteinopathy）は，通常は核内に存在するこの蛋白が核外の細胞質で凝集している疾患群である．このような蛋白の異常凝集をコンフォメーション異常ともいう．

## II. 診断

### 1 異常蛋白蓄積がある認知症群

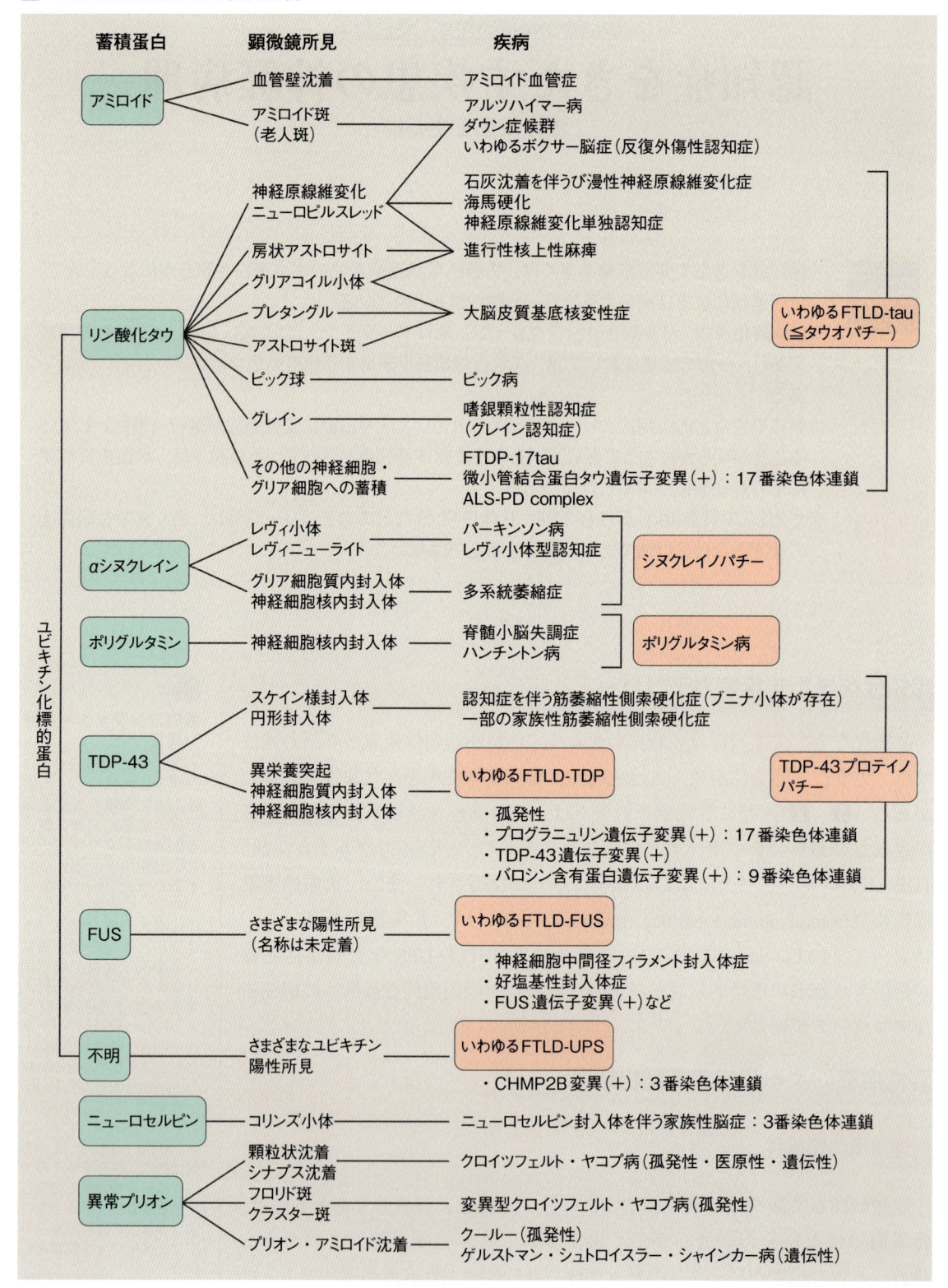

| 蓄積蛋白 | 顕微鏡所見 | 疾病 | |
|---|---|---|---|
| アミロイド | 血管壁沈着 | アミロイド血管症 | |
| | アミロイド斑（老人斑） | アルツハイマー病<br>ダウン症候群<br>いわゆるボクサー脳症（反復外傷性認知症） | |
| リン酸化タウ | 神経原線維変化<br>ニューロピルスレッド | 石灰沈着を伴うび漫性神経原線維変化症<br>海馬硬化<br>神経原線維変化単独認知症 | いわゆるFTLD-tau（≦タウオパチー） |
| | 房状アストロサイト<br>グリアコイル小体 | 進行性核上性麻痺 | |
| | プレタングル<br>アストロサイト斑 | 大脳皮質基底核変性症 | |
| | ピック球 | ピック病 | |
| | グレイン | 嗜銀顆粒性認知症（グレイン認知症） | |
| | その他の神経細胞・グリア細胞への蓄積 | FTDP-17tau<br>微小管結合蛋白タウ遺伝子変異(+)：17番染色体連鎖<br>ALS-PD complex | |
| αシヌクレイン | レヴィ小体<br>レヴィニューライト | パーキンソン病<br>レヴィ小体型認知症 | シヌクレイノパチー |
| | グリア細胞質内封入体<br>神経細胞核内封入体 | 多系統萎縮症 | |
| ポリグルタミン | 神経細胞核内封入体 | 脊髄小脳失調症<br>ハンチントン病 | ポリグルタミン病 |
| TDP-43 | スケイン様封入体<br>円形封入体 | 認知症を伴う筋萎縮性側索硬化症（ブニナ小体が存在）<br>一部の家族性筋萎縮性側索硬化症 | TDP-43プロテイノパチー |
| | 異栄養突起<br>神経細胞質内封入体<br>神経細胞核内封入体 | いわゆるFTLD-TDP<br>・孤発性<br>・プログラニュリン遺伝子変異(+)：17番染色体連鎖<br>・TDP-43遺伝子変異(+)<br>・バロシン含有蛋白遺伝子変異(+)：9番染色体連鎖 | |
| FUS | さまざまな陽性所見（名称は未定着） | いわゆるFTLD-FUS<br>・神経細胞中間径フィラメント封入体症<br>・好塩基性封入体症<br>・FUS遺伝子変異(+)など | |
| 不明 | さまざまなユビキチン陽性所見 | いわゆるFTLD-UPS<br>・CHMP2B変異(+)：3番染色体連鎖 | |
| ニューロセルピン | コリンズ小体 | ニューロセルピン封入体を伴う家族性脳症：3番染色体連鎖 | |
| 異常プリオン | 顆粒状沈着<br>シナプス沈着 | クロイツフェルト・ヤコブ病（孤発性・医原性・遺伝性） | |
| | フロリド斑<br>クラスター斑 | 変異型クロイツフェルト・ヤコブ病（孤発性） | |
| | プリオン・アミロイド沈着 | クールー（孤発性）<br>ゲルストマン・シュトロイスラー・シャインカー病（遺伝性） | |

(左側縦書き：ユビキチン化標的蛋白)

FTDP-17：frontotemporal dementia with parkinsonism linked to chromosome 17（17番染色体連鎖性のパーキンソン症候を伴う前頭側頭型認知症），TDP：trans activation responsive region DNA-binding protein of 43kD，FTLD：frontotemporal lobar degeneration（前頭側頭葉変性症），FUS：fused in sarcoma，CHMP2B：charged multivesicular body protein 2B，ALS-PD complex：amyotrophic lateral sclerosis-Parkinson-dementia complex（筋萎縮性側索硬化症／パーキンソン認知症複合）．

## 2 異常蛋白蓄積がない認知症群

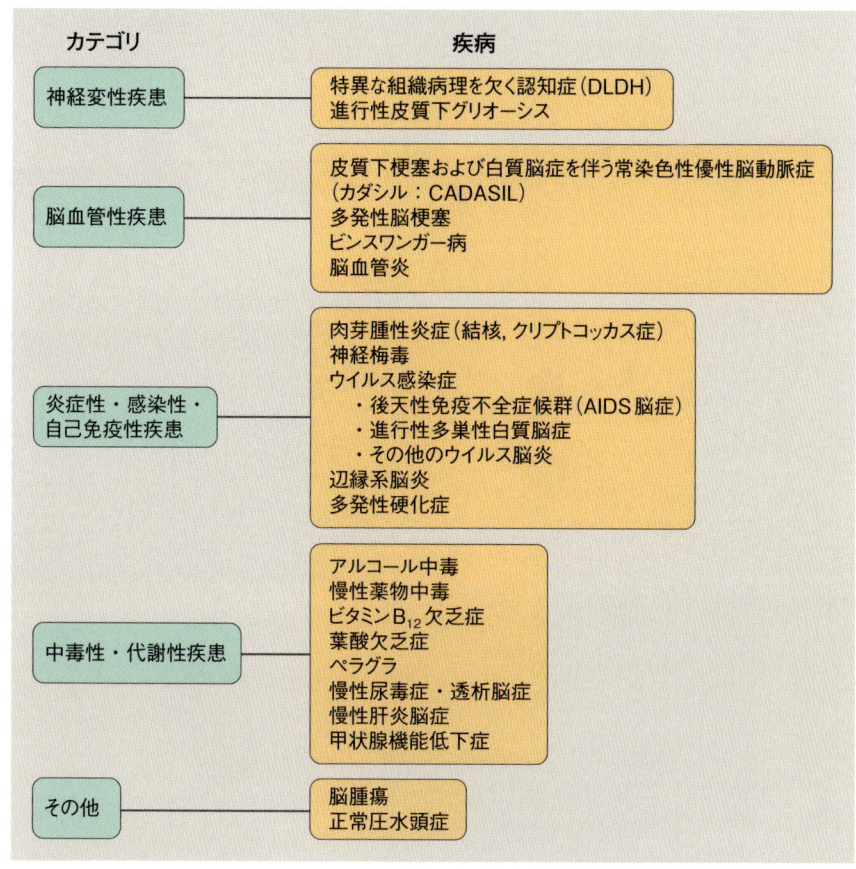

| カテゴリ | 疾病 |
|---|---|
| 神経変性疾患 | 特異な組織病理を欠く認知症（DLDH）<br>進行性皮質下グリオーシス |
| 脳血管性疾患 | 皮質下梗塞および白質脳症を伴う常染色性優性脳動脈症（カダシル：CADASIL）<br>多発性脳梗塞<br>ビンスワンガー病<br>脳血管炎 |
| 炎症性・感染性・自己免疫性疾患 | 肉芽腫性炎症（結核, クリプトコッカス症）<br>神経梅毒<br>ウイルス感染症<br>・後天性免疫不全症候群（AIDS脳症）<br>・進行性多巣性白質脳症<br>・その他のウイルス脳炎<br>辺縁系脳炎<br>多発性硬化症 |
| 中毒性・代謝性疾患 | アルコール中毒<br>慢性薬物中毒<br>ビタミン$B_{12}$欠乏症<br>葉酸欠乏症<br>ペラグラ<br>慢性尿毒症・透析脳症<br>慢性肝炎脳症<br>甲状腺機能低下症 |
| その他 | 脳腫瘍<br>正常圧水頭症 |

DLDH：dementia lacking distinct histopathology, CADASIL：cerebral autosomal dominant arteriopathy with subcortical infarcts and leukoencephalopathy, AIDS：acquired immunodeficiency syndrome.

スレッド，グレイン，レヴィ小体，レヴィニューライトなどであり，アルツハイマー病（Alzheimer disease：AD），レヴィ小体型認知症（dementia with Lewy body：DLB）などで観察される．

### 病理所見の蛋白組成

また，蛋白成分によって分類すると，NFT，ピック球，房状アストロサイト，アストロサイト斑がリン酸化タウの蓄積構造物であり，レヴィ小体，レヴィニューライト，および，後述する多系統萎縮症のグリア封入体がリン酸化αシヌクレインの異常蓄積物，アミロイド斑はアミロイドとリン酸化タウの複合構造物である．一方，TDP-43やFUSが染まってくるいくつかの異常構造物は，見たままの記述にとどまり，特異的な名称はまだない．

現時点では，これらユビキチン化された病理構造物の蛋白成分として，リン酸化タウの後，2006年に世に出たTDP-43，現在注目されているFUS，しかし一方で，ユビキチン化されているもののまだ標的蛋白が明らかになっていない諸々の構造物に特徴づけられるFTLDを，それぞれ，FTLD-tau,

**Memo**

**オーバーラップ症候群**
蛋白コンフォメーション異常が大きな疾病カテゴリーの仕分けの鍵を握っていることは確かであるが，数多くの剖検脳の検索をしていると，いくつかの蛋白コンフォメーション異常（凝集物）が共存する症例が少なからず存在する．このような症例は"オーバーラップ症候群"として当初は注目されるが，類似症例が多くなるにつれ，それらのカテゴリー分類の基盤が脆弱になってくる．欧米研究者のFTLD-tau，FTLD-TDPなども便利な言葉であるかもしれないが，"オーバーラップFTLD"の実態を早めに明らかにしておくことも重要である．

## 3 様々な蛋白蓄積性の病理構造物

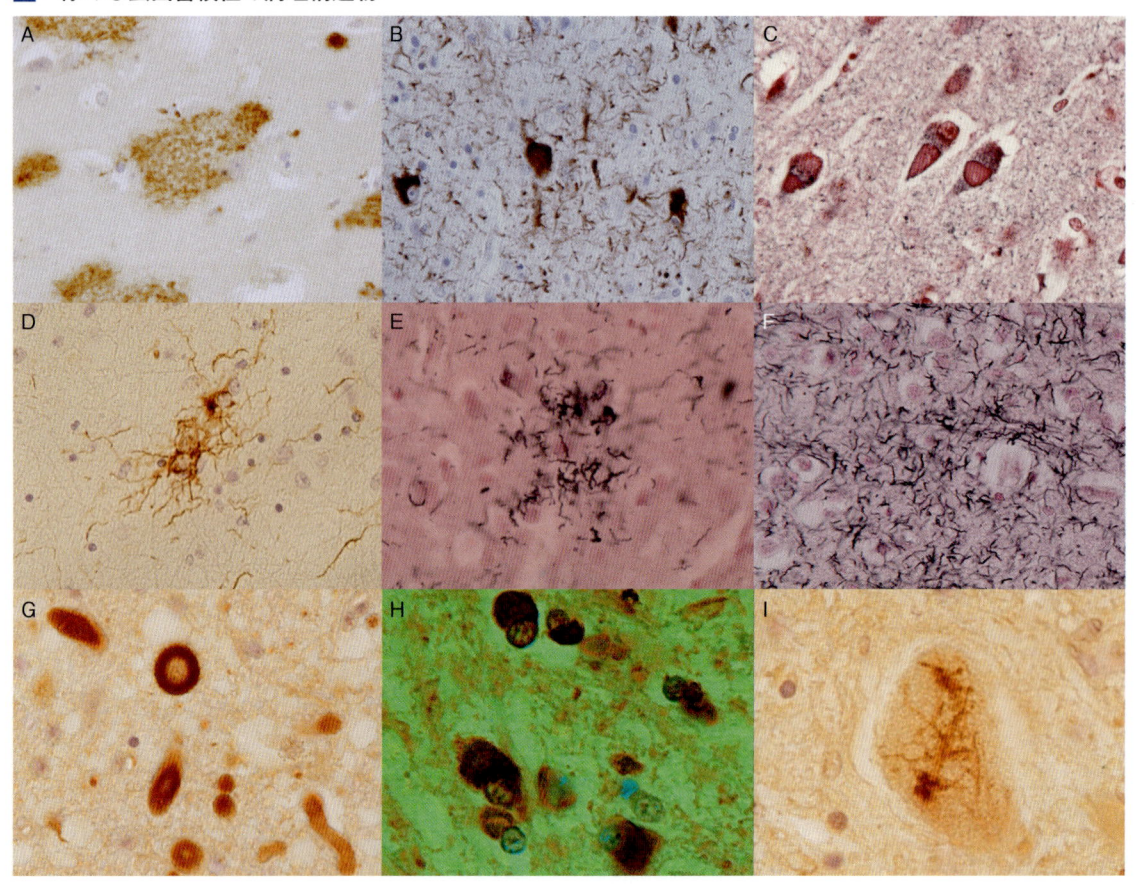

A：アミロイド斑（アミロイド染色），B：神経原線維変化（リン酸化タウ染色），C：ピック球（ボディアン染色），D：房状アストロサイト（リン酸化タウ染色），E：アストロサイト斑（ガリアス染色），F：嗜銀性スレッド（ガリアス染色），G：レヴィ小体（リン酸化シヌクレイン染色），H：グリア細胞質内封入体（リン酸化シヌクレイン染色），I：スケイン様封入体（TDP-43 染色）．

FTLD-TDP，FTLD-FUS，FTLD-UPS と位置づけ，かつ，多彩な臨床病型との整合性を追求している途上である．なお，FTLD の歴史的事項，および，Mackenzie ら[2]，Cairns ら[3] の総説に準じた FTLD の最新の蛋白分類の試案は別項に詳しいので参照されたい．

## 主にアミロイドとリン酸化タウが蓄積する認知症

### アルツハイマー病

　進行した場合肉眼的には，大脳皮質（脳回）の著明な萎縮とともに，白質の萎縮を認め，側脳室も高度に拡大する．
　大脳皮質には NFT，AP が生理的な範囲を超えて多数形成される（3 -A, B）．AP は老人斑（senile plaque：SP）ともいう．AP の主たる構成成分である Aβ は，アミロイド前駆蛋白（amyloid precursor protein：APP）が β セクレターゼ，γ セクレターゼにより切断されて産生されるものであるが，生理的な分解プロセスが破綻することによって，脳内のニューロピルに沈着したも

> **Column**
>
> ### ADNI（アドニー）
>
> アルツハイマー病の疾患修飾療法（disease-modifying therapy）を究極の目途として大規模臨床観察研究（Alzheimer's Disease Neuroimaging Initiative：ADNI）が米国で膨大な予算を投入し取り組まれている．これは健常者，軽度認知障害患者，認知症患者を対象にした前方視探索研究で，機能画像検査（MRIによる脳容量測定，FDG-PETによる脳代謝測定，アミロイドPETによるアミロイド沈着），バイオマーカー検査（βアミロイド，タウ等），臨床検査，剖検脳検査を通して，臨床症状が出てこない超早期段階の診断基準を作出する国家プロジェクトであり，日本版のJ-ADNI（http://www.j-adni.org/）も2007年からスタートしている．

のがAPである．

APは免疫染色での検出のほか，銀染色で検出可能である（ボディアン染色，メセナミン銀染色，ビールショウスキー染色平野変法など）．中心部に芯（core）のあるAPとないAPなど，形態に違いがある．

また，特殊なAPとしてコットンウール斑（cotton wool-like plaque）がある．これはプレセニリン1遺伝子異常を呈する家族性痙性対麻痺を伴うアルツハイマー病で観察されるものであり，比較的境界が明瞭な円形の好酸性のしみ様斑状構造物である．

アミロイドの沈着の他，リン酸化タウの異常蓄積が神経細胞内に生じNFTが形成される．また，神経突起内にもリン酸化タウは蓄積しニューロピルスレッド（neuropil threads）という．また，APの内部でリン酸化タウが蓄積した変性突起を異栄養性神経突起（dystrophic neurites）という．

一方，銀染色では線維状・塊状には見えないものの，免疫染色でリン酸化タウが神経細胞の細胞質内部に均一に染色されることがあり，NFTの前段階，すなわちプレタングル（pretangle）といわれる．

Braakらの検討[4]によると，NFTは側頭葉内側部に最初に出現し，次に辺縁系，そして大脳新皮質へと広がってゆき，それぞれtransentorhinal stage（stage I，II），limbic stage（stage III，IV），isocortical stage（stage V，VI）とステージ分類されており，Stage IIIから認知症症状が出現する．一方，APも比較的類似したパタンで広がってゆくが（A～Cまでの3ステージ），NFTの広がりのステージ進行よりは早いことが知られている．

## ダウン症候群

ADの病理所見と同様に，APとNFTの形成が症候群の長期経過例（年長例）で観察されることはよく知られている．ダウン症候群（Down syndrome）はAPP遺伝子が存在する21番染色体の重複が存在していることから，AD発症のメカニズムの一部が本症候群の脳病変の形成に関与していることは間違いない．

## ボクサー認知症

反復する頭部への外力によりアルツハイマー病と同じような脳病変が形成

されることがよく知られており，実際にボクシングあるいは頭部への外力の機会が多いスポーツの後遺症として認知症を生じることがある．

## 主にリン酸化タウが蓄積する認知症

### 17番染色体連鎖性のパーキンソン症候を伴う前頭側頭型認知症

　常染色体優性遺伝性の前頭側頭型認知症（frontotemporal dementia：FTD）にパーキンソン症候を伴う家系において17番染色体（7q21-22）に連鎖していて，タウ遺伝子の変異によって生じることが明らかになった一群を"17番染色体連鎖性のパーキンソン症候を伴うFTD（frontotemporal dementia with parkinsonism linked to chromosome 17：FTDP-17）"という．FTDP-17では，神経細胞やグリア細胞にタウの蓄積が形態的に観察される．ただし，FTDのすべてにタウ遺伝子異常があるわけではなく，プログラニュリン（progranulin）遺伝子変異[5]など，いわゆるタウオパチーではないFTD群も存在している（FTLD-TDP）．

### ピック病

　FTDP-17の他，FTDのもう一つの代表的な疾患がピック病（Pick disease）である．高度な萎縮を前頭葉および側頭葉（上側頭回後部は比較的軽度）に認める．組織学的に診断意義を持つものはピック球である（**3**-C）．ピック球は神経細胞内に形成される好酸性および好銀性の球状物であり，リン酸化タウが主たる成分である．神経細胞内では特に樹状突起側に形成されるのが特徴でもある．かつては，"ピック球のないピック病"という臨床病理診断がなされることもあったが，それらには病因的に異なる疾病が含まれていた．生物学的な根拠によって疾病分類する立場であれば，ピック球のある認知症のみをピック病と病理診断すべきである．

### 石灰沈着を伴うび漫性神経原線維変化病

　主に大脳皮質にNFTが多数形成され，加えて，基底核を中心に石灰沈着を高度に認める．基底核を中心に高度の石灰化を認める家族性特発性基底核石灰化症，別名ファール病（Fahr disease）でも認知機能の障害が生じるので，生前の画像検査で基底核に高度の石灰化が検出された場合は，2つの可能性を念頭に置いておく必要がある．

### 嗜銀顆粒性（グレイン）認知症

　神経突起に，穀物の種（グレイン）のような形状に，局所的に小さく腫大する病変が数珠状に連続してみられることがあり，このような病変自体をグレイン（grain）と表現し，また，グレインが多発する認知症症例を嗜銀顆粒性認知症，あるいは，グレイン認知症という．

## 海馬硬化

　アルツハイマー病変，特にNFTの形成を伴う神経細胞の脱落が海馬領域に限局する認知症症例の剖検例を，海馬硬化と診断することがある．ただし，この病変が変性プロセスのみによって生じているのか，虚血エピソードの影響も加味されているのか，定かではなく，臨床病理学的な単一の疾病とするべきか問題点が残されている．

## 進行性核上性麻痺

　肉眼的には大脳基底核の萎縮，黒質や青斑核での脱色素を伴う脳幹被蓋部に強調される萎縮，小脳歯状核および遠心系の変性を認める．大脳における顕著な萎縮性変化はないとされていたため，皮質下の障害に起因する認知症と認識されていたが，後述するグリア細胞へのリン酸化タウの蓄積が大脳皮質に広範に認められることから，本症では大脳皮質そのものも障害されると理解されるようになっている．

　渦を巻くような形態（渦巻き型）のNFTが上記の灰白質に認められるのが特徴であるが，リン酸化タウはアストロサイトの突起にも蓄積し，房状アストロサイト（ **3** -D）と呼称され，病理診断の特異的指標となっている．1990年代半ばからガリアス染色が行われる以前には検出することができなかった病変であり，今日ではガリアス染色あるいはリン酸化タウ抗体による免疫染色が鑑別には必須である．オリゴデンドロサイト（oligodendrocyte；乏突起膠細胞）の細胞体・突起にリン酸化タウが蓄積したグリアコイル小体も多数認めるが，本症に特異的ということではない．

## 大脳皮質基底核変性症

　大脳皮質の片側性の局所的な萎縮が特徴であるが，それが顕著ではない症例も多い．進行性核上性麻痺と同様に基底核や歯状核の変性も伴う．前述の房状アストロサイトに類似するものの，アストロサイト突起内へのリン酸化タウの蓄積パタンがあり，アストロサイト斑（ **3** -E）と呼称され，本症に特異的である．これも，前述したように免疫染色あるいはガリアス染色でしか検出することができないので，鑑別には必須である．オリゴデンドロサイトの突起にもリン酸化タウは蓄積する（嗜銀性スレッド， **3** -F）．

　リン酸化タウの蓄積はNFTよりはいわゆるプレタングルが多いのが特徴であることが，進行性核上性麻痺との違いでもある．また，特に大脳皮質の神経細胞ではクロマチンが消失したアクロマティックニューロンが出現し，一部は大きく腫大してバルンドニューロンといわれ，アストロサイト斑，プレタングルとともに本症の病理診断上の指標の一つである．

## 筋萎縮性側索硬化症／パーキンソン認知症複合

　疫学的に消滅あるいは激減したとはいえ，グアム島，西ニューギニア，本

邦紀伊半島に筋萎縮性側索硬化症／パーキンソン認知症複合の疾病群が高集積していたことはよく知られている．典型的な筋萎縮性側索硬化症の病理像に加えて，脳内にNFTが高度に出現する．

## 主にリン酸化αシヌクレインが蓄積する認知症

### レヴィ小体型認知症

　パーキンソン病（Parkinson disease：PD）は主にリン酸化αシヌクレインが神経細胞や突起内に沈着する疾病であり，それぞれレヴィ小体（**3**-G），レヴィニューライトなどと呼ばれる．経過中に認知症を伴ってくる多数例のPD患者を検索した結果，アルツハイマー病変が頻発するとの報告がある．一方で，PDに認知機能障害が加味されてくる病理的要因として，大脳皮質の神経細胞にレヴィ小体の形成が強く関与しているという考え方や科学的根拠が定着して，その過程における呼称論争はあったものの，現在はレヴィ小体型認知症（DLB）に統一されている．

　病理学的には好酸性のレヴィ小体が脳幹（迷走神経背側核，黒質，青斑核，動眼神経核など多数）および，その後，大脳皮質，扁桃体などの神経細胞に形成される[6]．一般的に脳幹型のレヴィ小体は小さく芯を有するものが多く，皮質型はやや膨化して大きい．また，前述の通り，神経突起内にもαシヌクレインが蓄積する．

### 多系統萎縮症

　本症の臨床像は主に運動障害であるが，認知機能も障害されることがあり，小脳失調よりパーキンソン症状が強いタイプに多いという報告がある．病理的には脳幹，小脳，基底核が変性の首座であり，本症では大脳皮質の障害は，少なくとも病理的にはないことが定説であった．しかし，本症に特異的で，かつ病因的に意味を持つαシヌクレインの蓄積によるグリア細胞質内封入体（**3**-H）が，1990年代初頭に初めて明らかになって以降，この封入体が上記の"主病変"を越えて，前頭葉〜頭頂葉の皮質内や皮質下白質まで広範に出現していることが明らかとなってきており，認知機能障害との関連が示唆されている．

## 主にポリグルタミンが蓄積する認知症

### ハンチントン病

　尾状核の著明な萎縮，大脳全体の萎縮に特徴づけられる本症では，認知機能の障害が生じる．CAGリピートの過伸長による遺伝子産物であるポリグルタミンが，神経細胞の核内で凝集し封入体として観察される．これは本症だけでなく，いわゆるCAGに代表されるトリプレットリピート病の多くで認められるものである．このポリグルタミン封入体は，変性の程度や部位に

依存せずに広く観察されるが，数は少なく，発症の原因のみならず認知機能の障害に，この封入体がどのように関わっているかは未解明である．

## 主にTDP-43，FUSが蓄積する認知症

### 認知症を伴う筋萎縮性側索硬化症

1990年代初頭に，認知症を伴う筋萎縮性側索硬化症（amyotrophic lateral sclerosis：ALS）の海馬にユビキチン陽性の神経細胞内封入体が報告されて以降，同じ封入体が運動ニューロン障害のないFTDにも出現することが明らかになり，ユビキチン陽性封入体を伴う前頭側頭葉変性症（FTLD with ubiquitin-positive inclusion：FTLD-U）というカテゴリーが生まれた．このユビキチン化を受けている蛋白がTDP-43[7,8]であることが判明し，また，ALSで形成される封入体（スケイン様封入体，3-I）がTDP-43陽性であることが明らかとなり，認知症を伴うALSも含めて，FTLD-TDPとカテゴライズされてきた．また，家族性ALS 10がTDP-43遺伝子異常であることなどから，ALSそのものをTDP-43プロテイノパチーに括る見方もある．

### FTLD-TDPおよびFTLD-FUS [2,3]

これらに包含される疾患群は，まだその位置づけが確立されていないが，別項に詳しい解説があるので参照されたい．

（新井信隆）

## 文献

1) Lowe J, et al. Ageing and dementia. In：Love S, et al. Greenfield's Neuropathology, 8th ed. New York：Oxford University Press；2008, pp.1031-1128.
2) Mackenzie IRA, et al. Nomenclature and nosology for neuropathological subtypes of frontotemporal lobar degeneration：An update. *Acta Neuropathol* 2010；119：1-4.
3) Cairns NJ, et al. FUS：A new actor on the frontotemporal lobar degeneration stage. *Neurology* 2010；74：354-356.
4) Braak H, et al. Neuropathological stageing of Alzheimer-related changes. *Acta Neuropathol* 1991；82：239-259.
5) Baker M, et al. Mutations in progranulin cause tau-negative frontotemporal dementia linked to chromosome 17. *Nature* 2006；442：916-919.
6) Braak H, et al. Idiopathic Parkinson's disease：Possible routes by which vulnerable neuronal types may be subject to neuroinvation by an unknown pathogen. *J Neural Transm* 2003；110：517-536.
7) Neumann M, et al. Ubiquitinated TDP-43 in frontotemporal lobar degeneration and amyotrophic lateral sclerosis. *Science* 2006；314：130-133.
8) Arai T, et al. TDP-43 is a component of ubiquitin-positive tau-negative inclusions in frontotemporal lobar degeneration and amyotrophic lateral sclerosis. *Biochem Biophys Res Commun* 2006；351：602-611.

## II. 診断
### 認知症の神経病理学・発症機序

# 認知症における神経心理学的症候の神経病理

**Point**
- 原発性進行性失語のうち，進行性非流暢性失語（発語失行を含む）ではタウオパチー（CBD, PSP），意味性認知症では FTLD-TDP（変性神経突起を主体とする群），logopenic progressive aphasia ではアルツハイマー病の頻度が，それぞれ高い．
- 進行性観念運動性失行は皮質基底核変性症候群の主要症状である．病理学的には CBD の頻度が高く，PSP，ピック病，FTLD-TDP，アルツハイマー病などもみられる．進行性肢節運動失行は CBD，進行性観念性失行はアルツハイマー病でみられる頻度が高い．
- 後部皮質萎縮症は進行性の視覚性認知障害，視空間認知障害を主徴とする．病理学的にはアルツハイマー病の頻度が高く，他に CBD，CJD などもみられる．

　本稿では進行性失語，進行性失行，後部皮質萎縮症の病理について概説する．なお失語や失行など皮質巣症状としての高次脳機能障害は，病変の分布によってその性質が規定されると一般に考えられているが，症候を詳細に検討することにより病理診断を予測することが可能とする立場もある．本稿では各症候の責任病巣と考えられている部位についても併記する．

### 言語の障害

　認知症における言語の症状は，前頭側頭葉に病変の首座を有する非アルツハイマー型変性疾患，すなわち前頭側頭葉変性症（frontotemporal lobar degeneration：FTLD）の概念に包含されているものが多いが，アルツハイマー病でも進行性の言語機能障害は生じる．FTLD では進行性の言語機能障害を進行性非流暢性失語（progressive nonfluent aphasia：PNFA）と意味性認知症（semantic dementia：SD）に分類している．一方，原発性進行性失語（primary progressive aphasia：PPA）では PNFA とも SD とも異なる第三の失語型として logopenic progressive aphasia（LPA）が記載されている[1]．最近の総説でも PPA は PNFA, SD, LPA の三亜型に分類されている[2]．それぞれの病変分布について **1** に示す．

#### PNFA —病巣は左シルヴィウス裂周囲，特に下前頭回，中心前回，島回

　タウオパチー，特に進行性核上性麻痺（progressive supranuclear palsy：PSP）および大脳皮質基底核変性症（corticobasal degeneration：CBD）の頻度が高い[3,4]．PNFA における発話障害の性状を精緻に検討することにより，病理診断を推測することが可能とする報告[5,6]もある．Josephs ら[5]は進行性

**1** PPA 三亜型の病変分布

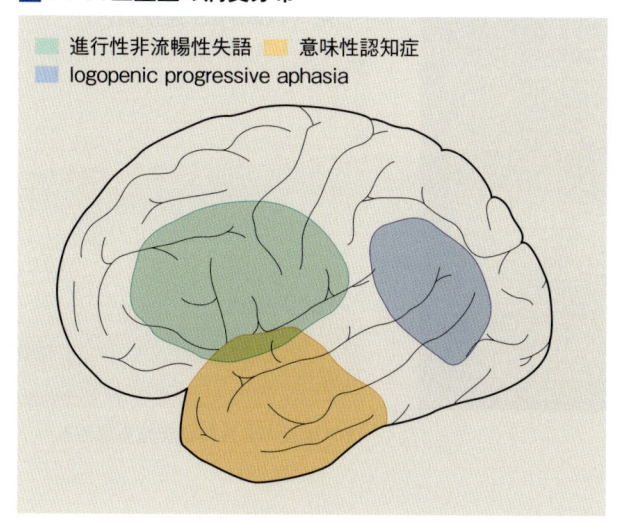

　進行性非流暢性失語　　意味性認知症
　logopenic progressive aphasia

発語失行（apraxia of speech：AOS）を呈した11症例の検討で，全例がタウオパチーの病理を呈し，AOSが前景に立つ症例ではPSPが，またAOSはみられるが失語症状の程度と同程度の場合にはCBDが，それぞれ多いことを報告している．Snowdenら[6]は，PNFAではFTLD-TDP（3型），progranulin（*PGRN*）遺伝子変異の症例が多いことを報告しているが，この中で，タウオパチーと関連したPNFA症例では言語産生過程における問題（すなわちAOS）を示すことが多いことが記載されており，Josephsらの報告と矛盾するものではないと考えられる．現在ではPNFAの中核症状は進行性のAOSおよび文法障害と考えられている[7]．PNFA剖検例の肉眼病理所見を**2**に示す．

## SD —病巣は左側頭葉前部

　多くはFTLD-TDP症例である．Knibbらの報告[4]では，流暢型進行性失語（SDに相当）15例の病理診断は，ユビキチン陽性封入体を伴うFTLD（おおむねFTLD-TDPに相当）8例，アルツハイマー病5例，ピック病2例であった．Alladiらの報告[8]では，SD20例の病理診断は，ユビキチン陽性封入体を伴うFTLD 14例，ピック病3例，家族性タウオパチー1例，アルツハイマー病2例であった．Snowdenらの報告[6]でも，SD症例9例の全例がFTLD-TDPの1型（TDP陽性の変性神経突起を主体とする群）であった．SD剖検例の組織病理所見を**3**に示す．

## LPA —病巣は左側頭頭頂葉

　LPA症例では側頭頭頂葉に萎縮が強く，ApoEε4ハプロタイプの頻度が高いことより，非典型的な病変分布のアルツハイマー病であることが推察されていた[1]が，病理学的にもこの部位に病巣中心を有するアルツハイマー病の頻度が高いことが報告されている[9-11]．他にFTLD-tau，FTLD-Uの症例も報告されている[9]が，少数である．

**図2 PNFA剖検例の肉眼病理所見** 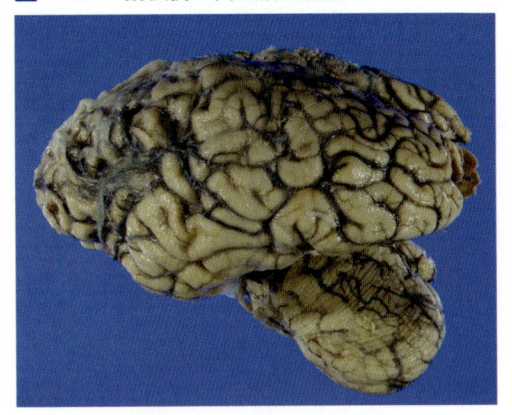
左前頭葉の萎縮が明らかである．

**図3 意味性認知症剖検例の左側頭葉組織病理所見（TDP-43免疫染色）** 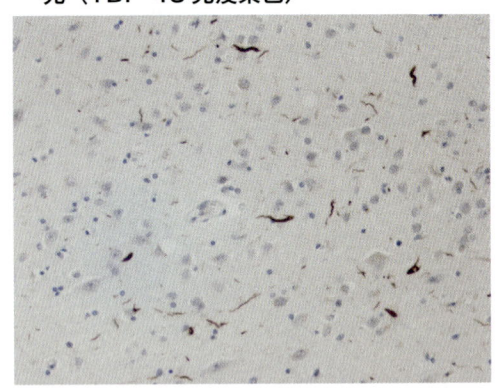
TDP陽性の変性神経突起を認める．

## 行為の障害―進行性の失行

　進行性失行についての臨床病理学的検討は少ない．Snowdenら[6]による検討では，進行性に失行を呈した3例の病理診断は全例がタウオパチーであった，とされているが，失行症状およびタウオパチーの下位分類について，具体的な記載はない．ここでは観念運動性失行（ideomotor apraxia：IMA），肢節運動失行（limb kinetic apraxia：LKA），観念性失行（ideational apraxia：IA）について概説し，失語の項でふれた発語失行は省略する．なお，各失行型の具体的な症状についてはZadikoffらによる総説[12]を参照されたい．

### IMA―病巣は左頭頂連合野，補足運動野

　IMAは皮質基底核症候群（corticobasal syndrome：CBS）の中核症状と考えられている（**Column**参照）．CBSの病理学的背景としては，CBD，PSP，Pick病，FTLD-TDP，アルツハイマー病，CJDなどが含まれているが，頻度としてはCBDが最も高く，半数以上を占める[13]．一方，CBSとアルツハイマー病の病理に強い相関があることを示唆する報告[8]もある．家族性のCBSとしてはmicrotubule associated protein tau（*MAPT*）遺伝子変異によるFTD（frontotemporal dementia：前頭側頭型認知症），*PGRN*遺伝子変異によるFTDが知られている．全体として，CBSの病理としてはタウオパチーが8割以上を占めている[12]．CBSの他には，IMAを主症状とする変性疾患の報告はみられない．

### LKA―病巣は左右の中心領域，運動前野

　CBDの初期症状として肢節運動失行がみられる場合がある[14]．CBSの初期症状としてもみられる[12,13]が，LKAの特徴は手指の協調動作や巧緻性の障害であり，寡動や筋強剛，ジストニアなど，CBSでみられる運動症状と区別することが困難な場合も少なくないため[12,15]，LKAを失行というより

> **皮質基底核症候群（CBS）**[15]
>
> 　皮質基底核変性症（CBD）が病理学的診断を指すのに対して，CBS は臨床症候群を指す．CBD の臨床症状が多岐にわたること，PSP との臨床病理学的異同が問題となっていたこと，CBD の名称も corticobasal degeneration, corticobasal ganglionic degeneration, corticonigral degeneration などバリエーションが多数存在していたことより，Boeve ら[15]が CBD の中核をなすと考えられていた症状をまとめ，臨床症候群として提唱した．
>
> 　中核となる症状は左右非対称性の失行（観念運動性失行）とレボドパ不応性の筋強剛である．その他の診断要素としては，皮質症候として「他人の肢」徴候（意思に反する一肢の不随意運動），皮質性感覚障害（一次的な体性感覚が保持された状態で，関節位置覚，二点識別覚，皮膚書字覚，立体覚などの識別覚が障害された状態），ミオクローヌス，半側空間無視，一側の身体失認，構成失行，発語失行，非流暢性失語，また錐体外路症状としてジストニアがあげられている．

も運動障害の一症状としてとらえる立場もある[12]．

## IA —病巣は左頭頂後頭葉

　IMA と比較して，報告はさらに少ない．Kertesz らの報告[16]では，臨床的に CBD と診断された 31 例を対象とした検討で，IMA が 30 例，IA が 19 例でみられたとされるが，病理学的に検索された症例は 11 例（CBD 7 例，Pick 病 3 例，その他 1 例）であり，失行症状との対応は明らかにされていない．CBS では疾患後期に認知機能障害とともに IA がみられる，とする記載[13]もある．一方 Del Ser らの報告[17]では，病理学的に診断されたアルツハイマー病（AD），アルツハイマー病理（神経原線維変化と老人斑）を伴うレヴィ小体型認知症（DLB〈dementia with Lewy body〉+AD），アルツハイマー病理を伴わない純粋な DLB の各群で IA がみられた頻度が示されている．純粋 DLB 群では 18%，DLB+AD 群では 27%，AD 群では 54% の症例で観念性失行がみられた，と報告されている．ただし IA についての定義や症状の具体的な記載はない．

## 後部皮質萎縮症（PCA）

　後部皮質萎縮症（posterior cortical atrophy：PCA）は頭頂後頭葉の変性により視覚性失認や環境失認などの高次視覚性認知機能障害，バーリント症候群などの高次視空間認知機能障害を進行性に呈する症候群である．Renner らの検討[18]では，PCA 21 例の病理診断はアルツハイマー病が 16 例（うち 1 例がパーキンソン病変，2 例がレヴィ小体を伴う），皮質下グリオーシスを伴うレヴィ小体型認知症が 1 例，CBD が 2 例，クロイツフェルト・ヤコプ病（CJD）が 1 例，家族性致死性不眠症が 1 例であった．Tang-Wai らの検討[19]では，PCA 9 例中 7 例でアルツハイマー病の所見を認めたが，典型的なアルツハイマー病症例と比較して，神経原線維変化の分布密度はブロードマンの 17 野・18 野で有意に高く，海馬では有意に低かった．また 2 例は CBD であったが，タウ陽性のグリア病変が後部頭頂葉とブロードマンの 17 野・18 野で認められた．Alladi らの報告[8]では，7 例の PCA 症例の病理診断は全

例がアルツハイマー病であった．以上よりPCAの病理学的背景としては頭頂後頭葉に強い病変を有するアルツハイマー病が圧倒的に多く，またCBDの症例も少数存在することが示唆される．Jellingerら[20]は，PCAおよびゲルストマン症候群を呈した症例で，非典型的なCBDの病理所見がみられたことを報告している．なおCJD症例でもPCAの臨床表現型をとることがあり，ハイデンハイン型と呼ばれる．通常のCJD症例は症状が急速に進行するため，アルツハイマー病，CBDとの鑑別は容易であるが，長期の経過を示すCJD症例（MV2型）でもハイデンハイン型の症状を呈することがあり[21]，鑑別にあたって留意すべき点と思われる． （石原健司）

### 文献

1) Gorno-Tempini ML, et al. Cognition and anatomy in three variants of primary progressive aphasia. *Ann Neurol* 2004；55：335-346.
2) Grossman M. Primary progressive aphasia：Clinicopathological correlations. *Nat Rev Neurol* 2010；6：88-97.
3) Kertesz A, et al. The evolution and pathology of frontotemporal dementia. *Brain* 2005；128：1996-2005.
4) Knibb JA, et al. Clinical and pathological characterization of progressive aphasia. *Ann Neurol* 2006；59：156-165.
5) Josephs KA, et al. Clinicopathological and imaging correlates of progressive aphasia and apraxia of speech. *Brain* 2006；129：1385-1398.
6) Snowden J, et al. Frontotemporal lobar degeneration：Clinical and pathological relationships. *Acta Neuropathol* 2007；114：31-38.
7) Mendez MF. What progressive aphasia says about its neuropathology. *Neurology* 2010；74：16-17.
8) Alladi S, et al. Focal cortical presentations of Alzheimer's disease. *Brain* 2007；130：2636-2645.
9) Mesulam M, et al. Alzheimer and frontotemporal pathology in subsets of primary progressive aphasia. *Ann Neurol* 2008；63：709-719.
10) Josephs KA, et al. Progressive aphasia secondary to Alzheimer disease vs FTLD pathology. *Neurology* 2008；70：25-34.
11) Deramecourt V, et al. Prediction of pathology in primary progressive language and speech disorders. *Neurology* 2010；74：42-49.
12) Zadikoff C, Lang AE. Apraxia in movement disorders. *Brain* 2005；128：1480-1497.
13) Wadia PM, Lang AE. The many faces of corticobasal degeneration. *Parkinsonism Relat Disord* 2007；13(Suppl 3)：S336-S340.
14) Tsuchiya K, et al. Distribution of cerebral cortical lesions in corticobasal degeneration：A clinicopathological study of five autopsy cases in Japan. *Acta Neuropathol* 1997；94：416-424.
15) Boeve BF, et al. Corticobasal degeneration and its relationship to progressive supranuclear palsy and frontotemporal dementia. *Ann Neurol* 2003；54（Suppl 5）：S15-S19.
16) Kertesz A, et al. The corticobasal degeneration syndrome overlaps progressive aphasia and frontotemporal dementia. *Neurology* 2000；55：1368-1375.
17) Del Ser T, et al. Clinical and pathologic features of two groups of patients with dementia with Lewy bodies：Effect of coexisting Alzheimer-type lesion load. *Alzheimer Dis Assoc Disord* 2001；15：31-44.
18) Renner JA, et al. Progressive posterior cortical dysfunction：A clinicopathologic series. *Neurology* 2004；63：1175-1180.
19) Tang-Wai DF, et al. Clinical, genetic, and neuropathologic characteristics of posterior cortical atrophy. *Neurology* 2004；63：1168-1174.
20) Jellinger KA, et al. Four-repeat tauopathy clinically presenting as posterior cortical atrophy：A typical corticobasal degeneration? *Acta Neuropathol* 2011；121：267-277.
21) Krasnianski A, et al. Clinical findings and diagnostic tests in the MV2 subtype of sporadic CJD. *Brain* 2006；129：2288-2296.

## II. 診断
### 認知症の神経病理学・発症機序

# 認知症の分子病態

> **Point**
> - 認知症をきたす神経変性疾患は，その病理学的特徴として，蛋白質凝集体から成る異常構造物が脳に出現する．
> - 凝集・蓄積する蛋白質の種類は疾患ごとに異なる．アルツハイマー病（AD）ではアミロイドβ（Aβ）とタウが，レヴィ小体型認知症（DLB）ではαシヌクレインが，前頭側頭葉変性症（FTLD）ではタウ，TDP-43，あるいはFUS/TLSが蓄積する．
> - もともとは可溶性の蛋白質がβシート構造を取ることで不溶性の線維状凝集体となる．
> - Aβ，タウ，αシヌクレインが蓄積する疾患では，認知症の原因は線維状凝集体ではなく，可溶性のオリゴマーであると考えられている．

## 神経変性疾患における異常構造物と主要蓄積蛋白質

わが国における認知症の原因疾患で最も多いのはAD（Alzheimer disease：アルツハイマー病）で約60％を占め，次に多いのが血管性認知症で約20％，次がDLB（dementia with Lewy body：レヴィ小体型認知症）で約10％，さらにFTLD（frontotemporal lobar degeneration：前頭側頭葉変性症）がこれに続く．

主な神経変性疾患でみられる異常構造物とそこに蓄積する主要蛋白質を **1** に示す．これらの蛋白質はもともとは可溶性であるが，いずれもβシート構造を取ることで直径10 nm程度の不溶性の線維状凝集体を形成している．老人斑とクールー斑は細胞外に，その他の異常構造物は細胞内に形成される．細胞内に形成される異常構造物（封入体）の多くは，ユビキチン陽性となる．

## アルツハイマー病（AD）

ADでは，まず老人斑が脳に出現し，10～20年後に神経原線維変化（NFT）とニューロン消失，さらにしばらくして認知機能障害が起こり始める．

Aβが凝集してできたアミロイド線維が老人斑中心部のアミロイドコアを形成し，タウが凝集してできた螺旋状二本鎖線維（PHF）や直鎖状一本鎖線維がNFTを形成する．

Aβは37-43アミノ酸から成る神経活動調節に関わるとされるペプチドで[1]，膜蛋白質であるアミロイド前駆体蛋白質（APP）から切り出され，細胞外に分泌される（**2**）．脳に沈着するAβの大部分は42アミノ酸から成るAβ42で，N末端が分解され3位のグルタミン酸が環化している．この修飾により，Aβはプロテアーゼ耐性になるとともに，凝集性が亢進する．

以前は，Aβの凝集・沈着（老人斑の形成）がADのすべての病理を引き

---

**Key words**

**ユビキチン**
ユビキチンは76アミノ酸から成る蛋白質で，フォールディングが異常な蛋白質や不要になった蛋白質を細胞内のプロテアソームで分解するためのシグナルとして働く．標的蛋白質はポリユビキチン化される．

**1 主な神経変性疾患における異常構造物と主要蓄積蛋白質**

| 疾患の種類 | 異常構造物 | 主要蓄積蛋白質 |
|---|---|---|
| アルツハイマー病（AD），ダウン症 | 老人斑<br>神経原線維変化（NFT） | $A\beta$<br>3R+4R タウ |
| レヴィ小体病<br>　DLBD, PD, PDD | レヴィ小体 | $\alpha$シヌクレイン |
| 多系統萎縮症（MSA） | グリア細胞質内封入体 | $\alpha$シヌクレイン |
| 前頭側頭葉変性症（FTLD）<br>　FTLD-tau<br>　　ピック病<br>　　CBD, PSP, AGD など<br>　　FTDP-17<br>　FTLD-TDP<br>　FTLD-FUS | <br><br>ピック球<br>タウ封入体<br>タウ封入体<br>TDP-43 封入体<br>FUS 封入体 | <br><br>3R タウ<br>4R タウ<br>4R タウ, 3R+4R タウ<br>TDP-43<br>FUS / TLS |
| 筋萎縮性側索硬化症（ALS） | SOD1 封入体<br>TDP-43 封入体<br>FUS 封入体 | SOD1<br>TDP-43<br>FUS / TLS |
| ハンチントン病など | 神経細胞核内封入体 | ポリグルタミン（ハンチンチンなど） |
| クロイツフェルト・ヤコブ病など | 一部症例でクールー斑 | プリオン |

DLBD：diffuse Lewy body disease（びまん性レヴィ小体病），PD：Parkinson disease（パーキンソン病），PDD：Parkinson disease with dementia（認知症を伴うパーキンソン病），MSA：multiple system atrophy，CBD：corticobasal degeneration（大脳皮質基底核変性症），PSP：progressive supranuclear palsy（進行性核上性麻痺），AGD：argyrophilic grain disease（嗜銀顆粒性認知症），FTDP-17：frontotemporal dementia and parkinsonism linked to chromosome 17，TDP-43：transactive response DNA-binding protein 43，FUS / TLS：fused in sarcoma / translated in liposarcoma，ALS：amyotrophic lateral sclerosis，SOD1：superoxide dismutase 1.

起こすという「アミロイドカスケード仮説」が支持されていた．$A\beta$の線維状凝集体を培養神経細胞に加えると強い毒性を示すこともこの仮説の根拠となった．家族性 AD では遺伝子変異による $A\beta$（特に $A\beta42$）産生の増加が，孤発性 AD では分解酵素減少などによる $A\beta$クリアランスの低下が $A\beta$の蓄積につながると考えられた．この仮説には，しかし，認知症の重症度は老人斑よりもむしろ脳の可溶性 $A\beta$ の量と相関しているという矛盾があった．

　現在では，AD は可溶性 $A\beta$ オリゴマーによるシナプス機能障害で始まる（**3**）という「オリゴマー仮説」が有力である[2,3]．オリゴマーは AD 初期のシナプス変性ばかりでなく，タウの異常リン酸化，グリア細胞の活性化，ニューロン消失に至る AD の病理に深く関わっていることが示されている[4]．今では，$A\beta$ の線維状凝集体にはそれほど強い毒性はなく，老人斑は有害なオリゴマーを封じ込めるリザーバーであると考えられ始めている[2,3]．

### タウオパチー

　タウが凝集し，封入体を形成する神経変性疾患を総称してタウオパチーと呼ぶ．

　タウは 352-441 アミノ酸から成る微小管結合蛋白質の一つで，チューブリンの重合促進と微小管の安定化に寄与している．単一の遺伝子から選択的ス

## 2 Aβの産生と修飾

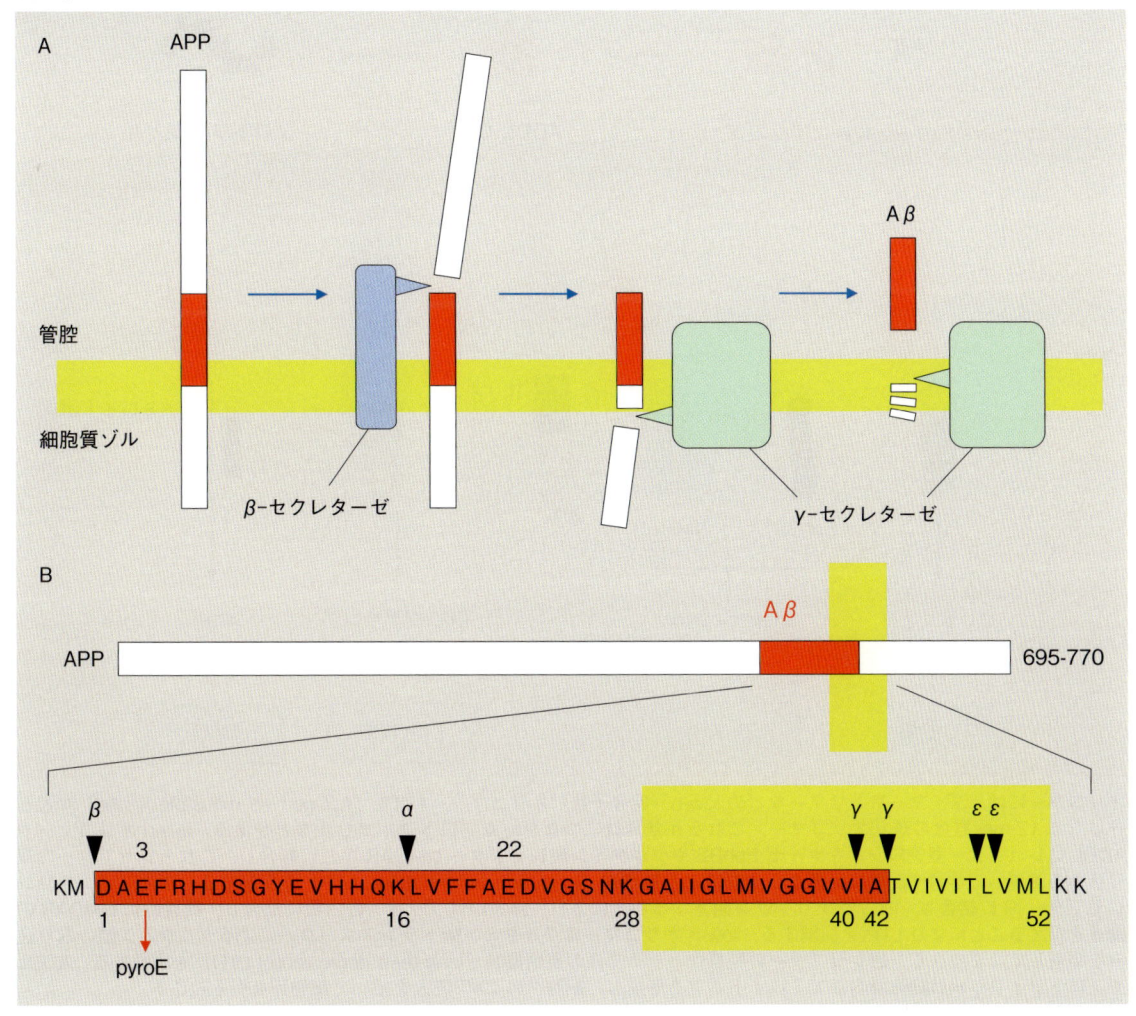

**A**：Aβは695-770アミノ酸から成るI型膜蛋白質APPから，β-セクレターゼ，γ-セクレターゼと呼ばれる2種類の膜酵素によって切り出され，細胞外に分泌される．β-セクレターゼは，BACE1（β-site APP cleaving enzyme 1）と呼ばれるI型膜蛋白質である．γ-セクレターゼは，9回膜貫通蛋白質であるプレセニリン（プレセニリン1またはプレセニリン2），1回膜貫通蛋白質であるニカストリン，7回膜貫通蛋白質であるAph-1，2回膜貫通蛋白質であるPen-2の少なくとも4つの蛋白質から成る複合体であり，活性中心はプレセニリン上にある．
**B**：Aβの主たる分子種は40アミノ酸から成るAβ40（約90％）と42アミノ酸から成るAβ42（10％弱）である．γ-セクレターゼによる切断は，ε→γ方向へ3アミノ酸ずつ進むが，最初のε位置のズレによりAβ40とAβ42ができる．APP遺伝子の変異はAβの22位のグルタミン酸付近とβ-/γ-cut部位に集中しており，前者はAβの凝集性を変化させ，後者はAβ（特にAβ42）の産生を増加させる．プレセニリン遺伝子の変異もAβ42産生増加につながる．脳に沈着しているAβの大部分は，N末端が分解され，3位のグルタミン酸が環化（ピログルタミル化）したAβ42である．グルタミン酸の環化はグルタミニルシクラーゼという酵素の働きによって行われ，ピログルタミル化したAβは凝集性が亢進し，プロテアーゼによる分解にも耐性となる．

プライシングにより6つのアイソフォームが生成される（**4**）．微小管結合ドメインが3つのものを3リピート（3R）タウ，4つのものを4リピート（4R）タウと呼ぶ．

ADのPHFは6つのアイソフォームすべてを含んでいるが，ピック病では3Rタウが，大脳皮質基底核変性症，進行性核上性麻痺，嗜銀顆粒性認知症では4Rタウが封入体を形成する．封入体内のタウは過剰にリン酸化され（**4**），リジン（Lys）残基のいくつかはアセチル化されている[5]．アセチル

### 3 Aβオリゴマーによるシナプス機能障害

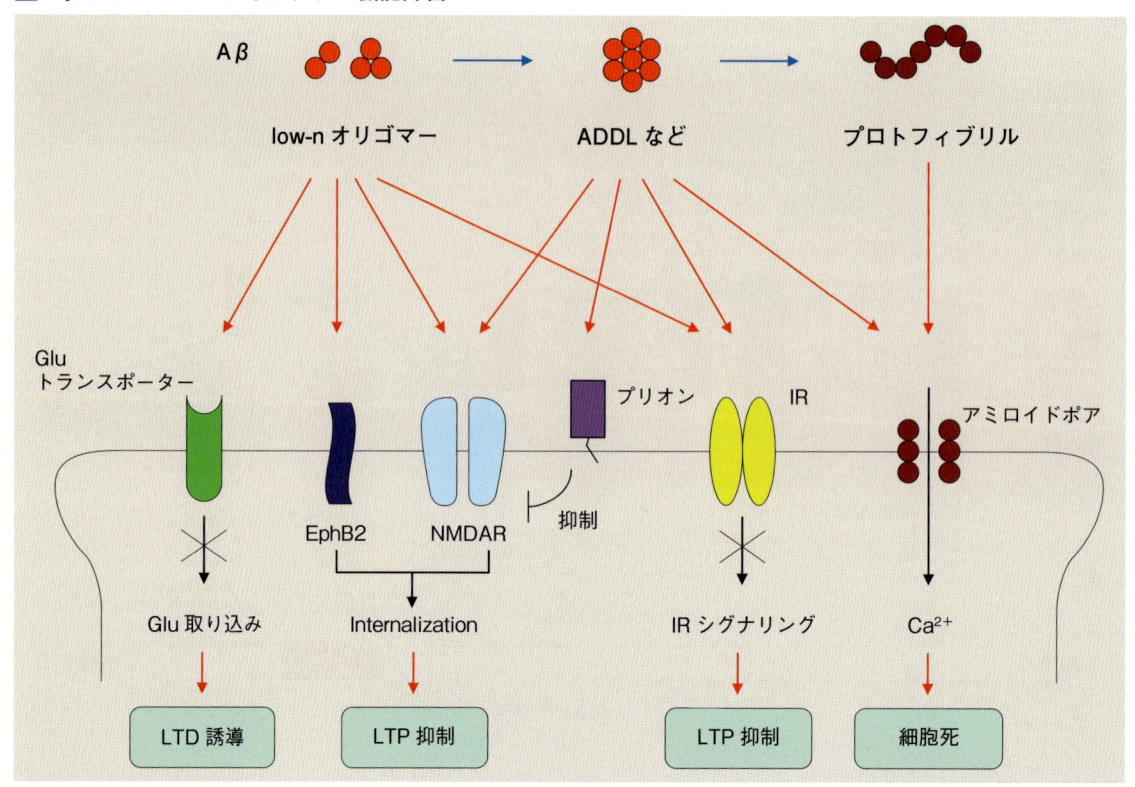

オリゴマーには，ダイマーやトリマーなどのlow-n（低分子数）オリゴマー，ADDL（Aβ-derived diffusible ligand）などと呼ばれる12-mer程度の球状オリゴマー，これらが数珠状につながったプロトフィブリルなどがある．low-nオリゴマーやADDLはレセプター型チロシンキナーゼEphB2やグルタミン酸レセプターNMDARなどに結合し，これらレセプターの取り込みを誘導して学習や記憶に必要なシナプスの長期増強（long-term potentiation：LTP）を抑制する．また，インスリンレセプターIRに結合し，IRシグナリングを阻害することにより，あるいはプリオン蛋白質に結合し，間接的にNMDARの働きを抑えることによりLTPを抑制する．low-nオリゴマーはグルタミン酸トランスポーターによるグルタミン酸の取り込みを阻害して，グルタミン酸レセプターの脱感作とシナプスの長期抑制（long-term depression：LTD）を誘導する．ADDLやプロトフィブリルは細胞膜内にアミロイドポアを形成し，細胞へのCa$^{2+}$流入を招いて細胞死を引き起こす．

化や過剰リン酸化により微小管との結合能が低下し，細胞質中に遊離したタウが自己凝集を起こすと考えられる．

タウ凝集体のうち，NFTには毒性がなく[6]，むしろ可溶性のオリゴマーに毒性のあることがモデルマウスを用いた実験で示されている[7]．タウオリゴマーはADやFTDP-17患者の脳でも増えていることが確認されている[7]．

## αシヌクレイノパチー

αシヌクレインが凝集し，封入体を形成する神経変性疾患を総称してαシヌクレイノパチーと呼ぶ．びまん性レヴィ小体病では新皮質のニューロン内に，パーキンソン病（PD）では脳幹部のニューロン内にレヴィ小体が，多系統萎縮症では脳幹部のオリゴデンドロサイト内に封入体が形成される．

αシヌクレインは140アミノ酸から成る膜結合型の細胞質蛋白質（**5**）で，中枢神経系の神経終末に高発現しており，ER-ゴルジ体間の輸送や神経伝達物質の放出に関与していると考えられている．レヴィ小体内のαシヌクレイン

## 4 タウの分子構造と修飾

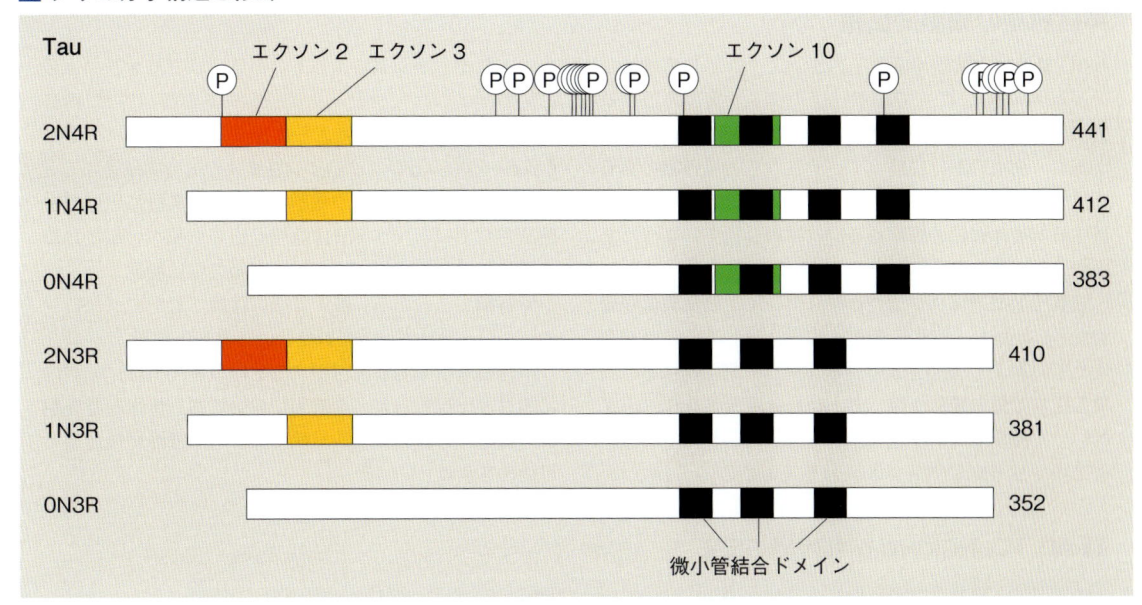

| | | |
|---|---|---|
| 2N4R | | 441 |
| 1N4R | | 412 |
| 0N4R | | 383 |
| 2N3R | | 410 |
| 1N3R | | 381 |
| 0N3R | | 352 |

微小管結合ドメイン

タウには，エクソン2，3，10の挿入の有無により6つのアイソフォームが存在する．N末側のエクソンの挿入数に応じて0N，1N，2N，C末側の微小管結合ドメインの数に応じて3R，4Rと表記する．胎児期には3Rタウのみが発現し，神経系の発達にともなって3Rタウと4Rタウの比率がほぼ等しくなる．タウ遺伝子のミスセンス変異は微小管結合ドメイン内かその近辺にあり，微小管結合能を低下させる．イントロン変異はすべてエクソン10下流の30塩基以内にあり，4Rタウの発現を増強する．封入体内のタウは過剰にリン酸化され（異常リン酸化部位をPで示す），リジン（Lys）残基のいくつかはアセチル化されている．アセチル化，過剰リン酸化されたタウは，微小管との結合能が低下し，自己凝集を起こす．

## 5 αシヌクレインの分子構造と修飾

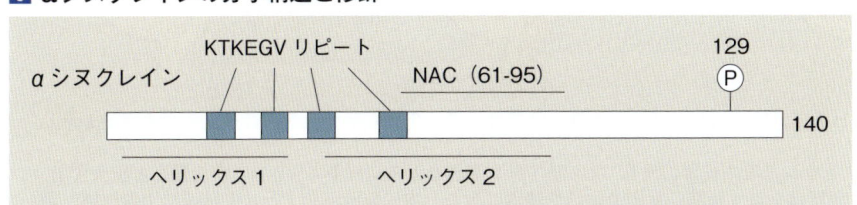

αシヌクレインは，N末側にKTKEGV配列を含む11残基の繰り返し配列が4か所あり，この部分が両親媒性のヘリックス構造を取って膜に結合する．分子中央領域は疎水性が高く，老人斑の構成成分として同定された35アミノ酸から成るNAC（non-Aβ component）配列がある．A30P，E46K，A53Tの3つの変異は，N末側の繰り返し配列の近傍に位置し，αシヌクレインの凝集を促進する．レヴィ小体内のαシヌクレインは129番目のSerがリン酸化されており，これにより凝集性が亢進する．

は129番目のSerがリン酸化されており，これにより凝集性が亢進するらしい．

αシヌクレイン凝集体には細胞毒性のあることが示されているが，レヴィ小体は細胞内で異常蛋白質を隔離するためのアグリソームの一種ではないかとも考えられている[8]．αシヌクレインの可溶性オリゴマーがDLB患者脳で増えていることが確認されている[9]．

## TDP-43プロテイノパチーとFUSプロテイノパチー

TDP-43あるいはFUS/TLSが凝集し，封入体を形成する神経変性疾患を総称してTDP-43プロテイノパチーあるいはFUSプロテイノパチーと呼ぶ．

**Key words**

**アグリソーム**
アグリソームは，ユビキチン-プロテアソーム系の働きが不十分な場合に，異常蛋白質や不要蛋白質を細胞内に一時的に貯蔵するため，中心体周囲に形成される封入体である．これらはいずれオートファジーによって細胞から除去されると考えられる．

## Column

### 神経病理の細胞間伝播

ADでのタウ病理やPDでのαシヌクレイン病理，ハンチントン病（HD）でのポリグルタミン病理の広がり方には，特有のパターンがある．まず特定の部位に病変が現れ，病気の進行に伴って，そこから神経連絡のある部位へと病変が広がっていく[11]（ 6 ）．この機構として，蛋白質凝集体が隣の細胞あるいは神経連絡でつながった細胞へと移動する可能性が示唆されている[11,12]．

培養細胞系では，タウやαシヌクレインの凝集体が細胞から分泌され，ほかの細胞へ取り込まれることが観察されている[12]．取り込まれた凝集体は，細胞内にある同種の正常な蛋白質に作用して，新たな凝集体を作り出すという．凝集体はエキソサイトーシスによって，あるいはエキソソームに内包された状態で細胞から分泌され，エンドサイトーシスによって，あるいはプリオンのように細胞間トンネリング・ナノチューブを通って[13] 別の細胞へ取り込まれると考えられる．

Aβ，タウ，αシヌクレイン凝集体の細胞間伝播はモデルマウスの脳に凝集体や細胞を注入する実験においても確認されている[12]．Aβは腹腔経路でも脳への伝播が起こるらしい[14]．ヒトでは，PD患者の脳に胎児ニューロンを移植したところ，数十年後に移植されたニューロン中にレヴィ小体が形成されたという報告がある[12]．

神経病理が細胞間を伝播するという考え方は，細胞内に病理が出現するような疾患においても，抗体などを用いて細胞外の凝集体を取り除くことで治療が可能となる可能性を示唆している．

**6 AD，PD，HDにおける神経病理の伝播**

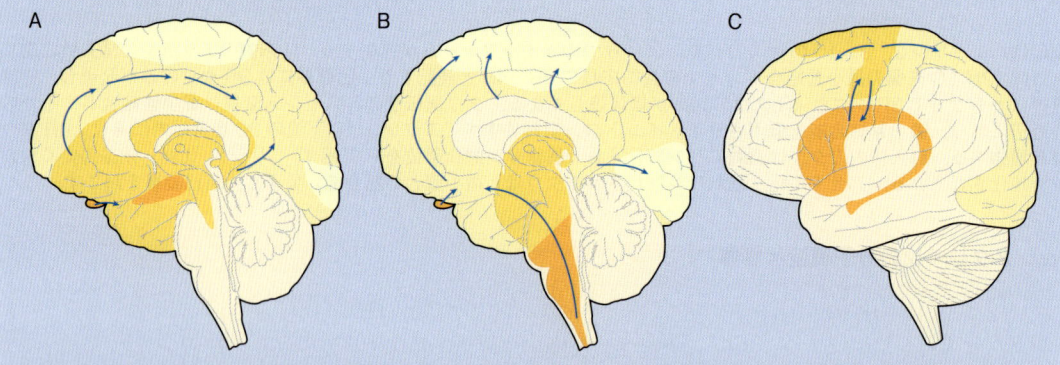

A　　　　　　　　　　B　　　　　　　　　　C

神経変性疾患の病変の広がり方には特有のパターンがある．図では，濃い色から薄い色へ病変が拡大する様子を示してある．
A：ADでのタウ病理は，まずトランス嗅内皮質に現れ，次に嗅内野や海馬などの辺縁系へ，そして新皮質へと拡大する．
B：PDでのαシヌクレイン病理は，まず延髄の背側運動核や嗅球に現れ，次に脳幹部を上行して縫線核や青斑核，扁桃体や黒質と続き，最終的に大脳皮質へと拡大する．
C：HDでのポリグルタミン病理は，まず被殻や尾状核に現れ，次に大脳皮質に広がっていく．大脳皮質の萎縮が先行するという報告もある．

(Brundin P, et al. *Nat Rev Mol Cell Biol* 2010[11] より)

---

FTLDの一部と筋萎縮性側索硬化症（ALS）の一部がこれにあたる．

TDP-43は414アミノ酸，FUS／TLSは526アミノ酸から成るDNA／RNA結合蛋白質（ 7 ）で，hnRNPの一種ではないかと考えられている．通常は核に局在するが，FTLDやALSでは細胞質内（一部では核内）に封入体を形成し，核から消失する．封入体内のTDP-43は379，403／404，409／410番目のSerがリン酸化され，一部は切断されてC末端断片となっている．

TDP-43やFUS／TLSの凝集体に毒性があるかどうかは不明であるが，遺伝子発現調節に関わるこれら蛋白質の機能不全が神経変性の原因であろうと考えられている[10]．

（富山貴美，森　啓）

**Key words**

**hnRNP**

hnRNP (heterogeneous nuclear ribonucleo protein) は新しく合成されたpre-mRNAと核内で結合し，細胞質へと輸送するシグナルとして働く．hnRNPの結合によりpre-mRNAの二次構造形成が抑えられ，スプライシングが進行する．

## 7 TDP-43とFUS/TLSの分子構造と修飾

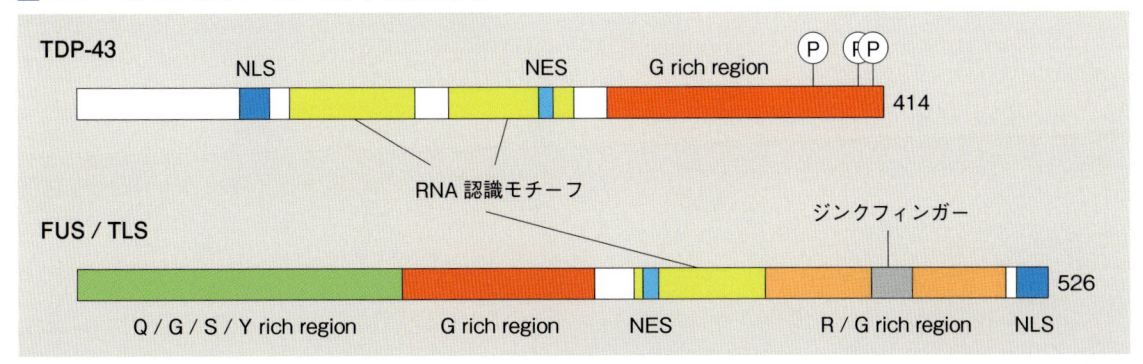

**TDP-43**

NLS / NES / G rich region / P P / 414

RNA認識モチーフ

**FUS/TLS**

Q/G/S/Y rich region / G rich region / NES / ジンクフィンガー / R/G rich region / NLS / 526

TDP-43とFUS/TLSはRNA/DNA結合蛋白質で，その分子構造には共通部分が多い．ともに，RNA認識モチーフ（RNA recognition motif），グリシンに富む領域（G rich region），核移行シグナル（nuclear localization signal：NLS），核外移行シグナル（nuclear export signal：NES）を有する．TDP-43の遺伝子変異のほとんどはG rich regionにあり，FUS/TLSの遺伝子変異はG rich regionとC末端のNLSに多い．封入体内のTDP-43は379，403/404，409/410番目のSerがリン酸化されている．Q/G/S/Y rich regionはグルタミン/グリシン/セリン/チロシンに富む領域，R/G rich regionはアルギニン/グリシン/グリシン・リピートを持つアルギニン/グリシンに富む領域．

## 文献

1) Palop JJ, Mucke L. Amyloid-β-induced neuronal dysfunction in Alzheimer's disease : From synapses toward neural networks. *Nat Neurosci* 2010 ; 13 : 812-818.
2) Haass C, Selkoe DJ. Soluble protein oligomers in neurodegeneration : Lessons from the Alzheimer's amyloid β-peptide. *Nat Rev Mol Cell Biol* 2007 ; 8 : 101-112.
3) 富山貴美．Aβオリゴマーと Aβ凝集．日本臨牀 2011 ; 69（増刊号8「認知症学（上）」）: 54-58.
4) Tomiyama T, et al. A mouse model of amyloid β oligomers : Their contribution to synaptic alteration, abnormal tau phosphorylation, glial activation, and neuronal loss in vivo. *J Neurosci* 2010 ; 30 : 4845-4856.
5) Cohen TJ, et al. The acetylation of tau inhibits its function and promotes pathological tau aggregation. *Nat Commun* 2011 ; 2 : 252.
6) Santacruz K, et al. Tau suppression in a neurodegenerative mouse model improves memory function. *Science* 2005 ; 309 : 476-481.
7) Berger Z, et al. Accumulation of pathological tau species and memory loss in a conditional model of tauopathy. *J Neurosci* 2007 ; 27 : 3650-3662.
8) Tanaka M, et al. Aggresomes formed by α-synuclein and synphilin-1 are cytoprotective. *J Biol Chem* 2004 ; 279 : 4625-4631.
9) Sharon R, et al. The formation of highly soluble oligomers of α-synuclein is regulated by fatty acids and enhanced in Parkinson's disease. *Neuron* 2003 ; 37 : 583-595.
10) Lagier-Tourenne C, et al. TDP-43 and FUS/TLS : Emerging roles in RNA processing and neurodegeneration. *Hum Mol Genet* 2010 ; 19 : R46-R64.
11) Brundin P, et al. Prion-like transmission of protein aggregates in neurodegenerative diseases. *Nat Rev Mol Cell Biol* 2010 ; 11 : 301-307.
12) Frost B, Diamond MI. Prion-like mechanisms in neurodegenerative diseases. *Nat Rev Neurosci* 2010 ; 11 : 155-159.
13) Gousset K, et al. Prions hijack tunnelling nanotubes for intercellular spread. *Nat Cell Biol* 2009 ; 11 : 328-336.
14) Eisele YS, et al. Peripherally applied Aβ-containing inoculates induce cerebral β-amyloidosis. *Science* 2010 ; 330 : 980-982.

### Further reading

- 富山貴美．認知症の分子遺伝学．臨床検査 2012 ; 56 : 31-39.
  認知症の原因遺伝子についての総説．

**Key words**

**エキソソーム**

エキソソームは細胞から分泌される小胞で，エンドソームの一種である多胞体（multivesicular body）に由来する．膜蛋白質の細胞内ドメインや細胞質中の蛋白質を分解するために，エンドソーム膜が陥入して細胞質成分を含む小胞がエンドソーム内に形成され，多胞体となる．多胞体の外膜（エンドソーム膜）が細胞膜と融合することによって内部の小胞（エキソソーム）が細胞外に放出される．

**Key words**

**トンネリング・ナノチューブ**

tunneling nano-tubes（TNTs）．隣り合う細胞間に細胞膜で覆われたチューブ状トンネルが開通し，その中を小胞やオルガネラなどが選択的に移動する．小分子の移動は遅い．

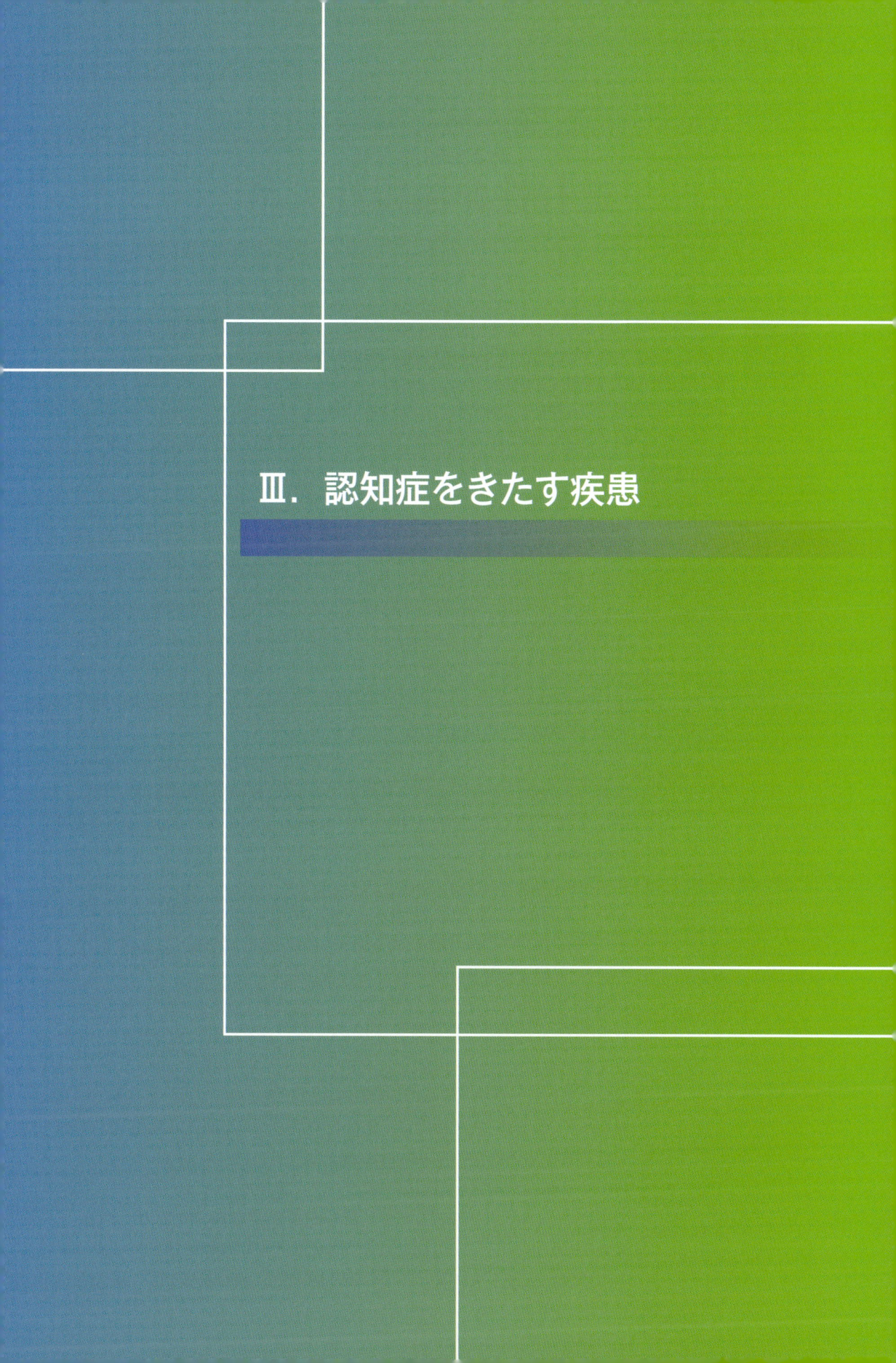

# Ⅲ．認知症をきたす疾患

## III. 認知症をきたす疾患
### 緩徐進行性高次機能障害
#### 原発性進行性失語
# 進行性非流暢性失語

> **Point**
> - 進行性非流暢性失語（PNFA）は，進行性の発話障害を主徴とする前頭側頭葉変性症（FTLD）あるいは原発性進行性失語（PPA）の一臨床表現型である．
> - PNFAの症状の中核は発語失行（AOS）および文法障害（agrammatism）と考えられている．
> - PNFAの病理学的背景としてタウオパチーの頻度が高い．

### 概説

1992年にSnowdenら[1]は進行性の言語機能障害と葉性の大脳萎縮を呈する症例で「非流暢な」発話がみられることを報告した．具体的には間断的な，電文体の発話であり，前置詞と他の付属語の省略や誤用，字性および語性錯語を伴う喚語困難，復唱障害などがみられ，経時的に発話が減少し，最終的には緘黙状態に至る．これが進行性非流暢性失語（progressive nonfluent aphasia：PNFA）の概念に適合する最初の報告である．次いで1996年にTurnerら[2]は3症例についての検討で「電文体の発話」，左前頭葉および側頭葉の血流低下がみられることを示し，progressive nonfluent aphasiaという用語を用いた．その後，PNFAは前頭側頭葉変性症（frontotemporal lobar degeneration：FTLD）[*1]における臨床表現型の一つとしてとらえられるようになった[3,4]．

一方でPNFAを原発性進行性失語（primary progressive aphasia：PPA）の下位分類としても位置づける立場もあり（**Column**「原発性進行性失語（PPA）」参照），詳細な音声言語学的検討が報告されている．Ogarら[5]によるPNFA症例18例の検討では，7例は発語失行（apraxia of speech：AOS）のみを呈し，11例ではAOSおよび構音障害がみられたこと（AOSについては**Column**「発語失行（AOS）」〈p.150〉参照），MRIによる局所容量解析の結果，左前頭葉後部，島前部，基底核領域の萎縮がみられ，構音障害を合併した群では顔に対応する部位の一次運動皮質，尾状核の萎縮が，AOSのみの群よりも強かったことが示されている．またRohrerら[6]は，PPAの定義に合致する症例の中で意味性認知症を差し引いたものを非流暢型のPPAとしてとらえ，この中にはAOSと文法障害をともに認めるPNFA，PNFAの前段階と考えられるAOSのみの症例，progranulin（*GRN*）遺伝子変異と関係する文法障害のみの症例，AOSも文法障害も認めないlogopenic aphasiaに相当する症例，の

[*1] 本章「前頭側頭葉変性症」（p.222）参照．

## 原発性進行性失語(PPA)

PPAとは，Mesulamが1982年に提唱した緩徐進行性失語の概念を改訂したものである．Mesulamの原著では，初発症状は5例が失名辞，1例が語聾として記載されているが，失名辞の症例でも，構音障害や復唱障害の有無などにばらつきがあり，単一の症候を表現したものではない．現在では，発話が流暢であれ，非流暢であれ，発症早期に失語が前景に立つ神経変性疾患の総称と考えられており，PPAの下位分類として進行性非流暢性失語，意味性認知症，logopenic progressive aphasiaの臨床表現型が区分されている．

Mesulam自身による最近の検討[13]では，PPAという臨床診断の下位区分として，文法障害の有無，語の理解障害の有無，という観点から，失文法型PPA（おおむねPNFAに該当），意味性PPA（意味性認知症に該当），logopenic PPA（logopenic progressive aphasiaに該当）の3型に分類することを提唱しているが，この分類は2004年にGorno-Tempiniら[9]が提唱したPPAの分類と同じものである．

### 1 進行性非流暢性失語の臨床診断基準

発症初期から全病期を通じて，言語表出面の障害が主な症状である．他の認知機能は障害されないか，障害されても軽度にとどまる

| I. 中核となる診断的特徴 | | A. 潜行性の発症と緩徐な進行<br>B. 非流暢な自話であり，失文法，音韻性錯語，失名辞の少なくとも一項目を伴う |
|---|---|---|
| II. 支持的な診断的特徴 | A. 発話および言語 | 1) 吃，口部失行<br>2) 復唱の障害<br>3) 失読，失書<br>4) 発症早期には語の理解は保持される<br>5) 晩期には緘黙状態となる |
| | B. 行動 | 1) 発症早期には社会的なスキル（対人関係や接触性）は保持される<br>2) 晩期には前頭側頭型認知症に類似した行動障害を示す |
| | C. 身体症状 | 晩期に病巣と対側の原始反射，無動，筋強剛，振戦がみられる |
| | D. 検査所見 | 1) 神経心理学的検査所見：重度の健忘または視空間認知障害を伴わない非流暢性失語<br>2) 脳波所見：正常または非対称性の徐波化<br>3) 脳画像所見（構造画像／機能画像）：優位半球（通常は左半球）に優位な非対称性の異常所見 |

(Neary D, et al. *Neurology* 1998[4] より)

4型が含まれていることを示している．

## PNFAの臨床的特徴

**1**にNearyら[4]によるPNFAの臨床診断基準を呈示する．

中核症状にあげられている項目のうち，非流暢とは間断的な努力性の発話であり，発話速度が低下した状態を指す．失文法とは前置詞や冠詞の省略，用言の誤用などを指す（例：昨日病院に行く）．音韻性の錯語とは語中の文字を誤る（例：タバコ→タブコ），あるいは転置した状態（例：はいざら→はざいら）を指す．失名辞とは呼称の障害であり，正しい語の選択，語想起の遅延などがみられる．語頭音をヒントに正しい語を発する，目的とする語に徐々に近づく（きゅうかえ→きゅうかい→きょうかい），などの現象もみられる．

## 発語失行（AOS）

　PNFAの言語症状を評価する際に，最近では必須の評価項目になっている症候．もともとは米国の言語病理学者であるDarleyが，それまではaphemiaやアナルトリーなど，さまざまな名称で呼ばれていた運動性失語に伴う構音の障害を明示するために提唱した概念である．DarleyはAOSを「発話に必要な構音器官の筋活動について，位置と系列を組み立てることができず，構音が不能となる」病態と定義しているが，この定義は抽象的でわかりにくい．具体的には，AOSの特徴として，①努力性が強い発話：試行錯誤や自己修正を伴い，語を探索する傾向がみられる，②プロソディーの障害：発話のリズムや強勢，抑揚が障害される，③同じ語を話す場合も，誤りの有無や誤りの場所が異なる，④発話開始が困難，という点があげられる[14]．またAOSでは声の異常は伴わないこと，単音節の繰り返しと比較して，複合音節の繰り返しが障害されやすいこと（たとえば「パ」「タ」「カ」の繰り返しよりも「パタカ」の繰り返しのほうが障害されやすい），などが特徴としてあげられる．なお，欧州ではAOSとアナルトリー（構音不能または失構音）を同義語として用いているが，米国では高度の構音障害についてアナルトリーという語を用いている場合がある．

### PNFAの画像所見

　PNFAでは発話の運動面および統語処理に関する脳部位が障害される．PETを用いた検討では，左前頭葉および島前部の代謝低下が示されている[2,7]．またMRI容量解析からは統語処理，発話の企図，発話運動の遂行に関係する脳部位と考えられている左大脳半球の中前頭回，下前頭回，背側運動野および運動前野，島前部，基底核，補足運動野に及ぶ脳萎縮が示されている[8,9]．

### PNFAの病理学的背景

　多くの臨床病理学的検討から，PNFAの病理学的背景としてはタウオパチー，特に進行性核上性麻痺および大脳皮質基底核変性症の頻度が高いことが示されている[10,11]．PNFAにおける発話障害の性状を精緻に検討することにより，病理診断を推測することが可能とする報告もある．たとえば，Josephsら[8]は，進行性発語失行を呈した11症例の検討で，全例がタウオパチーの病理を呈していた，と報告している．AOSが前景に立つ症例では進行性核上性麻痺の頻度が，またAOSはみられるが，失語症状の程度と同程度の場合には大脳皮質基底核変性症の頻度が，それぞれ高い，とされている．Josephsらの検討ではアルツハイマー病症例は含まれていないが，PPAまたはPNFA症例では，局所的なアルツハイマー病理が30％にみられた，とする報告[10,12]もある．また，タウ陰性，ユビキチン陽性，TDP-43陽性の病理を示す症例は，PNFAの10％程度とされている[10,11]．

（石原健司）

### 文献

1) Snowden JS, et al. Progressive language disorder due to lobar atrophy. *Ann Neurol* 1992；31：174-183.
2) Turner RS, et al. Clinical, neuroimaging, and pathologic features of progressive nonfluent aphasia. *Ann Neurol* 1996；39：166-173.
3) Snowden JS, et al. Frontotemporal Lobar Degeneraton：Frontotemporal Dementia,

Progressive Aphasia, Semantic Dementia. New York : Churchill Livingstone ; 1996.
4) Neary D, et al. Frontotemporal lobar degeneration : A consensus on clinical diagnostic criteria. *Neurology* 1998 ; 51 : 1546-1554.
5) Ogar JM, et al. Progressive nonfluent aphasia and its characteristic motor speech deficit. *Alzheimer Dis Assoc Disod* 2007 ; 21 : S23-S30.
6) Rohrer JD, et al. Syndromes of nonfluent primary progressive aphasia : A clinical and neurolinguistic analysis. *Neurology* 2010 ; 75 : 603-610.
7) Nestor PJ, et al. Progressive non-fluent aphasia is associated with hypometabolism centred on the left anterior insula. *Brain* 2003 ; 126 : 2406-2418.
8) Josephs KA, et al. Clinicopathological and imaging correlates of progressive aphasia and apraxia of speech. *Brain* 2006 ; 129 : 1385-1398.
9) Gorno-Tempini ML, et al. Cognition and anatomy in three variants of primary progressive aphasia. *Ann Neurol* 2004 ; 55 : 335-346.
10) Kertesz A, et al. The evolution and pathology of frontotemporal dementia. *Brain* 2005 ; 128 : 1996-2005.
11) Knibb JA, et al. Clinical and pathological characterization of progressive aphasia. *Ann Neurol* 2006 ; 59 : 156-165.
12) Alladi S, et al. Focal cortical presentations of Alzheimer's disease. *Brain* 2007 ; 130 : 2636-2645.
13) Mesulam M, et al. Quantitative template for subtyping primary progressive aphasia. *Arch Neurol* 2009 ; 66 : 1545-1551.
14) Ogar J, et al. Apraxia of speech : An overview. *Neurocase* 2005 ; 11 : 427-431.

III. 認知症をきたす疾患
緩徐進行性高次機能障害
原発性進行性失語
# 意味性認知症

> **Point**
> - 意味性認知症（SD）は前頭側頭葉変性症（FTLD）に分類される変性疾患であるが，特異な言語症状から発症することから，原発性進行性失語（PPA）の代表的失語型として注目されている．
> - SDとは左右差（通常左＞右）のある側頭葉前方部の限局性萎縮に伴い意味記憶が選択的かつ進行性に損なわれる疾患である．
> - 語の想起と再認の障害を特徴とするSDの失語像は，わが国では失語の意味型として古くから注目されてきた語義失語像である．
> - SDでは保たれた能力を利用したリハビリテーションの可能性が残されている．

## FTLDの臨床分類としてのSD

　意味性認知症（semantic dementia：SD）とは，側頭葉の限局性萎縮に伴い進行性に「意味記憶」が選択的に障害される脳変性性疾患である．Tulving[1]によって，エピソード記憶と意味記憶という長期記憶の区分が提唱された後，Warrington[2]が報告した意味記憶の選択的障害例に端を発する．画像診断技術の発展に伴い，その病態が側頭葉の前方部を限局的に侵襲する変性疾患にみられることが明らかとなり，SDの名がかざされた[3]．しかしSDの病像は，すでに19世紀末のArnold Pickが報告した症例Fritschに起源を持つことが知られている．Lund-Manchesterグループによって整理されたこのピック病（Pick disease）を含む非アルツハイマー性変性疾患の包括的臨床診断基準が，前頭側頭葉変性症（frontotemporal lobar degeneration：FTLD）*1として提唱されるようになり，SDはその臨床分類を担っている[4]．

*1 本章「前頭側頭葉変性症」（p.222）参照．

## 変性疾患に伴う失語症（PPA）の下位分類としてのSD

　FTLDは進行性非流暢性失語（progressive nonfluent aphasia：PNFA）*2と，流暢性失語像（語義失語）を呈するSDという2種類の失語症状を含んでいる．原発性進行性失語（primary progressive aphasia：PPA）とは，Mesulam[5,6]により提唱された変性疾患に伴う失語症の包括的概念である．発話の流暢性にかかわらず，発症2年以内に言語症状以外の認知機能障害や行動障害を伴わないが，次第に進行し認知症へと向かう臨床症候群である．当初は，アルツハイマー病（Alzheimer disease：AD）やピック病など特定の病理所見のない非特異的変性を特徴とする独立した臨床単位とも予想されたが，その後相継

*2 本章「進行性非流暢性失語」（p.148）参照．

いだ報告例からは，さまざまな病理背景を持つ症例が現れた．

現在，PPAは進行性非流暢性失語（PNFA）とSDに加え，AD病理との関連が示唆され左側頭-頭頂葉領域の萎縮（機能低下）に伴い，音韻性錯語と復唱障害による発話速度の低下（logopenia）を特徴とするlogopenic progressive aphasia（LPA）の3種類の失語型を代表としている[7]．

## 語義失語— SDに特徴的な失語像

SDの言語症状では，名詞に特徴的な喚語困難および語の理解障害に比べ，構音・復唱・統語など他の言語機能が保存される．さらに，英語圏では綴りと読みの規則性に注目し，不規則な読みが求められる語に規則的な読みを代用する表層失読と呼ばれる読み誤りが出現する．またSDでは，ADと異なり視空間認知能力と非言語性知能の保存，エピソード記憶が比較的保存される点に特徴がある[8]．SDの言語症状の特徴は，わが国で古くから注目されてきた語義失語と共通点が多いことが明らかとなった．

語義失語は具体語の理解障害を特徴とし，統語・音韻機能が保たれ，喚語（語想起）困難に伴う指示代名詞の頻繁な使用による迂言や錯語の出現が認められるが，発話量の減少はみられない．また書字言語では意味との関連が深い漢字の読み書きに障害が現れる一方，表音文字である仮名は保たれる[9]．漢字の読みでは，類音的錯読と呼ばれる特殊な読みの熟語に異なる音価をあてはめる誤り（海老を「かいろう」と読む）が出現する．

語義失語を生じる疾患については，変性疾患をはじめ，ヘルペス脳炎や頭部外傷による報告が多いが，脳血管障害例ではウェルニッケ失語（Wernicke aphasia）の回復期にもみられる．ただし，変性疾患に伴う語義失語では，語の意味記憶障害と呼ぶに相応しい定型例としての語義失語像を呈することが知られている[10]．

## 意味記憶の選択的障害

Tulving[1]は当初，意味記憶を言語の使用に必要な記憶と位置づけ，ヒトが，単語やその他の言語記号に関して所有している知識から成る『こころの辞書』ととらえた．しかし，言語に限らず，相貌や物品などさまざまな知覚対象物の同定に関わる知識（記憶表象）はすべて意味記憶と考えることができる．意味記憶は，われわれの体験を支える知識体系であり，思考の基本的な素材となる表象である．

意味記憶が脳においてどのように表象されているかについては，これを連合野が持つ機能ととらえ，各連合野に意味の表象が分散されていると考えることができる．この解釈を支持する知見は，優位半球を損傷した失語症例にしばしば認められるモダリティ特異的意味記憶障害である．比較的限局した病巣を持つ症例での報告としては，左頭頂葉（側頭-頭頂連合野を含む）損傷での身体部位と屋内家屋部位の障害，また左半球後方部（側頭-後頭連合野を含む）損傷における色名に関するカテゴリー特異的な呼称や理解双方の

**1** 意味表象の大脳皮質ネットワーク

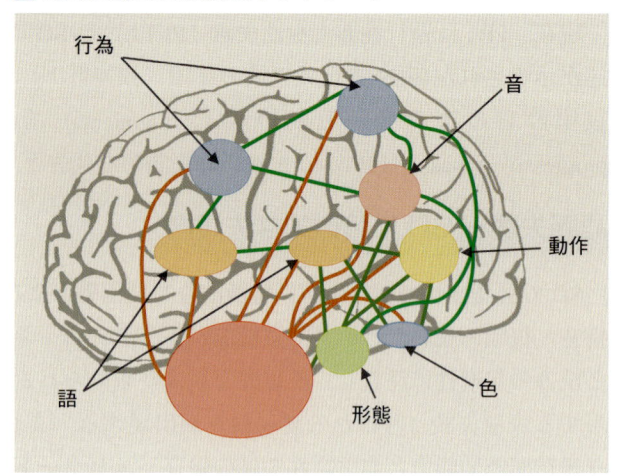

脳内にはさまざまな様式特異的意味表象が分散しているが，それに加え側頭葉前方部に個々の感覚様式とは独立した意味中枢（semantic hub）の存在を想定するモデル．
（Patterson K, et al. *Nat Rev Neurosci* 2007 [12] より）

障害が報告されている[11]．

一方，SDでは特定の感覚様式（モダリティ）に限定できない意味記憶障害を呈することが知られており，側頭葉前方部に感覚様式を超えた意味中枢（semantic hub）が存在すると推定される（**1**）[12]．

### SDの画像診断

SDは通常左右差のある側頭葉前方部の限局性萎縮を特徴としている．圧倒的多数を占めるのは，左側頭葉前方（側頭極・下・中側頭回・扁桃体・海馬）萎縮例であり（**2**），このような例では，初期には喚語困難が顕著な健忘失語像を呈するが，次第に語義失語像が顕著となる．SDは若年性認知症の代表的疾患と考えられているが，比較的高齢期にも生ずることが知られている．高齢発症例では，萎縮の左右差は顕著であるが，び漫性脳萎縮が頭頂葉など後方にも及んでいる場合があり，AD例との鑑別が若年層よりも困難である（**2**下段）．レーヴン色彩マトリックス検査（RCPM）などの得点も若年層に比べると低下していることがあり，注意が必要である[13]．

また，少数例である右優位例では，比較的早期から熟知人物の同定が困難となる進行性相貌失認が現れる．SDにみられる相貌失認では，声を聞いてもその人物を同定できないことから，高次視知覚の障害である通常の相貌失認とは異なり，意味表象としての相貌認知障害と考えられる．左が言語性意味記憶，右が相貌失認という明白な二分論ではなく，右優位例においても語義失語像は明らかである．また左優位例においても経過中に既知人物の相貌認知障害は出現する[14] *3．

＊3
本巻 Ⅳ.「人物同定障害」
（p.317）参照．

### SDに対する言語リハビリテーションの可能性

SDでは比較的保たれるエピソード記憶を利用して，失われた語彙の再学習が可能という報告がある．Grahamら[15]の報告した症例DMは，進行する語彙の低下に対し，自主的に訓練を行い，4年間にわたって訓練成果を示し

## 2 SD 例の頭部 MRI 画像

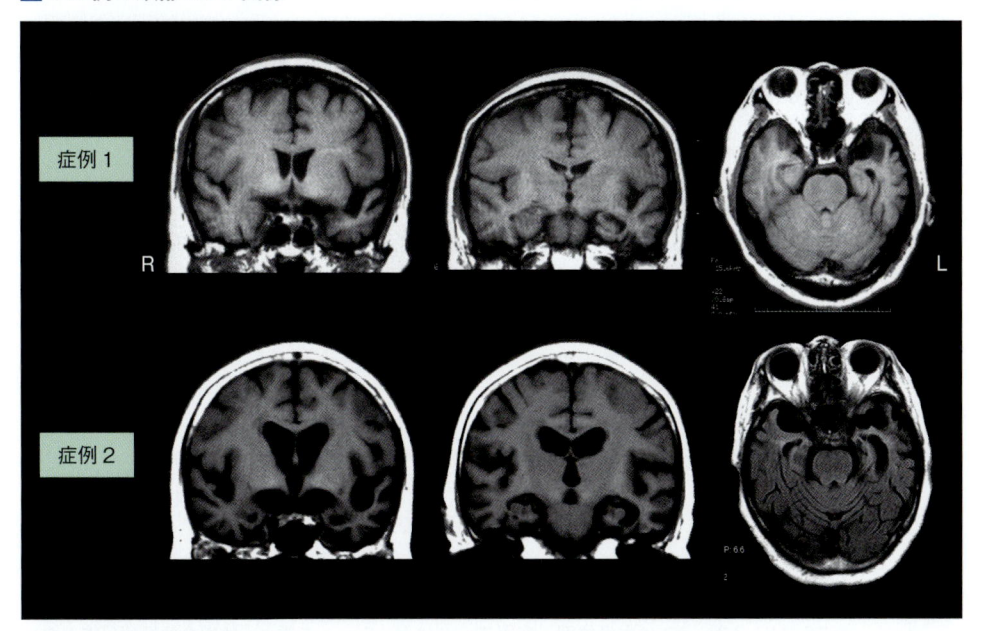

画面の右が脳の左側を示す．
症例1（上段；57歳，右利き男性）では左側側頭葉前方部にほぼ限局した脳萎縮を認める．症例2（下段；81歳，右利き女性）では左右非対称（左優位）ながら両側側頭葉前方部に強度の萎縮部位を認める．症例2では脳室系の開大も認められ，海馬・扁桃体などの辺縁系領域にも萎縮は及んでいた．

た．辞書に挿入された線画を用いた自主訓練の期間中，カテゴリーによる語列挙能力と視覚性呼称成績は著しい改善を認めた．また Snowden と Neary [16]は，重症度や病態の異なる SD の2症例に対する訓練を試み，SD では時間的な順序や場所に関する知識が損傷を免れ，個人的体験すなわち自伝的記憶の中で文脈を形成した情報が保持されるため，語彙の再獲得には残存する知識とともに時間的・位置的情報が重要であると指摘した．

自験例に試みた語彙再獲得訓練では，訓練に伴う呼称・指示能力の改善効果には個人差があり，訓練により改善がみられた症例と，改善あるいは訓練そのものが困難な症例が存在した（**3**）．分析の結果，訓練開始前の線画の呼称指示課題のうち指示課題の成績が，訓練効果に影響を及ぼすことが明らかとなった [17]．すなわち呼称障害に比べて比較的理解成績が保たれる症例では，毎日の写字を中心とする反復学習訓練を熱心に行った結果，失われた語彙は速やかに再学習された．

これらの事実から，SD では保たれた学習能力を利用した語彙の再獲得が可能と考えられる．しかし意味記憶システムの働きを欠いた学習の問題点として，視覚的に異なる条件で提示された学習アイテム（例：学習時と異なる形や名前の歯磨きを呈示される）を正しく同定できなかったり，類縁カテゴリーに属する別の対象をすべて学習したアイテムと同じ名前で答えたりする誤り（例：猫やライオンに対して犬と呼称）が出現し，学習般化能力に乏しいことや，反復学習を終了すると同時に消失するといった問題点が残る [16]．

**3** SDの語彙再獲得訓練（呼称成績）

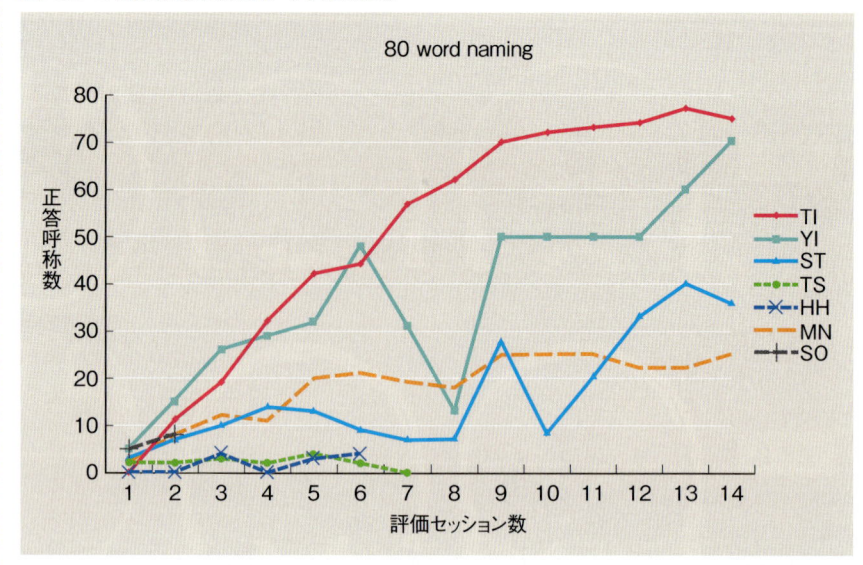

7例のSD例に対する線画を用いた呼称・書称・指示課題による語彙再獲得訓練の呼称成績．縦軸に評価テスト時の正答呼称数，横軸に評価回数を示す．症例TI, YI, STは左優位例．症例TS, HH, MN, SOは右優位例．症例TI, YIはセッションを重ね，ほぼ全語呼称可能となった．症例YIの第7〜8セッションの成績低下は通院中断による．約1年間の中断後訓練再開し，その後急速に中断以前の水準への回復，さらに改善を示した．一方右優位例では症例MNを除き，成績改善は認められなかった．

（小森憲治郎ほか．認知リハビリテーション 2004. 2004[17]より）

**4** 自験例におけるSDの描画

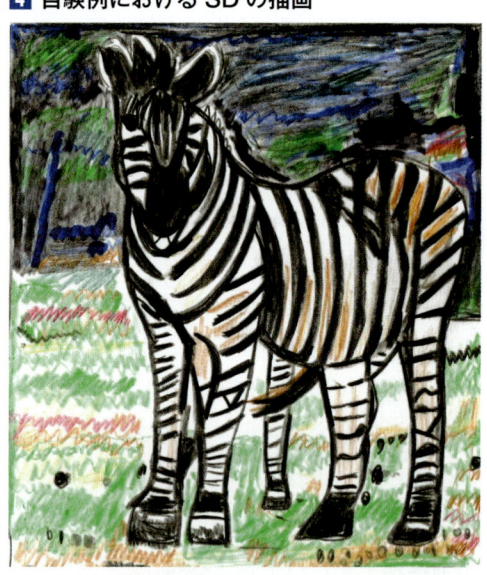

本例では進行に伴い言語機能は著しく低下したが，その後開始した模写課題において特異な描画能力を発揮するようになった．

　こうした語彙再獲得の有効性のみならず，SDでは訓練の習慣が成立すると，毎日欠かさずドリルを行い長期にわたってその習慣を継続できる．自験例では，5年以上訓練を継続できる例もまれならず存在する．また，言語以外にも，写生・模写・ジグソーパズルなどの創作活動を通じて，病前にはなかった能力を発展させる可能性が残されている[18-20]（**4**）．

（小森憲治郎，北村伊津美）

## 文献

1) Tulving E. Episodic and semantic memory. In：Tulving E, et al（editors）. Organization of memory. New York：Academic Press；1972, pp.381-403.
2) Warrington EK. The selective impairment of semantic memory. *Q J Exp Psychol* 1975；27：635-657.
3) Snowden JS, et al. Semantic dementia：A form of circumscribed cerebral atrophy. *Behav Neurol* 1989；2：167-182.
4) Neary D, et al. Frontotemporal lobar degeneration：A consensus on clinical diagnostic criteria. *Neurology* 1998；51：1546-1554.
5) Mesulam MM. Slowly progressive aphasia without generalized dementia. *Ann Neurol* 1982；11：592-598.
6) Mesulam MM. Primary progressive aphasia. *Ann Neurol* 2001；49：425-432.
7) Gorno-Tempini ML, et al. The logopenic/phonological variant of primary progressive aphasia. *Neurology* 2008；71：1227-1234.
8) Hodges JR, et al. Semantic dementia：Progressive fluent aphasia with temporal lobe atrophy. *Brain* 1992；115：1783-1806.
9) 井村恒郎. 失語―日本語に於ける特性. 精神経誌 1943；44：196-218.
10) 田辺敬貴ほか. 語義失語と意味記憶障害. 失語症研究 1992；12：153-167.
11) 藤森美里ほか. 左頭頂葉損傷で生じた身体部位と屋内家屋部位のカテゴリーに特異的な呼称・理解障害. 神経心理学 1993；9：240-247.
12) Patterson K, et al. Where do you know what you know？ The representation of semantic knowledge in the human brain. *Nat Rev Neurosci* 2007；8：976-987.
13) Shimizu H, et al. Clinical profiles of late-onset semantic dementia, compared with early-onset semantic dementia and late-onset Alzheimer's disease. *Psychogeriatrics* 2011；11：46-53.
14) Kashibayashi T, et al. Transition of distinctive symptoms of semantic dementia during longitudinal clinical observation. *Dement Geriatr Cogn Disord* 2010；29：224-232.
15) Graham KS, et al. Relearning and subsequent forgetting of semantic category exemplars in a case of semantic dementia. *Neuropsychology* 1999；13：359-380.
16) Snowden JS, Neary D. Relearning of verbal labels in semantic dementia. *Neuropsychologia* 2002；40：1715-1728.
17) 小森憲治郎ほか. Semantic dementia 例に対する語彙再獲得訓練. 認知リハビリテーション研究会（編）, 認知リハビリテーション 2004. 東京：新興医学出版社；2004, pp.86-94.
18) Mell JC, et al. Art and the brain：The influence of frontotemporal dementia on an accomplished artist. *Neurology* 2003；60：1707-1710.
19) Midorikawa A, et al. Dementia and painting in patients from different cultural backgrounds. *Eur Neurol* 2008；60：224-229.
20) Green HAC, et al. Jigsaws-A preserved ability in semantic dementia. *Neuropsychologia* 2009；47：569-576.

## III. 認知症をきたす疾患
### 緩徐進行性高次機能障害
## 原発性進行性失語
# logopenic

**Point**
- "logopenic" 型 PPA は，PNFA，SD と区別される PPA の第 3 の亜型として，2004 年に Gorno-Tempini らが提唱した臨床症候群である．
- 中核症状は，自発話および呼称における喚語障害と文の復唱障害である．自発話は，速度が遅く，喚語困難のためしばしばポーズがあるが，明らかな失文法はない．呼称障害は SD ほど重症でなく，単語理解は比較的保たれている．言語症状の基盤として，音韻性短期記憶障害が想定されている．
- 左後部環シルヴィウス裂領域または頭頂葉に顕著な萎縮，血流低下，代謝低下が認められる．
- 病理学的にはアルツハイマー病との関連が示唆されている．

### "logopenic" 型 PPA の概念

　"logopenic" 型は，Gorno-Tempini ら[1]が 2004 年に，それまで認められていた原発性進行性失語（primary progressive aphasia：PPA）の 2 つのサブタイプである進行性非流暢性失語（progressive nonfluent aphasia：PNFA）と意味性認知症（semantic dementia：SD）に加えて，第 3 の亜型として新たに提唱した臨床症候群である．

　中核症状は，自発話および呼称における喚語障害と文の復唱障害である．自発話は，速度が遅く，喚語困難のためしばしばポーズがあるが，明らかな失文法はない．したがって発話障害は，遅くたどたどしい発話で発話運動面の誤りや失文法が著明な PNFA とは異なる．呼称障害は SD ほど重症でないのがふつうであるが，誤りの性質は音韻論的性質のものである．これら 2 型を鑑別する有用な特徴は，"logopenic" 型患者では単語理解は比較的保たれていることである．音韻性短期記憶障害が，"logopenic" 型におけるほとんどの言語障害の基礎をなす鍵となる認知メカニズムであるという仮説と一致して，短い単語の復唱は保たれるのに対して，文・句の復唱は特徴的に障害される．同じメカニズムが文の理解障害をもたらす可能性があり，文法的複雑さよりも文の長さともっともらしさにより影響を受ける．

### "logopenic" 型 PPA の診断基準

　Gorno-Tempini ら[5]は，"logopenic" 型 PPA の認知および解剖学的特徴を明らかにするため，さらに 6 例の患者に詳細な認知機能評価と神経画像による検討を行った．また，2006 年から 2009 年にかけて，欧米の名だたる臨床家，研究者たちが 3 回集まって，PPA 亜型の共通した分類システムを確立するた

**Memo**
**"logopenic" とは？**
"logopenic" や "logopenia" は，Mesulam[2] による造語で，「雑談や迂言では流暢な発話であるのに，正確に言わなければならないと喚語困難のために非流暢になる」というように，「典型的非流暢性失語にあるような失文法が認められない患者における，流暢性が変動する状態」を記述するために名づけたと述べている[3]．語源的には，"logo-" はギリシャ語の "lógos" 由来で "言葉（word）" や "言語（speech）" の意の連結形，"-penia" はギリシャ語の "penía" 由来で "～の不足，欠乏（deficiency of）" の意の名詞連結形である．"logopenic" を「発話遅延型」と訳す例もみられる[4]が，「発話欠乏」型と訳したほうが適切のように思える．本稿では，原語のまま "logopenic" 型を用いる．

## 1 原発性進行性失語（PPA）の診断基準：Mesulam[7,8]に基づく

**包含基準：1～3の基準を満たさなければならない**
1. 最も顕著な臨床症状は言語の困難である
2. これらの障害が日常生活における障害の主たる要因である
3. 発症時および病初期において失語が最も目立つ障害である

**除外基準：PPAの診断のためには1～4の基準が否定されなければならない**
1. 他の非変性性神経系障害または医学的疾患により障害パターンがよりよく説明される
2. 精神科的診断により認知障害がよりよく説明される
3. 顕著な初期のエピソード記憶，視覚性記憶，視知覚性の障害
4. 顕著な初期の行動障害

(Gorno-Tempini ML, et al. *Neurology* 2011[6] より)

## 2 "logopenic"型PPAの診断基準

**I. "logopenic"型PPAの臨床的診断**

次の2つの中核症状がなければならない：
1. 自発話および呼称における単語回収障害
2. 文・句の復唱障害

次の特徴のうち少なくとも3つを満たさねばならない：
1. 自発話および呼称における発話の音韻論的誤り
2. 単語理解と対象物の知識は保たれている
3. 発話運動面は保たれている
4. 明らかな失文法はない

**II. "logopenic"型PPAの画像に裏づけられた診断**

次の2つの基準を満たさなければならない：
1. "logopenic"型PPAの臨床的診断
2. 神経画像は次の結果のうち1つ以上を示さなければならない
   a. MRIで，左後部環シルヴィウス裂領域または頭頂葉に顕著な萎縮
   b. SPECTまたはPETで，左後部環シルヴィウス裂領域または頭頂葉に顕著な灌流低下または代謝低下

**III. "logopenic"型PPAの確定病理学的診断**

臨床的診断（下の基準1）に加えて基準2または基準3がなければならない
1. "logopenic"型PPAの臨床的診断
2. 特定の神経変性性病理を示す組織病理学的証拠（FTLD-tau, FTLD-TDP, ADなど）
3. 既知の病原性変化の存在

AD：アルツハイマー病，FTLD：前頭側頭葉変性症，PPA：原発性進行性失語．

(Gorno-Tempini ML, et al. *Neurology* 2011[6] より)

めに，PPA 12例のビデオから発話および言語症状を検討した．その結果，PPAの亜型として，それまで報告されてきた"非流暢／失文法型"，"意味型"，"logopenic"型の3型に対応する診断基準が開発された[6]．

　患者はまずPPAと診断され（**1**），それから各タイプを特徴づける特定の発話および言語症状に基づいて臨床型へ分類される．神経画像の上で期待される萎縮パターンが見出されたとき"画像に裏づけられた診断"として，病理学的または遺伝学的データが入手できたとき"確定病理学的診断"として，分類はさらに精緻化される（**2**）．

## "logopenic"型PPAの解剖学的・病理学的基盤

　左側頭頭頂接合領域，すなわち後部側頭葉，縁上回，角回における画像上

の異常は，画像に裏づけられた"logopenic"型 PPA の診断に必要である．臨床的特徴に加えて，画像に裏づけられた診断があろうとなかろうと，組織病理学的証拠が揃うと，確定病理学的診断による"logopenic"型 PPA とされる．最近の証拠が示すところでは，アルツハイマー病が最もよくみられる病理である．

## 展望

"logopenic"型 PPA の診断基準は，症例報告の統一性と研究結果の信頼性に資するべく，またこれまでに公刊された PPA 亜型についての臨床記述を運用可能なものにすべく開発されたものであるが，いうまでもなく欧米の言語に基づくものである．わが国でも近年"logopenic"型 PPA に類似した症例報告が集積されつつある[9]ので，この基準が臨床現場に早く行き渡り，さらなる検討が集積されることで，より確かな理解が得られることが期待される．

（吉野眞理子）

### 文献

1) Gorno-Tempini ML, et al. Cognition and anatomy in three variants of primary progressive aphasia. *Ann Neurol* 2004；55(3)：335-346.
2) Mesulam MM. Slowly progressive aphasia without generalized dementia. *Ann Neurol* 1982；11：592-598.
3) Mesulam MM. Primary progressive aphasia：A 25-year retrospective. *Alzheimer Dis Assoc Disord* 2007；21：S8-S11.
4) 小森憲治郎. Primary progressive aphasia ―その概念と変遷の歴史. 神経心理学 2010；26：255-263.
5) Gorno-Tempini ML, et al. The logopenic / phonological variant of primary progressive aphasia. *Neurology* 2008；71：1227-1234.
6) Gorno-Tempini ML, et al. Classification of primary progressive aphasia and its variants. *Neurology* 2011；76：1006-1014.
7) Mesulam MM. Primary progressive aphasia. *Ann Neurol* 2011；49：425-432.
8) Mesulam MM. Primary progressive aphasia：A language-based dementia. *N Engl J Med* 2003；349：1535-1542.
9) 小川七世，西尾慶之. Logopenic progressive aphasia ―第3の原発性進行性失語. 神経心理学 2010；26：294-303.

## III. 認知症をきたす疾患
### 緩徐進行性高次機能障害

# 原発性進行性失書

**Point**
- 失書の責任病巣として，中前頭回後部（Exnerの書字中枢），上頭頂小葉，角回，側頭葉後下部がある．
- 原発性進行性失書は，主に神経変性疾患の病初期に書字障害が目立つ状態を表した症候名であり，経過とともにアルツハイマー病や大脳皮質基底核変性症などの特徴を呈するようになる．
- 筋萎縮性側索硬化症（ALS）は，認知症を伴う病型（ALS-D）・伴わない病型（古典型ALS）ともに，脱字などの書字障害を生じることがある．

## 書字の脳内過程と原発性進行性失書

　書字に関係する脳部位として，**1**にあげた左半球の各領域があげられる．中前頭回後部はExnerの書字中枢ともいわれ，19世紀末から書字に関わる領域とされてきた．左中前頭回後部は文字の選択や仮名文字の配列を行い，障害により仮名書字での音韻性錯書を生じる．上頭頂小葉の特に前部は，体性感覚の情報と視覚情報を統合し，前頭葉運動前野とのネットワークを介して複雑な運動の遂行に関与する．書字ではこの部位の障害により，筆順や文字形態の障害が起こる．角回はGeschwind[1]により，"連合野の連合野"すなわち異種感覚統合の場（multimodal association area）と位置づけられた．言語においては，聴覚による音韻情報と視覚による文字情報を統合し，読字や文字の想起を行うとともに，頭頂葉－前頭葉ネットワークを介して書字動作に関わる．視覚野から側頭葉後下部に至る経路は，視覚情報処理の"何（what）"経路といわれ，対象の形状や色の認知に関与する．左側頭葉後下部はvisual word form areaと呼ばれ，その障害により日本語では，特に漢字に優位な失読失書を生じる．

　主に神経変性疾患の初期に，侵された脳部位によって特異的な認知機能障害を呈することがあり，slowly progressive isolated cognitive deficits（SPICD）[2]またはasymmetric cortical degenerative syndrome（ACDS）[3]と総称される．**1**のいずれかの領域から変性が進行していく場合，病初期には失書だけが目立つ．それが原発性進行性失書（primary progressive agraphia）である．したがって，原発性進行性失書は診断名ではなく症候名であり，変性の部位と広がりによりさまざまな失書症状を呈する．神経変性が拡大するにつれて他の認知機能障害や身体症状が加わり，最終的にはいずれかの神経疾患の特徴を備えるに至る（**2**）．特に大脳皮質基底核変性症（corticobasal degeneration：

**Keywords**
**視覚情報処理の"何（what）"経路と"どこ（where）"経路**
一次視覚野（V1，ブロードマンの17野）では，対象の形状に関する情報と，奥行きや動きに関する情報が並列処理される．その後，前者の情報は側頭連合野，後者は頭頂連合野に至り，それぞれ"何（what）"，"どこ（where）"経路と呼ばれる．

### 1 書字に関与する脳部位と主な機能

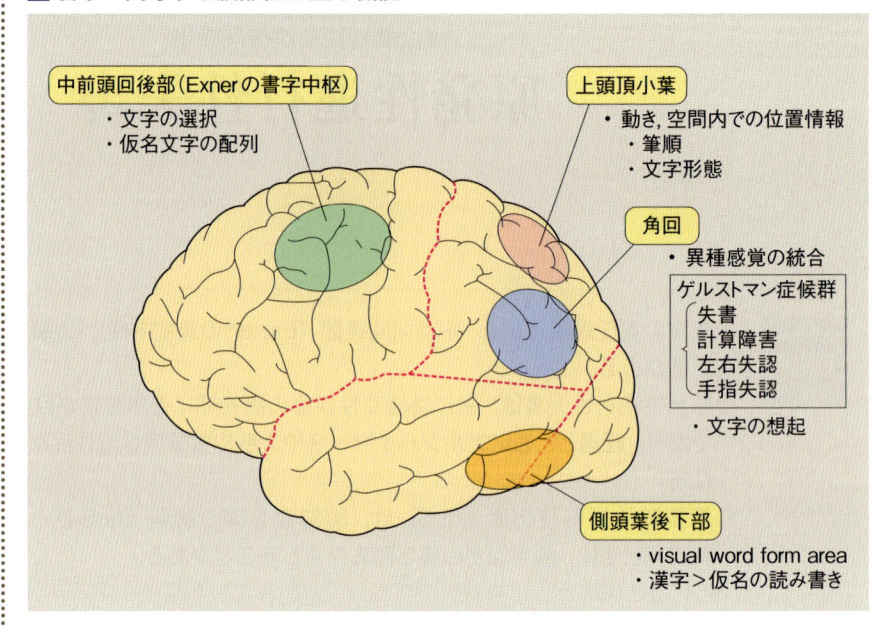

**中前頭回後部（Exnerの書字中枢）**
・文字の選択
・仮名文字の配列

**上頭頂小葉**
・動き，空間内での位置情報
・筆順
・文字形態

**角回**
・異種感覚の統合
ゲルストマン症候群
　失書
　計算障害
　左右失認
　手指失認
・文字の想起

**側頭葉後下部**
・visual word form area
・漢字＞仮名の読み書き

### 2 原発性進行性失書の原因疾患

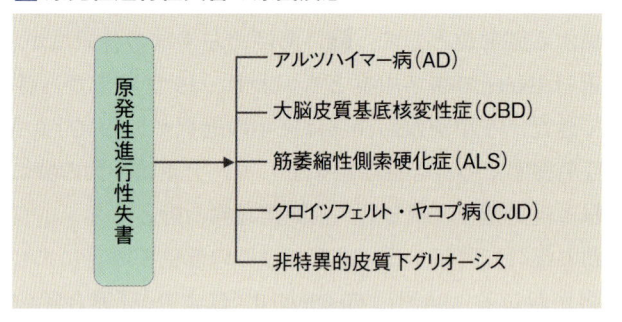

原発性進行性失書
- アルツハイマー病（AD）
- 大脳皮質基底核変性症（CBD）
- 筋萎縮性側索硬化症（ALS）
- クロイツフェルト・ヤコブ病（CJD）
- 非特異的皮質下グリオーシス

CBD）との関連を重視した報告が多い[4]．

## ALSの書字障害

　筋萎縮性側索硬化症（amyotrophic lateral sclerosis：ALS）は一般に認知機能障害を伴わないとされてきたが，1964年の湯浅[5]，1971年の三山[6]による認知症を伴うALS（ALS with dementia：ALS-D）の報告以来，病初期から認知障害を呈する病型のあることが知られるようになった（**3**）．ALS-Dでは記憶障害は軽度で，下肢筋力は末期まで保たれる．画像では前頭-側頭葉の萎縮と血流低下がみられ，症状別分類では球麻痺型に属する．ALS-D，ならびに認知症を伴わないいわゆる古典型ALSの言語症状については，構音障害にマスクされこれまであまり調べられてこなかった．2004年に神崎らは仮名書字の際に語の一部や助詞の脱落（脱字）のみられたALS-Dを報告した[7]．また近年IchikawaはALS-D 7例の臨床的特徴をretrospectiveに検討し，6例で錯書や統語の障害などの失書がみられたと報告している[8]（**3**）．
　古典型ALSの認知機能障害については，1990年代以降に多数の報告があ

## SPICDという概念 [Column]

緩徐に進行する失語症状を呈する症例の存在は20世紀の初めから報告されてきたが，1982年にMesulamが失名辞失語で発症した5例，純粋語聾で発症した1例の計6例をまとめslowly progressive aphasia（SPA, 後にprimary progressive aphasia〈PPA〉と改名）として報告して以来，注目を集めるようになった．Mesulamは当初，新たな疾患を想定していたが，後にSPAの多くはアルツハイマー病や大脳皮質基底核変性症などの神経変性疾患の初期症状であることが明らかになった．さらに，ある特定の認知機能のみが緩徐に進行していく症例の存在が，MesulamのSPAの報告以降，再認識されるようになった．すなわち，病初期には失行や失認，失書などが目立ち，経過とともに他の認知障害も加わっていく病態の存在である．Della SalaとSpinnlerはそれらを総称してslowly progressive isolated cognitive deficits（SPICD）と呼んだ．

Caselliのいうasymmetric cortical degenerative syndrome（ACDS）もほぼ同じ概念を表す．

Della Salaによると，SPICDには次のような症例が含まれる：slowly progressive aphasia, semantic dementia, slowly progressive aphemia, slowly progressive Gerstmann's syndrome, slowly progressive apraxia, slowly progressive amusia, slowly progressive prosopagnosia, slowly progressive unilateral visuospatial neglect, slowly progressive simultanagnosia, slowly progressive anterograde amnesia．現時点では報告されていないものについても，ヒトの各認知機能はSPICDとしての病像を呈する可能性がある．semantic dementiaをSPICDに含めることが妥当かなど，Della Salaの主張にはさらなる検討が必要であるが，神経変性疾患なかでも認知症性疾患の早期発見にとって有意義な概念であると思われる．

**3 ALS-Dと古典型ALSの認知障害**

| | |
|---|---|
| ALS-D | ・前頭葉機能障害<br>　・性格変化，自発性低下，脱抑制，保続，セットの転換障害<br>・言語障害<br>　・脱字，錯書，統語の障害<br>・病態失認<br>・相貌失認 |
| 古典型ALS | ・実行機能障害<br>・注意障害<br>・記憶障害<br>・言語障害<br>　・呼称，統語の障害<br>　・動詞の産生（欧米語）<br>　・仮名の脱字（日本語） |

ALS：筋萎縮性側索硬化症，ALS-D：認知症を伴うALS.

る（3）．実行機能障害と注意障害の存在は，TDP-43（trans-activation response DNA-binding protein with a molecular weight of 43 kDa）の同定によりALSとFTLD（frontotemporal lobar degeneration）が同じ疾患スペクトラムに属するという近年の知見と一致する[9]．古典型ALSの書字障害については，筆者による2001年の多数例の報告[10]を皮切りに，いくつか報告されるようになった[11,12]．いずれも仮名書字での脱字が目立ち，漢字の書字障害がみられることもある．

仮名単語の書字過程は 4 のように想定される[13]．モーラ（mora）とは，日本語における最も重要な音韻上の単位で，ほぼ均等な文節に語を分ける時間的単位を表す．日本語では，ほとんどの音節は1つのモーラからできており，1つのモーラは通常，仮名1文字で表される．古典型ALS患者16例を対象に書字障害を調べた筆者の研究[11]では，3例に脱字を認め，さらにそ

**Key words**

**TDP-43**

43kDaの蛋白質で核に局在し，全身の臓器に発現する．メッセンジャーRNAのスプライシングや安定化にはたらくといわれる．ALSやタウ陰性・ユビキチン陽性の前頭側頭葉変性症（FTLD-U：frontotemporal lobar degeneration with ubiquitin positive inclusion），アルツハイマー病，レヴィ小体型認知症などで認められる．ALSの病態に一次的な役割を果たしていると考えられている．

**Key words**

**モーラ**

日本語の音韻上の基本単位．"音節"と訳している書物もあるが，"拍"が正しい．多くの言葉ではモーラ数と音節数は一致するが，長音「ー」，促音「っ」，撥音「ん」は音節には数えられずに，1モーラに相当する．たとえば"きって"は2音節・3モーラである．

### 4 仮名単語の書字過程

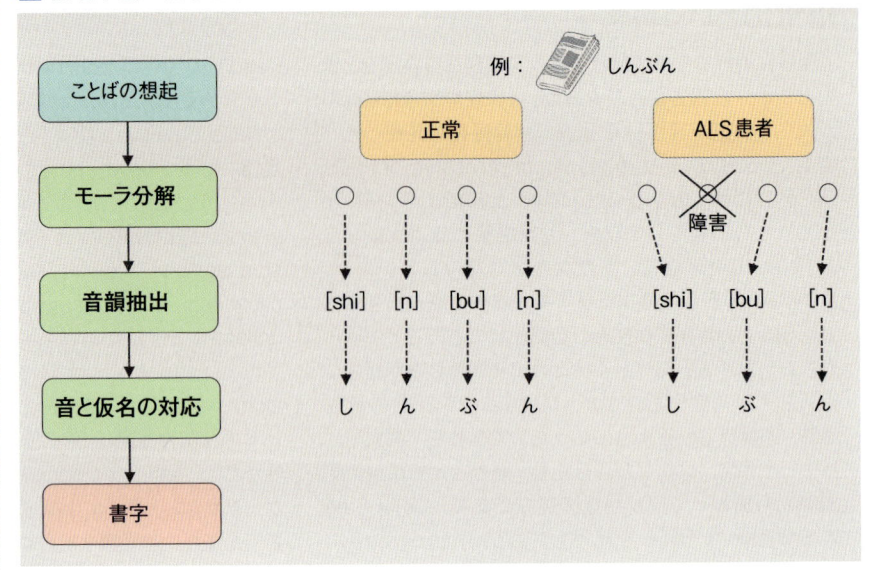

(三島佳奈子ほか. 失語症研究 2000[13] より)

れら3例に対しモーラ分解課題[13]を施行したところ全例でモーラ分解の障害を認めた．モーラ分解を司る脳部位は明らかではないが，両側前頭葉の関与が示唆されている．

(佐藤正之)

### 文献

1) Geschwind N. Disconnection syndromes in animals and man. *Brain* 1965；88：237-294.
2) Della Sala S, et al. Slowly progressive isolated cognitive deficits. In：Denes G, Pizzamiglio L (editors). Handbook of Clinical and Experimental Neuropsychology. East Sussex：Psychology Press；1998, pp.775-807.
3) Caselli RJ, et al. Asymmetric cortical degenerative syndromes：Clinical and radiologic correlations. *Neurology* 1992；42：1462-1468.
4) Fukui T, Lee E. Progressive agraphia can be a harbinger of degenerative dementia. *Brain Lang* 2008；104：201-210.
5) 湯浅亮一. 痴呆を伴う筋萎縮性側索硬化症について. 臨床神経 1964；4：529-533.
6) 三山吉夫, 高松勇雄. 筋萎縮を伴った高度痴呆の1剖検例. 脳神経 1971；23：409-416.
7) 神崎真実ほか. 脱字を主とする書字障害を呈した痴呆をともなう運動ニューロン疾患の1例. 臨床神経 2004；44：673-676.
8) Ichikawa H, et al. Writing errors and anosognosia in amyotrophic lateral sclerosis with dementia. *Behav Neurol* 2008；19：107-116.
9) Arai T, et al. TDP-43 is a component of ubiquitin-positive tau-negative inclusions in frontotemporal lobar degeneration and amyotrophic lateral sclerosis. *Biochem Biophys Res Commun* 2006；351：602-611.
10) 佐藤正之ほか. ALSにおける書字障害の検討. 臨床神経学 2001；41：864.
11) Satoh M, et al. Agraphia in intellectually normal Japanese patients with ALS：Omission of kana letters. *J Neurol* 2009；256：1455-1460.
12) Ichikawa H, et al. Agraphia in bulbar-onset amyotrophic lateral sclerosis：Not merely a consequence of dementia or aphasia. *Behav Neurol* 2008；20：91-99.
13) 三島佳奈子ほか. 仮名の脱字を主症状とする書字障害例—仮名書字プロセスの検討. 失語症研究 2000；20：280-286.

**Further reading**

- 岩田誠. 脳とことば―言語の神経機構. 東京：共立出版；1996.
 豊富な文献と自験例をもとに，ことばの脳内過程について広範に論じた好著.

- 河村満ほか. 認知症（痴呆）を伴う ALS の神経心理学的検討. BRAIN and NERVE 2007；59：1083-1091.
 書字を含む ALS-D の神経心理学的症候全般について，自験多数例の結果を中心に解説した論文.

- Sugishita M, et al. A critical appraisal of neuropsychological correlates of Japanese ideogram (kanji) and phonogram (kana) reading. *Brain* 1992；115：1563-1585.
 漢字・仮名問題について，明らかになったことと未解明な点とをデータに基づいて論じた総説.

## III. 認知症をきたす疾患
### 緩徐進行性高次機能障害
# 原発性進行性失読

**Point**
- 読字過程には側頭葉から後頭葉-頭頂葉にかけての広い脳領域が関与している.
- 認知症の病型に応じて多様な読字障害が報告されている.
- 読字障害は認知症早期発見の手がかりとなりうる.

### 側頭葉の変性でみられる失読

　PubMed 上，原発性進行性失読（primary progressive alexia）の診断名で報告された症例はこれまで 1 例のみと少ない[1]．この症例では，英語において，規則綴り（get や bingo のように読み方が典型的な綴り），不規則綴りの単語（people や doughnut のように例外的な読みの綴り），それに無意味な非単語について音読が検査されている．規則綴りと非単語については音読に誤りはみられなかったが，不規則綴りについては 56 個中 19 個が音読不能であった．音読不能な単語については，意味の理解もできなかった．このように，規則綴りの単語および非単語は読字可能で，不規則綴りの単語に読字障害がみられる場合，表層失読と呼ばれる．この症例は機能画像（PET）上，両側側頭葉（左優位）に血流の低下を認めた．症状はその後徐々に進行し，末期には意味性認知症の病態を呈した．

　表層失読は脳炎や脳梗塞，外傷の結果生じるとの報告もあるが，前頭側頭葉変性症の一型である意味性認知症において高頻度で観察される病態である．単語の綴りについてそれまで学習した情報にアクセスできなくなり，単語をあたかも非単語のように読むことを余儀なくされる．つまり文字素ごとに音素をあてはめていくという手続き（grapheme-to-phoneme conversion）が必要になる．不規則綴りの単語を正しく読むことが可能な場合もあるが，同音異義語と取り違えることがある．たとえば bury（[beri:] 埋める）という単語を正しく読むことができた場合，意味を問うと，木の実（berry [beri:]）と答えたとの事例が報告されている[2]．この場合，文字を音韻コードに変換してから理解に至る過程でエラーが生ずるものと考えられる．これらのことから，表層失読の本質は，綴り方を意味理解の手がかりとして使用すること，すなわち文字の綴りから直接意味を判断し，それをもとに音韻を決定するプロセスが障害されていると考えることができる．

　日本語は，表音文字の仮名文字，表語文字の漢字の 2 つが併存する特殊な表記体系をもつ．仮名には，文字と音韻との対応にほとんど例外がないのに

**Memo**

**意味性認知症**
意味性認知症，行動型前頭側頭型認知症，進行性非流暢性失語から成る Neary の分類による前頭側頭葉変性症の一型．側頭葉前方に強い萎縮を来す．病理学的には比較的均一で，ユビキチン陽性タウ陰性の封入体がみられることが多い．最も特徴的な症状は呼称障害，単語理解障害の両方がみられる双方性呼称障害（語義失語）で，非言語的な意味記憶障害を伴う場合もある．

対し，大多数の漢字は複数の音読みと訓読みを有する．このため日本語の表層失読では漢字の読みに障害が目立つのが特徴で，典型的な誤りは「熟字訓」の類音的錯読である．これは，たとえば海老を「かいろう」，紫陽花を「しようか」と読むような誤りで，文字レベルでは正しいが，単語の文脈からは不適切な読み方を指す．比較的高頻度の単語でもこのような誤りがみられる場合には表層失読が疑われる．表層失読は，意味性認知症の言語症状として特徴的な語義失語で観察されることが多い．

　語義失語では，表層失読に加えて特徴的な錯書（類音的錯書）や単語の理解障害も伴う．疾患の進行の過程で表層失読から語義失語に移行する例が存在するものと考えられ，表層失読は意味性認知症の早期発見に寄与しうる所見である．語義失語，意味性認知症の責任病巣は左側の側頭葉前方と考えられている．Mendezの原発性進行性失読例でも，病初期から左優位の側頭葉前方の萎縮がみられている．この領域に，意味処理や意味を手がかりとする音読過程に必要な機能局在があるものと考えられる．

　側頭葉内の他の部位も，別な形で読字過程に関与する．自験例の中側頭回・中側頭溝を中心とする脳出血の症例では，漢字の読解と漢字の音読の成績に著明な解離がみられた．この症例では，11カテゴリーの具象名詞10個ずつから成る110個の漢字単語のうち，75％で意味理解が可能であったが，音読可能なものは27％のみであった．一方で同じ単語を仮名表記した場合には音読は完全に保たれていた[3]．仮名と漢字で音読の成績に解離がみられるという点では表層失読と同様だが，表層失読とは対照的に漢字の意味処理は保たれていた．またこの症例で，読字の検査で用いたのと同じ単語について線画の呼称を調べたところ，呼称可能だったのは25％で，漢字の音読と同程度の呼称障害がみられた．単語のカテゴリー別に正答数を調べたところ，呼称と漢字音読の成績に有意な相関がみられた．

　このことから，側頭極よりやや後方の中側頭回，中側頭溝では，意味から音韻への連合過程が担われていると考えられる．側頭葉内では大きく分けて，漢字の意味処理については側頭葉の前方，意味処理後の音韻との連合についてはやや後方の中側頭回・中側頭溝，聴覚的な音韻処理は上側頭回・上側頭溝という具合に機能が分化しているようである．

## 後頭葉-頭頂葉の変性でみられる失読

　より後方の領域で進行性失読を呈しうる変性疾患として posterior cortical atrophy（PCA）があげられる．これは後頭葉から頭頂葉にかけて萎縮がみられる変性疾患で，バリント症候群などの視覚性認知障害が初発症状となることが多く，読字障害を呈することもある[4,5]．病理学的にはアルツハイマー病が最も多いが，末期になるまで記憶障害を来さない症例が多い[6]．

　最近報告された14例のPCA症例における読字障害の検討では，実在語に比べて非実在単語で音読の誤りが目立つのが特徴であった．実験的な検討として，2個の文字に挟まれた1個の文字を読ませた場合，その文字が周囲の

文字と形態上類似する場合に読み間違いが多い傾向がみられた[7]．この傾向は数字においてもみられたことから，文字に特異的な過程の障害ではなく，形態処理や選択的な視空間性注意の問題と解釈できる．その他，一文字ずつなら読めるが，複数文字になると読字障害がみられる症例や，半側無視性の失読（単語の左側を無視する）も報告されている[7]．

　日常の臨床で，純粋な原発性進行性失読の症例に出会うことはごくまれだとは思われるが，認知症で進行性に読字過程が障害される頻度は高い．読字障害は認知症の早期発見や，病巣・病型の推定に寄与しうる重要な徴候であり，注意をはらう価値がある．

〔丹治和世〕

### 文献

1) Mendez MF. Slowly progressive alexia. *J Neuropsychiatry Clin Neurosci* 2002；14：84.
2) Coltheart M, et al. Surface dyslexia. *Q J Exp Psychol A* 1983；35：469-495.
3) Yamawaki R, et al. Anomic alexia of kanji in a patient with anomic aphasia. *Cortex* 2005；41：555-559.
4) Benson DF, et al. Posterior cortical atrophy. *Arch Neurol* 1988；45：789-793.
5) Kas A, et al. Neural correlates of cognitive impairment in posterior cortical atrophy. *Brain* 2011；134：1464-1478.
6) Tang-Wai DF, et al. Clinical, genetic, and neuropathologic characteristics of posterior cortical atrophy. *Neurology* 2004；63：1168-1174.
7) Mendez MF, et al. "Apperceptive" alexia in posterior cortical atrophy. *Cortex* 2007；43：264-270.

### Further reading

- 西尾慶之，森悦朗. Semantic dementia —多様式的な概念知識の障害（特集 前頭側頭葉変性症）. BRAIN and NERVE 2009；61：1236-1251.
  意味性認知症について，意味記憶の神経基盤を中心に幅広い文献を網羅した総説．

## III. 認知症をきたす疾患
### 緩徐進行性高次機能障害
# 原発性進行性失行

**Point**
- 原発性進行性失行は，変性性認知症，特に大脳皮質基底核変性症（CBD）との異同が問題となる．
- 原発性進行性失行では，肢節運動失行（ないし運動拙劣症）の報告が多い．
- これまでの原発性進行性失行の報告は，症候の広がりから大きく3群に分類されると考えられる．

## 原発性進行性失行とその概念

1982年のMesulamの「緩徐進行性失語」の報告[1]以後，高次脳機能の要素的な障害（失語，失行，失認など）を認める神経変性疾患が注目されるようになった．「原発性進行性失行」はこの一連の流れの中で出てきた疾患概念であり，古くはLhermitte（1933）の報告[2]があるが，De Renzi（1986）の報告[3]，Dickら（1989）の報告[4]以後，「原発性進行性失行（ないし緩徐進行性失行）」として注目されることとなった．Azouviらが上記2報告に加えて，Légerら（1991）の4例[5]，自験例2例での臨床的特徴をまとめている（**1**）[6]．物品使用，口頭命令，模倣のすべてで障害がみられており，Azouviのcase 1以外は構成，書字など四肢の失行以外の高次脳機能症状を合併しており，このような症状が顕著な症例で記憶指標が低い傾向がうかがえる．国内においても，田邉（1991）の報告[7]以降，原発性進行性失行の概念が広まり，報告が散見されるようになった．原発性進行性失行の報告では，多くは四肢の失行を中心に述べられているが，発話失行，口舌顔面失行，構成失行（構成障害），着衣失行などについても記載されている．

## 原発性進行性失行と大脳皮質基底核変性症（CBD）

大脳皮質基底核変性症（corticobasal degeneration：CBD）は，一側優位に大脳皮質症状と錐体外路症状を認める神経変性疾患であり，失行症状を特徴とする．CBDに伴う運動障害（寡動，筋強剛，ジストニア）による拙劣さと失行を明確に区別することは難しい．Denesら[8]を含めた多くの報告から一側性の肢節運動失行を合併することが多く，CBDの最初の報告であるRebeizらの報告例[9]でも，肢節運動失行と観念運動性失行の両方の要素を持つ失行症状が記載されている．永井らは，他の神経学的徴候や神経心理学的症状を示さず純粋な緩徐進行性の肢節運動失行を呈した症例を報告した[10]．

**Keywords**

**失行**
失行は，「運動器官に麻痺，緊張異常，失調，不随意運動などの異常がなく，指示理解は保たれているが，指示通りに運動を正しく遂行できない状態」であり，失行の発症において左大脳半球の優位性が強調されている[11]．

## 原発性進行性失行とアルツハイマー型認知症(DAT), ピック病 [Column]

　原発性進行性失行を呈し，病理学的にアルツハイマー型認知症（dementia of Alzheimer type：DAT）やピック病（Pick disease）と診断された報告もみられる．Greenら[14]は左上肢の運動障害，皮質性感覚障害を呈した症例を脳生検でDATと診断し，Ceccaldiら[15]は，左一側性の失行と進行性視空間障害などを呈した2例において1例は脳生検，1例は剖検でDATと診断した．Cambierら[16]は認知機能低下を来さず右手の拙劣症と立体覚障害を呈し剖検でピック病と診断した症例を頭頂葉型ピック病として報告し，Fukuiら[17]は口舌顔面失行，発話失行，上下肢の拙劣症，観念運動性失行を呈し，剖検で側頭葉，前頭葉後部および上頭頂小葉にピック小体を多数認めピック病と診断した症例を報告している．

### ■1 初期の原発性（緩徐）進行性失行の報告

| | De Renzi (1986) | Dick, et al (1989) | Léger, et al (1991) 1 | 2 | 3 | 4 | Azouvi, et al (1993) 1 | 2 |
|---|---|---|---|---|---|---|---|---|
| **臨床的特徴** | | | | | | | | |
| 診断時年齢 | 61 | 55 | 69 | 85 | 58 | 68 | 77 | 51 |
| 障害優位側 | B | L | L | L | L | L | R | L |
| **失行のタイプ** | | | | | | | | |
| 物品使用 | ＋ | ＋ | ＋ | ＋ | ＋ | ＋ | ＋ | ＋ |
| 口頭命令 | ＋ | ＋ | ＋ | ＋ | ＋ | ＋ | ＋ | ＋ |
| 模倣 | ＋ | ± | ＋ | ＋ | ＋ | ＋ | ＋ | ＋ |
| 構成 | ＋ | ＋ | ＋ | ＋ | ＋ | ＋ | ± | ＋ |
| 着衣 | ＋ | ± | ＋ | ＋ | ＋ | ＋ | － | ＋ |
| 口舌顔面 | ＋ | ± | × | × | × | × | － | ＋ |
| 書字障害 | ＋ | ＋ | － | － | ＋ | ＋ | － | ＋ |
| **他の神経徴候，症状** | | | | | | | | |
| ミオクローヌス | － | － | ＋ | ＋ | － | ＋ | － | － |
| 筋強剛 | ＋ | － | ＋ | ＋ | － | － | － | － |
| 感覚障害 | － | ± | － | － | － | － | － | ＋ |
| 錐体路徴候 | － | ± | － | － | － | － | － | － |
| 眼球運動障害 | － | ＋ | － | － | － | － | － | － |
| 記憶障害（Wechsler Memory IQ） | × | × | 80 | 93 | 89 | 82 | 111 | 74 |

物品使用，口頭命令，模倣のすべてで障害がみられており，Azouviのcase 1以外は構成，書字など四肢の失行以外の高次脳機能症状を合併しており，このような症状が顕著な症例で記憶指標が低い傾向がうかがえる．
B：両側，R：右，L：左，＋：あり，±：軽度あり，－：なし，×：不明．

(Azouvi P, et al. *J Neurol* 1993[6] より)

　この症例においても失行がみられた右側の上下肢で腱反射の亢進を認め，発症5年後に上肢の筋強剛が出現し，「CBDと病理診断されたなかに，経過中緩徐進行性失行と呼べる時期があった症例も多いと思われる」と述べている．

**2** 失行の病巣部位

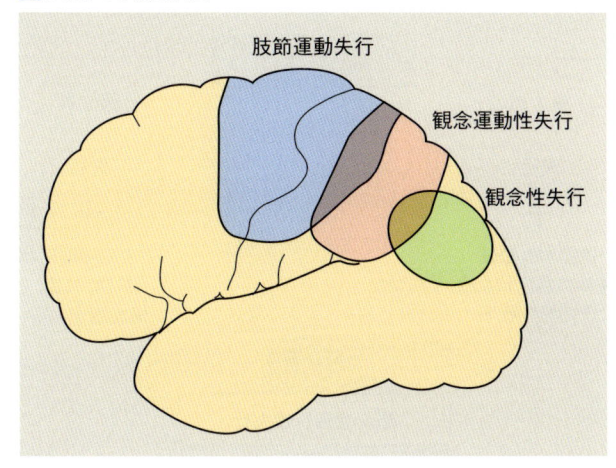

肢節運動失行
観念運動性失行
観念性失行

(Liepmann H. *Erg Gesamt Med* 1920 [11] より)

## 失行の病巣部位

　Liepmann は，優位半球（通常は左）頭頂葉の病巣で観念性失行，中心領域（中心前回，中心後回）の病巣で肢節運動失行，両者間の連絡を遮断する病巣で観念運動性失行が出現すると考えた（**2**）[11]．脳梁病変による失行も，同様の原理で説明され，脳梁を介した連絡が遮断されたために左手に観念運動性失行が生じる．したがって，原発性進行性失行においても，上記の部位に病巣が進展することにより，失行を発症することが想定される．原発性進行性失行の報告により，局所病変だけでなく変性疾患でも失行が孤立性に生じることが確認された．その症状の選択性から失行に関連した神経ネットワークへの神経変性過程が予想され，失行の病態メカニズムを考えるうえで重要な疾患モデルになると思われる．ただし，脳血管障害や脳損傷例では病変の側性が明瞭であるが，変性疾患では左右差がみられていても両側性の病変分布が予想され，この点を留意する必要がある．

## レビューからみた原発性進行性失行

　河村[12]（Kawamura ら[13]）は，過去に報告された原発性進行性失行の詳細な総説を報告している．この中で原発性進行性失行（肢節発症群）は，43例中39例（90.7 %）に肢節運動失行がみられ，17例（39.5 %）は観念運動性失行および観念性失行がみられず肢節運動失行のみを呈した．観念運動性失行は26例（60.5 %），観念性失行は15例（34.9 %）にみられていた．四肢の運動障害は43例中23例で両側性であったが，このうち15例で左右差がみられていた．両側性，片側性含めて左優位は18例，右優位は14例であり，初期の報告でAzouvi らは左優位の運動障害が多いことを強調していた[6]が顕著な差はなかった．画像診断では，頭頂葉を中心とした萎縮の報告が多くみられ，中心領域の萎縮，全般性萎縮の報告もみられる．両側に同程度の

### 3 原発性進行性失行と"進行性失行"

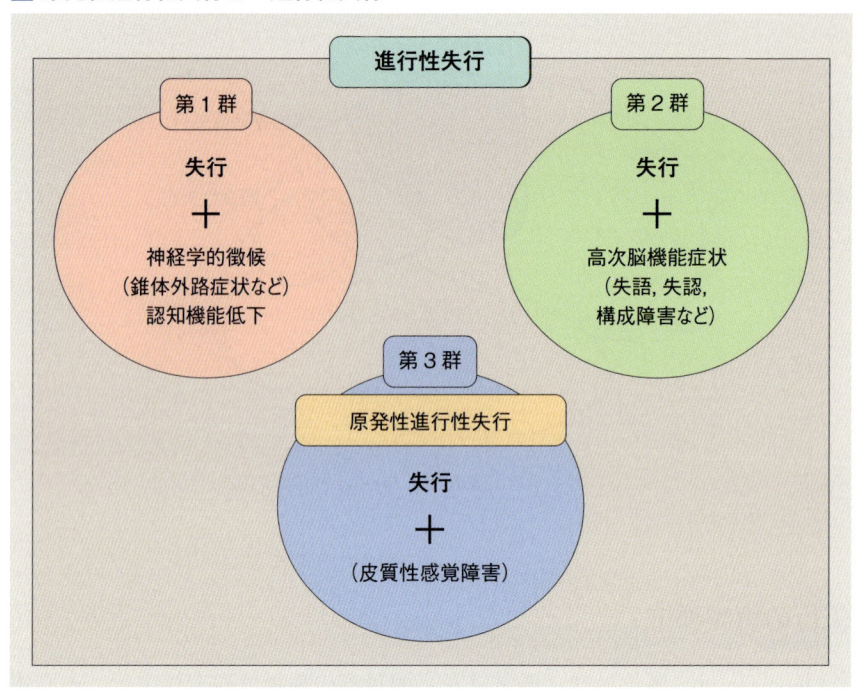

**進行性失行**

- 第1群：失行 ＋ 神経学的徴候（錐体外路症状など）認知機能低下
- 第2群：失行 ＋ 高次脳機能症状（失語，失認，構成障害など）
- 第3群：原発性進行性失行　失行 ＋ （皮質性感覚障害）

第3群が狭義の原発性進行性失行と考えられ，第1群，第2群，第3群を包括して「進行性失行」という疾患概念が想定される．

萎縮がみられる報告もあるが左右差がみられることが多かった．

## 原発性進行性失行についての考察（"進行性失行"）

　これまで原発性進行性失行として報告されている症例は，大きく3群に分類されると考えられる（3）．第1群は錐体外路症状などの神経学的徴候や認知機能低下を伴っているが失行を主体としている症例，この群は特に既存の変性性認知症との異同が問題となる．第2群は失行以外の高次脳機能症状（失語，失認，構成障害など）を伴っているが失行を主体としている症例，第3群は純粋に失行のみを呈している症例である．第3群には皮質性感覚障害を伴い，（肢節運動）失行の用語を用いず，運動拙劣症，巧緻運動障害として記載されている報告も含まれている．また，長期の経過で失行以外の高次脳機能症状が出現する例もあるが，このことは変性疾患で経過に伴って病変が拡大した状態として理解される．狭義には第3群が原発性進行性失行と考えられ，第1群，第2群も含めた場合，初期の報告で用いられていた緩徐進行性失行，ないし単純に「進行性失行」としたほうが実情に沿った表現と思われる．

〔近藤正樹〕

## 文献

1) Mesulam MM. Slowly progressive aphasia without generalized dementia. *Ann Neurol* 1982；11：592-598.
2) Lhermitte J, et al. Sur l'apraxie pure constructive：Les troubles de la pensée spatiale et de la somatognoisie dans l'apraxie. *Encéphale* 1933；28：413-444.
3) De Renzi E. Slowly progressive visual agnosia or apraxia without dementia. *Cortex* 1986；22：171-180.
4) Dick JPR, et al. Slowly progressive apraxia. *Behav Neurol* 1989；2：101-114.
5) Léger JM, et al. Slowly progressive apraxia：A MRI and positron tomography in 4 cases. *Rev Neurol（Paris）* 1991；147：183-191.
6) Azouvi P, et al. Slowly progressive apraxia：Two case studies. *J Neurol* 1993；240：347-350.
7) 田邉敬貴．緩徐進行性失行をめぐって．神経心理学 1991；7：110-120.
8) Denes G, et al. Limb kinetic apraxia. *Mov Disord* 1998；13：468-476.
9) Rebeiz JJ, et al. Corticodentatonigral degeneration with neuronal achromasia. *Arch Neurol* 1968；18：20-33.
10) 永井知代子，ほか．緩徐進行性失行症の一例．失語症研究 1997；17：258-265.
11) Liepmann H. Apraxie. *Erg Gesamt Med* 1920；1：516-543.
12) 河村満．緩徐進行性失行．老年期痴呆研究会誌 2001；12：63-72.
13) Kawamura M, et al. Primary progressive apraxia. NEUROPATHOLOGY 1999；19：249-258.
14) Green RC, et al. Slowly progressive apraxia in Alzheimer's disease. *J Neurol Neurosurg Psychiatry* 1995；59：312-315.
15) Ceccaldi M, et al. Progressive severity of left unilateral apraxia in 2 cases of Alzheimer disease. *Rev Neurol（Paris）* 1995；151：240-246.
16) Cambier J, et al. A parietal form of Pick's disease：Clinical and pathological study（author's transl）. Rev Neurol（Paris）1981；137：33-38.
17) Fukui T, et al. Primary progressive apraxia in Pick's disease：A clinicopathologic study. *Neurology* 1996；47：467-473.

## 参考文献

● 近藤正樹．原発性進行性失行．BRAIN and NERVE 2011；63：1069-1077.

## III. 認知症をきたす疾患
### 緩徐進行性高次機能障害
# 原発性進行性失認

> **Point**
> - 原発性進行性失認として，進行性視覚性失認や，その他の進行性失認が認められている．
> - 変性性疾患が背景にあるため，合併症状や失認の進行を考慮して評価する必要がある．

### 原発性進行性失認とは

　原発性進行性失認は，他の進行性高次機能障害と同様に，「失認」というすでに発見されていた症候に対して「進行性」のものが注目されるという経緯で発見された症候である．進行性であることから変性性疾患，特に非典型的認知症との関わりが深い点も，他の進行性高次機能障害と同様である．

　失認にはさまざまな感覚様式（modality）によるものがあるが，主要な進行性失認の一つとしては進行性視覚性失認があげられる．視覚性失認が19世紀に確立された後に，20世紀になって進行性視覚性失認が発見され，posterior cortical atrophy（PCA）という疾患概念の提唱を経て臨床における重要性が高まっている[1]．

　その他に，主に意味性認知症（semantic dementia：SD）の症例で，各種の進行性失認が報告されている．

### 進行性視覚性失認

　近年になって，アルツハイマー病や前頭側頭葉変性症などを代表的疾患とした，変性性認知症性疾患に対する理解が進んでいる．その中で，一部の認知症患者では，初期から視覚の症状が目立って認められることが発見された．特に，進行性の視覚性失認という特徴的な症候が注目された．

　そのような患者では，病初期には記憶障害は顕著でなく，病識も保たれることが一般的だった．また，病変の首座としては，視覚を司る脳の後方に萎縮が著明に認められた．1988年に，Bensonらは自験5例の症候をまとめて，PCAという新しい認知症の臨床概念を提唱した（**1**）[1]．現在までに，PCAの病理診断については，剖検例で7割程度がアルツハイマー病とされている．その他に，プリオン病や，レヴィ小体の関与，あるいはタウオパチーなどさまざまな報告例がある．PCAは，特徴的な臨床像からまとめられた疾患であり，病理学的には不均一であることが知られている．

　視覚性失認を「みえているものがわからない」状態であると表現した場合

---

**Keywords**

**感覚様式（modality）**
視覚，聴覚，触覚などのそれぞれが独立した感覚様式と考えられている．

**意味性認知症**
前頭側頭葉変性症（FTLD）の一型で，意味性失語を典型症状とする．

**プリオン病**
クロイツフェルト・ヤコブ病などプリオン蛋白が病因と考えられる変性性疾患．

**タウオパチー**
タウ蛋白陽性となる疾患群で，FTLDの一部でみられる．

## 1 PCAの概念

| 経過における3つの特徴 | ・緩徐進行性である<br>・階段状の増悪は認めない<br>・初発症状は視覚性である |
|---|---|
| 主要な症候 | ・視覚性失認<br>・構成障害<br>・環境失認<br>・超皮質性感覚性失語<br>・ゲルストマン症候群<br>・バーリント症候群<br>・言語性学習能力の障害（後期）<br>・要素性視覚障害・運動麻痺・感覚障害を認めない<br>・洞察や適切な感情が比較的保たれる |
| 支持する検査所見 | ・脳波：中期から後期におけるびまん性の徐波化<br>・WAIS：動作性IQが言語性IQよりも25〜30点低い<br>・CT，MRI：後方優位の大脳萎縮 |

(Benson DF, et al. *Arch Neurol* 1988[1] より)

に，「みえていない」ことは視力や視野などの検査で除外される．しかし，視覚性失認と視力や視野の異常が同時に存在することは，視覚性失認の定義に反するものではない．特に変性性疾患であるPCAでは，視野障害などの要素性視覚障害は高頻度に認める．そのため，要素性視覚障害によるものとしては説明しきれない高次の視覚障害があれば，視覚性失認の併存があると考えられる．

また，視覚性失認は，Lissauer[2]において知覚型（統覚型）と連合型に分類されている．統覚型は，模写は不可能で，正方形と長方形のように類似した刺激の異同弁別も困難である．連合型は，模写や類似刺激の異同弁別が可能であり，知覚表象と意味概念との連絡が絶たれている状態と考えられる．この古典的な二分法は，現在の認知神経科学的な研究とは必ずしも一致しない点が指摘されてはいる．しかし，進行性視覚性失認においては，PCAとSDという2つの病態との対応が指摘されることから，基本的な考え方として有用な分類である．すなわち，PCAでは後頭-頭頂-側頭葉を病変の首座として視野障害などの合併もあり，要素性視覚障害では説明できない視覚性失認においても，知覚認知のより初期段階である統覚型であることが多い．一方のSDでは，側頭葉から萎縮病変が進行するため，複数の知覚様式にわたって意味が失われていく疾患である．そのため，初期に視覚性失認を認めた場合にも，一般的に連合型の視覚性失認である．

## その他の進行性失認

進行性失認あるいは変性性疾患に伴う失認としては，聴覚性失認[3-7]や自己身体失認[8]，嗅覚性失認[9]などが報告されている．進行性聴覚性失認は，環境音失認が主である場合[3,4]や，言語性聴覚性失認[5]の障害が強い場合がある．どちらの場合でも，進行性失語との関連が深い．また，これらの進行性失認の原疾患としては，ほとんどの症例が大脳皮質基底核変性症（corticobasal

**Key words**
**要素性視覚障害**
視力障害やコントラスト感度の低下などの，低次の視知覚機能障害．

**Key words**
**環境音**
川が流れる音や，電話のベル，救急車両のサイレンなど．

### ② 進行性相貌失認を呈した自験2例の比較

|  | PCA 例 | SD 例 |
|---|---|---|
| 主訴 | ・顔がわからない | ・人名が思い出せない |
| 主な症候 | ・顕著な相貌失認<br>・物体失認<br>・左下四分盲<br>・左半側空間無視 | ・相貌失認<br>・類音的錯読（海老→かいろう）<br>・わが道を行く行動 |
| 画像所見 | ・右側頭頭頂後頭葉の萎縮および血流低下 | ・右側頭葉前下部の萎縮<br>・右側頭前頭葉血流低下 |

degenerarion：CBD）や SD と考えられる．

SD については，多感覚性失認（multimodal agnosia）と表現されることもあったが，すべての感覚で認知できない場合には失認ではなく意味記憶障害である．そのため，初期 SD では失認が認められるが，経過とともに複数の知覚様式（multimodal）の障害に進み，意味記憶自体が失われる．たとえば，初期には視覚性失認として相貌失認を呈する SD 症例では，SD の病理が進行するとともに，顔からだけでなく声からも誰であるか判別することのできない人物同定障害に至ることが予想される．②に，相貌失認を認めた PCA 症例と SD 症例を対比して示す．臨床において，ある時期においては類似の失認を認めても，異なる疾患背景による性質の違う進行性失認である可能性には注意が必要である．

失認の臨床においては，知覚認知という患者の主観を客観的に評価することが難しい．さらに進行性失認では，症候が定まらず進展していくうえに，疾患に応じて他の症候を合併することも患者の理解を困難にする．しかし，進行性失認を詳しく検討することは，いまだすべては解明されていない正常の知覚認知過程を知るためにも有用である．

（杉本あずさ）

### 文献

1) Benson DF, et al. Posterior cortical atrophy. *Arch Neurol* 1988；45(7)：789-793.
2) Lissauer H. Ein Fall von Seelenblindheit, nebst einem Beitrag zur Theorie derselben. *Arch Psychiatr Nervenkr* 1890；21：222-270.
3) Uttner I, et al. Primary progressive aphasia accompanied by environmental sound agnosia：A neuropsychological, MRI and PET study. *Psychiatry Res* 2006；146(2)：191-197.
4) 山本敏之ほか．ディスプロソディを主徴とし環境音失認をともなった右側頭葉血流低下の1例．臨床神経 2004；44 (1)：28-33.
5) Otsuki M, et al. Slowly progressive pure word deafness. *Eur Neurol* 1998；39(3)：135-140.
6) 蔵元聖子ほか．聴覚失認をともなった緩徐進行性失語の1例．臨床神経 2002；42：299-303.
7) Hailstone JC, et al. Progressive associative phonagnosia：A neuropsychological analysis. *Neuropsychologia* 2010；48(4)：1104-1114.
8) 飛田真理ほか．鏡の使用により改善をみた autotopagnosia．臨床神経 1995；35：296-298.
9) Mendez MF, Ghajarnia M. Agnosia for familiar faces and odors in a patient with right temporal lobe dysfunction. *Neurology* 2001；7(3)：519-521.

**Further reading**

- Sacks O. The Mind's Eye. New York：Knopf；2010.
「レナードの朝」などの作品で有名なサックスの近著で，PCAについてもコメントされている.

- Hof PR, Bouras C. Object recognition deficit in Alzheimer's disease：Possible disconnection of the occipito-temporal component of the visual system. Neurosci Lett 1991；122(1)：53-56.
PCA症例を病理学的に検討し，視覚症状のメカニズムを考察している.

- Tang-Wai DF, et al. Clinical, genetic, and neuropathologic characteristics of posterior cortical atrophy. *Neurology* 2004；63(7)：1168-1174.
PCAの症候と病理についての検討.

- McMonagle P, et al. The cognitive profile of posterior cortical atrophy. *Neurology* 2006；66(3)：331-338.
PCAの症候分布についての検討.

- 緑川晶. Posterior cortical atrophyの概念と症候. BRAIN and NERVE 2010；62(7)：727-735.
PCAの自験例呈示および文献レビュー.

# III. 認知症をきたす疾患

# treatable dementia

> **Point**
> - 認知症の原因疾患として頻度の高いものに変性性神経疾患(アルツハイマー型認知症, レヴィ小体型認知症), 脳血管性認知症などの疾患があげられるが, これら疾患は根本的治療法がない.
> - これらの疾患以外にも認知症を引き起こす可能性のある疾患は数多く存在し, 中には疾患自体の治療により認知機能が改善する疾患 (treatable dementia) もある.
> - treatable dementia は, 根治が可能な数少ない認知症性疾患であり, これらを見逃さないことが非常に重要である.

treatable dementia としては, **1**のように多くの疾患があげられる. 本項ではこれらの中から主要なものを pick up し, 解説する.

## 認知症の原因となり得る脳外科疾患

### 慢性硬膜下血腫

#### ■疾患概略
高齢者に多く, 特にアルコール多飲者に多いとされる. 転倒などの外傷の1〜2か月程度後に片麻痺症状や認知症症状などで発症する. 外傷は比較的軽傷のことが多く, 中には患者に問いただしても外傷歴がはっきりとしないこともある. 外傷によりくも膜が断裂すると髄液が硬膜下に貯留. 同時に架橋静脈が断裂すると血性髄液が貯留し, 血腫が形成される.

#### ■症候
意欲低下や記憶障害などの認知症様症状に加え, 片麻痺や歩行障害, 頭痛,

**1** 「治療が可能な認知症」の原因となる主な疾患

| 脳外科疾患 | 慢性硬膜下血腫*, 正常圧水頭症*, 脳腫瘍* |
|---|---|
| 内分泌疾患 | 甲状腺機能低下症*, 副腎皮質機能低下症 |
| 代謝性疾患 | ウェルニッケ脳症*, ビタミン$B_{12}$欠乏症*, 葉酸欠乏症*, ニコチン酸欠乏症, 電解質異常, 低血糖, 腎不全, 肝不全 |
| 感染症 | 神経梅毒* |
| 中毒性疾患 | アルコール中毒 |
| 薬剤起因性 | 抗癌剤, $H_2$受容体拮抗薬, ジギタリス製剤 |
| その他 | うつ病性仮性認知症*, 側頭葉てんかん*, 非ヘルペス性辺縁系脳炎* |

*本項で詳細に記載した.

**2** 慢性硬膜下血腫（A），急性硬膜下血腫（B），急性硬膜外血腫（C）—脳 CT

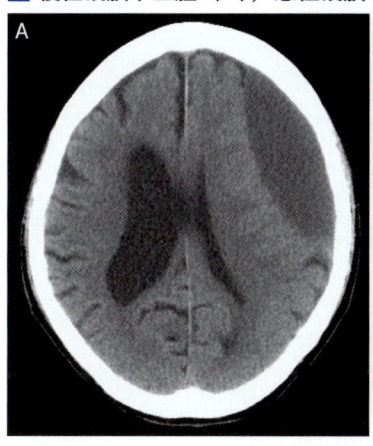

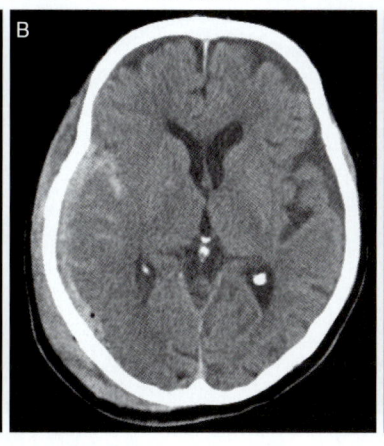

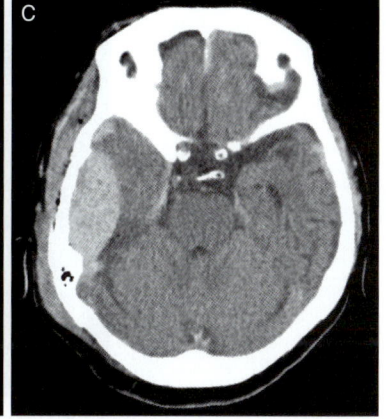

A：臨床症状や発症経過は本文の通りである．画像所見としては，血腫が小さいうちは脳表に沿った，三日月状の血腫を形成することが多いが，血腫増大に伴って凸レンズ状の血腫を形成することもある．CT での色調は低吸収のものから高吸収のものまでさまざまである．
B：強い外傷で起こることが多く，通常受傷直後から意識障害を呈する．一般的には脳挫傷を伴っていることが多く，手術成績も急性硬膜外血腫に比べると不良であるが，軽微なものでは自然消退することもある．画像所見としては，頭部 CT で脳表に沿った，三日月状の高吸収域（血腫）を認めるのが特徴である．
C：本症も頭部外傷後に発症する．急性硬膜下血腫とは異なり，lucid interval（受傷直後は意識障害がまったくないか，あってもすぐに回復するが，数時間のうちに急激に意識障害は出現・増悪する）が認められることがあり，診断には注意が必要である．画像所見では，頭部 CT で凸レンズ状の高吸収域（血腫）が認められるのが特徴である．

痙攣などを来すことが多い．

### ■診断と治療

本疾患の診断には転倒など頭部外傷の既往の有無を確認することと，画像診断が重要である．画像所見で本症と鑑別を要する疾患としては，急性硬膜下血腫・急性硬膜外血腫などがあげられる．**2** に各疾患の画像所見を提示する．

治療は，血腫が大きく症状が顕在化している場合には手術適応となり，血腫洗浄術を行う．血腫が小さい場合には自然吸収されることもあるため，手術はせずに保存的に経過をみる場合もある．いずれの場合にしても多くの場合，症状は完治する．

## 正常圧水頭症（normal pressure hydrocephalus：NPH）

### ■疾患概略

本症は，何らかの原因により髄液の流れや吸収が妨げられ，脳室に髄液が貯留し，脳室が拡大することにより発症する．原因不明のものを特発性正常圧水頭症（iNPH），何かしらの疾患に続発して生じたものを続発性（二次性）NPH と呼ぶ．続発性 NPH の原因としては，くも膜下出血，頭部外傷，髄膜炎などがあげられる．

iNPH の疫学的検討では，多科共同の「もの忘れ外来」を受診した連続 400 例の患者の中で，同症と診断し得たのは 14 例（3.5％）であったとする報告がある[1]．一般的には 60 歳代以降に発症し，70 歳代に多く，男性にやや多いとされる．

### 3 正常圧水頭症―脳 MRI

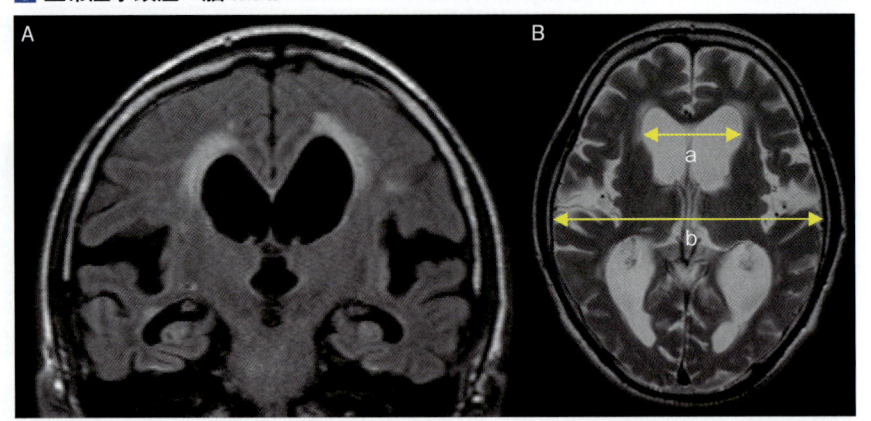

A：側脳室の拡大と，高位円蓋部の脳溝とくも膜下腔の狭小化を認める．
B：脳室拡大の有無の評価には Evans index が用いられる．Evans index は側脳室前角幅を a，頭蓋内腔幅を b としたとき，a／b にて求められ，この値が 0.3 を超えるものは脳室拡大ありと判断される．

### ■症候

NPH では，認知機能障害・歩行障害・尿失禁が主要 3 徴候とされる．認知機能障害の詳細としては，意欲減退・自発性や反応性の低下などが主症状となり，顕著な近時記憶障害を来すアルツハイマー型認知症とは異なる．

歩行様式の特徴としては，歩幅の減少・足の挙上低下・歩隔の拡大が 3 大特徴である．このため，歩行はゆっくりで，不安定．外股・方向転換困難なども認められる．パーキンソン病とも類似する部分があるが，パーキンソン病では外的 cue（拍手，目印など）を与えると，明らかな歩容の改善がみられるのに対し，本症では軽度の改善しかみられないとされる．tap test で歩幅の改善が得られる．

尿失禁に関しては、切迫性尿失禁を認めることが多いとされる．

### ■診断と治療

脳 CT や MRI で脳室の拡大が認められる．脳室拡大の有無の判断には Evans index（側脳室前角幅／頭蓋内腔幅比）が用いられ（3），この値が 0.3 を超えるものは脳室拡大ありと判断される．脳の萎縮なのか，それとも側脳室の拡大なのかを見分けるには困難を伴うことも多いが，本症では高位円蓋部の脳溝とくも膜下腔の狭小化がみられることが特徴でもある．海馬はアルツハイマー病に比較して萎縮は軽度．海馬傍溝の開大も少なく，この所見はアルツハイマー病との鑑別に有用である．また，これまで本症診断のために行われることの多かった RI 脳槽造影・CT 脳槽造影などの検査は，十分なエビデンスレベルを有するものはないとされている[2]．

tap test で症状が改善した場合にはシャント手術の治療効果を期待することができる．ただし，改善のみられない症例であっても，中にはシャント手術によって症状の改善する患者が存在する．このような症例の洗い出しのために，持続髄液排除法を行う場合もあるが，ドレナージチューブの留置を行

**tap test**
腰椎穿刺を行い，脳脊髄液を 30 mL 程度排出する検査．

**持続髄液排除法**
腰部くも膜下腔にドレナージチューブを挿入・留置して髄液排除を 48～72 時間持続的に行い，症状の変化を観察する方法．

**4** 転移性脳腫瘍―脳 MRI（ガドリニウム造影 T1 強調画像）

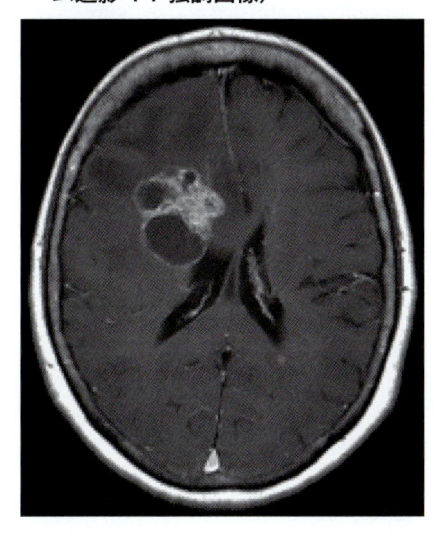

転移性脳腫瘍の画像所見は，原発腫瘍の種類によりさまざまであるが，ほとんどのもので造影剤により造影される．造影のパターンは一定のものはなく，さまざまである．

わねばならず，それに伴う感染などのリスクがある．またシャント手術は時期を逸すると脳の障害が進行してしまい，十分な治療効果を期待することは難しい．したがって早期の診断が重要である．シャント手術には脳室腹腔シャント（V-P シャント）と腰部くも膜下腔腹腔シャント（L-P シャント）があるが，通常は前者が選択される．

## 脳腫瘍

### ■疾患概略

厳密な意味では treatable かは懐疑的ではあるが，早急に治療を始めなければならない疾患の一つである．症状は病巣の出現部位によりさまざまである．痙攣発作や片麻痺，失語などでの発症例や，認知症様の症状で発症することもある．一般的には症状が徐々に進むような経過をとることが多いが，中には脳梗塞のように突然発症の様式をとるケースもある．

**4** は著者の経験例であるが，本症例では家族より「最近ボーッとしていることが多くなった」「靴を脱ぐべきところで脱がなかった」などの訴えがあり，もの忘れ外来を受診した転移性脳腫瘍の症例である．

### ■症候

病変の存在部位により症状はさまざまではあるが，一般的には痙攣・片麻痺・認知症様症状などで発症する．認知症症状を呈する症例でも，いわゆる「もの忘れ症状」での発症よりは遂行機能障害・失語・失行などでの発症が多い．腫瘍性病変は亜急性の進行を呈するという印象を持つが，前述のように脳梗塞様の突然発症であるケースもみられる．

### ■診断と治療

神経変性疾患による認知症であれば進行様式は緩徐進行であり，脳血管性認知症であれば一般的には階段状の症状進行となる（ビンスワンガー型など

### 5 甲状腺機能低下を来す主な疾患

| 疾患系統と疾患名 | TSH, $FT_3$, $FT_4$ の動向 | その他の検査データ，特徴 |
|---|---|---|
| 原発性（甲状腺性）甲状腺機能低下症<br>・慢性甲状腺炎（橋本病） | ・TSH 上昇，$FT_3$・$FT_4$ 低下（上記のような典型的なデータが出ることはまれであり，約半数例はいずれの数値も正常値を示す） | ・抗サイログロブリン抗体が 50％ で陽性，抗甲状腺ミクログロブリン抗体は 90％ で陽性となる<br>・発症は女性に圧倒的に多い<br>・甲状腺機能の数値が正常で亜急性に認知機能障害が進むような本症の患者は抗 NAE 抗体による橋本脳症の可能性も考慮する（詳細は非ヘルペス性辺縁系脳炎の項を参照） |
| 下垂体性甲状腺機能低下症<br>・TSH 単独欠損症 | ・TSH, $FT_3$, $FT_4$ いずれも低下 | ・先天性と後天性のものがあるが，頻度はいずれもきわめてまれ<br>・TRH 負荷試験を行っても血中 TSH は測定感度以下にとどまる |
| ・下垂体腫瘍 | ・TSH, $FT_3$, $FT_4$ いずれも低下 | ・下垂体性甲状腺機能低下症の原因としては最多である |
| 視床下部性甲状腺機能低下症<br>・下垂体前葉機能低下症 | ・TSH, $FT_3$, $FT_4$ いずれも低下 | ・視床下部基底部の破壊や下垂体との連絡路の障害により，視床下部ホルモンによる下垂体前葉ホルモン分泌調節が不可能となり，前葉ホルモン多種の分泌が欠損する<br>・脳腫瘍が原因となることが多い |

では緩徐進行例もある）．しかし脳腫瘍などによる認知症症状は亜急性に進行することが多く，問診で経過が一般的な認知症と異なる印象を持った症例では速やかに脳 MRI や CT などを撮影すべきである．

治療は病巣の場所や転移の有無などにより異なり，外科的切除や放射線療法，化学療法などさまざまである．

## 認知症の原因となり得る内分泌疾患

### 甲状腺機能低下症

#### ■疾患概略

本症は甲状腺の腫大・心血管系障害に加えて多彩な神経・筋症状を呈する．神経症状の中でも，認知機能障害は治療により軽快することから，認知症診断に従事するにあたっては見逃してはならない疾患の一つである．甲状腺機能の低下を引き起こす代表的な疾患としては橋本病があげられるが，橋本病以外の疾患であっても甲状腺機能の低下を来せば認知症様症状が出現する．

#### ■症候

意欲低下，無関心，集中力や理解力・記銘力の低下，幻覚・妄想など多彩な精神症状を呈する．これらの症状に随伴して，体重増加や易疲労感，便秘，喉頭の違和感などの甲状腺機能低下に伴う身体症状が出現することがあり，病歴聴取の際にはこれらをしっかりと聞いておくことが重要である．

■ 診断と治療

　まずは甲状腺機能低下の有無を判断するために，甲状腺刺激ホルモン（TSH）と遊離$T_4$（$FT_4$）を測定する．これらの数値と疾患の関連性については**5**の通りである[3]．

　甲状腺薬の投薬により，甲状腺機能低下に伴う認知機能障害は速やかに改善する．甲状腺薬による甲状腺機能の是正を図っても改善しない認知機能障害患者はその他の疾患の可能性も考慮しなければならない．

## 認知症の原因となり得る代謝性疾患

### ウェルニッケ脳症，コルサコフ症候群（ビタミン$B_1$欠乏による疾患）

■ 疾患概略

　ウェルニッケ脳症とは，ビタミン$B_1$欠乏の結果として現れる脳症で，意識障害・眼球運動障害・失調性歩行を三主徴とする．コルサコフ症候群はウェルニッケ脳症回復期にみられることが多く，健忘に基づく作話や失見当識を呈するが，脳血管障害や頭部外傷が原因となることもある．

■ 症候

　ウェルニッケ脳症での意識障害にはさまざまなものがあり，無関心・注意力障害といった軽度の認知機能障害様の症状から，昏睡状態まで多様である．これら中枢神経所見の他に，多発ニューロパチーも呈するため，腱反射は四肢で減弱または消失する．コルサコフ症候群では上述のように作話・失見当識が現れるが，進行すると性格変化・幻覚・妄想・多幸感・易怒性などが現れる．

■ 診断と治療

　一般的にウェルニッケ脳症はアルコール多飲者や食事摂取に偏りがある栄養状態の不良な者に多い．また，本症はこれらの栄養不良患者にビタミン$B_1$を含まない輸液を継続した際にも発生する（すなわち医原性にウェルニッケ脳症を作ってしまう可能性がある）．したがって，アルコール多飲者や栄養状態が不良な患者が意識障害を呈して救急搬送されてきた際には本症の可能性も念頭に置き，血中ビタミン$B_1$濃度の測定を行ったうえで，ビタミン$B_1$を含んだ輸液を行うようにしなければならない．

　画像検査では脳MRIが有効であり，乳頭体や中脳水道周囲などに異常信号を呈する．

　治療としては，急性期は点滴にてビタミン$B_1$の補充を行う．病初期に加療を開始できた場合には治療への反応性は良好である．症状の改善後もビタミン$B_1$の経口投与を1〜2か月間は継続すべきである．

### ビタミン$B_{12}$欠乏症

■ 疾患概略

　ビタミン$B_{12}$は肝臓・腎臓に貯蔵されており，摂取を怠ってもすぐに枯渇

するわけではない．5年間程度は貯蔵分から賄えるといわれている．しかし胃癌などによる胃切除後や抗内因子を保持しており消化管からのビタミン$B_{12}$が摂取困難な患者では枯渇することがある．

亜急性脊髄連合変性症・多発ニューロパチー・視神経障害・脳症などを呈し，脳症を引き起こした場合には記銘力低下・失見当識などの認知症様症状を呈することがある．

### ■症候

脳症を引き起こした症例では，前述のように記銘力低下・失見当識といった認知症様症状の他に，性格変化・抑うつ・興奮状態・不安焦燥状態などの精神症状もみられる．

亜急性脊髄連合変性症の症例では脊髄後索・側索に病巣を形成する．その影響で，下肢の痙性麻痺や深部覚障害，それに起因する歩行障害を呈し，Babinski徴候は陽性となることが多い．混合型の多発ニューロパチーを合併することも多く，腱反射は減弱していることもある．

### ■診断と治療

ビタミン$B_{12}$欠乏患者は，前述のように既往に胃癌などによる胃切除を行っていることが多い．また，大球性貧血を起こしていることも多く，これらの情報やデータは通常の問診や血液検査でもとらえることが十分可能である．このような情報やデータがある患者に認知症症状が出現した場合には血清ビタミン$B_{12}$の測定が必須となる．

画像検査では，亜急性脊髄連合変性症を引き起こしている症例では脊髄MRIで後索・側索の脱髄を反映したT2強調画像高信号の出現が認められ，病変は下部胸髄以下に好発する．脳MRIでは大脳白質や小脳に同様の異常信号域を認める症例がある．

治療としてはビタミン$B_{12}$の補充が必須になるが，欠乏を引き起こしている患者は大部分が消化管からの吸収阻害を起こしていることが多く，当初の2週間程度はビタミン$B_{12}$ 1 mgの筋注を行い，以後は1か月に1度の筋注が良いとされる．

## 葉酸欠乏症

### ■疾患概略

抗痙攣薬の長期内服や抗癌剤の服用，消化管疾患の存在や極端な食事制限などが原因で生じる．高齢者は消化管からの吸収が悪く（特に慢性胃炎患者など），欠乏状態になりやすいとされる．ビタミン$B_{12}$と異なり，体内での蓄積性は低い．症状としてはビタミン$B_{12}$欠乏と同様に亜急性脊髄連合変性症の症状や多発ニューロパチーを呈し，認知症様症状も来す．

### ■症候

認知症様症状としては記銘力障害・見当識障害・保続などを認め，無関心・集中力低下・意欲低下・抑うつなどといった精神症状も来す．その他の神経症状としてはビタミン$B_{12}$欠乏の場合と同様に亜急性脊髄連合変性症の症状

（深部覚障害・脊髄性運動失調・錐体路徴候など）を呈する．また，食欲低下や胸焼け・嘔気・下痢などの消化器症状を呈し，葉酸摂取不足に拍車をかけることもある．

### ■診断と治療

抗痙攣薬の長期内服をしている症例や抗癌剤内服患者において，進行性の認知機能障害に末梢神経障害や脊髄性運動失調を合併した症例では本症を疑わねばならない．また，高齢者では消化管からの葉酸の吸収効率が低下しており，発症により注意が必要である．ビタミン $B_{12}$ 欠乏の症例と同様に本症でも大球性貧血を呈することが多く，本症を疑う契機の一つとなる．MRI，SPECT などの画像診断では疾患特異的な所見は得られない．

治療としては葉酸の投与が必要となる．消化管の吸収に問題がないと思われる症例は経口にて 15 mg/日程度の投与，問題がある場合には皮下注または筋注で投与する．ある程度血清葉酸値が回復した後は，維持量を 2.5〜5.0 mg/日の内服投与とする．

## 認知症の原因となり得る感染性疾患

### 神経梅毒

#### ■疾患概略

ペニシリン系抗菌薬が普及した現代では大幅に発症が減少していたものの，後天性免疫不全症候群（acquired immunodeficiency syndrome：AIDS）患者の増加に伴い，最近になり増加する傾向にある．感染後数年〜数十年経過した晩期梅毒の患者に認知症が認められる．発症は緩徐なことが多いが，突然の激しい精神症状で発症する例もある．母子感染による先天梅毒患者は，ハッチンソンの三徴（ハッチンソン歯，感音性難聴，間質性角膜炎）の他に，精神発達遅滞・痙攣・水頭症を呈する．

#### ■症候

神経梅毒の患者は記銘力障害・注意集中力低下・失見当識などの認知症症状の他に，性格変化や感情失禁も認められる．その他にアーガイル ロバートソン瞳孔[*1]，脊髄癆（下部胸髄から腰仙髄に好発）に起因した深部覚障害と歩行障害を認める．

[*1] 対光反射は消失するが，輻輳反射は保たれる状態．

#### ■診断と治療

血清および髄液の梅毒反応が陽性となる．検査では非特異的血清反応（RPR 法など）のみではなく，TPHA や FTA-ABS などの特異的血清反応の検査を施行する必要がある．

画像所見では脳 CT，MRI で，前頭葉・側頭葉を中心とする大脳皮質の萎縮や脳室の拡大を来すことが多い[4]．

神経梅毒では 18〜24 万単位のベンジルペニシリンカリウム（注射用ペニシリン G カリウム®）を 1 日 6 回に分けて点滴投与または持続静注し，これを 10〜14 日間継続する．治療開始 24 時間以内にヤーリシュ・ヘルクスハイ

### 6 うつ病性仮性認知症と認知症の鑑別

|  | うつ病性仮性認知症 | 認知症 |
|---|---|---|
| 初発症状 | 気力の低下，気分の落ち込み | もの忘れ |
| 経過 | 持続性（症状不変） | 進行性 |
| 認知機能障害に関して<br>・症状の自覚<br>・記憶障害<br>・注意・集中 | ・自覚症状が強い（やや誇張的）<br>・短期・長期記憶が同程度に障害<br>・保たれる | ・自覚は少ない<br>・短期記憶に障害が強い<br>・障害される |
| 摂食状況 | 食欲不振・拒食 | 障害なし，過食，異食 |
| 睡眠障害 | 不眠・早朝覚醒 | 進行すると昼夜逆転 |

*2 発熱・発汗・頻脈・見当識障害・不穏・痙攣発作・瞳孔異常.

マー反応*2 が生じることがある．また，ペニシリンアレルギーを持つ症例では，セフトリアキソン（ロセフィン®）2g／日を 10～14 日間使用することで代用可能とされている [5]．

## 認知症の原因となり得るその他の疾患

### うつ病性仮性認知症

#### ■疾患概略

　高齢者のうつ病患者には，表面的には認知症と鑑別困難なレベルの認知機能障害を認めることがあり，これらの患者を「うつ病性仮性認知症」と呼んでいる．これまではうつ病治療により，認知機能障害も改善すると考えられてきたが，本症の患者の病状を経過観察すると，年間 9～25％が認知症に移行する [6] と報告されており，厳密な意味で treatable dementia に分類されるかは議論が分かれるが，臨床の現場では比較的多く遭遇する疾患でもあり，本項で詳述する．

#### ■症候

　実行機能・情報処理速度・注意持続性・ワーキングメモリー・記憶機能が障害されるとされる．記憶障害では，老年期うつ病では自由再生（ヒントなしで解答させる）で成績の低下を認めても，再認（いくつかの選択肢を与えて解答させる）では答えを導き出せることが多い [7] のが特徴とされる．これらの患者では自分の記憶能力を過小評価して，もの忘れを強く訴えることが多いことも特徴である．見当識や知能の障害に関しても認知症患者に比べ軽度であることが多い．

#### ■診断と治療

　前述のように，うつ病性仮性認知症と認知症の鑑別は困難なことも多いが，臨床症状で対比すると 6 のようにまとめられる [8]．
　画像診断では，うつ病患者で前部帯状回での代謝低下が報告されており，PET での画像診断が補助診断として有用である可能性がある．また，SPECT でも同部位の血流低下が報告されている．また，前部帯状回の容積減少 [9]

も報告されており，MRIでのVBM（voxel-based-morphometry）も有用となる可能性がある．明確な脳梗塞発作がなくとも，無症候性脳梗塞が原因となって抑うつを引き起こしているケースもあり，いずれにせよMRIやCTなどでの画像診断は必須と考えられる．

　上記のような臨床症状の特徴や画像診断からうつ病性仮性認知症を疑う症例では，抗うつ薬による治療を試みるべきである．また，将来的な認知症への移行率が高いことも念頭に置き，継続的なfollow upが必要と考えられる．

## 側頭葉てんかん

### ■疾患概略

　てんかん発作は一般には身体の痙攣を伴うことが多く，発作間欠期には普段と何ら変わりのない状態になる．しかしながら，側頭葉てんかんでは身体の明確な痙攣発作は伴わず，持続的な記銘力障害を呈し，アルツハイマー型認知症との鑑別が困難な症例も存在する[10]．

### ■症候

　側頭葉てんかんの代表的な発作様式としては，上腹部の異常感覚に引き続いて目が虚ろとなり，一点を見据えたまま動かなくなる．その後，口をモグモグさせるような口部自動症が出現するなどといったものである．通常は自動症などの発作症状の前に前兆症状が出現することが多く，前述の上腹部のこみ上げるような違和感，自律神経症状，精神症状，恐怖感などの感情異常，嗅覚・味覚症状などがある．発作症状としては口部自動症（舌なめずり，咀嚼，嚥下動作など），発作を起こしている脳と反対側の姿勢異常（ジストニー肢位や向反発作），脱力などがある．また，発作後は見当識障害や健忘がみられ，発作時の出来事は記憶されていない．

### ■診断と治療

　上記のような典型的な症状を呈する症例は診断に難渋することはないが，中には前兆症状や発作症状が明らかでないケースもある．したがって，進行性の認知機能障害を呈しながらも脳MRIにて脳萎縮を示さないような症例では，脳波検査を施行する必要がある．側頭葉を中心に異常脳波所見を呈する場合には本症の可能性を考え，カルバマゼピン（テグレトール®）などの抗てんかん薬の使用を検討する．本症であれば薬剤の使用に伴って認知機能の改善を認める．

## 非ヘルペス性辺縁系脳炎

### ■疾患概略

　本症と同様の症状を呈するものとして，単純ヘルペス脳炎がある．両者は治療方法がまったく異なる疾患であり，その鑑別は非常に重要である．単純ヘルペス脳炎は迅速な診断・治療が求められる神経救急疾患であるが，本症には緩徐な進行を呈するような疾患もあり，当初は認知症と診断されるようなケースもある．

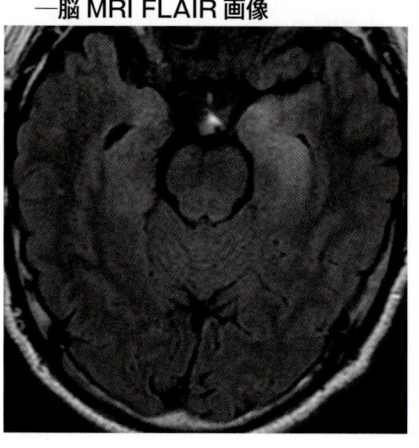

**7 抗 VGKC 抗体による辺縁系脳炎**
**―脳 MRI FLAIR 画像**

T2 強調画像においても本 FLAIR 画像と同様の高信号を側頭葉内側面に認める．

**8 非ヘルペス性辺縁系脳炎の原因疾患**

| 原因疾患の系統 | 原因疾患詳細 |
| --- | --- |
| ウイルス感染 | ヒトヘルペスウイルス 6 型，水痘・帯状疱疹ウイルス |
| 自己免疫疾患 | 全身性エリテマトーデス，Sjögren 症候群 |
| 傍腫瘍性症候群 | 肺小細胞癌，胸腺腫，乳癌，精巣腫瘍など |
| 抗神経抗体による脳炎 | 抗 VGKC 抗体，抗 NMDA 受容体抗体，抗 NAE 抗体など |

■症候

　症状としては　精神症状（記憶障害，異常行動，幻聴などの統合失調症症状，など），痙攣発作（全般発作，部分発作），自律神経症状（呼吸循環動態が不安定になる，など）などが現れる．これらの症状は必ずしも急性発症とはならず，精神症状が先行して発症した場合などは認知症様症状としてとらえられることもある．

■診断と治療

　脳 MRI と脳脊髄液検査が必須である．脳 MRI では側頭葉内側面に異常信号が出現する．**7** に抗 VGKC 抗体による辺縁系脳炎の症例を提示する．

　脳脊髄液検査では，単純ヘルペス脳炎は髄液細胞数の上昇を認め，PCR 法での単純ヘルペスウイルス DNA 検索が陽性となることがある．一方で非ヘルペス性辺縁系脳炎では脳脊髄液の所見はほぼ正常か，軽微な細胞数・蛋白の上昇にとどまることが多い．

　画像所見で辺縁系脳炎が疑われ，脳脊髄液所見で単純ヘルペス脳炎が否定的であった場合には，**8** にあげた疾患の可能性を考慮して必要に応じた検査を追加せねばならない．

　治療は，原疾患の治療が重要である．傍腫瘍性症候群においては免疫調整療法が有効なこともあるが，基本的には原因となっている腫瘍を除去せねば根治は困難である．抗神経抗体による辺縁系脳炎では腫瘍随伴例もあるものの，腫瘍を伴わない症例ではステロイドパルス療法，血漿交換療法，ガンマ

グロブリン大量療法などの免疫調整療法が急性期の治療に有効とされており，慢性期においても経口ステロイドの投与が奏効するとの報告もある[11]．

(稗田宗太郎)

**文献**

1) Bech Azeddine R, et al. Idiopathic normal-pressure hydrocephalus：Evaluation and findings in a multidisciplinary memory clinic. *Eur J Neurol* 2001；8：601-611.
2) 日本正常圧水頭症研究会特発性正常圧水頭症診療ガイドライン作成委員会（編）. 特発性正常圧水頭症診療ガイドライン. 大阪：メディカルレビュー社；2004.
3) 中尾一和ほか. 日本臨牀 別冊 新領域別症候群シリーズ，内分泌症候群—その他の内分泌疾患を含めて I，第2版. 大阪：日本臨牀社；2006.
4) 野澤宗央ほか. 神経梅毒. 老年精神医学雑誌 2008；19(9)：970-974.
5) Centers for Disease Control and Prevention. Sexually transmitted disease treatment guidelines 2006. *MMWR Morb Mortal Wkly Rep* 2007；56：332-336.
6) Dobie DJ. Depression, dementia, and pseudo-dementia. *Semin Clin Neurophychiatry* 2002；7：170-186.
7) 山縣文, 三村將. 高齢者のうつ病と認知機能障害. Geriat Med 2009；47(11)：1439-1444.
8) 森秀樹ほか. 認知症と鑑別すべき病態—低活動性せん妄, 仮性認知症と軽度認知障害を中心に. 精神治療学 2005；20：1013-1021.
9) Drevets WC, et al. Subgenual prefrontal cortex abnormalities in mood disorders. *Nature* 1997；386：824-827.
10) Høgh P, et al. Epilepsy presenting as AD：Neuroimaging, electroclinical features, and response to treatment. *Neurology* 2002；58：298-301.
11) 三澤多真子, 水澤英洋. 抗VGKC抗体陽性辺縁系脳炎／Morvan症候群. BRAIN and NERVE 2010；62(4)：339-345.

# 血管性認知症

> **Point**
> - 血管性認知症では，障害される脳の部位により多様な認知症状を示す．
> - 脳血管障害とアルツハイマー病が合併する混合型認知症が多い．
> - 脳アミロイド血管症は血管性認知症の一因である．

## 血管性認知症の概念

　血管性認知症とは，脳血管障害に起因する認知症を総称したものであるが，脳血管障害そのものが臨床症候的にも病態生理的にも多様性のある不均一な疾患であるため，症候群として理解されている．血管性認知症の診断基準には，National Institute of Neurological Disorders and Stroke-Association Internationale pour la Recherche et l'Enseignement en Neuroscience（NINDS-AIREN），State of California, Alzheimer's Disease Diagnostic and Treatment Centers（ADDTC），Diagnostic and Statistical Manual of Mental Disorders, 4th edition（DSM-IV），International Statistical Classification of Diseases, and Related Health Problems, 10th Revision（ICD-10）などさまざまなものが存在するが，いずれの診断基準も感度，特異度が不十分である．

　血管性認知症の全認知症に対する割合は，欧米では約20％であるが，わが国の過去のデータでは約50％と高率であり加齢とともに増加するとされてきた．また，血管性認知症とアルツハイマー病は臨床症候や神経画像所見の相違から明確に区別しうる病態と考えられ，両疾患が合併する混合型認知症の重要性は認識されてこなかった．しかし，最近では混合型認知症が予想外に高率であることが指摘されている[1]．脳卒中発作後に発症した認知症は脳卒中後認知症（poststroke dementia）と呼ばれるが，発作後に認知機能が進行性に増悪する例はまれではない．このような脳卒中後認知症はすべてが血管性ではなく，一部は脳血管障害を伴うアルツハイマー病とされている[2]．

　脳血管障害は血管性認知症の危険因子であるため，血管性認知症の危険因子は，高血圧，糖尿病，心疾患など脳血管障害の危険因子と共通することが予想される．血管性認知症の画像所見は多様であり，小血管病変による白質病変やラクナ梗塞，記憶に重要な部位の単一梗塞，大血管領域の多発梗塞，脳出血などが認められる[3]．しかし，脳血管障害と認知症発症の時間的関係が明らかでない場合には，MRI画像でみられる脳血管障害や白質病変が認知症の原因であると判断することがしばしば困難となる．また，MRIでみ

### 1 NINDS-AIREN による血管性認知症（probable vascular dementia）の診断基準

I. 1〜3のすべてを満たす

1. 認知症
   a) 記憶障害と，次の認知機能のうち2つ以上の障害がある（見当識，注意力，言語，視空間機能，行動機能，運動制御，行為）
   b) 臨床的診察と神経心理学的検査の両方で確認される
   c) 機能障害が日常生活に支障をきたすほど重症である．ただし，脳卒中に基づく身体障害によるものは除く

   ［除外基準］
   a) 神経心理学的検査を妨げる意識障害，せん妄，精神病，重度の失語，著明な感覚運動障害がないこと
   b) 記憶障害や認知障害を説明しうる全身性疾患や他の脳疾患（アルツハイマー病など）がないこと

2. 脳血管障害
   a) 神経学的診察で，脳卒中の際にみられる局所神経症候（片麻痺，下部顔面神経麻痺，バビンスキー徴候，感覚障害，半盲，構音障害）がみられる
   b) 神経放射線画像（CT，MRI）で明らかな多発性の大梗塞，認知症の成立に重要な領域の限局性梗塞，多発性の基底核および白質の小梗塞，広範な脳室周囲白質病変，あるいはそれらの合併を認める

3. 上記の1と2に関連がみられる．下記a)ないしb)の両者，またはいずれかを満たす
   a) 明らかな脳血管障害後3か月以内に認知症が起こる
   b) 認知機能が急激に悪化するか，認知機能障害が動揺性ないし段階的に進行する

II. 1 を支持する所見

a) 早期からの歩行障害
b) 不安定性と理由のない転倒の増加
c) 頻尿，尿意切迫
d) 偽性球麻痺
e) 人格や気分の変調，無為，抑うつ，感情失禁，精神運動遅滞

III. 1 を支持しない所見

a) 早期からの記憶障害，進行性に悪化する言語障害，失行，失認
b) 神経局所徴候の欠如
c) 画像検査での原因となる脳局所病変の欠如

（Román GC, et al. *Neurology* 1993 [5] より）

られる白質病変は，脱髄と軸索障害，組織障害がなく水分量が増加している場合を区別できない．さらに，MRIではnormal appearing white matter（NAWH）の変化や皮質微小梗塞を可視化できないため[4]，脳血管病変と認知症の乖離があることがまれではない．

血管性認知症の診断基準としては，前記のNINDS-AIREN（ **1** ）[5]，ADDTC，DSM-IV，ICD-10がよく用いられ汎用されているが，同一患者にあてはめたときの相互の診断一致率が低い．これは，認知症の診断基準が発症早期からの記憶障害を特徴とするアルツハイマー病を基準として検討されてきたため，記憶障害が比較的軽度で実行機能障害や注意障害が中核症状となる血管性認知症を的確に検出することができないこと，臨床的に脳血管障害と認知症発症の時間的関係を証明することがしばしば困難であることによる．

このように記憶障害を重視する認知症の診断基準にあてはまらない例があることや，病理学的に神経変性と脳血管障害の両方の所見を認める混合型認知症の頻度が高いことから，血管性認知障害（vascular cognitive impairment：

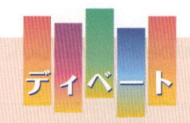

### ディベート
## アルツハイマー病と血管性認知症の両方の病理所見を有する混合型認知症は偶然の合併か？

　臨床症候と脳画像所見から，血管性認知症かアルツハイマー病か区別できないことが多く，混合型認知症という診断名が用いられている．特に高齢者では，純粋な血管性認知症はまれであり，脳血管障害を伴ったアルツハイマー病が多い．認知症の剖検研究では，脳血管障害とアルツハイマー病理が合併する混合型認知症の割合は，数％から約半数と幅が広い．これは，混合型認知症の診断基準の違いによる．
　従来，混合型認知症は血管性認知症，アルツハイマー病それぞれの診断基準を独立して満たすものと定義してきた．一方，脳血管障害が認知症の原因であることを証明することは困難であるため，混合型認知症という診断名は用いるべきでないという意見もある．一部の研究者は，脳血管障害を伴うアルツハイマー病やそれぞれ単独では診断基準を満たさないが，両者の病理を持つことにより相加的に認知症をきたすものを含めて定義している．
　いずれにせよ，両方の病理所見が存在する場合，認知症の原因がどちらか区別することは困難であり，混合型認知症と診断せざるをえない．血管性認知症，アルツハイマー病ともに高齢者に多い疾患であるため，混合型認知症は両者が偶然に合併したものという見方があるが，両者が相互作用して病理変化を引き起こすとの見解もある．

#### 2 NINDS-AIREN による血管性認知症の分類

| |
|---|
| 1. 多発梗塞性認知症 |
| ・大血管閉塞 |
| 2. 重要な部位の単一梗塞による認知症 |
| ・角回梗塞（流暢性失語，失読，失書，記憶障害，空間失見当識，構成障害）<br>・後大脳動脈領域梗塞（健忘症候群，精神運動性興奮，幻視，錯乱）<br>・前大脳動脈領域梗塞（無為，超皮質性運動性失語，記憶障害，失行）<br>・中大脳動脈領域梗塞（失語，錯乱，精神症状）<br>・頭頂葉梗塞（認知行動異常）<br>・視床（記憶障害，失語，傾眠，意欲・自発性低下）<br>・前脳基底部 |
| 3. 小血管性認知症 |
| ・皮質型：脳アミロイド血管症<br>・皮質下型（皮質下血管性認知症）：多発性ラクナ梗塞，ビンスワンガー病 |
| 4. 低灌流性認知症 |
| 5. 出血性認知症 |
| 6. その他の機序による認知症 |

(Román GC, et al. *Neurology* 1993 [5] より)

VCI）という概念が提案されている．VCIには，認知症の診断基準を満たさない血管性軽度認知障害や脳卒中後認知症，混合型認知症を含み，血管性認知症より広い概念である．

### 血管性認知症の症候

　血管性認知症では，障害される脳の部位が多様であるため，さまざまな症候を示す．認知症発症早期からの運動障害と尿失禁は血管性認知症の特徴である．最も汎用されている NINDS-AIREN の分類[5]（2）による臨床病型別

## 3 局在病変（左視床前内側）梗塞型認知症（83歳女性）

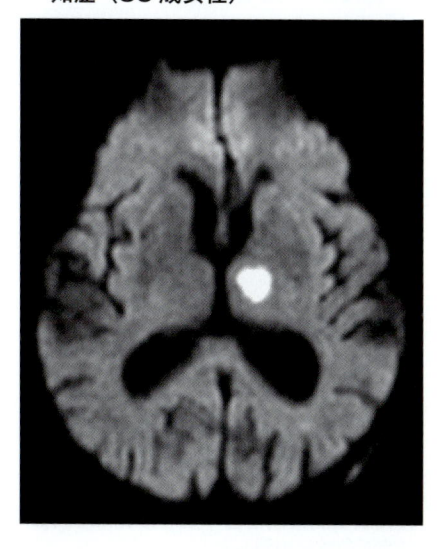

左視床前内側部梗塞の拡散強調 MRI 画像．失語，健忘，傾眠が急性に出現した．

## 4 局在病変（右前大脳動脈領域）梗塞型認知症（61歳女性）

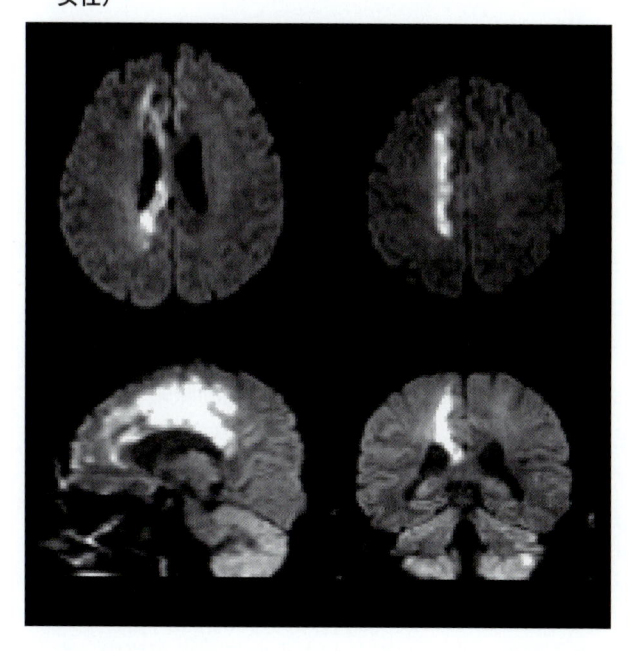

右前大脳動脈領域梗塞の拡散強調 MRI 画像．脱抑制，左下肢麻痺が急性に出現した．

の症候を示す[6]．

### 多発梗塞性認知症（皮質性認知症）

　大血管のアテローム血栓性閉塞や塞栓症によって大脳皮質または穿通枝領域に多発性の大小の脳梗塞を生じ，認知機能障害を呈するものを指す．梗塞巣の主体は大脳皮質領域であり，機能局在に対応した神経脱落症候を呈する．片側の内側前頭葉梗塞では，実行機能障害，無為，無関心が，両側の内側前頭葉梗塞では，無動無言を呈する．左頭頂葉梗塞では，失語，失行，失認が

**5** 局在病変（左中大脳動脈領域）梗塞型認知症（74歳女性）

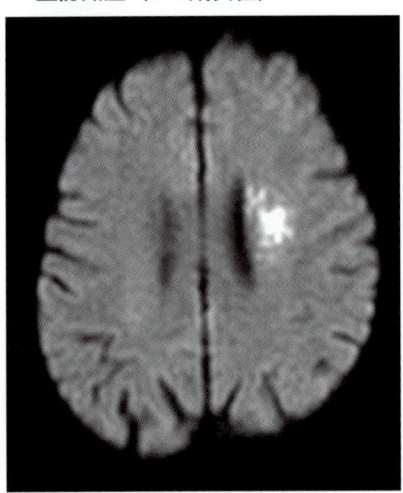

左中大脳動脈領域梗塞の拡散強調MRI画像．失語と右上肢麻痺が急性に出現した．

**6** 局在病変（後大脳動脈領域）梗塞型認知症（36歳男性）

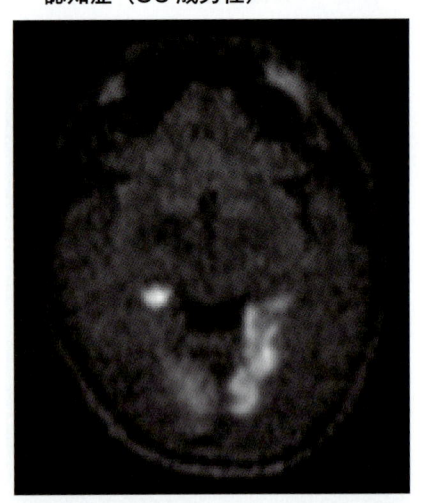

後大脳動脈領域梗塞の拡散強調MRI画像．健忘が急性に出現した．

認められる．右頭頂葉梗塞では，半側空間無視，錯乱，興奮がみられる．内側側頭葉梗塞では，健忘が認められる．

### 重要な部位の単一梗塞による認知症

　高次脳機能に関わる部位の限局した梗塞によって認知症を呈する．代表的な障害部位は，皮質領域では，海馬，角回，帯状回，皮質下領域では，視床（前核，正中中心核，背内側核），脳弓，尾状核，淡蒼球，内包膝部である．特に1回の脳卒中発作で生じる急性認知症は，角回（ゲルストマン症候群），視床（失語，傾眠），後大脳動脈領域（健忘症候群），前大脳動脈領域（無為），中大脳動脈領域（失語，失行，失認）などで特有の臨床症候を呈する．脳梗塞による急性認知症のMRI画像を **3**～**6** に示す．

### 小血管性認知症[7)]

　高血圧性小血管病変の主体は皮質下領域であるが，脳アミロイド血管症では皮質領域に生じる．ラクナ梗塞，白質病変などの小血管病変が原因となる皮質下血管性認知症は血管性認知症の半数を占め，穿通枝領域にラクナ梗塞が多発する多発ラクナ梗塞性認知症と，広汎白質病変を特徴とするビンスワンガー病に分類される．両者は高血圧を基盤として発症するためお互いに合併することが多い．多発ラクナ梗塞とは，穿通枝の閉塞により生じる直径15 mm未満の小梗塞が基底核，視床，白質，橋などに多発した状態である（**7**）．ビンスワンガー病は，大脳白質に広範でびまん性の虚血性白質病変を生じた状態である．神経学的巣症状，歩行障害，排尿障害，偽性球麻痺，人格変化，感情失禁，うつ状態，無気力を伴うことが多い．アルツハイマー病と異なり，記銘力障害は軽度で，実行機能障害や精神運動緩慢が目立つ．皮質下血管性

---

**Key words**

**脳アミロイド血管症**
cerebral amyloid angiopathy（CAA）
脳血管にβアミロイド蛋白が沈着する疾患であり，非高血圧性および非動脈硬化性脳血管障害の主要な原因である．血管の脆弱性により引き起こされる皮質下出血がよく知られているが，他に脳葉型微小出血，皮質型くも膜下出血，皮質微小梗塞，白質病変，肉芽腫性血管炎を呈する．神経病理学的には，脳アミロイド血管症は加齢とともに増加し，80歳以上ではほぼ100％にみられる．また，アルツハイマー病における脳アミロイド血管症の合併は80～100％と高率であるが，アルツハイマー病理を伴わないで認知症を引き起こす場合も知られている[19)]．認知症をきたすメカニズムは不明な点が多いが，脳血管へのβアミロイド蛋白沈着による二次的な微小循環障害が関連している可能性が指摘され，血管性認知症の亜型と考えられる．

### 7 皮質下血管性認知症（75歳男性）

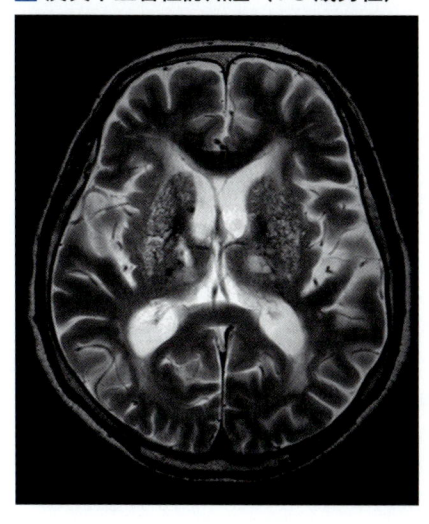

皮質下血管性認知症のT2強調MRI画像．実行機能障害，意欲低下，偽性球麻痺，感情失禁，歩行障害，尿失禁が進行性に出現した．

認知症では，脳梗塞の既往が認められず進行する例もある．

### 低灌流による認知症

心停止や著明な血圧低下による脳循環不全により生じる．

### 出血による認知症

くも膜下出血，脳出血，脳アミロイド血管症による多発性皮質下出血，慢性硬膜下血腫により生じる．

## 血管性認知症の鑑別診断

多くの血管性認知症では，脳卒中の既往があるが，皮質下血管性認知症では，脳卒中の既往がなく神経巣症状が認められないこともある．この場合，臨床症候のみから血管性認知症と診断することは困難である．

### アルツハイマー病

アルツハイマー病では，早期から記銘力低下が出現するのが特徴であり，症候学的には血管性認知症と異なる．ただし，高齢者のアルツハイマー病では，脳血管障害を合併する頻度が高く，また，記憶障害を主徴とする脳血管障害はアルツハイマー病の診断基準を満たすため，血管性認知症と脳血管障害を伴ったアルツハイマー病の鑑別はしばしば困難である．

### パーキンソニズムと認知症を伴う神経変性疾患

レヴィ小体病，進行性核上性麻痺，大脳皮質基底核変性症，多系統萎縮症などがあげられるが，臨床症候，脳画像検査，MIBG心筋シンチグラフィーなどから鑑別可能である．

## ディベート

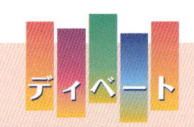

### 血管性認知症とアルツハイマー病は連続するスペクトラムの疾患か？[11-13]

　血管性認知症は脳卒中による二次的なものと考えられ，神経変性疾患であるアルツハイマー病と峻別されてきた．しかし，近年，高血圧や糖尿病など血管性危険因子がアルツハイマー病の発症に関係しているという疫学データが集積している．また，脳卒中発症後の認知症は予後良好か不変であると考えられてきたが，認知症が進行する場合がある．このような脳卒中後認知症は血管性認知症の亜型と考えられてきたが，脳卒中後認知症の1/3はアルツハイマー病の診断基準を満たし，脳卒中がアルツハイマー病発症の危険因子であることが示されている．神経病理学的研究では，アルツハイマー病の1/3～1/2に脳血管病理が認められ，一方，血管性認知症の1/3にアルツハイマー病理が認められる[10]．

　これらのことからアルツハイマー病と血管性認知症は共通の病因を有する可能性が指摘されている．つまり，脳血管病変がアルツハイマー病の病理を促進し，アルツハイマー病理が脳血管病理を促進する可能性がある[14]．動物実験では，脳虚血がアルツハイマー病の病理を促進させることが示されている．虚血によりβアミロイドのクリアランスは低下する一方，βアミロイドの産生は亢進し，老人斑の形成を促進する[15,16]．また，脳虚血がタウのリン酸化を促進し，結果として神経原線維変化の形成が増加する．さらに，血管に沈着したβアミロイドは血管収縮に作用し微小血管病変を形成して脳虚血を加速するため，相乗的に働いて認知症を悪化させるという機序も指摘されている．

　すなわち，血管性認知症とアルツハイマー病は連続した疾患である可能性があり，血管性認知症とアルツハイマー病の境界は不明瞭となりつつある．

### 前頭側頭型認知症

　前頭葉や側頭葉障害による行動障害と言語障害が主症状である．前頭葉障害による自発性低下や無関心を呈する例では血管性認知症の症候に類似するが，脳画像所見で鑑別可能である．

### 正常圧水頭症

　認知症，歩行障害，尿失禁を三主徴とする疾患であり，皮質下血管性認知症の症候と類似するが，脳画像所見，タップテストその他で鑑別可能である．

### うつ病

　脳卒中後にうつ状態になることはまれではなく，鑑別すべき疾患である．

　その他に，遺伝性脳血管障害であるCADASIL（cerebral autosomal dominant arteriopathy with subcortical infarcts and leukoencephalopathy），多発性硬化症，自己免疫機序による脳血管炎，白質ジストロフィー，多巣性進行性白質脳症，代謝性脳症などがある．脳アミロイド血管症は認知症を引き起こし[8]，この中で，脳アミロイド血管症関連炎症では，急速に認知症が悪化する[9]．

### 血管性認知症の病理

　脳血管障害が認知症を引き起こすかどうかは，障害部位や病巣の大きさに

---

**Keywords**

**脳アミロイド血管症関連炎症（CAA-related inflammation）**
急性ないしは亜急性に，進行性認知障害，意識障害，痙攣，巣症状，幻覚が出現する．脳画像検査では，大脳皮質や皮質下に孤発性あるいは多発性に梗塞，出血，浮腫を認める．病変分布の好発部位は頭頂・後頭葉である．髄液検査では，髄液圧の上昇，リンパ球を主体とする軽度の細胞増加，蛋白増加を認めることが多い．病理学的にはβアミロイド沈着血管周囲に多核巨細胞の出現を伴う炎症所見が認められる．治療は，ステロイドパルスや免疫抑制薬が有効な例が多い．

## Column

### 皮質微小梗塞と認知症

　皮質微小梗塞は脳画像検査で描出困難であることから看過されてきたが，最近，神経病理学的研究から，皮質微小梗塞が認知症の独立した危険因子となり得ることが報告されている[17]．さらに，皮質微小梗塞の原因疾患として脳アミロイド血管症が注目されている[18]．アルツハイマー病や血管性認知症患者の剖検脳では，脳アミロイド血管症による皮質微小梗塞が認められることがある．

　脳アミロイド血管症による微小血管病変には脳葉型微小出血，皮質型くも膜下出血，皮質微小梗塞があるが，これらの病変は皮質型の小血管性認知症として分類される可能性がある．また，脳アミロイド血管症は，血管性認知症とアルツハイマー病を結びつける重要な疾患であると考えられる．

---

よって決まるため，血管性認知症の病理学的診断基準を確立することは困難である．また，高齢者では，脳血管障害にアルツハイマー病を合併することが多い[10]．したがって，血管性認知症の診断では，認知症を呈する変性病理を正確に評価することが重要である．アルツハイマー病と同様，血管性認知症も加齢に従って一定の年齢までは増加すると考えられるが，60歳以上の認知症患者の連続剖検1,110例の後ろ向き研究では，加齢によって純粋な血管性認知症の頻度は低くなることが報告されている[1]．逆に，混合型認知症は加齢とともに増加する．

　皮質下血管性認知症の病理では，穿通枝動脈に血管壊死やリポヒアリノーシスが認められる．一方，白質の髄質動脈では，フィブロヒアリノーシスと呼ばれる中膜平滑筋細胞の変性と中・外膜の膠原線維の増生が認められる．フィブロヒアリノーシスでは血管の内腔閉塞はまれであるが，白質の慢性低灌流の原因となる[7]．

〔佐々木良元，冨本秀和〕

### 文献

1) Jellinger KA, Attems J. Is there pure vascular dementia in old age? *J Neurol Sci* 2010；299：150-154.
2) Leys D, et al. Poststroke dementia. *Lancet Neurol* 2005；4：752-759.
3) Guermazi A, et al. Neurological findings in vascular dementia. *Neuroradiology* 2007；49：1-22.
4) Gouw AA, et al. Heterogeneity of small vessel disease：A systematic review of MRI and histopathology correlations. *J Neurol Neurosurg Psychiatry* 2011；82：126-135.
5) Román GC, et al. Vascular dementia：Diagnostic criteria for research studies. Report of the NINDS-AIREN International Workshop. *Neurology* 1993；43：250-260.
6) 猪原匡史ほか．脳血管障害に基づく認知機能障害の病態．脳卒中 2010；32：614-620.
7) 冨本秀和．皮質下血管性認知症の診断と治療．臨床神経 2010；50：539-546.
8) Attems J, et al. Review：Sporadic cerebral amyloid angiopathy. *Neuropathol Appl Neurobiol* 2011；37：75-93.
9) 吉田眞理ほか．脳肉芽腫性血管炎とβアミロイド沈着．神経内科 2009；70：180-187.
10) Neuropathology group. Medical Research Council Cognitive Function and Aging Study. Pathological correlates of late-onset dementia in a multicentre, community-based population in England and Wales. Neuropathology Group of the Medical Research Council Cognitive Function and Ageing Study（MRC CFAS）. *Lancet* 2001；357：169-175.
11) Jellinger KA. Alzheimer disease and cerebrovascular pathology：An update. *J Neural Transm* 2002；109：813-836.

12) Viswanathan A, et al. Vascular risk factors and dementia. How to move forward? *Neurology* 2009 ; 72 : 368-374.
13) Iadecola C. The overlap between neurodegenerative and vascular factors in the pathogenesis of dementia. *Acta Neuropathol* 2010 ; 120 : 287-296.
14) Li J, et al. Vascular risk factors promote conversion from mild cognitive impairment to Alzheimer disease. *Neurology* 2011 ; 76 : 1485-1491.
15) Kitaguchi H, et al. Chronic cerebral hypoperfusion accelerates amyloid beta deposition in APPSwInd transgenic mice. *Brain Res* 2009 ; 1294 : 202-210.
16) Koike MA, et al. Oligemic hypoperfusion differentially affects tau and amyloid $\beta$. *Am J Pathol* 2010 ; 177 : 300-310.
17) Arvanitakis Z, et al. Microinfarct pathology, dementia, and cognitive systems. *Stroke* 2011 ; 42 : 722-727.
18) Okamoto Y, et al. Cortical microinfarcts in Alzheimer's disease and subcortical vascular dementia. *Neuroreport* 2009 ; 20 : 990-996.
19) Arvanitakis Z, et al. Cerebral amyloid angiopathy pathology and cognitive domains in older persons. *Ann Neurol* 2011 ; 69 : 320-327.

# III. 認知症をきたす疾患
# アルツハイマー病，MCI

> **Point**
> - 認知症臨床において，アルツハイマー病（AD）という用語は疾患単位の名称としても，臨床症候群の名称としても用いられるが，本稿では臨床症候群としてのADについて述べる．
> - 高齢発症型ADは，近時記憶障害で発症し，初期から中期にかけて注意・遂行機能障害，行動心理学的症状（BPSD）の順に症状が加わり，中期から後期にかけて失語，失行，失認が重畳し，進行期には認知機能の全般的な低下と身体症状が顕著となる．
> - 若年発症型ADは，失語，失行，失認がより早期から出現することが特徴である．
> - 他の認知症同様，ADの診断にも行動神経学的診察が不可欠であり，その世界標準がMMSEであるが，ADにMMSEを施行する際には記憶課題などを適宜追加することが有用である．
> - MCIを，ADという疾患が認知症を呈する前段階の症候群（MCI due to AD）と定義することが提唱されている．

## AD，MCIという概念―作業仮説か，臨床症候群か，疾患単位か

臨床における患者の診断プロセスでは多くの用語・概念が使用されるが，臨床家はそれらの役割と限界をふまえておくことが重要である．本稿でも，まず「認知症」「AD（Alzheimer disease）」「MCI（mild cognitive impairment）」などの概念が，臨床診断のプロセスでどのように利用されるのかという点を確認したい．

臨床神経学では，①患者の有する主訴という起点，②作業仮説としてのカテゴリー分類，③臨床症候群の診断，④疾患単位と病巣の診断，というプロセスが基本である（**1**左）．「歩きにくい」という主訴の患者の診断を考えてみよう（**1**中央）．臨床家はいきなり下肢の神経学的診察を始めたりMRI撮像の指示を出したりはしない．まず患者を問診して，収集した情報を元にカテゴリー分類を行う．その際に使用されるのが運動麻痺，感覚障害，疼痛，めまいといった概念である．各カテゴリーは下位項目であるいくつかの臨床症候群から成っており，運動麻痺であれば，片麻痺，対麻痺，単麻痺などがそれにあたる．的確なカテゴリー分類は鑑別するべき症候群を絞り込んでくれるので，それ以降の診察と検査のプロセスを合理的なものにしてくれる．「歩きにくい」という主訴の運動麻痺患者であれば，神経学的診察では，片麻痺，対麻痺，単麻痺を鑑別するという視点を持つことで，緻密で見落としのない診察が可能となる．そして，臨床症候群としての対麻痺が診断されれば，それを画像診断に結びつけ，たとえば胸椎レベルの髄膜腫といった疾患と病巣の診断に至ることができる（**1**中央）．運動麻痺のようなカテゴリーは，

> **Memo**
> 症候群とは，同時に認められることは多いが，必ずしもすべてが常に存在するわけではないいくつかの所見の組み合わせを判断の基準とする考え方である．疾患，障害など，複雑系として臨床家の前に現れる現象は，症候群の考え方でより効率的に扱うことができる．症候群を構成する項目には，症状と徴候に限られるわけではなく，発症からの経過の特徴や臨床検査の所見なども含まれ得る．たとえば頭部MRIにおける海馬萎縮は，AD患者に「常に存在するわけではない」が，臨床症候群としてのADを構成する項目としては重要である．

## 1 臨床診断における作業仮説，臨床症候群，疾患単位

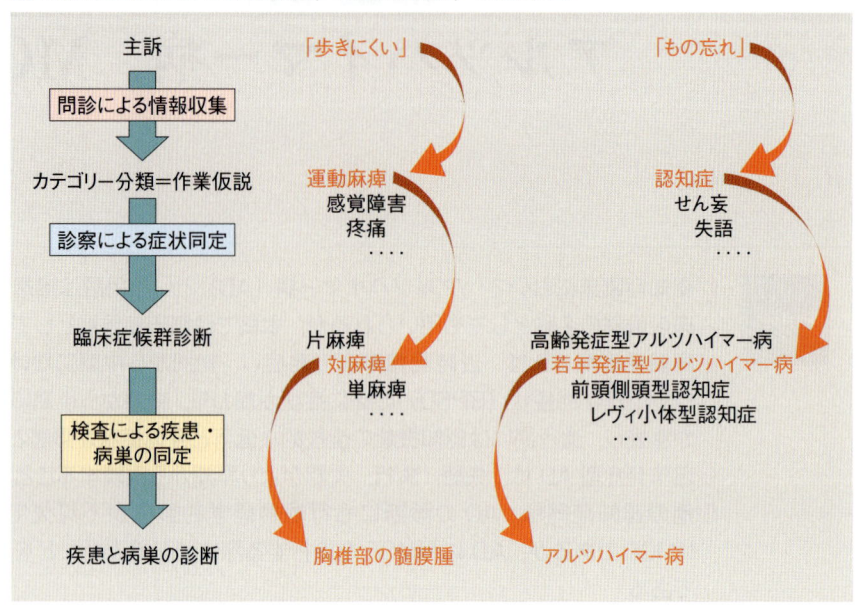

診断プロセスにおいて一時的に使用される概念，すなわち作業仮説であるといえる．

認知症という概念は，この作業仮説として用いられるカテゴリーの一種である．たとえば「もの忘れ」を主訴とする患者のカテゴリー分類において，認知症はせん妄，失語などとともに有力な候補である（ 1 右）．そして，認知症という分類が正しければ，以降の診断プロセスはAD，前頭側頭型認知症（frontotemporal dementia：FTD），レヴィ小体型認知症（dementia with Lewy body：DLB）といった臨床症候群の鑑別に絞り込まれ，その後の行動神経学的診察や認知機能検査，画像診断などを合理的に進めることができる．

 2 に National Institute on Aging と Alzheimer's Association（NIA-AA）が新たに提唱した認知症の臨床診断基準[1]を示すが，これも作業仮説として用いられ，個別の患者の臨床症候群診断につながって初めて意味を持つものである．

これに対して，ADという用語は疾患単位の名称であると思われがちであるが，ADという疾患によって生じる臨床症候群の名称でもある．この"2種類のAD"は互いに関連するものの異なる概念であるので，別個の診断基準，すなわち臨床診断基準[1]と病理学的診断基準[2]が存在する．

一方，MCIという概念は，これまでは診断カテゴリーとして用いられてきた．すなわち，軽度の認知機能障害を呈しているが，認知症には一致せず，種々の失語症候群や健忘症候群をはじめとする臨床症候群にも一致しない患者をカテゴリー分類するための概念であった．しかし，NIA-AAが新たに提唱した診断基準[3]においては，疾患としてのADが認知症（すなわち症候群としてのAD）を呈する前段階として，MCI due to AD という臨床症候群を定義することが提案されている．

**Memo**
作業仮説とは，思考や意思決定の過程において，必要に応じて変更していくことを前提として立てる仮説である．したがって作業仮説がそのまま結論となることはない．たとえば「歩きにくい」と訴える患者の診断が運動麻痺で結論となることはない．同様に，「もの忘れ」を主訴とする患者が認知症とのみ診断されて終わることはあってはならない．

### 2 NIA-AA ワーキンググループの認知症の臨床診断基準

以下のような認知機能症状または行動症状（神経精神症状）が存在すれば認知症と診断される
1. 職業ないし普段の活動場面で役割を果たす能力を障害し，さらに，
2. 役割や活動のレベルがそれまでよりも低下していることを示し，さらに，
3. せん妄や主要な精神疾患では説明できず，さらに，
4. 以下の2つの方法のいずれにおいても認知機能障害が検出される：(1) 患者および患者を知る情報提供者の両者からの病歴聴取，(2) 客観的な認知機能評価，すなわち"ベッドサイドの"知的機能の診察または神経心理学的テスト．神経心理学的テストは，通常の病歴聴取とベッドサイドの知的機能診察で確実な診断を下せない場合に行うべきである
5. 認知機能や行動の障害は，以下の領域の少なくとも2つに及んでいる
   a. 新しい情報を取り込んで思い出す能力の障害―症状としては，同じ質問や会話を繰り返す，身の回りの物を置き間違える，出来事や約束を忘れる，よく知っている道で迷う，などがある
   b. 推論や複雑な課題への対処や判断の障害―症状としては，安全を脅かすリスクが理解できない，金銭管理ができない，適切な決定ができない，複雑または経時的な活動を計画できない，などがある
   c. 視空間能力の障害―症状としては，顔やよく使用する物品を認識できない，視力に問題がないのに直視しても物品を見つけられない，簡単な道具を操作できない，衣類を正しい方向で身につけられない，などがある
   d. 言語機能の障害（発話と読み書き）―症状としては，よく使用する単語を想起できず発話が停滞する，発語や語の綴りや書字を誤る，などがある
   e. 人格，行動または態度の変化―症状としては，焦燥をはじめとする不自然な気分の変動，動機づけと取り組みの低下，意欲の喪失，ひきこもり，行っていた活動への興味の低下，共感の消失，強迫的行動，社会的に受け入れられない行動などがある

（McKhann GM, et al. *Alzheimers Dement* 2011[1] より）

本稿では，この臨床症候群としてのADおよびMCI due to ADについて述べることとし，ADおよびMCIという語を単独で用いた際は，これらの臨床症候群を表すものとする．疾患単位としてのADについては，神経病理をはじめとする本書の他項を参照いただきたい．

## ADという臨床症候群

NIA-AAの認知症の臨床診断基準[1]（2）でも強調されているとおり，認知症の診断には，病歴聴取による経過と生活上の症状の情報収集，臨床家による知的機能の診察すなわち行動神経学的診察，の両者が不可欠である．そして，必要に応じて神経心理学的テストすなわち認知機能検査と，神経画像をはじめとする臨床検査を加えることで，患者ごとに臨床症候群診断にたどり着くことができる．

ADは①初発症状，臨床経過と生活上の症状，②行動神経学的診察所見，③認知機能検査所見，④画像検査所見，にそれぞれ特徴を有する臨床症候群である．このうち③と④については本書の他項で述べられているので[*1]，本稿では①と②を中心に述べる．

### 初発症状，臨床経過，生活上の症状

疾患としてのADによって生じる臨床症候群の中で最も頻度が高いものは，主として高齢発症患者でみられるものであり，本稿ではこれを高齢発症型ADと呼称する．これとは一部異なった特徴を有し，若年発症患者に一定

> **Memo**
> 行動神経学（behavioral neurology）とは，認知機能や行動の障害を扱う臨床神経学の一分野である．あくまで臨床医学に含まれる分野であり，神経科学（neuroscience）や神経行動学（neuroethology）などの自然科学の諸分野とは異なるものである．

*1
本巻II.「アルツハイマー病の認知機能検査」（p.54），「認知症の画像診断」（p.81-124）参照．

## Memo

行動神経学においては，記憶障害は即時記憶障害／近時記憶障害／遠隔記憶障害の3つに分類する．即時記憶障害は，情報を脳内に取り込んだ後，他の認知機能を働かせないまま短時間で再生する機能の障害，近時記憶障害は，情報を脳内に取り込んだ後，いったん他の認知機能を働かせてから再生する機能の障害，遠隔記憶障害は，記憶障害の原因となった脳損傷が起こる以前に脳内に取り込んだ情報を再生する機能の障害，とそれぞれ定義される．これらは，心理学における作業記憶，短期記憶，長期記憶といった概念とは，共通点はあるが別のものであるので，混乱しないことが重要である．

*2
本巻 III.「原発性進行性失語— logopenic」(p.158),「原発性進行性失認」(p.174) 参照．

### 3 高齢発症型 AD の経過

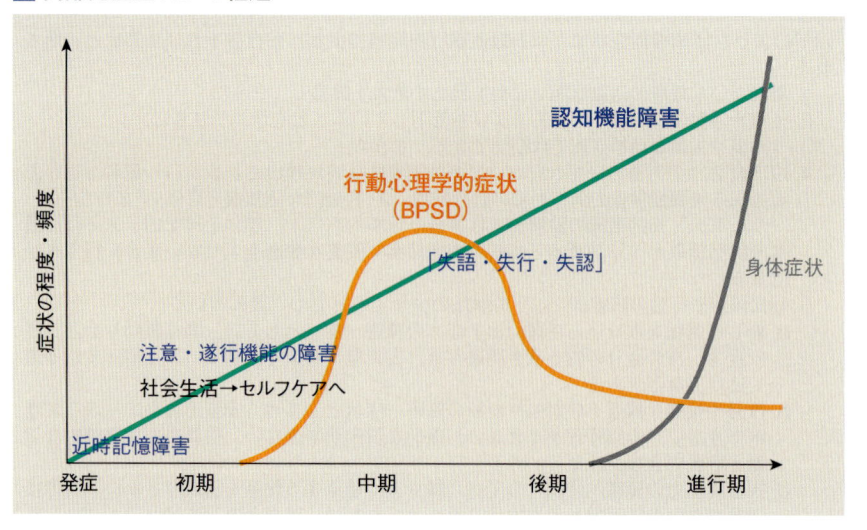

の割合で出現する症候群を，本稿では若年発症型 AD とする．その他の稀少な臨床症候群としては，原発性進行性失語の logopenic variant，原発性進行性失認などがあるが，これらは本書の他項で述べられている[*2]．

アメリカの代表的な神経学書である "Adams and Victor's Principles of Neurology"[4] では，AD の発症からの経過を以下のようにまとめている：「緩徐に出現進行する近時記憶障害が症状の中核である．近時記憶障害が明らかとなった後，他の認知機能障害が加わってくる．代表的なものは，語レベルの表出・理解障害を中心とする言語障害や計算障害などである．一部の患者では視空間認知障害が比較的早期からみられる．妄想，不安亢進，焦燥，自発性低下などの神経精神症状もこの時期に加わってくる．そして疾患がある程度進行した時期には，失行と呼ぶべき物品操作や慣習動作の障害が加わる」この記述は簡潔で的確ではあるが，高齢発症型 AD と若年発症型 AD を十分に分離できていないという点でやや物足りなさを感じさせる．

そこで以下では，高齢発症型 AD の臨床症候群としての特徴を述べ，それと対比させる形で若年発症型 AD についても言及する．

### ■高齢発症型 AD（3）

#### ①発症から最初期

高齢発症型 AD の初発症状は基本的に近時記憶障害である．日常生活では，聞いたことを忘れる，置き場所を忘れて物をよく探している，出来事自体を忘れる，必要なときに予定や約束を思い出せない，といった形をとる．これらはごく緩徐に出現・進行するので，当初は，患者の生活を知る周囲の人間に以前と比較しての違和感を与えはするものの，生活上に大きな支障は生じない．生活上に具体的な支障が生じ，医療機関や相談機関への受診につながるのは，早くても2〜3年が経過してからであることが多い．

高齢発症型 AD の初発症状の病歴聴取で留意するべき点をあげる．第一に，患者本人の訴えや述懐はほとんどあてにならない．多くの場合，この時期に

## Column

### 日常記憶とその障害

　日常記憶（everyday memory）とは，実際の日常生活場面で必要とされる記憶のことで，その中には建物などの場所の記憶，顔や名前の記憶，会話の記憶，展望記憶，自伝的記憶などが含まれる．

　認知機能検査で使用される単語列再生などの課題が評価する記憶の障害と日常記憶の障害が乖離し得ることは古くから指摘されてきた．日常記憶を対象とした検査としてはリバーミード行動記憶検査（Rivermead Behavioural Memory Test：RBMT）がある．RBMTは検査室で日常記憶をシミュレートする課題から成っており，検査と日常記憶との間の溝を埋めるための工夫がなされている．しかし，RBMTも対象患者の日常生活という文脈の中で生じる記憶を直接評価の対象としてはいない．

　一方，ある程度統制された生活上の出来事を日常記憶障害の評価素材とする方法もある．臨床家が外来診療の場で，患者に前回の診療や検査について尋ねてどの程度思い出せるか確かめる，といった工夫も，日常記憶の診察であると言える．伊原ら[5]は，この方法を系統化したもの忘れ外来のための日常記憶課題（Everyday Memory Task for Memory Clinic：EMT-MC）のADにおける妥当性を報告した．EMT-MCは，もの忘れ外来を初診した患者に施行する外来での諸検査の内容とスケジュールを統制し，これを患者が体験する生活上の出来事と位置づけ，後日それらを想起させて得点化し，日常記憶の評価としたものである．

　さらに下條ら[6]は，古典的な近時記憶課題である単語列再生課題の得点と乖離してEMT-MC得点が良好，すなわち日常記憶が良好な患者は，図形模写課題と見当識課題が有意に良好であることを示した．この結果のうち，前者は視覚記憶の基盤となる視覚認知機能が良好であることを，後者は場面のスキーマの検出が良好となるために日常記憶が補助されることを，それぞれ示しているのではないかと論じられている[6]．

　EMT-MCは認知機能検査というよりも，行動神経学的診察の手法と位置づけるべきものである．認知症患者の記憶障害をはじめとする認知機能障害の評価において，認知機能検査と行動神経学的診察は同等に重要であり，相互に補完し合うべきものである．

---

すでに患者の病識はある程度低下しており，患者は認知機能の低下の存在を感じてはいるものの，それがどの程度深刻なものであるかは認識していないからである．第二に，同居家族をはじめとする介護者は，単純に「患者のもの忘れの始まり」を問われると，自分たちが患者のもの忘れで「明らかに困るようになった」時点を答えることが多い．これは近時記憶障害がある程度進行した状態であり，そのまま初発時期とみなすと経過年数を過小評価することになる．聴取するべき内容，すなわち「生活に支障が生じるほどではないが，患者のもの忘れに周囲が違和感を持ち始めたのはいつ頃からか」という点を明確に伝えて初発時期を確認しなければならない．

### ②最初期から初期

　近時記憶障害の次に生じるのは，注意・遂行機能の障害であることが多い．日常生活では，いくつかの行為を時間軸上に適切に配列し，適切な手順・段取りに沿って行動を実現することの障害という形をとる．具体的には，家事としての料理，作付けなどの農作業，社会的手続きとしての書類作成などの行動において，順番や段取りのちぐはぐさとなって現れる．これらは，病前の患者が問題なく担っていた役割の障害であり，周囲の人間に強い違和感を与える．そのため，受診や相談の動機となることが多く，病歴としての聴取も比較的容易である．

　このような障害は，注意の中では主として分配性注意の障害として，遂行機能の中では主として目的に沿った行動や効果的な実行の段階の障害として

---

**Memo**

患者の記憶障害の初発を家族に確認する際には，たとえば以下のような質問文が有用である．「ご本人のもの忘れは，ご家族にとって不自然だと思います．つまり，人間なら誰でももの忘れがあるとはいうものの，ご本人は絶対に覚えているはずのことを忘れたり，同じことを何回も忘れたりすることがあるので，周囲に"あれ？"という違和感を与えると思います．今現在ほどではないと思いますが，この不自然なもの忘れの兆しが最初に感じられたのは，後知恵で振り返って考えてみて，今からどのぐらいさかのぼれますか？」

> **Memo**
>
> 遂行機能は，人が環境の中で目的にむけて行動するために必要な一連の認知機能と定義される．Lezak[7]は，遂行機能には意思決定，計画，目的に沿った行動，効果的な実行の4段階があることを提唱した．目的に沿った行動に障害が生じると，行動は計画やルールから脱線したり，新たな刺激に妨害されたりする．また，効果的な実行に障害が生じると，エラーや状況の変化に対応して行動を修正することができなくなる．Lezakのモデルは臨床における遂行機能障害をよく反映した優れたものであるが，各段階がどのようにして実現するかという点を説明していない．Wilson[8]は遂行機能の要素となる概念形成や反応抑制などの個別の認知機能を制御監視システムがコントロールする，という認知神経心理学的モデルを提唱している．この制御監視システムという概念は，注意理論における supervisory attention system や作業記憶理論における中央実行系といった概念と類似したものである．

理解することができる．認知機能検査においても，分配性注意の障害や遂行機能障害は，ADのかなり早期から検出される[9]．この時期に現れる計算能力の低下や書字における文字の脱落なども，数概念やその操作の障害や言語障害というよりも分配性注意の障害の反映であることが多い[10,11]．

### ③初期から中期

次の段階として，注意・遂行機能の障害は更衣，摂食，排泄などのセルフケアにも影響するようになる．具体的には，1つまたはいくつかのセルフケアの開始に声掛けが必要になり，次いでセルフケアを実用的に完了するまでに指示，誘導，見守りが適宜必要となる．

このレベルの障害の病歴聴取には注意が必要である．患者と最も密に接している同居家族の主介護者であっても，セルフケアにおける指示，誘導，見守りの必要性を自ら訴えてくることは多くない．主介護者は患者が「着替えは自分でできる」と述べたが，実際には主介護者が適切な衣類を選んで一枚ずつ手渡し，更衣動作を見守っていた……といったことがしばしばである．すなわち，主介護者は患者のセルフケア動作に用手介助が不要であればセルフケアが「できる」と答えがちであり，これは患者の生活上の障害が過小評価される大きな原因となる．聴取するべき内容，すなわち「実用的なセルフケアのために声掛け，指示，誘導，見守りがどの程度必要か」という点を明確に伝えて病歴を聴取しなければならない．

この時期には妄想，指示誘導介助への興奮拒否，抑うつ気分といった行動心理学的症状（behavioral and psychological symptoms of dementia：BPSD）もしばしば出現する．BPSDの病歴聴取で留意するべきなのは，介護者が「自分たちがどう困っているか」を述べたときに，それをそのまま「徘徊」「暴言」「暴力行為」などと記述して終わらせないことである．これらの用語は，基盤となる認知機能障害や精神症状が何かという点が考慮されない．そのため，もの盗られ妄想という精神症状によって被害を訴えるために歩き回る患者も，道に迷って元の場所に戻れないという認知機能障害のために歩き回る患者も「徘徊」として評価されてしまう．同様に，嫉妬妄想の患者が配偶者に手をあげた場合も，自分の身体に触れられることに拒否的な患者がセルフケア介助時に介護者を叩いたり蹴ったりした場合も「暴力行為」として評価されてしまう．

このような用語によるBPSDの記述は，患者の個別性，事例性から目を背けることになるだけではなく，合理的な治療介入の妨げとなり，結果として薬物的・非薬物的抑制に頼った介護を容認することにもなる．

BPSDの評価では，これらの不適切な用語を極力排し，機能障害を意識した分類と評価項目を用いることが必要である．そのような評価スケールとして，専門職者が家族や介護職者を対象として施行する構造化インタビューである Neuropsychiatric Inventory（NPI）[14,15] が標準的に用いられている．また，介護職をはじめとする専門職者のための直接観察式評価法（BPSD-assessment scale：BPSD-AS）[16] も発表されている．

## セルフケアにおける遂行機能障害[9]

ADにおける遂行機能障害はセルフケアに影響を及ぼすが，セルフケアの中で最も早く障害されるものは何であろうか．遂行機能障害を反映した認知症患者のセルフケア障害評価法であるSelf-care rating for dementia, extended (SCR-DE)[12,13]の検討において，軽度～中等度のADでセルフケア5項目を評価すると，自立と評価された患者の割合は更衣で最も小さかった．この結果からは，ADのセルフケアの中で更衣が最も早く障害されることが示唆される．実際，AD患者の病歴聴取において，更衣について介護者に詳しく尋ねると，遂行機能障害を鋭敏に検出できることが多い．

**4 AD患者のSCR-DE下位項目における評定段階の分布**

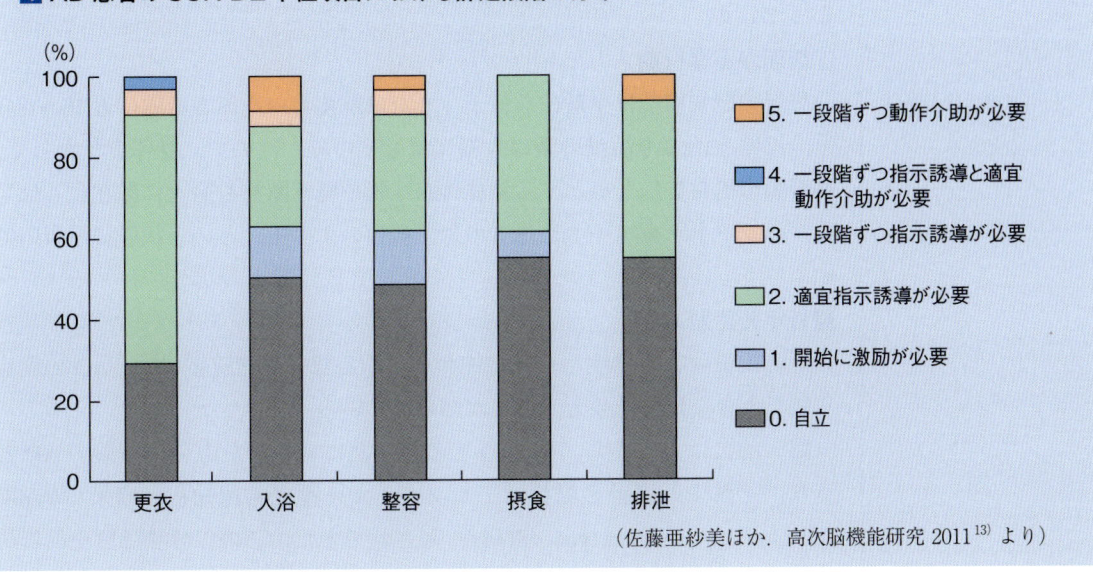

（佐藤亜紗美ほか．高次脳機能研究 2011[13] より）

凡例：
- 5. 一段階ずつ動作介助が必要
- 4. 一段階ずつ指示誘導と適宜動作介助が必要
- 3. 一段階ずつ指示誘導が必要
- 2. 適宜指示誘導が必要
- 1. 開始に激励が必要
- 0. 自立

（項目：更衣，入浴，整容，摂食，排泄）

---

NPIを用いて軽度～中等度のADのBPSDを検討した研究では，もの盗られ妄想をはじめとする被害妄想が最もよくみられ，次いで興奮，易刺激性，抑うつ，不安などがみられることが報告されている[17]．

### ④中期から後期

高齢発症型ADでは，この時期に初めて，失語，失行，失認のカテゴリーに分類し得る認知機能障害が徐々に出現する．多くの場合，先行するのは言語障害と視空間認知障害である．日常生活では，語の想起困難によって発語が停滞しがちになる，書字において文字想起が困難となる，自宅外の既知の場所で道に迷う，などの症状として現れる．言語障害や視空間認知障害は徐々に進行し，高頻度語の聴覚理解が障害されたり，自宅内のトイレにも迷ってたどり着けなくなったり，鏡現象が出現したりする．

この時期にしばしばみられる食行動異常が，いわゆる「片食い」である．これは，一つの食器に盛られたものを食べ始めると，他の食器と食物が無視される現象で，患者は，その食器の内容を食べ終わると，次の食器と食物を見つけてそれを食べ始める．バーリント症候群の視覚性注意障害との関連が考えられる症状である．

それとともに，日常汎用物品の理解や操作も障害されるようになり，失行

とも意味記憶障害とも解釈できる症状が現れる．セルフケアにおいては，衣類を身につける，便器を使用するといった動作そのものに障害が現れ，指示，誘導，見守りだけではなく動作介助が必要となる．異食もこの時期に出現する症状である．

注意・遂行機能障害も高度となる．日常生活では，患者は具体的で強い働きかけがないと活動しなくなり，徐々に臥床がちとなっていく．

BPSDが軽減していく経過をたどるのも，この時期の特徴である．妄想や指示誘導介助への興奮拒否などの頻度は減じ，出現しても持続せず断片的となっていく．

⑤後期から進行期

患者の認知機能は全般的な低下，または解体というべき状態に近づいていき，日常生活でも活動の量は大幅に減じていく．次いで，身体症状として，筋緊張の異常をはじめとする錐体外路症状や嚥下障害も徐々に顕在化しはじめ，ベッド上と車椅子上が患者の生活場面のすべて，という状態に近づいていく．

■若年発症型AD

近時記憶障害で発症した後に加わってくる認知機能障害には，ADの発症年齢が大きな影響を与えることが知られている．

臨床的には古くから，65歳以下の初老期に発症したものが狭義のADとされ，それより高齢の発症はアルツハイマー型老年認知症（痴呆）（senile dementia of Alzheimer type：SDAT）とされてきた．この二分法は歴史的経緯の中で生まれたものであり，境界を65歳とすることに臨床的根拠はない．しかし，一定の割合の若年発症のAD患者は，臨床症候群として高齢発症型ADと異なる特徴を呈することも事実である．

第一に，最初期においては，若年発症型ADでは病識が比較的保たれていることがあり，患者本人の主導による医療機関の受診があり得る．

第二に，若年発症型ADの最も大きな特徴は，言語障害や視覚認知障害を反映すると思われる臨床症状が，しばしば高齢発症型ADよりも早期に（最も早ければ注意・遂行機能障害の出現と同程度の初期の段階で）出現する点である．

このことは，認知機能検査や機能画像検査の所見の分析でも裏付けられている．幅広い発症年齢の初期から中期のADの多数例を対象として，統計学的に教育年数や認知症の全般重症度などを統制して検討を行うと，言語，視空間認知，視覚構成などの認知機能検査において，発症年齢が低いほど成績が有意に低いという結果が得られる[18,19]．これらの認知機能は側頭頭頂後頭連合野の代表的な機能であるが，positron emission CT（PET）を用いた局所脳糖代謝の研究でも，ADの発症年齢が低いほど側頭頭頂後頭連合野の代謝低下が強いことが示されている[20]．

第三に，若年発症型ADでは妄想の頻度が有意に低い[21]．これは，発症年齢が高いADほど傍辺縁系である脳梁膨大後部領域の代謝低下が強いとい

う所見[20]と関係しているのかもしれない．

## 行動神経学的診察

前述の通り，行動神経学的診察は認知症や AD の診断に不可欠であり[1]，認知機能検査で代用することはできない．

行動神経学的診察の世界標準となっているのが MMSE（Mini-Mental State Examination）である．MMSE はスクリーニングのための検査であると誤解されがちであるが，"MMSE の E は診察（examination）の E" であり，臨床家が自ら行う診察のための道具として MMS という検査が開発されたことが原著にも明記されている[22]．したがって，MMSE は厳密に構造化されてはおらず，教示内容や下位項目の施行順序などは臨床家の裁量にある程度任されているし，必要に応じて課題を追加して症候学的所見を収集することも奨励される．MMSE の正式な日本語版は森ら[23]によって標準化されたものである．これ自体，課題の一部は原著版[22]から改変されている．

AD に MMSE を施行するにあたっては，いくつかの課題を追加することが有用である．追加課題に正答しても MMSE として得点を与えるわけではないが，課題への反応から，MMSE という診察の症候学的意味を明確にするために役立つ所見が得られる．以下にそのいくつかを述べる．

MMSE では近時記憶を 3 単語の遅延自由再生課題で評価するが，この課題の大きな欠点は，床効果のために近時記憶障害の重症度が評価できないことである．このことは AD に MMSE を施行する際に特に問題となる．実際，日常生活上の記憶障害が軽度の AD においても，70％以上の患者は 3 単語遅延自由再生で 1 語も正答することができない[24]．この問題には，自由再生できなかった単語上位カテゴリー提示による補助再生と三択による再認再生を追加する方法が有効である[24,25]．自由再生に 3 点，補助再生に 2 点，再認再生に 1 点を与えて採点すると，近時記憶障害の重症度をある程度反映する値を得ることができる．

MMSE では注意障害を 100 から 7 ずつ順次引き算をする serial-7 で評価するが，この課題の欠点は，注意障害と数概念やその操作の障害（狭義の計算障害）のいずれによって失点したのかが鑑別できないことである．この点を補うために，正答できなかった段階について，その場で改めて音声提示する（「確認します，93 引く 7 は？」），文字で提示する，筆算式を提示して筆記で回答させる，という課題を順次追加する方法が有用である．また，AD の多数例の検討からは，serial-7 の成績に影響を与える要因として，5 から 3 点の範囲では主に分配性注意が，2 から 0 点の範囲では持続性注意や数概念やその操作の障害などがあげられている[10]．

特に高齢の AD では，MMSE の自由書字課題にとまどったり拒否的になったりして手をつけず，結果として得点できないことがある．そのような場合には，MMSE の復唱（課題を『犬も歩けば棒にあたる』に固定しておく）を行い，その直後に復唱の課題文の書き取り課題を追加すると，書字に関す

> **Memo**
>
> 認知症のスクリーニングでは，改訂長谷川式認知症スケール（HDS-R）も用いられている．しかし，行動神経学的診察の道具としてみた場合，HDS-R は認知機能障害の重症度評価として敏感さに欠ける点が問題となる．HDS-R は健常高齢者と最初期の AD の鑑別において感受性・特異性の高い課題を集めたものであるため，スクリーニングには適している．しかし，多くの課題は認知機能障害が軽度から中等度に差しかかる時期に床効果を生じるため，MMSE ほどには重症度を適切に反映してはくれない．臨床では，このような検査・課題の特性をふまえて両者を使い分けることが必要である．

### 5 NIA-AA ワーキンググループの Probable AD dementia の臨床診断基準

1. 以下の項目に一致する患者は Probable AD dementia と診断される．認知症の診断基準に一致することに加えて，以下の特徴を有する
   A. 緩徐な発症．症状は月または年の単位で徐々に発症する．時間や日の単位で突然発症しない
   B. 認知機能の低下が明確な病歴として報告されているか，実際に観察されている
   C. 以下のいずれかにおける病歴と診察において，初発し前景に立つ認知機能障害が明らかである
      a. 記憶の低下：AD dementia で最もよくみられる低下所見である．最近獲得した情報の獲得と想起の障害が含まれていなければならない．記憶以外の認知機能の領域における障害も1つ以上伴うことが示されなければならない
      b. 記憶以外の低下：
         • 言語の低下：最も前景に立つのは語の想起の障害である．言語以外の認知機能の領域における障害も伴わなければならない
         • 視空間認知の低下：最も前景に立つのは空間認知の障害であり，物体失認，相貌認知障害，同時失認，失読が含まれる．視空間認知以外の認知機能の領域における障害も伴わなければならない
         • 遂行機能障害：最も前景に立つのは推論，判断，問題解決の障害である．遂行機能以外の認知機能の領域における障害も伴わなければならない
   D. 以下のいずれかの所見が存在する場合には Probable AD dementia と診断してはならない
      (a) 脳血管障害が合併していることが，認知機能障害の発症または増悪と前後関係が一致する脳卒中の病歴，多発性ないし広範な脳梗塞または重度の白質高信号域，のいずれかによって明らかである
      (b) 認知症以外のレヴィ小体型認知症（DLB）の中核特徴と一致する
      (c) 前頭側頭型認知症（FTD）の中核症状と一致する
      (d) 原発性進行性失語の意味亜型（semantic variant）または非流暢・失文法亜型（nonfluent / agrammatic variant）の中核症状と一致する
      (e) 活動性の神経疾患，内科的合併症，または認知機能に影響を与え得る薬物の服用の証拠
2. Probable AD dementia という診断の確からしさを高めるもの
   2-1. 認知機能の低下傾向が実証された Probable AD dementia
      Probable AD dementia の中核的臨床診断基準に一致する対象者で認知機能の低下傾向が実証された場合，活動性かつ退行性の病理学的背景が存在する可能性が高まるが，AD の病態生理学的背景が存在する可能性だけが高くなるわけではない．
      認知機能の低下傾向が実証された Probable AD dementia は以下のように定義される：情報提供者からの情報，および確立された神経心理学的検査もしくは標準的な知的機能の診察によって行われる認知機能の検討の両方に基づく複数回の評価で明らかとなる認知機能低下の進行
   2-2. AD の原因となる遺伝子変異を有する Probable AD dementia
      Probable AD dementia の中核的臨床診断基準に一致する対象者が AD の原因となる遺伝子変異（APP，PSEN1 または PSEN におけるもの）を有する場合，AD の病理学的変化が病状の原因である可能性が高まる．Apolipoprotein E 遺伝子の ε4 多型は特異性が十分ではないので，このカテゴリーにおける対象とはならない

(McKhann GM, et al. *Alzheimers Dement* 2011[1] より)

る情報を得ることができる．この書き取り課題の分析では，文字の脱落などのエラーの出現が分配性注意の障害と関係することが示唆されている[11]．

MMSE の原著版[22]では，構成課題の図形は重なった2つの五角形である．しかし，この図形課題は正否の判断に迷わされる反応がしばしば生じ，妥当性が不十分であることが指摘されている[26]．この問題に対応するために，MMSE の日本語版[23]では構成課題が立方体透視図（Necker cube）に変更されている．

### 鑑別診断

AD の臨床診断には，上述した臨床症候群診断に加えて，認知症のカテゴリーに含まれる他の臨床症候群の除外診断も必要となる．NIA-AA の AD の臨床診断基準[1]（5）にも，除外するべき主要な臨床症候群があげられており，

### 6 NIA-AA ワーキンググループの MCI due to AD の中核臨床診断基準；要約

1. 認知機能の変化についての訴え
   病前レベルと比較しての認知機能の変化の訴えが，患者，患者をよく知る情報提供者，もしくは患者を観察した臨床家から得られること
2. 1つ以上の認知機能の領域における障害
   患者の年齢と教育レベルから想定されるよりも認知機能が，1つ以上の領域で低下していること．認知機能の複数の領域を，認知機能検査またはベッドサイドの診察によって評価することで示される．記憶機能に現れることが最も多い
3. 自立して役割を果たす機能の保存
   料金の支払い，食事の用意，買い物など，それまでは果たせていた複雑な役割において，時間がかかる，効率が悪い，間違いが多いといった軽度の問題は生じていることが多い．しかし，日常生活における役割に援助を必要としない状態は保たれている
4. 認知症を呈していない

（Albert MS, et al. *Alzheimers Dement* 2011[3] より）

本書の他項でも詳述されている．ここでは，それらの臨床症候群の診断にはパーキンソン症候群をはじめとする神経学的所見が重要であるため，AD の臨床診断にも神経学的診察所見が重要であることを強調しておく．

## MCI due to AD

NIA-AA の勧告[3]では，MCI を，AD という疾患が認知症を呈する前段階（MCI due to AD）と定義し，まず中核的臨床診断基準を記述している．6 にその要約を示す．ここでは，あらゆる臨床場面に適用できるように，専門的な検査等は項目から排除されている．アミロイドやタウ蛋白に関連する脳脊髄液蛋白や神経画像所見などの生物学的マーカーは，現時点では研究場面のみで使用するものと位置付けられており，それらを項目に含めた臨床研究診断基準が勧告内で別途定められている[3]．

この中核的臨床診断基準で重要なのは，以前と現在の日常生活における患者の役割とそこに生じている変化，という情報を得ることが不可欠であるという点である．認知症や AD と同様に，MCI も病歴と生活上の症状の聴取なしに診断することはできない．また，勧告の本文中で，認知機能検査の成績は，正常データの平均から 1 ないし 1.5 SD の低下を目安とするが，決して基準ではないことも明記されている．

この MCI due to AD という概念が，これまでの MCI のような診断カテゴリーではなく，十分な感受性と特異性をもって AD という疾患と対応する臨床症候群として成立するかどうかという点は，今後の臨床研究によって検証する必要がある．その過程で，MCI due to AD の臨床診断基準をさらに洗練させていくことも必要になってくるであろう．

（今村　徹）

### 文献

1) McKhann GM, et al. The diagnosis of dementia due to Alzheimer's disease: Recommendations from the National Institute on Aging-Alzheimer's Association workgroups on diagnostic guidelines for Alzheimer's disease. *Alzheimers Dement* 2011；

7：263-269.
2) Hyman BT, Trojanowski JQ. Consensus recommendations for the postmortem diagnosis of Alzheimer disease from the National Institute on Aging and the Reagan Institute Working Group on diagnostic criteria for the neuropathological assessment of Alzheimer disease. *J Neuropathol Exp Neurol* 1997；56：1095-1097.
3) Albert MS, et al. The diagnosis of mild cognitive impairment due to Alzheimer's disease：Recommendations from the National Institute on Aging-Alzheimer's Association workgroups on diagnostic guidelines for Alzheimer's disease. *Alzheimers Dement* 2011；7：270-279.
4) Ropper AH, Brown RH. Adams and Victor's Principles of Neurology, 8th edition. New York：McGraw-Hill；2005, pp.898-901.
5) 伊原武志ほか．物忘れ外来のための日常記憶課題の検討．神経心理学 2011；27：160-166.
6) 下條由衣ほか．日常記憶課題と一般的近時記憶課題の成績に乖離が見られる認知症例の検討．神経心理学，印刷中．
7) Lezak MD, et al. Neuropsychological assessment, 4th edition. New York：Oxford University Press；2004.
8) Wilson BA, et al. Behavioural Assessment of the Dysexecutive Syndrome. England：Thames Valley Test Company；1996.
9) Royall D. Executive control function in 'mild' cognitive impairment and Alzheimer's disease. In：Gauthier S, et al (editors). Alzheimer's Disease and Related Disorders Annual 5. London：Taylor & Francis；2006. pp.35-62.
10) 工藤由理ほか．アルツハイマー病患者の注意障害：Mini-Mental State Examination(MMSE)のSerial 7sに影響を与える要因の検討．老年精神医学雑誌 2011；22：1055-1061.
11) 佐藤厚ほか．アルツハイマー病患者における書字障害―書き取り課題における誤反応タイプと注意障害との関係．神経心理学，印刷中．
12) 清水志帆ほか．遂行機能障害を反映した認知症患者のセルフケア障害評価法 Self-care rating for dementia, extended (SCR-DE) の信頼性の検討．総合リハビリテーション 2011；39：785-790.
13) 佐藤亜紗美ほか．Self-care rating for dementia, extended (SCR-DE)―遂行機能障害を反映した認知症患者のセルフケア障害評価法の妥当性の検討．高次脳機能研究 2011；31：231-239.
14) Kaufer DI, et al. Assessing the impact of neuropsychiatric symptoms in Alzheimer's Distress Scale. *JAGS* 1998；46：210-215.
15) 松本直美ほか．日本語版NPI-DとNPI-Qの妥当性と信頼性の検討．脳と神経 2006；58：785-790.
16) 北村葉子ほか．認知症における行動心理学的症状（Behavioral and psychological symptoms of dementia：BPSD）の直接行動観察式評価用紙の開発―信頼性と妥当性の検討．高次脳機能研究 2010；30：510-522.
17) Hirono N, et al. Distinctive Neurobehavioral features among neurodegenerative dementias. *J Neuropsychiat Clin Neurosci* 1999；11：498-503.
18) Imamura T, et al. Age at onset and language disturbances in Alzheimer's disease. *Neuropsychologia* 1998；36：945-949.
19) Fujimori M, et al. Age at onset and visuocognitive disturbances in Alzheimer disease. *Alzheimer Dis Associat Disord* 1998；12：163-166.
20) Yasuno F, et al. Age at onset and regional cerebral glucose metabolism in Alzheimer's disease. *Dement Geriatr Cogn Disord* 1998；9：63-67.
21) Hirono N, et al. Factors associated with psychotic symptoms in Alzheimer's disease. *J Neurol Neurosurg Psychiatry* 1998；64：648-652.
22) Folstein MF, et al. "Mini-Mental State"：a practical method for grading the cognitive state of patients for the clinician. *J Psychiatr Res* 1975；12：189-198.
23) 森悦朗ほか．神経疾患患者における日本語版 Mini-Mental State テストの有用性．神経心理学 1985；1：82-90.
24) 本田智子ほか．MMSEの3単語再生課題への補助再生と再認再生の導入の試み―健常高齢者と軽度の近時記憶障害を呈するアルツハイマー病患者における検討．神経心理学 2006；22：233-239.
25) 伊藤直亮ほか．MMSEの3単語再生課題への補助再生と再認再生の導入の試み―近時記憶障害の重症度評価としての可能性の検討．神経心理学 2005；21：252-258.
26) Shulman KI, Feinstein A. Quick Cognitive Screening for Clinicians. London：Martin Dunitz；2003.

# レヴィ小体型認知症

**III. 認知症をきたす疾患**

### Point
- レヴィ小体型認知症（DLB）は，パーキンソニズム，幻視，認知症を特徴とする変性疾患である．
- DLBは，認知症を来す変性疾患としてはアルツハイマー病（AD）の次に多い．
- 前脳基底部のコリン作動性ニューロンの脱落がみられ，大脳皮質のアセチルコリン活性はADよりも低い．
- 記憶障害は軽く，画像上も側頭葉内側部の萎縮は軽い．
- SPECTやPETで，後頭葉の血流や代謝の低下がみられる．
- 治療はコリンエステラーゼ阻害薬が有効であるが，本邦での保険適用はない．

## DLBの歴史と変遷

　ミュンヘン大学のAlzheimerのもとで働いていたLewyは1912年に，パーキンソン病患者の剖検脳にエオジンで赤く染まる小体を発見した．後のレヴィ小体である．レヴィ小体は長らくパーキンソン病に特有の病理所見といわれ，脳幹・間脳以外にはほとんど出現しないと考えられてきた．しかし1970年代後半にKosaka[1]は，パーキンソニズムと進行性の認知症を呈した患者の大脳皮質に，多数のレヴィ小体がみられたと報告した．その後世界で同様の症例報告が相次ぎ，び漫性レヴィ小体病（diffuse Lewy body disease：DLBD）やsenile dementia of Lewy body typeなどさまざまな名称で呼ばれていたが，1995年の第1回DLB国際ワークショップでレヴィ小体型認知症（dementia with Lewy body：DLB）という呼び方が採択され，翌年には診断基準が提唱された．

　レヴィ小体病（Lewy body disease）という概念がある（**1**）．1980年代に小坂が提唱し始め脳にレヴィ小体が出現する疾患を網羅的に表したもので，脳幹型，移行型，び漫型，大脳型に分けられる．脳幹型はパーキンソン病，び漫型はDLBDに相当する．レヴィ小体病のなかで認知症を主症状とするものがDLBとされる．

## DLBの診断基準

　DLBの診断には，2003年に行われた第3回DLB国際ワークショップでの議論をふまえて，2005年に発表されたDLB臨床診断基準改訂版（**2**）が用いられる[2]．典型的には幻視を伴うパーキンソニズムの患者に，進行性の認知機能低下がみられた際に診断される（認知機能の詳細については後述）．正常な睡眠では，REM睡眠時に骨格筋の緊張が消失する．その無緊張状態

## 1 レヴィ小体病の概念と分類

| | 小坂の分類 | DLB ガイドラインでの呼称 | 疾患 |
|---|---|---|---|
| レヴィ小体病<br>（DLB を含む） | 脳幹型 | brain stem type | パーキンソン病 |
| | 移行型 | transitional type | |
| | び漫型 | diffuse type | DLBD |
| | 大脳型 | neocortical type | |

DLB：dementia with Lewy body, DLBD：diffuse Lewy body disease.

## 2 DLB 臨床診断基準改訂版

| | |
|---|---|
| 1. 中心的特徴（DLB ほぼ確実 probable あるいは疑い possible の診断に必要） | 正常な社会および職業活動を妨げる進行性の認知機能低下として定義される認知症．顕著で持続的な記憶障害は病初期には必ずしも起こらない場合があるが，通常，進行すると明らかになる． |
| 2. 中核的特徴（2 つを満たせば DLB ほぼ確実，1 つでは DLB 疑い） | a. 注意や覚醒レベルの顕著な変動を伴う動揺性の認知機能<br>b. 典型的には具体的で詳細な内容の，繰り返し出現する幻視<br>c. 自然発生の（誘因のない）パーキンソニズム |
| 3. 示唆的特徴（中核的特徴 1 つ以上に加え示唆的特徴 1 つ以上が存在する場合，DLB ほぼ確実．中核的特徴がないが示唆的特徴が 1 つ以上あれば DLB 疑いとする．示唆的特徴のみでは DLB ほぼ確実とは診断できない） | a. レム期睡眠行動異常症（RBD）<br>b. 顕著な抗精神病薬に対する感受性<br>c. SPECT あるいは PET イメージングによって示される大脳基底核におけるドパミントランスポーター取り込み低下 |
| 4. 支持的特徴（通常存在するが診断的特異性は証明されていない） | a. 繰り返す転倒・失神<br>b. 一過性で原因不明の意識障害<br>c. 高度の自律神経障害（起立性低血圧，尿失禁など）<br>d. 幻視以外の幻覚<br>e. 系統化された妄想<br>f. うつ症状<br>g. CT / MRI で内側側頭葉が比較的保たれる<br>h. 脳血流 SPECT / PET で後頭葉に目立つ取り込み低下<br>i. MIBG 心筋シンチグラフィで取り込み低下<br>j. 脳波で徐波化および側頭葉の一過性鋭波 |
| 5. DLB の診断を支持しない特徴 | a. 局在性神経徴候や脳画像上明らかな脳血管障害の存在<br>b. 臨床像の一部あるいは全体を説明できる他の身体的あるいは脳疾患の存在<br>c. 高度の認知症の段階になって初めてパーキンソニズムが出現する場合 |
| 6. 症状の時間的経過 | （パーキンソニズムが存在する場合）パーキンソニズム発症前あるいは同期に認知症が生じている場合，DLB と診断する．認知症を伴う Parkinson 病（PDD）という用語は，確固たる Parkinson 病（PD）の経過中に認知症を生じた場合に用いられる．実用的には，臨床的に最も適切な用語が用いられるべきであり，Lewy 小体病のような包括的用語がしばしば有用である．DLB と PDD 間の鑑別が必要な研究では，認知症の発症がパーキンソニズムの発症後の 1 年以内の場合を DLB とする "1 年ルール" を用いることが推奨される．それ以外の期間を採用した場合，データの蓄積や比較に混乱を生じることが予想される．臨床病理学的研究や臨床試験を含む，それ以外の研究の場合は，DLB と PDD の両者は，Lewy 小体病あるいは α シヌクレイン異常症のようなカテゴリーによって統合的にとらえることが可能である． |

RBD：REM sleep behaviour disorder, MIBG：meta-iodobenzyl-guanidine, PDD：Parkinson disease with dementia.
（日本神経学会〈監修〉．「認知症疾患治療ガイドライン」作成合同委員会〈編〉．認知症疾患治療ガイドライン 2010, 2010 より）

がなくなり，夢の内容に伴って暴れたり大声をあげたりするのがレム期睡眠行動異常症（REM sleep behaviour disorder：RBD）である．夜間せん妄との鑑別として，RBD では刺激によりはっきりした状態にまで覚醒できる点が，意識障害を背景に持つせん妄と異なる．また DLB 患者は，抗精神病薬に対

する過敏性があり，わずかな量の投与で強いパーキンソニズムを呈したりする．

メタヨードベンジルグアニジン（meta-iodobenzyl-guanidine：MIBG）は，ノルエピネフリンと同様の摂取，貯蔵，放出が行われる物質で，交感神経末端から取り込まれる．$^{123}$I で MIBG をラベルした $^{123}$I-MIBG 心筋シンチグラフィーを用いることにより，planar 正面像から心臓／縦隔比（heart-to-mediastinum ratio：H／M 比）を求めることができる．薬剤投与後 15〜30 分後での交感神経末端への取り込みを表す early 像と，3〜4 時間後での wash-out を表す delay 像の 2 回，撮影される．施設により H／M 比の正常値は異なるが，1.5 以下になると明らかに異常である．パーキンソン病（PD）や DLB などのレヴィ小体を有する疾患で低下し，DLB では 90％の患者で低下がみられ診断的価値は高いが，欧米ではあまり用いられていないため，診断基準では支持的特徴にとどまっている．

認知症を生じないとされてきた PD で，しばしば認知症がみられることは，今日ではよく知られている．その頻度は数％から 90％余りまで報告により大差があるが，おおむね 30〜50％と考えられている[3]．PD 患者が認知症を来した場合，Parkinson disease with dementia（PDD）と呼ばれる．前述したように，PD と DLB はレヴィ小体病という同じ疾患のスペクトラム上に位置づけられている．PDD と DLB の区別については操作的に"1 年ルール"が設定されている．すなわち，パーキンソニズムの発症が認知症の発症よりも 1 年以上先行する場合を PDD，認知症がパーキンソニズムに先行あるいは 1 年以内に両者がそろった場合を DLB とする．

## DLB の神経学的基盤 ③

### MRI 所見

DLB における脳の構造的異常を検討した研究は，ほとんどが PDD やアルツハイマー病（Alzheimer disease：AD），正常コントロールとの脳容積の違いを調べたものである．通常の視診による定性的な判定のほかに，関心領域（region of interest：ROI）の分析や voxel based morphometry（VBM）を用いた比較がある．結論からいうと，MRI は DLB の全体としての傾向は示すことはできるが，個々の症例では血管性認知症（vascular dementia：VaD）や特発性正常圧水頭症（idiopathic normal pressure hydrocephalus：iNPH）などの他の器質性疾患の鑑別に主に有用である．

DLB，AD，コントロール群での大脳皮質の萎縮を ROI と VBM を用いて調べた研究では，DLB において前頭葉と頭頂葉に散在性に萎縮がみられた[4]．また DLB で single-photon emission computed tomography（SPECT）や positron emission tomography（PET）で血流，代謝の低下がみられる後頭葉については，MRI では有意な構造的変化を認めなかった[5]．さらに脳全体の萎縮の進行の度合いを調べると，年間あたりの萎縮率は DLB 1.4％で正常コントロールの

### Keywords
**レム期睡眠行動異常症（RBD）**
通常のレム睡眠時における筋緊張抑制が欠如するために生じる，夢の内容としばしば一致した異常行動．DLB と同じシヌクレイノパチーであるパーキンソン病や多系統萎縮症でもみられることがある．

### Keywords
**$^{123}$I-MIBG 心筋シンチグラフィー**
メタヨードベンジルグアニジン（MIBG）は，ノルエピネフリンのアナログで，交感神経末端から能動的に取り込まれ，小胞内に貯えられる．交感神経機能の指標で，いわゆるレヴィ小体病では心筋への取り込みが低下する．本邦で見出された所見で診断的価値が高いにもかかわらず，欧米で行われていないことから診断基準上の重要度は低く設定されている．

### 3 DLBの機能解剖

| | 所見 | 特徴 |
|---|---|---|
| MRI | 皮質の萎縮<br>側頭葉内側の萎縮<br>被殻，無名質，中脳背側の萎縮<br>白質の高信号 | 前頭葉，頭頂葉の散在性の萎縮<br>ADやVaDに比し軽度<br>ADに比し強い<br>コントロールより強いがADと同等 |
| SPECT, PET | 血流，代謝の低下 | 後頭葉 |
| 神経伝達物質 | コリン系（←前脳基底部）<br>ノルアドレナリン系（←青斑核）<br>セロトニン系（←縫線核） | 低下 |

AD：アルツハイマー病，VaD：血管性認知症．

3倍以上であったがADの2％よりは低かった[6]．側頭葉内側部の萎縮は，ADやVaDに比しDLBで軽く，同部の萎縮がないことはDLBをADやVaDと鑑別するのに高い特異度を有する（AD 100％，VaD 88％）．しかし感度はそれほど高くない（38％）[7]．皮質下構造物では，DLBでは中脳背側部の萎縮が認められ，ADに比し被殻や無名質の萎縮も強い．DLBの白質の高信号は，コントロール群に比し強いが，ADとは同程度である[8]．白質高信号は，脳室周囲高信号（periventricular hyperintensities：PVH）と深部白質高信号（deep white matter hyperintensities：DWMH）に分けられる．DLBとADでは，PVHの程度が脳室拡大と相関することが知られている[8]．このことからPVHは虚血というより萎縮に関連した所見と考えられている．

MR diffusion tensor imagingやproton MR spectroscopy（$^1$H-MRS），functional MRIのDLBにおける報告については，Watsonによるレビュー（2009）を参照されたい．

## SPECT，PET所見

DLBでは後頭葉，なかでも視覚野の血流，代謝の低下がみられる．他に頭頂葉後部，precuneusも低下する[9]．しかし，DLBとADとの鑑別にSPECTにおける血流低下所見が果たす意義は，感度・特異度ともに60～65％に過ぎない[9]．後頭葉の機能異常は，DLBの中核的症状である幻視に関連していると考えられる．血流・代謝の低下と萎縮の程度とは必ずしも相関しておらず，レヴィ小体などの病理学的変化も同部では軽い．したがってこれらの変化は，後述するコリン作動系ニューロンの障害が原因と思われる[9]．

## 神経伝達系の異常

DLBでは，アセチルコリン（ACh）の起始核であるマイネルト基底核，ブローカ対角帯，内側中隔核を含む前脳基底部の神経細胞の脱落がADに比べて高度である[10]．前脳基底部からは海馬，帯状回，扁桃体そして大脳皮質全般にACh線維が投射する（ 4 ）．DLBの前脳基底部の神経細胞にはαシ

## 4 アセチルコリン（ACh）神経系の分布

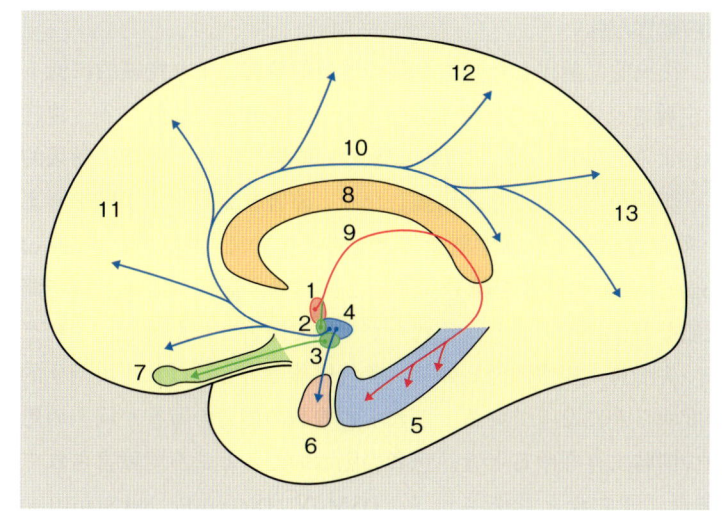

1：内側中隔核（Ch1），2：ブローカ対角帯・背側部（Ch2），3：ブローカ対角帯・腹側部（Ch3），4：マイネルト基底核（Ch4），5：海馬，6：扁桃体，7：嗅神経，8：脳梁，9：脳弓，10：帯状回，11：前頭葉，12：頭頂葉，13：後頭葉．

## 5 記憶の脳内過程

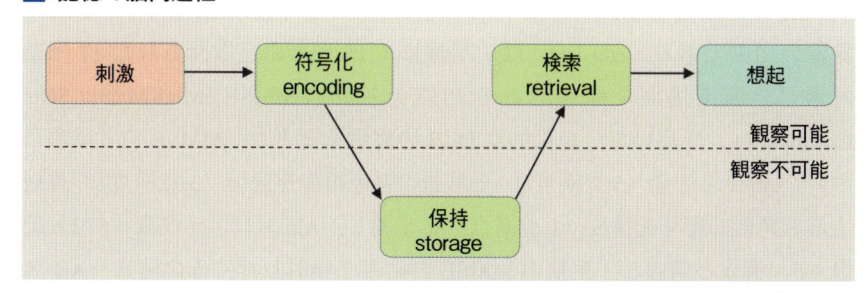

（川口潤．記憶とその障害の最前線，1998[11] より）

ヌクレイン陽性のレヴィ小体が出現し，大脳皮質の ACh 系の活性も AD よりも低い．また前述の MRI 所見に一致して，黒質−線条体ドパミン系や，青斑核が関与するノルアドレナリン系，縫線核によるセロトニン系にも障害がみられる．

## DLB の症状

### 認知症

　DLB の臨床診断基準改訂版の中心的特徴に属し，日常生活に支障をきたす認知機能障害が少しずつ進行する．AD に比し記憶障害は軽く，認知症＝物忘れという先入観に捉われると診断が遅れる．記憶の脳内過程は，符号化（encoding），保持（storage），検索（retrieval）の3つの段階を経て行われる[11]（5）．符号化とは最初の覚える段階，保持とは情報を貯蔵する段階，検索とは貯蔵されている情報を思い出す段階を指す．AD の記憶障害は主に符号化の障害によるのに対し，DLB では検索が主として障害される．符号化には海馬の機能が不可欠であり，DLB と AD での側頭葉内側部の萎縮の程度の違いが，記憶障害の性状の違いに反映されていると考えられる．言語

性記憶と視覚性記憶に分けると，後述する視知覚障害の影響によりDLBでは視覚性記憶の障害が強い[12]．

　認知症とは，後天的に獲得した知能が脳の器質的障害により持続的に低下すること，と定義される（南山堂医学大事典）．では知能とは何か？　神経心理学の辞書によると知能とは，"複雑な考えを理解したり，環境に効果的に適応したり，経験から学んだり，類推したり，障害を克服する手段を考えたりといった多面的な能力を指す概念"と記されている（INS Dictionary of Neuropsychology）．ヒトの知能を細分化すると，言語，記憶，計算，視空間認知，実行機能などに分けられる．それらが単独で障害された場合，それぞれ失語，健忘，失計算，視空間認知障害，実行機能障害と呼ばれ，解剖学的基盤がある程度明らかになっている．これらの複数の能力の障害が同一の患者に持続的かつ同時に存在するとき，患者の脳はいたるところで障害されていると考えられ，認知症と診断される．DSM-IV（Diagnostic and Statistical Manual of Mental Disorders-IV）の操作的な診断基準が典型である．

　DLBの認知機能障害の特徴は後述するように，視空間認知障害，注意・覚醒の変動である．Alaら[13]は，剖検にてDLBと確定診断された17例を対象に，臨床場面で頻用される知能テストのMMSE（Mini-Mental State Examination）を用いて，定量的なDLBの鑑別を試みた．MMSEの下位項目中，7 seriesを注意（5点満点），三単語の遅延再生を記憶（3点満点），重複する五角形の模写を構成（1点満点）と定義し，Alaスコア＝注意－5/3×記憶＋5×構成と定義し，生前のMMSEの結果を検討した．その結果，Alaスコアが5未満のときに病理学的なDLBの診断と合致すると報告した（感度82％，特異度81％）．このように，DLBにおける認知症の診断には，物忘れ以外の認知機能障害の把握が重要であり，CDR（Clinical Dementia Rating）などを用いて患者の日常生活の様子を家人から情報収集することが大切である．

## 視空間認知の障害

　DLBは，病初期から視空間認知の障害が目立つ．診断にはMMSEの重複五角形の模写課題が役立つ．ADでは五角形模写の成績とMMSEのスコアとの間に相関がみられるが，DLBではみられない[14]．つまりDLBでは，全般的な認知機能障害とは独立して視空間認知が障害され得る．

　DLBの視空間認知障害は，後頭－側頭領域あるいは後頭－頭頂領域の機能障害と関連しており，幻視にも関与している．重複五角形や立方体模写における構成障害のほかに，視野内の視覚対象の探索に長時間を要するといった視覚性注意の障害や，複数の視覚対象の認知がしにくいといった同時失認のような症状を呈することもある．診察や検査時の患者の視線の動き，日常生活で目の前の物品に気づかず探していることがないかなどの情報に留意する．ただし，いわゆる視覚型ADやposterior cortical atrophy（PCA）にみられるような典型的なバーリント症候群[*1]を呈することは少ない．構成障害の

---

**Keywords**

**知能**

知能は，一般因子（g因子）と特殊因子（s因子）に分けられる．前者は，あらゆる知的活動に共通してみられ，実行機能などとも関連する能力といえる．後者は，個々の知的な活動に固有な能力を表し，言語や記憶，視空間認知などが含まれる．MMSEやHDS-R，WAISはs因子を測定・総合して被験者の知能を表そうとするものである．g因子を測定する検査としてはレーヴン色彩マトリシス検査がある．認知症患者では，両因子が並行して低下するといわれている．

**Keywords**

**CDR**

認知症の評価には，質問法と観察法がある．MMSEやWAISなどの神経心理検査は質問法にあたる．認知症の判定には，日常生活での認知機能の評価が不可欠である．CDRは代表的な観察法で，記憶，見当識，判断力と問題解決，地域社会活動，家庭生活および趣味・関心，介護状況の6つの領域において決められた質問を介護者に行い判定する．

*1 本巻IV.「バーリント症候群」（p.306）参照．

検出には，重複五角形や立方体のような二次元的な構成だけでなく，三次元的な構成能力を要する透視立方体の模写も行うべきである．前者が正常であった患者で，後者で障害のみられることがしばしばある．書き順や線の交点での筆の運びなども観察する．

### 幻視

　DLBの臨床診断基準改訂版の中核的特徴で，他の疾患との鑑別で最も重要な症状である．人や動物などの具体的な幻視が反復して出現する．後述する注意・覚醒レベルの変動と同期して生じやすい．患者は幻視の内容を覚えており家人や診察者に伝えることができ，その点がせん妄と異なる．幻視の内容は「子犬や小さな子どもが遊びに来た」という楽しい内容から，「白装束に身を包んだ沢山の人が廊下を通り過ぎて行った」などの恐怖感を伴うものまでさまざまである．糸くずや粉といった単純な形態のこともあり，時に体感幻覚も伴う．

　筆者の患者で，昔ゴム工場で働いていたDLB患者は，手にゴムの粉が付いているという幻視とともに，実際に手に粉が付着しているのを感じると訴え，一日に何度も洗面所で手を洗った．また，床に鳥の糞が落ちていて臭いがする，と毎日のように雑巾がけをした患者もいる．特に楽しい内容の幻視は介護者も問題と思っておらず「気のせい」で済ませていることがしばしばあり，診察者のほうから質問することが大切である．恐怖を伴うような幻視でも，患者の認知症が進んでおらず，脳の病気が原因で実際にはないものがみえているということが理解できれば，それだけで患者が落ち着いて対処できるようになる．

### 注意・覚醒レベルの変動

　DLBの臨床診断基準改訂版の中核的特徴の一つである．日によって，あるいは同じ日でも時間帯によって，はっきりしていたりボーっとしていたりし，それに伴い理解力やコミュニケーションでの疎通性も変化する．一貫して反応は早いが内容は不正確という特徴を示すADとは，この点で異なる．同じ作業でもできる日とできない日がないか，活動している日と一日中寝ている日がないかなど，日頃の様子を介護者に尋ねる．また，診察場面での患者の応答の速さや内容の妥当性，迂遠の有無に留意するとともに，神経心理検査の結果が日によって大きく異ならないかを確認する．コリン作動系の障害が神経基盤として考えられる．

### 妄想

　DLBでも，ADでよくみられるもの盗られ妄想などの被害妄想がしばしばみられる．それに加えてDLBでは，前述した視空間認知の障害や注意・覚醒レベルの変動を背景にして，対象を他のものと間違える誤認妄想（delusional misidentification）を呈することがある．筆者の経験した70歳代

## 6 DLBの鑑別疾患と特徴

| 症状 | DLB | PDD | PSP | CBD | MSA |
|---|---|---|---|---|---|
| 筋固縮 | 体幹＞四肢 | 四肢＞体幹 | 体幹＞四肢 | 四肢＞体幹 | 四肢＞体幹 |
| 左右非対称 | 少 | 多 | 少 | 多 | 少 |
| 姿勢 | 前傾 | 前傾 | 伸展 | 前傾 | 前傾 |
| 振戦 | + | +++ | + | + | + |
| 易転倒性 | ++ | ++ | +++ | ++ | ++ |
| 眼球運動障害 | + | + | +++ | ++ | + |
| 錐体路徴候 | + | + | + | + | +++ |
| 小脳症状 | + | + | + | + | +++ |
| 自律神経症状 | ++ | ++ | + | + | +++ |
| ジストニア | + | + | + | +++ | + |
| ミオクローヌス | + | + | + | +++ | + |
| 失行 | + | + | ++ | +++ | + |
| ドパミンへの反応性 | + | +++ | + | + | + |

DLB：dementia with Lewy body, PDD：Parkinson disease with dementia, PSP：progressive supranuclear palsy, CBD：corticobasal degeneration, MSA：multiple system atrophy.

(Mendez MF, et al. Dementia：A Clinical Approach, 3rd ed. 2003 [16] より)

の女性患者は，同居している娘を5年前に亡くなった夫と見間違えて話しかけていたが，しばらくすると突然娘と気づき「あれ，いつの間に帰っていたの？」「ところでお父さんはどこに行った？」と尋ねたりした．その他，自宅を他人の家と言うといった場所の誤認や，介護者のことをそっくりな偽者と言うカプグラ症候群[*2]がみられることもある．

### 実行機能障害

視空間認知の障害や注意・覚醒の変動を背景に，視覚を介する課題や場面でより顕著であるが，語想起の低下や言語課題での保続などもみられる．ドパミン系の機能低下が関係していると思われる．日常生活や課題遂行場面での段取りや手際の良さについて確認する必要がある．

### パーキンソニズム

DLBの臨床診断基準改訂版の中核的特徴の一つで，DLBの診断時の20～50％にみられる．体幹に有意な筋固縮，姿勢反射障害が目立ち，振戦は少ない．PDに比し症状の左右差も少ない．DLBにおけるパーキンソニズムの有症率は80％ともいわれ[15]，特に初期には歩行時の軽度の姿勢反射障害のみのことも多い．進行すると，注意の障害や視空間認知の障害とあいまって，易転倒性の悪化の原因となる．

---

*2
本巻IV.「カプグラ症候群とフレゴリの錯覚」(p.299) 参照．

**Keywords**

**実行機能障害**
実行機能とはexecutive functionの訳で，遂行機能ともいう．①目標設定（goal formulation），②計画立案（planning），③目標に向けての計画の実行（carrying out goal-directed activities），④効果的行動（effective performance）の4つから成り，いわゆる"段取り""手際"に相当する．前頭葉背外側面が担う機能といわれている．

## ディベート

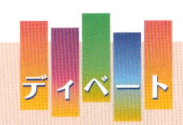

## DLBとPDDは同じか？

　DLBとPDDの質的異同を問うこの設問は，DLBの臨床診断基準改訂版の記載からみると意味をなさない．同基準では，認知症の発症がパーキンソニズムの発症の1年以内の場合にDLB，パーキンソン病の経過中に認知症が生じた場合にPDDと診断する，"1年ルール"が採用されている．このルールは時間的経過でもって診断名を分けるという操作的なものであり，質的な差異を反映していない．1年ルールの背景にあるのは，DLB，PDDともにレヴィ小体病という1つのスペクトラムの上に位置する，表現型が異なる疾患という考えである．それを裏づけるように，これまでDLBとPDDに本質的な違いを証明した報告はない．

　それまで認知機能障害はきたさないといわれてきたPDにその障害が生じ得るという報告が，1990年代後半から相次いだ．その特徴は実行機能障害やnovelty seekingの低下で，黒質-線条体あるいは中脳の腹側被蓋野-前頭葉ドパミン作動系の障害によるとされる[18]．患者は頑固で融通が利かなくなり，一つの物事に固執する傾向が出てくる．検査ではWisconsin Card Sorting Test（WCST）やTrain-Making Testなどのいわゆる前頭葉機能検査で低下がみられ，SPECTやPETで前頭葉の血流・代謝の低下が確認されている[19]ことから，PDにおける認知機能障害を前頭葉機能障害の視点からとらえ，PSP類似の皮質下性認知症の範疇に入れるという考えが流布した．実際，臨床場面でこのような症状を呈するPD患者に遭遇することは，それほど珍しくない．そこで想定されていたのは，PDでは前頭葉機能障害がみられ，それが進行すると皮質下認知症と呼ぶべき症状を呈するようになる，という考えである．したがって，パーキンソニズムに加えて記憶障害を中心とする明らかなAD症状が存在する患者はPD+AD あるいはPD with ADとして区別された．

　翻って，1年ルールで規定されたDLBとPDDについて考えてみよう．DLBで頻繁にみられる視空間認知の障害，幻視，覚醒レベルの変動は，PDの認知機能障害の特徴である前頭葉機能障害あるいはその進行形としての皮質下認知症の症状と，あまりにも異なる．さらに，高度の認知症を呈するDLBは大脳病変が高度で，AD類似の病理所見を伴いやすいという報告もある．PDの数年間の経過後に視空間認知の障害や幻視が出現した症例をPDD，あるいはパーキンソニズムの発症後間もなく前頭葉機能障害が生じたためDLBと診断することに，若干のひっかかりを感じる臨床家がいても不思議でない．時間経過での区分に加え，臨床症状の質的差異のさらなる検討が必要である．DLBとPDDの比較だけでなく，PDDそのものの特徴・定義，PDにおける認知機能障害とPDDとの質的異同，さらにはそれらとPD with ADとの関係など明らかにすべき事柄は多い．

## 鑑別診断

　DLBと鑑別を要する疾患としてPDDのほかに，進行性核上性麻痺（progressive supranuclear palsy：PSP），大脳皮質基底核変性症（corticobasal degeneration：CBD），多系統萎縮症（multiple system atrophy：MSA）がある．各疾患の特徴を6にあげた[16]．

## DLBの治療

　前脳基底部のコリン作動性ニューロンの脱落，大脳皮質でのACh系の活性低下というDLBの病理学的背景から，DLBについてもコリンエステラーゼ阻害薬（ChEI）の有効性が期待される．The Cochrane Libraryは，DLB患者に対するリバスチグミン（リバスタッチ®，イクセロン®）の有効性を示唆しているが，さらなる研究が必要とも述べている．ドネペジル（アリセプト®）やガランタミン（レミニール®）についてもいくつかのオープン化試

験が実施されており，いずれも有効性が報告されている．これらは記憶障害や実行機能障害といった中核症状だけでなく，妄想や覚醒レベルの変動などのBPSD (behavioral and psychological symptoms of dementia) にも有効とされる．臨床場面ではドネペジルの投与により，患者からは「頭のもやが晴れた」「頭の中がすっきりした」，介護者からは「目に力が戻った」「応答が早くなった」などの反応がしばしば得られる．

筆者らは幻視を呈するDLB患者13名にドネペジルを投与し，その前後に[$^{18}$F]-fluorodeoxyglucose (FDG) PETを施行した[17]．その結果，3か月後には6名で幻視が消失し，投与前に比し後頭葉内側面の代謝が低下していた．幻視と後頭葉の代謝の関連，コリン作動系を介した治療の有効性を脳内機序から明らかにしたといえよう．2010年に発行された「認知症疾患治療ガイドライン2010」ではDLBに対するChEIの使用はグレードBすなわち"科学的根拠があり，行うよう勧められる"と判定されているが，本邦での保険適用はない．

BPSDに対しては他の認知症疾患の場合と同様，非定型抗精神病薬や抑肝散を用いるが，前者は認知症患者の死亡率を1.6倍増加させることが米国FDA (Food and Drug Administration) から警告されており，使用の際には十分なインフォームドコンセントのうえで，少量を短期間にとどめることが求められる．

RBDについては，その9割近くの患者にクロナゼパム（リボトリール®，ランドセン®）が有効とされている．パーキンソニズムに対しては，PDと同様，ドパミンを用いる．DLBでは薬剤の副作用が出現しやすく，ドパミンは幻視を悪化させる恐れもあるので，少量から開始する．抗コリン薬は認知機能を悪化させる可能性が高いので使用を控える．

（佐藤正之）

### Keywords

**認知症と非定型抗精神病薬**

2005年に米国FDAから，定型抗精神病薬のみならず，非定型抗精神病薬の使用によっても認知症患者の死亡率が1.6〜1.7倍に増加することが報告された．対象となった薬剤にはクエチアピン（セロクエル®），リスペリドン（リスパダール®），オランザピン（ジプレキサ®）など臨床場面でしばしば用いられる薬剤が含まれる．BPSDについては，環境整備やケアの技術向上による予防が何より大事である．

### 文献

1) Kosaka K, et al. Presenile dementia with Alzheimer-, Pick- and Lewy body changes. *Acta Neuropathol* 1976；36：221-233.
2) McKeith IG, et al. Consortium on DLB. Diagnosis and management of dementia with Lewy bodies：Third report of the DLB Consortium. *Neurology* 2005；65 (12)：1863-1872.
3) Jacobs DM, et al. Dementia in Parkinson disease, Huntington disease, and other degenerative condition. In：Feinberg TE, et al (editors). Behavioral Neurology and Neuropsychology. New York：McGraw-Hill；1997, pp.579-587.
4) Whitwell JL, et al. Focal atrophy in dementia with Lewy bodies on MRI：A distinct pattern from Alzheimer's disease. *Brain* 2007；130：708-719.
5) Burton EJ, et al. Cerebral atrophy in Parkinson's disease with and without dementia：A comparison with Alzheimer's disease, dementia with Lewy bodies and controls. *Brain* 2004；127：791-800.
6) O'Brien JT, et al. Progressive brain atrophy on serial MRI in dementia with Lewy bodies, AD, and vascular dementia. *Neurology* 2001；56：1386-1388.
7) Barber R, et al. Medial temporal lobe atrophy on MRI in dementia with Lewy bodies. *Neurology* 1999；52：1153-1158.
8) Barber R, et al. MRI volumetric correlates of white matter lesions in dementia with Lewy bodies and Alzheimer's disease. *Int J Geriatr Psychiatry* 2000；15：911-916.

9) O'Brien JT. Role of imaging techniques in the diagnosis of dementia. *Br J Radiol* 2007；80：571-577.
10) Perry EK, et al. Neocortical cholinergic activities differentiate Lewy body dementia from classical Alzheimer's disease. *Neuroreport* 1994；5：747-749.
11) 川口潤．記憶の認知心理学．高倉公朋，宮本忠雄（監修），記憶とその障害の最前線．東京：メジカルビュー社；1998，pp.2-11.
12) Oda H, et al. Neuropsychological profile of dementia with Lewy bodies. *Psychogeriatrics* 2009；9：85-90.
13) Ala TA, et al. The Mini-Mental State exam may help in the differentiation of dementia with Lewy bodies and Alzheimer's disease. *Int J Geriatr Psychiatry* 2002；17：503-509.
14) Ala TA, et al. Pentagon copying is more impaired in dementia with Lewy bodies than in Alzheimer's disease. *J Neurol Neurosurg Psychiatry* 2001；70：483-488.
15) Imamura T, et al. Clinical diagnosis of dementia with Lewy bodies in a Japanese dementia registry. *Dement Geriatr Cogn Disoed* 1999；10：210-216.
16) Mendez MF, Cummings JL. Dementia：A Clinical Approach. Philadelphia：Butterworth Heinemann；2003, pp.236-252.
17) Satoh M, et al. Improved visual hallucination by donepezil and occipital glucose metabolism in dementia with Lewy bodies：The Osaki-Tajiri project. *Eur Neurol* 2010；64：337-344.
18) 佐藤正之，葛原茂樹．パーキンソン病の高次脳機能障害と精神症状．臨床精神医学 2004；33：39-43.
19) 高橋裕秀．画像からみたパーキンソン病の認知機能．山本光利（編著），パーキンソン病—認知と精神医学的側面．東京：中外医学社；2003，pp.197-211.

**Further Reading**

- 小坂憲司，池田学．レビー小体型認知症の臨床．東京：医学書院；2010.
DLBの歴史，概念，症候，診断，病理，そして問題点といった，この疾患のほぼすべての側面を網羅した解説書．豊富な図表をもち，対談形式で書かれており，大変わかりやすい．

- Watson R, et al. Magnetic resonance imaging in Lewy body dementias. *Dement Geriatr Cogn Disord* 2009；28：493-506.
DLBのMRI所見についての総説．それまでの報告が所見別に列挙されており，全体像の把握に適している．

- 目黒謙一．認知症早期発見のためのCDR判定ハンドブック．東京：医学書院；2008.
認知症の診断・判定に最も有効な観察法の代表であるCDRの手引書．CDRは，施行者の職種に関係なく一貫した結果を得ることができ，家人からの情報収集を系統的・網羅的に行うために最適の方法である．

- Metzler-Baddeley C. A review of cognitive impairments in dementia with Lewy bodies relative to Alzheimer's disease and Parkinson's disease with dementia. *Cortex* 2007；43：583-600.
DLBの認知機能障害について，ADやPDDと比較しつつ性状や解剖学的基盤を述べた総説．現時点で最も網羅的に書かれており，DLBの認知機能を研究する人は必読．

# 前頭側頭葉変性症

**Point**
- 前頭側頭葉変性症（FTLD）は前頭葉と側頭葉前部を病変の首座とする変性疾患を包括する臨床病理学的概念である．
- FTLDはアルツハイマー病（AD）やレヴィ小体型認知症（DLB）に次いで頻度の高い認知症性疾患である．
- FTLDには前頭側頭型認知症（FTD），進行性非流暢性失語（PA），意味性認知症（SD）の3臨床亜型があり，病初期の主要変性部位を反映している．
- FTLDは古典的なピック病（PiD）のほか，複数の病理学的疾患単位を含んでおり，封入体やその構成蛋白の特徴からさまざまな分類が試みられている．
- FTLD，特にFTDの一部は運動ニューロン病（MND）を合併する．

## FTLDの概念

前頭側頭葉変性症（frontotemporal lobar degeneration：FTLD）は前頭葉と側頭葉前部を病変の首座とする変性疾患であり，ピック病（PiD）を含めた前方型認知症の総称といえる[1-8]．後方型認知症の代表であるアルツハイマー病（Alzheimer disease：AD）とは区別すべく提唱された概念であり，ADを除く雑多な病理学的背景から成る疾患群である[1-8]．

現在，FTLDはAD，レヴィ小体型認知症（dementia with Lewy body：DLB）に次いで頻度の高い認知症性疾患であると考えられている[5]．初老期に好発し，明確な男女差はない[6]．欧米では高い家族性が認められているが，本邦ではほとんどが孤発性である[6]．

## FTLDの臨床病型

1998年にFTLDの臨床診断基準が発表され[5]，前景となる臨床像から，FTLDは，①前頭側頭型認知症（frontotemporal dementia：FTD），②進行性非流暢性失語（progressive nonfluent aphasia：PA），③意味性認知症（semantic dementia：SD）の3亜型に分類されており[3]，各病型は病初期の主要変性部位を反映するものである[6,9,10]（**1**）．しかし，経過中に各病型がオーバーラップすることもある．

### 前頭側頭型認知症 (FTD)

発症時から経過全体を通して性格変化と社会的な行動障害が目立つ点が特徴である（**2**）[5]．一方，記憶，視空間認知能力，行為，知覚といった道具機能は比較的保たれていることが多い．Snowdenら[4]は，FTDの臨床表現

## 1 臨床病型と対応する大脳変性部位

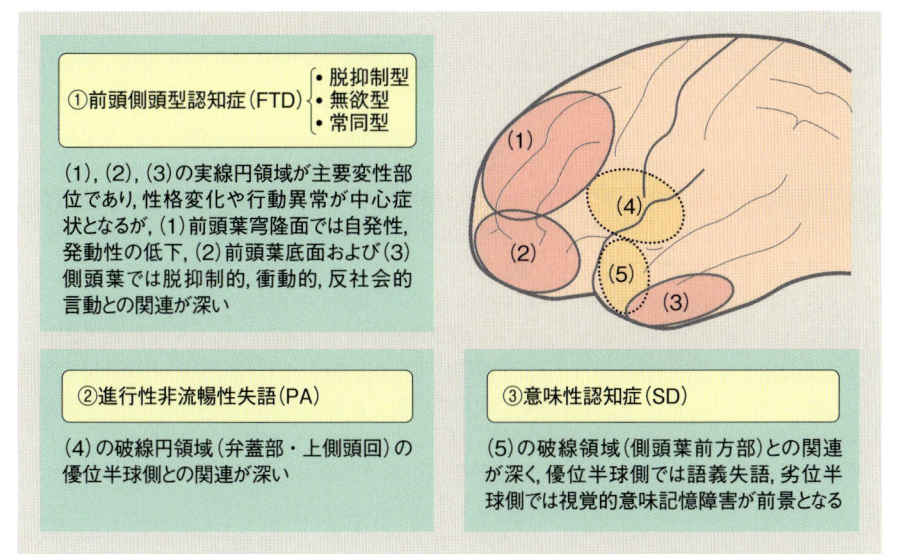

①前頭側頭型認知症(FTD)
- 脱抑制型
- 無欲型
- 常同型

(1), (2), (3)の実線円領域が主要変性部位であり, 性格変化や行動異常が中心症状となるが, (1)前頭葉穹隆面では自発性, 発動性の低下, (2)前頭葉底面および(3)側頭葉では脱抑制的, 衝動的, 反社会的言動との関連が深い

②進行性非流暢性失語(PA)

(4)の破線円領域(弁蓋部・上側頭回)の優位半球側との関連が深い

③意味性認知症(SD)

(5)の破線領域(側頭葉前方部)との関連が深く, 優位半球側では語義失語, 劣位半球側では視覚的意味記憶障害が前景となる

(池田研二. 老年精神医学 2004[10] を参考に作成)

## 2 前頭側頭型認知症(frontotemporal dementia)の臨床診断基準

臨床プロフィール:性格変化と社会的行動の乱れが主要な初発症状であり, 経過中を通して前景となる. 感覚, 空間認知, 行為, 記憶は比較的保たれる

| | | |
|---|---|---|
| I. 中核症状 | A. 潜伏的発症と緩徐進行<br>B. 早期からの社会における対人行為の悪化<br>C. 早期から個人行動の統制障害<br>D. 早期からの感情鈍麻<br>E. 早期からの洞察力喪失 | |
| II. 支持的症状 | A. 行動異常 | 1) 清潔保持と整容の悪化<br>2) 精神的柔軟性・融通性の欠如<br>3) 注意散漫, 注意維持困難<br>4) 口唇傾向と食物嗜好の変化<br>5) 保続的・紋切り型行動<br>6) 使用行動 |
| | B. 発話と言語 | 1) 発話の変化<br>　a) 自発性低下と economy of speech<br>　b) 強迫的発話亢進<br>2) 紋切り型会話内容<br>3) 反響言語<br>4) 保続<br>5) 無言 |
| | C. 身体所見 | 1) 原始反射<br>2) 尿便失禁<br>3) 無動, 筋強剛, 振戦<br>4) 変動しやすく低い血圧 |
| | D. 検査所見 | 1) 前頭葉機能が高度に障害されるが, 顕著な健忘, 失語, 空間認知障害はない<br>2) 脳波:臨床的に明らかな認知症があっても脳波は正常<br>3) 脳画像(形態的/機能画像):前頭葉/側頭葉前部の異常 |

(Neary D, et al. *Neurology* 1998[5] より)

## PiDとFTLD：概念の変遷と用語の混乱 [Column]

PiDは1800年代後半にArnold Pickにより，前頭葉〜側頭葉の著明な萎縮と言語障害や精神症状を呈する一連の症例として報告され，その後Alois Alzheimerにより嗜銀性神経細胞内封入体（ピック球）が神経病理学的特徴として記載された[6]．1960年代にOnariとSpatzが類似の疾患群をピック病と命名したが，ピック球を伴うPiDのほか，ピック球を欠く葉性萎縮群も包括されていた．このため，ピック球の有無をはじめ病理学的診断基準についてはさまざまな論議を招き[6]，PiDを含む周辺疾患がPick complexとして改めて注目されていた．

その後，1980年代のほぼ同時期に異なるグループからADとは区別すべく前方型認知症の概念が発表された[1,2]．すなわち，スウェーデンのLund大学のグループによる非AD型前頭葉変性症（frontal lobe degeneration of non-Alzheimer type）[1]，イギリスのManchesterのグループによる前頭型認知症（dementia of frontal lobe type）[2]という概念の提唱である[1-5]．その後さらにFTLDの概念には変遷に伴う紆余曲折があり（**3**），1990年代後半にLundとManchesterのグループが共同発展させた概念の集大成がFTLDである[1-8]．

現在，前頭葉障害を主とするFTDはFTLDの下位分類に位置づけられているが，FTLDとFTDという用語が同義に扱われるなどの混乱があった．現在でも，FTDを行動型FTD（behavioral variant FTD：bvFTD），前頭葉型FTD（frontal variant FTD：fvFTD）と表現する場合もある．

### 3 FTLDの分類と変遷

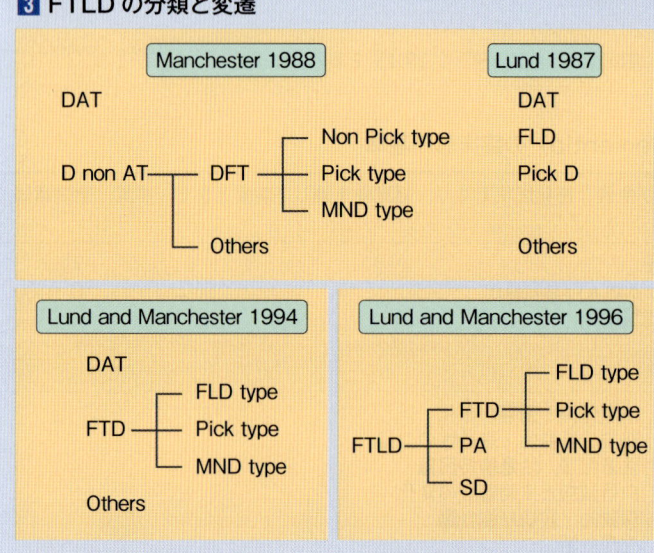

**Manchester 1988**
- DAT
- D non AT ─ DFT ─ Non Pick type / Pick type / MND type
- Others

**Lund 1987**
- DAT
- FLD
- Pick D
- Others

**Lund and Manchester 1994**
- DAT
- FTD ─ FLD type / Pick type / MND type
- Others

**Lund and Manchester 1996**
- FTLD ─ FTD ─ FLD type / Pick type / MND type
- PA
- SD

DAT：dementia of Alzheimer type（アルツハイマー型認知症），D non AT：dementia of non-Alzheimer type（非アルツハイマー型認知症），DFT：dementia of frontal lobe type（前頭葉型認知症），FLD：frontal lobe degeneration of non-Alzheimer type（非アルツハイマー型前頭葉変性症），FTD：frontotemporal dementia（前頭側頭型認知症），FLDtype：frontal lobe degeneration type（前頭葉変性型），MND type：motor neuron disease type（運動ニューロン病型），FTLD：frontotemporal lobar degeneration（前頭側頭葉変性症），PA：progressive nonfluent aphasia（進行性非流暢性失語），SD：semantic dementia（意味性認知症）．

（池田学．老年精神医学 2003[9]より）

---

型を，①脱抑制型，②無欲型，③常同型に分類している．脱抑制型は前頭葉底面や側頭葉の変性，無欲型は前頭葉穹隆面の変性との関連性が高いとされる[6,9,10]（**1**）．

### 進行性非流暢性失語（PA）[*1]

発話の障害が病初期から前景となり，それ以外の認知機能は正常か比較的よく保たれることが特徴である[5][*2]．

発話障害の特徴は非流暢性の自発話であり，失文法，音韻性錯語あるいは失名辞のいずれかを伴う．書字や音読の障害も並行して認められる．表出面に比較すると，言語意味理解は比較的保たれるが，進行すると理解障害も加わる．次第に発話の長さは短縮し，末期には寡黙状態となる．

変性の首座は左前頭葉弁蓋部〜左上側頭回前部と考えられている[6,9,10]（**1**）．

[*1] 本章「進行性非流暢性失語」（p.148）参照．

[*2] 本章「進行性非流暢性失語」（p.149 **1**）参照．

## 4 意味性認知症と連合性失認(semantic dementia and associative agnosia)の臨床診断基準

臨床プロフィール：意味記憶障害（言葉の意味／対象物の同定の障害）が病初期から全経過を通して目立った特徴である．個人的体験記憶を含む認知機能は障害されないか，比較的よく保たれる

| | | |
|---|---|---|
| I. 中核症状 | A. 潜伏的発症と緩徐進行 | |
| | B. 言語障害の特徴 | 1) 進行性，流暢性，内容が空虚な自発話<br>2) 言葉の意味の喪失があり，呼称と理解力の障害が顕著<br>3) 意味的錯語 |
| | C. 認知障害の特徴 | 1) 相貌失認：よく知っている顔を同定できない<br>2) 連合性失認：対象物を同定する認知機能の障害 |
| | D. 知覚性認知による符号や描画再生は保たれる | |
| | E. 単語の繰り返しは可能 | |
| | F. 音読と通常の単語を聞いて正しく書き取る機能は保たれる | |
| II. 支持的症状 | A. 発話と言語 | 1) 発話の抑制<br>2) 独特の語彙使用癖<br>3) 音韻性錯語はない<br>4) 読字と書字の表面的障害<br>5) 計算力は保たれる |
| | B. 行動 | 1) 共感と感情移入の欠如<br>2) 偏狭さ<br>3) 吝嗇 |
| | C. 身体症状 | 1) 原始反射は欠如あるいは晩期に出現<br>2) 無動，筋強剛，振戦 |
| | D. 検査 | 1) 神経心理学<br>  a. 高度の意味機能の喪失，言葉の理解や呼称，あるいは顔や対象物の認知場面で目立つ<br>  b. 音声と構文，要素的知覚性認知，空間的熟練動作，日々の記憶は保持される<br>2) 脳波：正常<br>3) 脳の形態／機能画像：側頭葉前方部に異常（対称性あるいは非対称性） |

(Neary D, et al. *Neurology* 1998[5] より)

## 意味性認知症(SD)[*3]

意味記憶の障害を特徴とする病型である（**4**）[5]．側頭葉前方部が変性の首座と考えられている[6,9,10]（**1**）．

左側優位の障害では，言葉の意味が障害され，語義失語を呈する一方，右側優位の障害では，視覚的な意味記憶の障害が目立つ[5]．

## FTLDの病理学的背景

FTLDはADを除く複数の病理学的疾患単位から構成されている[6-11,13]．近年，特徴的な各種封入体と，それに蓄積している異常蛋白の分子病理が明らかにされるとともに，これらの特徴に基づいた病型分類が試みられている[6-11,13]．その多くは異常蛋白としてタウが蓄積するタウオパチーと trans-activation response DNA-binding protein with a molecular weight of 43 kDa（TDP-43）が蓄積するTDP-43プロテイノパチーである[6-11,13]（**5**，**6**）．

タウオパチーに属するFTLDにはPiD，進行性核上性麻痺（progressive

[*3] 本章「意味性認知症」(p.152)参照．

**Key words**

**意味記憶**

記憶は陳述記憶と非陳述記憶に大別される．陳述記憶はさらにエピソード記憶と意味記憶に大別される．意味記憶は個人的経験や時間的空間的文脈には依存しない，社会的，文化的に共有された知識や概念を意味する．具体的には「犬は尻尾のある四本足の哺乳類で，"ワン"と鳴く動物である」といった記憶であり，社会的知識とも呼ばれる．

## 5 分子病理に基づいた FTLD の分類

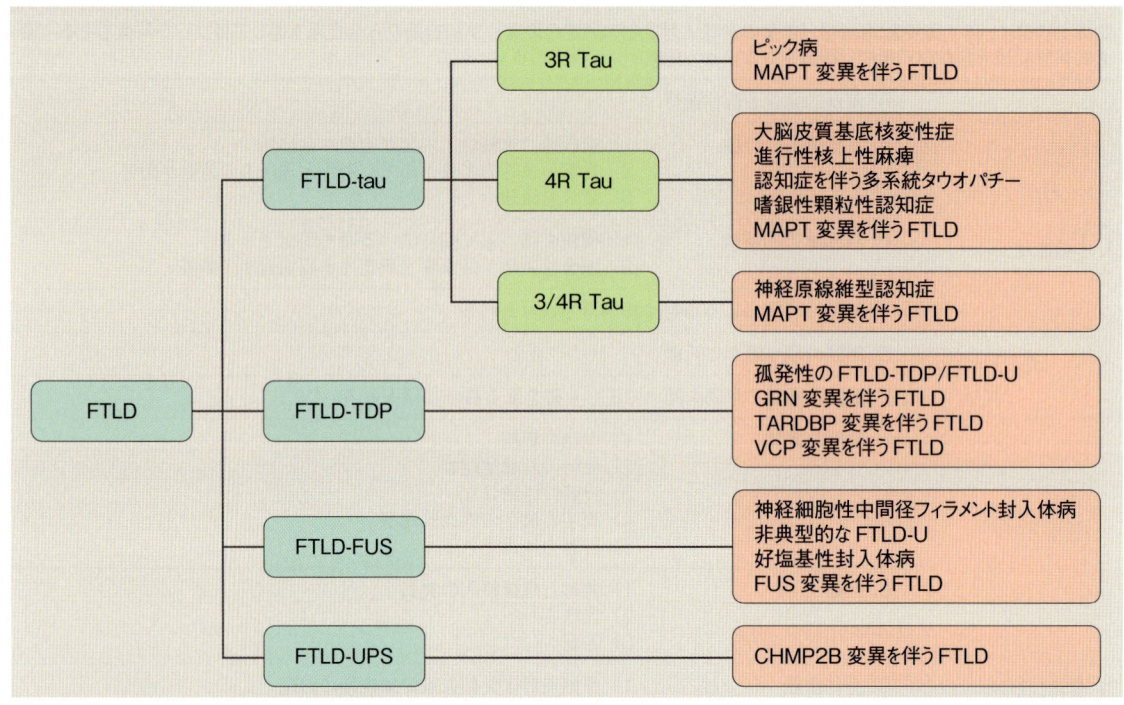

```
FTLD ─┬─ FTLD-tau ─┬─ 3R Tau ────── ピック病
      │            │                MAPT 変異を伴う FTLD
      │            │
      │            ├─ 4R Tau ────── 大脳皮質基底核変性症
      │            │                進行性核上性麻痺
      │            │                認知症を伴う多系統タウオパチー
      │            │                嗜銀性顆粒性認知症
      │            │                MAPT 変異を伴う FTLD
      │            │
      │            └─ 3/4R Tau ──── 神経原線維型認知症
      │                             MAPT 変異を伴う FTLD
      │
      ├─ FTLD-TDP ─────────────── 孤発性の FTLD-TDP/FTLD-U
      │                            GRN 変異を伴う FTLD
      │                            TARDBP 変異を伴う FTLD
      │                            VCP 変異を伴う FTLD
      │
      ├─ FTLD-FUS ─────────────── 神経細胞性中間径フィラメント封入体病
      │                            非典型的な FTLD-U
      │                            好塩基性封入体病
      │                            FUS 変異を伴う FTLD
      │
      └─ FTLD-UPS ─────────────── CHMP2B 変異を伴う FTLD
```

封入体内に蓄積している異常蛋白の分子病理に基づいて大きく 4 つのカテゴリーに大別し，それに含まれる疾患を下位に分類する．FTLD：前頭側頭葉変性症，TDP：trans-activation response DNA-binding protein with a molecular weight of 43 kDa, FUS：fused in sarcoma, UPS：ユビキチン・プロテアソームシステム系，3R, 4R, 3/4R Tau：3, 4, 3/4 微小管結合リピートを含有するタウのアイソフォーム，MAPT：微小管関連蛋白タウ遺伝子，FTLD-U：ユビキチン陽性封入体を有する前頭側頭葉変性症で，最近では FTLD-TDP と呼ばれる．GRN：progranulin 遺伝子，TARDBP：TDP-43 遺伝子，VCP：valosin 含有蛋白遺伝子，CHMP2B：荷電小胞体蛋白 2B 遺伝子．

(Cairns NJ. *Neurology* 2010[12] より)

**Keywords**

**封入体**
異常な物質の集積により形成される細胞内の異染色領域であり，正常ではみられない構造や性質を有する線維成分で構成されている．多くの変性疾患に特徴的な封入体が見出されており，その構成蛋白や関連遺伝子の解明は発症メカニズムとの関連で注目されている．封入体の形態，出現部位，構成蛋白はそれぞれの疾患によって異なるが，多くはユビキチン陽性を示す．

supranuclear palsy：PSP），大脳皮質基底核変性症（corticobasal degeneration：CBD），嗜銀性顆粒性認知症（argyrophilic grain dementia：AGD），第 17 番染色体に連鎖しパーキンソニズムを伴う FTD（frontotemporal dementia and parkinsonism linked to chromosome 17：FTD-17）などがある[6-11,13]．

TDP-43 プロテイノパチーにはタウ陰性ユビキチン陽性の封入体を特徴とする FTLD（FTLD with ubiquitin positive tau negative inclusions：FTLD-U）の多くが属する．さらに，TDP-43 陽性構造はその出現パターンから 1～4 型に分類されており，FTLD における臨床病型との対応が指摘されている[6-11,13]．

## FTLD と MND

FTLD，特に FTD は運動ニューロン病（motor neuron disease：MND）や筋萎縮性側索硬化症（amyotrophic lateral sclerosis：ALS）を合併することが少なくない（FTLD-MND／FTLD-ALS あるいは FTD-MND／FTD-ALS）[6-11,13]．

FTLD-MND の病理学的所見は TDP-43 プロテイノパチーがほとんどである[6-11,13]．FTLD と MND の合併は，同時期の発症のほか，いずれかが先行し得る．FTLD 先行例では MND の合併が，MND 先行例では FTLD の合併が見過ごされやすく，注意深い観察が必要である．

## 6 FTLDの臨床像と病理学的背景

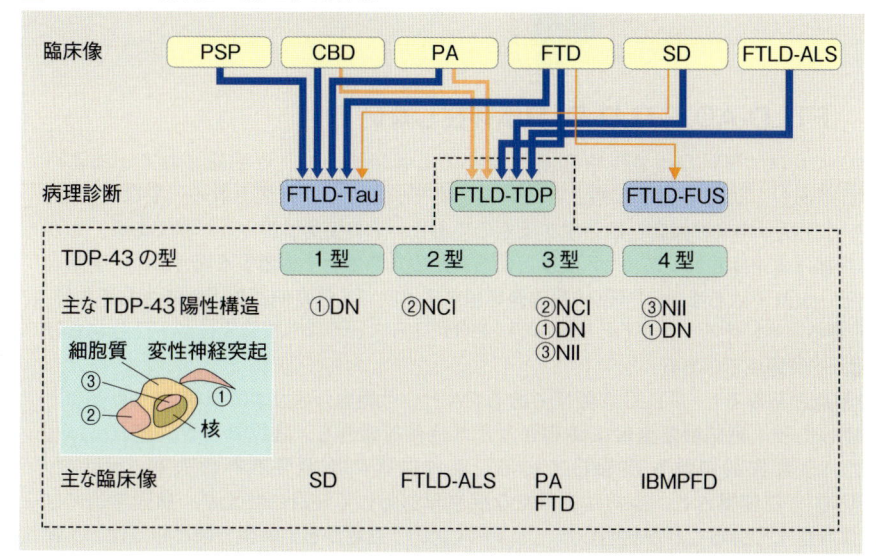

臨床像：PSP, CBD, PA, FTD, SD, FTLD-ALS
病理診断：FTLD-Tau, FTLD-TDP, FTLD-FUS

| TDP-43の型 | 1型 | 2型 | 3型 | 4型 |
|---|---|---|---|---|
| 主なTDP-43陽性構造 | ①DN | ②NCI | ②NCI ①DN ③NII | ③NII ①DN |
| 主な臨床像 | SD | FTLD-ALS | PA FTD | IBMPFD |

細胞質 変性神経突起 核

PSP：進行性核上性麻痺，CBD：大脳皮質基底核変性症，PA：進行性非流暢性失語，FTD：前頭側頭型認知症，SD：意味性認知症，FTLD-ALS：筋萎縮性側索硬化症を伴う前頭側頭葉変性症，FTLD-Tau：タウ陽性のFTLD，FTLD-FUS：FUS陽性のFTLD，FTLD-TDP：TDP陽性のFTLD．DN：dystrophic neurites（変性神経突起），NCI：neuronal cytoplasmic inclusions（神経細胞質内封入体），NII：neuronal intranuclear inclusions（神経細胞核内封入体），IBMPFD：inclusion boby myopathy associated with Paget disease of bone and frontotemporal dementia（骨パジェット病と前頭側頭型認知症を伴う遺伝性封入体病）．

（日本認知症学会〈編〉．認知症テキストブック，2008[7]を参考に作図）

## FTLDの治療

　他の変性性認知症同様，根本的な治療薬は存在しないが，FTDの行動異常に選択的セロトニン再取り込み阻害薬（selective serotonin reuptake inhibitor：SSRI）の有効性が報告されている[6-8]．

　アセチルコリンエステラーゼ（acetylcholine esterase：AChE）阻害薬の有効性については見解が一致しておらず，脱抑制の悪化をきたす場合もある点に注意が必要である[6-8]．

　その他，非定型抗精神病薬を試みることもあるが，錐体外路症状などの副

### Key words

**ユビキチン**

ユビキチンは真核細胞に広く存在し，細胞内蛋白の分解シグナルとしての役割を持ち，不要な蛋白の処理機構を担っている．ユビキチン分子は酵素による活性化，標的蛋白への結合を経て，標的蛋白ごとプロテアソームに認識され分解される（ユビキチン・プロテアソームシステム）[16]．

### Memo

FTLDにおける当初の病理学的分類はピック球，非特異的海綿状変性，グリオーシスに基づく単純なものであったが，免疫染色によるユビキチン陽性封入体の発見に加え，分子病理学的研究の進歩に伴い，その分類は複雑化している．FTLDの多くはユビキチン陽性だがタウやα-シヌクレイン陰性の封入体の存在が見出され，この一群はFTLD-Uと称されていた．封入体の構成蛋白は不明であったが，近年，その多くがTDP-43であり，一部はfused in sarcoma（FUS）であることが判明した[1-17]．しかし，ADやDLBの一部にもTDP-43の蓄積が認められることが報告されており，これらの位置づけがあらたな問題となっている[6-10,14-16]．また，複数の蛋白が蓄積している例があり，神経変性疾患の病態は予想以上に複雑である．

### Column

## FTLDとMND/ALS

　MND/ALSは運動ニューロンが選択的かつ系統的に変性する疾患として理解され，認知症などの高次脳機能障害は伴わないと考えられてきた．しかし，1960年代以降，認知症を伴うMND/ALS（MND/ALS with dementia：MND-D/ALS-D）例が本邦を中心に報告され，湯浅-三山型ALSとしても知られてきた[6-10]．

　一方，FTLDという概念の導入後，FTLDとMND/ALSとの合併例が相次いで報告され，両者の関連性が世界的にも認識されるようになった．Snowdenら[4]は，FTDを①前頭葉変性（frontal lobe degeneration：FLD）型，②ピック型，③MND型と分類していたが，PAやSDとMNDとの合併例も報告されている．

　2006年にユビキチン陽性封入体の構成蛋白としてTDP-43が見出された後，FTLD-MNDの多くがTDP-43プロテイノパチーであることが示されたことにより，MND/ALSはFTLDという認知症性疾患と同一の疾患スペクトラムに属することが証明された．

## ディベート

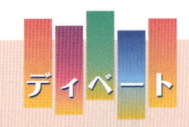

### FTLD-AD, FTLD-DLBは存在しない？

　Neary ら[5]の診断基準によれば，"FTLD は AD や DLB に次いで3番目に多い"と明記されているように，FTLD の大前提は非 AD であり，DLB も基礎疾患として想定されていなかったと思われる．少なくとも，FTLD-AD，FTLD-DLB という用語は本来の概念とは矛盾するものであり，その使用は避けるべきである．しかし，FTD，PA，SD という用語は本来症候群であり，FTLD という枠組みを考慮せず論議する場合には，背景疾患は制限されないはずである．まれではあるが，FTD の臨床像を呈する AD，DLB 症例が最近報告されており，FTD-AD，FTD-DLB はあり得るともいえる．ただし，FTD-AD，FTD-DLB というような臨床像が FTLD における FTD と等価かどうかは臨床的問題点でもある．

　一方，進行性失語という観点からみると，FTLD の亜型である PA という概念が普及する以前，Mesulam[16]は失名辞や純粋語聾で発症した後に言語機能全般に障害が及んだ症例を報告し，緩徐進行性失語（slowly progressive aphasia）という臨床的概念を提唱している．名称は後に原発性進行性失語（primary progressive aphasia：PPA)[17]に変更され，当初はあらたな疾患単位として注目されたが，病理学的には FTLD や AD など雑多な疾患を含んでいることが判明した[17]．PPA という立場からの病型分類としては，①進行性非流暢性失語（progressive non-fluent aphasia：PNFA として区別しておくが，FTLD における PA と症候的には同義である），②意味性認知症（semantic dementia：SD），③ logopenic aphasia（日本語の適訳はない）が最近汎用されている[15]．語義失語を代表とする SD は AD ではまれであるが，PNFA（PA）を呈する AD は少なくないとされ，logopenic aphasia の病理学的背景には AD が多いとされている[15]．

　FTLD は病理学的背景を考慮しつつ主要変性部位から規定された概念である一方，FTD，PA，SD は主要変性部位を意識した症候群であると考えられる．すなわち，用語のカテゴリーが異なっている点が最大の問題であり，FTLD の概念および枠組みについては今後も議論が続くものと思われる．臨床場面においては，FTD，PA，SD という単純な病型分類にとらわれず，症候の特徴と内容を詳細に分析することに加え，錐体路，錐体外路症候をはじめとする各種神経症候にも留意し，病理学的背景を意識した臨床的診断を考察することがきわめて重要である．

　作用を十分考慮すべきである．MND を合併した場合にはリルゾール（リルテック®）投与が考慮されるほか，呼吸管理や栄養管理が重要となる．

　有効な治療薬が存在しない現時点では，介護や社会的支援がより大きな役割を担っており，対症的な薬剤投与よりも，介護者の教育や負担軽減のための環境整備が重要である．

（市川博雄）

### 文献

1) Gustafson L. Frontal lobe degeneration of non-Alzheimer type；II. Clinical picture and differential diagnosis. *Arch Gerontol Geriatr* 1987；6：209-223.
2) Neary D, et al. Dementia of frontal lobe type. *J Neurol Neurosurg Psychiatry* 1988；51：353-361.
3) The Lund and Manchester groups. Clinical and neuropathological criteria for frontotemporal dementia. *J Neurol Neurosurg Psychiatry* 1994；57：416-418.
4) Snowden JS, et al. Fronto-Temporal Lobar Degeneration：Fronto-Temporal Dementia, Progressive Aphasia, Semantic Dementia. Clinical Neurology and Neurosurgery Monographs. Churchill Livingstone, NY, 1996.
5) Neary D, et al. Frontotemporal lobar degeneration：a consensus on clinical diagnostic criteria. *Neurology* 1998；51：1546-1554.
6) 織田辰郎. 前頭側頭葉変性症（FTLD）の診断と治療—前頭側頭型認知症・意味性認知症・進行性非流暢性失語. 東京：弘文堂；2008.
7) 日本認知症学会（編）. 認知症テキストブック. 東京：中外医学社；2008.

8) 日本神経学会（監修），「認知症疾患治療ガイドライン」作成合同委員会（編）．認知症疾患治療ガイドライン 2010．東京：医学書院；2010．
9) 池田学．前頭側頭型痴呆の臨床症状と現在の治療・ケア．老年精神医学 2003；14：45-53．
10) 池田研二．前方型痴呆（anterior type dementia）—その概念と病理．老年精神医学 2004；15：1302-1311．
11) Mackenzie IRA, et al. Nomenclature and nosology for neuropathologic subtypes of frontotemporal lobar degeneration: an update. *Acta Neuropathol* 2010；119：1-4.
12) Cairns NJ, et al. FUS: A new actor on the frontotemporal lobar degeneration stage. *Neurology* 2010；74：354-356.
13) 長谷川成人ほか．FTLD-U におけるユビキチン陽性封入体のタンパク化学．神経内科 2008；68：532-539．
14) Alladi S, et al. Focal cortical presentations of Alzheimer's disease. *Brain* 2007；130：2636-2645.
15) Grossman M. Primary progressive aphasia: clinicopathological correlations. *Nat Rev Neurol* 2010；6：88-97.
16) Mesulam MM. Slowly progressive aphasia without generalized dementia. *Ann Neurol* 1982；11：592-598.
17) Mesulam MM. Primary progressive aphasia. *Ann Neurol* 2001；49：425-432.

**Further reading**

- 河村満（監訳）．バナナ・レディ—前頭側頭型認知症をめぐる 19 のエピソード．東京：医学書院；2010．
  FTLD の具体的な臨床像と対処について学びたい臨床家にお勧め．

- Seelaar H, et al. Clinical, genetic and pathological heterogeneity of frontotemporal dementia: A review. *J Neurol Neurosurg Psychiatry* 2011；82：476-486.
  FTLD の全体像を最新の分子遺伝学とともに学びたい人にお勧め．

- Kertesz A. Pick complex: historical introduction. *Alzheimer Dis Assoc Disord* 2007；21：S5-7.
  FTLD の概念形成に関連した Pick 病を含む歴史的背景を学びたい人にお勧め．

# パーキンソン病

**Point**
- パーキンソン病（PD）ではパーキンソン運動症状に加えて認知症，うつ症状などの非運動症状がみられることが近年明らかになっている．
- 認知症を伴うパーキンソン病（PDD）とレヴィ小体型認知症（DLB）は現在のところ同一の疾患の異なる臨床表現型と考えられている．
- PDでは一部の患者で，認知症に至る前段階から何らかの認知機能の低下がみられ，特に遂行機能と視空間機能といった記憶以外での認知機能の低下を示すタイプが多い．
- PDの病理は神経細胞の脱落部位とレヴィ小体によって特徴づけられる．
- コリンエステラーゼ阻害薬の効果がアルツハイマー病（AD）の治療同様PDDでも認められている．

## 概念

　パーキンソン病（Parkinson disease：PD）は，無動（動作緩慢），振戦，筋強剛，姿勢反射障害を4大症候（パーキンソン運動症状）とする運動障害を示す進行性の変性疾患である．近年ではこれらの運動症状に加えて，うつ症状，便秘などの非運動症状もしばしばみられることが知られるようになり注目されているが，認知症もその一つである．PDに認知症を合併する率は経過とともに増えるため，長期経過の例では大多数で認知症を伴い認知症はPDの症状の一つといえる．

　認知症を伴うパーキンソン病（Parkinson disease with dementia：PDD）とレヴィ小体型認知症（dementia with Lewy body：DLB）は臨床像と脳の病理学的変化において類似しており，現在のところ臨床経過の違いのみが相違点とされている．すなわちパーキンソン運動症状で発症し，その後認知症を呈するのがPDDで，認知症で発症しその後パーキンソン運動症状が伴うことがあるのがDLBである．PDDとDLBは同一の疾患の異なる臨床表現型であると考えられる．

## 症候

### ■パーキンソン運動症状

　PDの運動症状（パーキンソン運動症状）には振戦，筋強剛，無動，姿勢反射障害がある．このうち，姿勢反射障害は進行してから出現するもので，初期にはみられない．病初期には症候は左右差が通常みられ，徐々に発症する．これらの症状はレボドパ製剤，ドパミン受容体刺激薬（ドパミンアゴニスト）などの抗パーキンソン病薬に対する反応がみられる．疫学調査などで

PDの診断基準を決める場合は，クイーン・スクエアー（Queen Square）ブレインバンクの診断基準を用いる場合が多い．

### ■認知機能

PDでは認知症に至らない段階ですでにいくつかの認知機能の低下が一部の患者でみられ，初期のPD患者の20～30％では何らかの認知機能の低下がみられると報告されている[1]．特に遂行機能と視空間機能の障害といった記憶以外での認知機能の低下を示すタイプが多い[1]．遂行機能障害のため語の流暢性，Trail Making Test，Stroop Color-Word Testでの低下がみられる．視空間機能の障害は図形の模写やシルエットの認識によっての評価が報告されている[1]．これらの遂行機能テストを組み合わせたバッテリー Frontal Assessment Battery（FAB）は正常対照に比べて低下する[2]．

これらの認知機能低下の特徴は認知症に至ったときにも引き継がれている．

PDDではいくつかのドメインでの障害が目立つことが指摘されているが，同程度の認知機能低下がみられるアルツハイマー病（Alzheimer disease：AD）との比較では報告により異なる結果も出されており，必ずしも一定したものではない．

### ① 注意・遂行機能の障害

注意の低下がみられる．また思考のスピードが遅くなり精神緩慢（bradyphrenia）を示す．また意識の変動はDLBと同じようにPDDでもみられる[3]．

語の流暢性は低下し，音韻性（例：カで始まる言葉）とカテゴリー（semantic）（例：動物や野菜の名前）の両方で語の流暢性の低下がみられるが，ADに比べてより低下するとの報告と同程度であるとの報告がある．Mattis Dementia Rating Scale（DRS）の下位項目の解析で，PDDではADに比べて自発性／保続（initiation / perseveration）のスコアが有意に低い[4]．

### ② 視空間能力

時計描画テスト（Clock Drawing Test）ではAD，DLBと同様に低下がみられる．MMSEの五角形の模写でも低下がみられ，ADよりも低下している．図形の模写では運動能力も影響するが，運動能力の影響を排除した視空間認知（visual perception）の検査でもDLBと同様にPDDでは，ADに比べて低下がみられる[5]．

### ③ 記憶

認知症が軽度の群ではADに比べて記憶の障害は軽度の傾向にあるが，重度の認知症で比べるとADと同程度に障害される．数字の順唱での即時記憶の低下はADと同程度との報告がある[6]．遅延自由想起の障害はADよりも軽い[7]．キューを与えると改善するという特徴があり[7]，記憶する過程（encoding）よりも記憶の再生に問題があることを示している．

---

**Keywords**

**クイーン・スクエアーブレインバンクの診断基準**

クイーン・スクエアー（Queen Square）ブレインバンクの診断基準は以下の3つのステップを経て診断する構成になっている[10]．
ステップ1．パーキンソン症候群の診断：運動緩慢（bradykinesia）に加えて，筋強剛，4～6Hzの静止時振戦，姿勢の不安定性のうちの1つがみられる．
ステップ2．PD診断のための除外項目（略）
ステップ3．PDの支持項目：以下の項目の3つ以上があればPDの診断となる；左右差のある発症，静止時振戦，進行性，発症時の左右差が残っている，レボドパの効果が優れている，レボドパ誘発性の高度の舞踏運動，レボドパの効果が5年以上持続，臨床経過が10年以上．

**Keywords**

**遂行機能**

目標に向かって計画を立てて，その場の状況に合わせてものごとを実行する能力である．これはいくつかの過程から成る．行動を開始しようと思い立つことから始まり（volition），計画の立案（planning），目標に向かっての行動を起こし（purposive action），状況をみながら適切に実行する（effective performance）という段階に分けることができる．日常生活ではこのような行為は時に長時間を費やし，そこには多くの認知機能が関与していると解釈できるが，認知機能テストでは短時間で遂行機能の一断面をみているという限界がある．また遂行機能は注意（attention）とも関連する．

## Column

### パーキンソン病（PD）での認知症診断の問題点と特徴

　パーキンソン病（PD）の認知症はいつ頃から認識されるようになったのであろうか．PD の最初のまとまった記載をした James Parkinson が 1817 年にその原著 "An essay on the shaking palsy" を著したときには「感覚および知能は正常」と述べており，英語圏では長い間 PD に伴う認知症は注目されていなかった．しかし，フランスでは 19 世紀に Charcot が有名な火曜講義の中で「ある時期には，知性が鈍り，記憶が失われる」と述べており，その後彼の学派の Ball は PD では認知症がしばしばみられることを論文で報告している．

　PD で認知症と診断するには他の認知症性疾患と同様に DSM-IV に則り認知機能障害が，日常生活，社会生活に障害をきたしているほどでなければならない．しかし，アルツハイマー病（AD）などの認知症を主とする疾患と異なり，PD では運動症状だけでもすでに日常生活，社会生活に支障を与えている場合が多い．そのような状態で認知機能の低下がどの程度，日常生活，社会生活に影響を与えているか判断が難しい場合は少なくない．また PD では抗パーキンソン病薬による精神障害やアパシーやうつも，認知症と誤りやすい．これらの要因によって PD の認知症の診断については難しい面がある．特に疫学的研究の場合にはそうである．

　PD の認知症の特徴はどのようなものであろうか．PD の認知症では注意・遂行機能障害，視空間能力，記憶の障害をきたすことを本文の「症候」の項で述べた．またこれらの機能を評価する神経心理テストでベッドサイドでも用いられるものをあげた．ただし，これらのテストの点数のみで AD と鑑別することはできない．なぜならこれらの認知機能は認知症の程度に影響され，PDD に限らず AD でも認知症が重度になるにつれ，これらの認知機能は低下する．これらの認知機能を評価した研究で AD よりも PDD では障害が重い，あるいは軽度であると報告している論文は，いずれも認知症が同程度の PDD，AD の患者で比較したものである．したがって個々の患者の診療で，これらの神経心理テストの点数のみで PDD と AD を区別するのは困難である．

### ■行動・心理症状（behavioral and psychological symptoms of dementia：BPSD）

　アパシー，うつ症状を伴うことが多い．また抗パーキンソン病薬の服用と関連して幻覚や妄想を生じることがある．幻覚のなかでは幻視が最も多くみられる．ただし，幻覚，妄想は認知症に至らなくても抗パーキンソン病薬の影響で出現することがあり，幻覚，妄想がみられたからといって直ちに認知症とはいえない．

　なお，PDD での認知機能障害，行動症状の特徴をふまえて Movement Disorder Society のタスクフォースでは PDD の臨床診断基準を提唱している（**1**）[8]．

#### ① PDD の神経心理学的評価

　PDD の神経心理学的評価法として Movement Disorder Society は **2** のような神経心理学的検査を推奨している [9]．

　PD の認知機能障害の特徴をふまえていくつかの神経心理バッテリーが開発されており，以下のようなものがある：Parkinson's Disease-Cognitive Rating Scale（PD-CRS），Parkinson Neuropsychometric Dementia Assessment（PANDA），Scales for Outcomes of Parkinson's Disease-Cognition（SCOPA-COG），Dementia Rating Scale-2（DRS-2），Montreal Cognitive Assessment（MoCA）．

### 鑑別診断

　パーキンソン運動症状と認知症を合わせ持つ疾患との鑑別としては，脳血管性パーキンソニズム（脳血管性認知症），特発性正常圧水頭症，進行性核

## 1 PDD の臨床診断基準

| I. 核心的特徴（core features） |
|---|
| 1. クイーン・スクエアー（Queen Square）ブレインバンクの診断基準によるパーキンソン病（PD）の診断 |
| 2. PD の診断が確立していて，徐々に発症して緩徐進行する認知症候群で以下のような点をもち，病歴，臨床症状，認知機能検査によって診断される<br>　• 2 つ以上の認知機能ドメインの障害<br>　• 病前のレベルと比べての低下<br>　• 運動障害や自律神経障害によるものとは別に，日常生活（社会上，職業上，自己管理の面で）に支障をきたすほどの認知機能障害 |
| II. 関連する臨床的特徴 |
| 1. 認知機能障害の特徴<br>　• 注意の障害：自動的なあるいは集中した注意の障害．注意を要する作業の能力低下．作業能力は一日のうちであるいは日によって変動することもある<br>　• 遂行機能の障害：自発性，計画，概念形成，法則の発見，セットの変換と維持を要する作業の障害<br>　• 視空間能力の障害：視空間の見当識，認知，構成を要する作業の障害<br>　• 記憶の障害：最近の出来事の自由想起の障害ないし新しい事を学習することを要する作業の障害．記憶は通常キューを与えることによって改善する．自由想起よりも再認のほうが通常は良い<br>　• 言語：核心的機能は大部分は保たれている．語想起の困難や複雑な文章の理解の障害がみられることがある |
| 2. 行動の特徴<br>　• アパシー：自発性の減退，動機，興味，努力を要する行動の欠如<br>　• うつ症状や不安感といった性格，気分の変化<br>　• 幻覚：大部分は幻視で，ヒト，動物，物がみえるという複雑で，具体的である<br>　• 妄想，不貞妄想，ファントムボーダー（家に招かれざる客がいる）といったパラノイド<br>　• 過度の日中の眠気 |
| III. PDD を除外するものではないが，PDD の診断を不確かにする特徴 |
| • 認知症の原因とは判断されなくてもそれ自体で認知機能障害の原因になり得るかもしれない異常の併存．たとえば画像での認知症と関連性のある血管障害<br>• 運動症状と認知症状の発症の時間的経過が不明 |
| IV. 精神障害の原因となる他の病態ないし疾患を示唆する特徴で，それがみられるときには PDD の信頼できる診断ができなくなるもの |
| • 以下にあげる他の病態においてのみみられる認知・行動症状<br>　• 以下により生じる急性錯乱状態<br>　　a. 全身的な疾患ないし異常<br>　　b. 薬物中毒<br>　• DSM-IV による大うつ病<br>• NINDS-AIREN の診断基準による"ほぼ確実な（probable）血管性認知症"と一致する特徴：片麻痺，感覚障害のような神経学的診察でみられる局所徴候によって示される脳血管障害や，脳画像で認知症と関連性のある脳血管障害がみられる場合の認知症で，以下の特徴の 1 つ以上がみられ，脳血管障害と認知症の関連性が示される場合；明らかな脳卒中から 3 か月以内の認知症の発症，突然の認知機能の低下と変動したり，段階的に進行する認知機能障害 |
| ほぼ確実な PDD（probable PDD） |
| A. 核心的特徴が 2 つともみられる<br>B. 関連する臨床的特徴<br>　• 以下の 4 つの核心的認知ドメインのうち少なくとも 2 つの障害がみられる典型的な認知機能障害のプロフィール：変動することもある注意の障害，遂行機能障害，視空間能力の障害，キューを与えることにより通常改善される記憶の自由想起<br>　• アパシー，うつあるいは不安感，幻覚，妄想，過度の日中の眠気の行動症状のうち少なくとも 1 つがみられることが，ほぼ確実な（probable）PDD の診断を支持するが，みられなくても診断を除外するものではない<br>C. 項目 III がみられない<br>D. 項目 IV がみられない |
| PDD の疑い（possible PDD） |
| A. 核心的特徴が 2 つともみられる<br>B. 関連する臨床的特徴<br>　• 流暢性失語や注意が保たれ純粋な記憶の貯蔵の障害の健忘（キューや再認によって改善しない記憶）といった認知ドメインの障害が 1 つ以上みられるという非典型的な認知機能障害<br>　• 行動症状はみられる場合もみられない場合もある<br>あるいは<br>C. 項目 III のうちの 1 つ以上がみられる<br>D. 項目 IV がみられない |

(Emre M, et al. *Mov Disord* 2007[8] より)

### 2 PDDの神経心理学的検査

| I. 認知機能 |
| --- |
| 1. 全般的認知機能<br>　MMSE：25点以下<br>2. 注意<br>　a. MMSEのSerial 7's test（7の連続引き算）：2つ以上のエラー<br>　b. Reversed months test（月の逆唱）：3つ以上のエラーか90秒以内に完了しない<br>3. 遂行機能<br>　a. 語の流暢性：カで始まる言葉；1分間に9語以下<br>　b. 時計の描画（Clock Drawing）<br>4. 視空間構成能力<br>　MMSEの五角形の模写<br>5. 記憶<br>　MMSEの3つの言葉の想起 |
| II. 行動・心理症状（BPSD） |
| Neuropsychiatric Inventory（NPI） |

カットオフ値は各心理テストの英語版に基づくものなので，日本語版では新たなカットオフ値が必要なものもある．

上性麻痺，大脳皮質基底核変性症，DLBがあげられる．これらのパーキンソン症候群はレボドパ製剤などの抗パーキンソン病薬の効果に乏しい．脳血管性パーキンソニズム（脳血管性認知症），特発性正常圧水頭症，進行性核上性麻痺，大脳皮質基底核変性症では頭部CT，MRIの所見が参考になる．MIBG心筋シンチグラフィーはPDでは取り込みの低下がみられ，診断に有用である．DLBはPDDの近縁疾患でありMIBG心筋シンチグラフィーは，PD，PDD，DLBでは，ともに低下がみられる．DLBとPDDを区別するものは認知症とパーキンソン運動症状の出現時期だけである．すなわち，認知症がパーキンソン運動症状よりも先行あるいは同時にみられる場合はDLBで，パーキンソン運動症状で発症し，認知症が後から出現する場合はPDDと診断する（ディベート参照）．

　PDの診断ではあるが認知症かどうかの鑑別で大切なのは，抗パーキンソン病薬による幻覚，妄想などをきたした精神障害（サイコーシス）を除外することである．抗パーキンソン病薬による精神障害（サイコーシス）では薬の減量により症状は改善することができる．また，全身的な疾患などで入院したときにみられるせん妄も認知症と見誤られやすい．

## 病理

### ■ PDの病理の特徴

　PDの病理は神経細胞の脱落部位とレヴィ小体によって特徴づけられる．神経細胞の脱落部位としては運動症状の背景として，脳幹の中脳にある黒質が重視されてきた．黒質の神経細胞脱落が黒質線条体系での神経伝達物質のドパミンの欠乏をきたし，ドパミンの補充が現在のPD治療の根幹をなしている．神経細胞の脱落は，その他に脳幹の青斑核と迷走神経背側核でほとんどの例でみられる．

---

**Keywords**

**$^{123}$I-MIBG心筋シンチグラフィー**

MIBG（meta-iodobenzyl-guanidine）はノルアドレナリンの生理学的アナログで交感神経終末から取り込まれる．$^{123}$Iをラベルしたものを静脈より投与して，心臓の交感神経への取り込みをシンチカメラによって撮影する．PDやDLBといったレヴィ小体病では取り込みの低下がみられ，診断に役に立つ．

**Keywords**

**レヴィ小体とレヴィ突起**

レヴィ小体はヘマトキシリン・エオジン染色で赤く丸く染まる神経細胞体内の封入体である．αシヌクレインが主要構成成分で，αシヌクレインに対する免疫組織染色でよく染まる．PDやDLBではレヴィ小体以外に神経細胞の突起にもαシヌクレインが蓄積しているために，αシヌクレインの免疫組織染色で神経突起が染色され，レヴィ突起と呼ばれる．

## ディベート

## PD, PDD, DLBは一つの疾患か？

　DLBが提唱されたときには，DLBはレヴィ小体がみられる認知症であると定義された．レヴィ小体がみられる認知症ならPDDもそうである．そのため認知症が先行するか，パーキンソン運動症状と同時に認知症がみられた場合はDLBで，PDと診断されている患者で経過中に認知症が加わってきた場合はPDDとするとされている．このような経過の違いを除けばPDDとDLBは臨床症候，検査所見，病理で質的な相違点はない．両疾患での違いを主張する論文もあるが，いずれも量的な差と考えられる．そのためPDD，DLBをレヴィ小体病としてまとめることもあり得ると改訂診断基準では述べられている．

　一方，長期間の経過のPDではかなり高率に認知症を呈することが知られるようになってきた．長期経過例のPDでは認知症を伴うことは特別なことではないことになる．そうすると認知症はPDで普通にみられる症状であり，あえて特別に強調しなくてもいいことになる．たとえば「すくみ足を伴うPD」という臨床病型を通常設定しないのと同じようにである．PDDで発症することはなく，PDで経過してPDDの形をとるのである．

　このように考えるとPD，PDD，DLBは一つの疾患の異なる臨床表現型であり，その一つの疾患とはレヴィ小体病と呼ぶこともできるが全体をPDと呼ぶことも可能である．その場合はDLBはPDの一つの臨床型であるという位置づけが，より明確になる．すなわち，PDのDLBヴァリアントということになり，他にも純粋自律神経不全（pure autonomic failure：PAF）のPAFヴァリアント，レム期睡眠行動異常症（rapid eye movement〈REM〉sleep behavior disorder：RBD）のRBDヴァリアントがあり得る．

### ■ PDの認知症の病理学的背景

　PDの認知症の病理学的背景には以下の部位が提起されている．

#### ① 脳幹部諸核の変性

　中脳皮質辺縁系ドパミン経路：中脳腹側被蓋野（ventral tegmental area）から，辺縁系，前頭前野（prefrontal cortex），尾状核に投射する．中脳腹側被蓋野の神経細胞がPDDでは認知症を伴わないPDよりも脱落が強く，認知症の原因とする報告がある．

　ノルアドレナリン系：ノルアドレナリン系の青斑核の神経細胞脱落が認知症を伴った症例のほうがより脱落が強いとの論文があるが，認知症のある群とない群では脱落の程度に差がないとする論文もある．

#### ② マイネルト基底核

　マイネルト基底核（basal nucleus of Meynert）はbasal forebrain cholinergic systemに属し，大脳皮質に広範に投射しているアセチルコリン系の神経細胞集団である．ADでの認知機能低下はアセチルコリンの減少が主因であるとする説（コリン仮説）が提唱され，マイネルト基底核の神経細胞脱落がアセチルコリンの減少の元であると主張する論文が出されてから，マイネルト基底核は注目を集めるようになった．その後PDDでもアセチルコリンの減少とマイネルト基底核の神経細胞脱落が示され，認知症の解剖学的背景とする説がある．

#### ③ 大脳皮質のレヴィ小体病変

　PDDの病理で最も特徴的な所見は，レヴィ小体，レヴィ突起の大脳皮質

での大量の出現である．これはDLBの病理にも当てはまる．PD, PDD, DLBなどのレヴィ小体病の病理はレヴィ小体の分布により，脳幹型，辺縁型（移行型），び漫型に分類されるが，PDD, DLBでは大多数はび漫型か辺縁型（移行型）である．またPDの認知機能障害の程度と大脳皮質のレヴィ小体の数は相関することが示されている．

#### ④ アルツハイマー型病変

PDD, DLBの病理像であるび漫型，辺縁型のレヴィ小体病では大脳皮質に老人斑，神経原線維変化といったアルツハイマー型の病変がしばしば高度に出現する．神経原線維変化よりも老人斑が多くみられる場合が多い．

## 治療

### ■認知機能

ADの治療に用いられているコリンエステラーゼ阻害薬の効果がPDDでも認められている．特にリバスチグミン（イクセロン®，リバスタッチ®）は，大規模な二重盲検試験で効果が証明されている．ただし，臨床的に有意な改善がみられるのは一部の患者に限られる．また保険での適応は認められていない．コリンエステラーゼ阻害薬の効果は認知機能のみでなく，BPSDの一部の症状にも認められている．NMDA受容体拮抗薬のメマンチン（メマリー®）については効果がみられたとの報告とプラセボとの有意差はないとの報告がある．

### ■幻覚

幻覚は抗パーキンソン病薬の作用との関連でみられるので，幻覚を軽減させる必要がある場合は，直近に加えた抗パーキンソン病薬があれば中止する．直近に加えられた薬がなければドパミンアゴニスト，レボドパ製剤以外の抗パーキンソン病薬を減量・中止し，それでも効果がなければドパミンアゴニストを減量中止する．漢方薬の抑肝散が効果があるとのオープン試験の結果はあるが，二重盲検試験で証明された報告はない．幻覚のコントロールが困難な場合は非定型抗精神病薬であるクエチアピン（セロクエル®）を用いることもある（保険の適応外）．

〔森　秀生〕

### 文献

1) Aarsland D, et al. Cognitive impairment in incident, untreated Parkinson disease：The Norwegian ParkWest study. *Neurology* 2009；72：1121-1126.
2) Lima CF, et al. The Frontal Assessment Battery（FAB）in Parkinson's disease and correlations with formal measures of executive functioning. *J Neurol* 2008；255：1756-1761.
3) Ballard CG, et al. Fluctuations in attention：PD dementia vs DLB with parkinsonism. *Neurology* 2002；59：1714-1720.
4) Aarsland D, et al. Performance on the dementia rating scale in Parkinson's disease with dementia and dementia with Lewy bodies：Comparison with progressive supranuclear palsy and Alzheimer's disease. *J Neurol Neurosurg Psychiatry* 2003；74：1215-1220.

5) Mosimann UP, et al. Visual perception in Parkinson disease dementia and dementia with Lewy bodies. *Neurology* 2004 ; 63 : 2091-2096.
6) Starkstein SE, et al. Neuropsychological and psychiatric differences between Alzheimer's disease and Parkinson's disease with dementia. *J Neurol Neurosurg Psychiatry* 1996 ; 61 : 381-387.
7) Pillon B, et al. Explicit memory in Alzheimer's, Huntington's, and Parkinson's diseases. *Arch Neurol* 1993 ; 50 : 374-379.
8) Emre M, et al. Clinical diagnostic criteria for dementia associated with Parkinson's disease. *Mov Disord* 2007 ; 22 : 1689-1707.
9) Goetz CG, et al. Parkinson's disease dementia : Definitions, guidelines, and research perspectives in diagnosis. *Ann Neurol* 2008 ; 64(Suppl 2) : S81-92.
10) Gibb WR, Lees AJ. The relevance of the Lewy body to the pathogenesis of idiopathic Parkinson's disease. *J Neurol Neurosurg Psychiatry* 1988 ; 51 : 745-752.

## III. 認知症をきたす疾患
# 進行性核上性麻痺

> **Point**
> - 進行性核上性麻痺（PSP）は運動症候を主とする変性疾患で，早期より転倒しやすく，眼球運動の核上性麻痺がみられる．
> - 認知機能の障害はしばしば早期からみられ，大多数の例では進行性に認知症に至る．特徴は精神緩慢と，遂行機能が障害されることである．
> - 病理では神経変性の分布とタウ蛋白蓄積に特徴がある．

## 概念

進行性核上性麻痺（progressive supranuclear palsy：PSP）は歩行障害などの運動症候を主とする変性疾患である．早期より転倒しやすく，筋強剛が頸部に強くみられ，眼球運動の核上性麻痺がみられることが特徴である．パーキンソン病（PD）と異なりレボドパ製剤などの抗パーキンソン病薬の効果は乏しい．運動症候とともに，認知機能低下も認められる．

## 症候

### ■運動症候

頸部を主とする筋強剛，動作緩慢，易転倒性がみられる．また核上性の眼球運動障害がみられるのが特徴で，特に垂直方向性の眼球運動が障害され，まず下方視が障害される．

### ■認知機能

認知機能の障害はしばしば早期よりみられ，経過とともに進行し大多数の例では認知症に至る．"皮質下性認知症"という概念がPSPで提唱されて注目されたように（**Column**参照），認知機能障害の特徴は，思考の速度が遅くなり（精神緩慢〈bradyphrenia〉），遂行機能が障害されることである．遂行機能をみる神経心理テストではStroop Test，語の流暢性，Wisconsin Card Sorting Test，Trail Making Testでの遂行の低下が報告されている[1]．FABではPDと比べても点数が低いと報告されている[2]．また反応の遅さも認められている．行為の制御の障害を表している拍手徴候（applause sign）もしばしば認められる．記憶の低下もみられ短期記憶，長期記憶ともに障害されるがアルツハイマー病（AD）に比べて軽く，また手がかり（キュー）を与えることにより記憶の再生は改善される特徴がある[3]．これは記憶の障害が，記憶することに問題があるのではなく，記憶の再生に問題があることを示唆している．視空間機能の低下もみられる[1]．

## 皮質下性認知症 **Column**

　認知症を伴うパーキンソン病（PDD），PSP，CBD，ハンチントン病の認知症は「皮質下性認知症」という言葉で括ることが提唱されている．「皮質下性認知症」はAlbert ら[8]が 1974 年に PSP の認知症に対して命名してから広く使われるようになった．Albert らは皮質下性認知症の特徴として，①健忘（十分な時間を与えれば思い出し，真の記憶の欠如とは異なる），②思考の緩慢，③人格，気分の変化（アパシー，うつや易刺激性），④獲得した知識を操作する能力の障害をあげている．同じ頃にMcHugh と Folstein はハンチントン病で皮質下性認知症の用語を用いている[9]．

　皮質下性認知症は，AD の認知症が大脳皮質の広範な病変によって起こる「皮質性認知症」であるのと対比して用いられる．しかし，その後 PSP では大脳皮質にもタウ蛋白の蓄積がみられることが明らかになり認知症の原因になっているとの主張もなされるようになった．一方，AD でも認知症の原因として皮質下にあるマイネルト基底核の神経細胞脱落によるアセチルコリンの減少が強調された．そのため「皮質下性認知症」の用語に対する批判が出されるようになり，「皮質下性認知症」の代わりに「前頭葉性認知症」，「皮質下-前頭葉性認知症」と呼ばれることがある．

　PDD，PSP，CBD，ハンチントン病などの大脳基底核を病変に含む疾患の認知症の共通する特徴は遂行機能障害であるが，その中で最も目につくのはbradyphrenia（精神緩慢）である[10]ことは日常の臨床でも実感できる．

### ■行動・心理症状

　アパシーが高頻度にみられ，PD よりも高いと報告されている[4]．

### ■認知機能障害を主とするヴァリアント

　認知機能障害を主とする特殊な臨床型として，進行性非流暢性失語症（progressive nonfluent aphasia：PNFA）[5]や前頭側頭型認知症（frontotemporal dementia：FTD）の臨床像を呈した PSP の症例報告がなされている．このような症例を根拠として，PSP を大脳皮質基底核変性症（CBD）とともに前頭側頭葉変性症（frontotemporal lobar degeneration：FTLD）に入れる分類が近年提唱されている[6]．また非流暢であるが失文法や錯語もなく発語量の低下で発症する例もあり，このような失語症は Luria のいう dynamic aphasia に相当することが指摘されている[7]．

## 鑑別診断

　パーキンソン運動症状を呈するため PD との鑑別が必要であるが，病初期からの易転倒性，レボドパ製剤に対する反応の悪さ，垂直性眼球運動障害（特に下方視の障害）は PSP を示唆する．特発性正常圧水頭症，血管性パーキンソン症候群の診断は頭部 CT，MRI が役に立つ．CBD との鑑別には頭部 CT，MRI や脳血流 SPECT が参考になるが，非典型例では鑑別が難しいことがしばしばある．

## 病理

　神経変性の分布とタウ蛋白蓄積によって特徴づけられる．神経変性の分布は黒質，淡蒼球，視床下核，小脳歯状核にみられる．タウ蛋白の蓄積は神経原線維変化として神経細胞内にみられ，またアストロサイト（astrocyte；星状細胞）にタウ蛋白が蓄積し tufted astrocyte を呈する．tufted astrocyte は特

**Keywords**

**タウ蛋白**
タウ蛋白は細胞骨格の一つである微小管結合蛋白で，MAPT（microtubule associated protein tau）とも呼ばれる．タウ蛋白の生理機能としては微小管の形成を促進し，微小管を安定化させる働きがある．タウ蛋白は，ニューロン特に軸索に多量に存在する．このタウ蛋白が不溶性成分となってヒトの中枢神経系に蓄積する疾患はタウオパチーと総称される．PSP，CBD もタウオパチーである．タウ蛋白の異常蓄積は神経細胞では神経原線維変化（タングル）ないしプレタングルとしてみられ，グリア細胞のアストロサイトでは PSP では tufted astrocyte，CBD で は astrocytic plaque としてみられる．

異的な所見で，PSPの診断を支持するものである．大脳皮質にもタウ蛋白が蓄積することがあり，神経原線維変化，tufted astrocyteがみられる．

## 治療

運動症状に対する有効な治療法はないが，認知機能障害に対してもコリンエステラーゼ阻害薬の効果は認められず，効果的な治療薬はない．

〔森　秀生〕

### 文献

1) Soliveri P, et al. Cognitive and magnetic resonance imaging aspects of corticobasal degeneration and progressive supranuclear palsy. *Neurology* 1999；53：502-507.
2) Dubois B, et al. The FAB：A Frontal Assessment Battery at bedside. *Neurology* 2000；55：1621-1626.
3) Pillon B, et al. Are explicit memory disorders of progressive supranuclear palsy related to damage to striatofrontal circuits? Comparison with Alzheimer's, Parkinson's, and Huntington's diseases. *Neurology* 1994；44：1264-1270.
4) Aarsland D, et al. Neuropsychiatric symptoms of patients with progressive supranuclear palsy and Parkinson's disease. *J Neuropsychiatry Clin Neurosci* 2001；13：42-49.
5) Mochizuki A, et al. Progressive supranuclear palsy presenting with primary progressive aphasia：Clinicopathological report of an autopsy case. *Acta Neuropathol* 2003；105：610-614.
6) Josephs KA, et al. Neuropathological background of phenotypical variability in frontotemporal dementia. *Acta Neuropathol* 2011；122：137-153.
7) Esmonde T, et al. Progressive supranuclear palsy presenting with dynamic aphasia. *J Neurol Neurosurg Psychiatry* 1996；60：403-410.
8) Albert ML, et al. The 'subcortical dementia' of progressive supranuclear palsy. *J Neurol Neurosurg Psychiatry* 1974；37：121-130.
9) McHugh PR, Folstein M. Psychiatric syndromes of Huntington's chorea：A clinical and phenomenologic study. In：Benson DF, et al (editors). Psychiatric aspects of neurological disease. New York：Grune & Stratton；1975, pp.267-286.
10) 池田学．皮質下性痴呆の本質．山本光利（編），パーキンソン病―痴呆の問題．東京：中外医学社；2005, pp.63-66.

## III. 認知症をきたす疾患
# 大脳皮質基底核変性症

> **Point**
> - 大脳皮質基底核変性症(CBD)は大脳皮質症候(失行など)と錐体外路症候(筋強剛, 振戦など)の両方がみられ, 進行性の運動障害をきたす.
> - 認知機能障害として遂行機能障害が最もよくみられる.
> - 認知症症状が主体のタイプは CBD の診断が困難であり, 前頭側頭葉変性症 (FTLD) の他の疾患やアルツハイマー病 (AD) が鑑別の対象となる.

## 概念

　大脳皮質基底核変性症 (corticobasal degeneration:CBD) は大脳皮質と大脳基底核に病変がみられる神経変性疾患である. 大脳皮質症候と錐体外路症候の両方がみられ, 進行性の運動障害をきたす. 症状が一側の上肢あるいは下肢から発症し, 反対側にも広がり症状の左右差が目立つ. 左右差のある運動障害を示す典型例の臨床像は大脳皮質基底核症候群 (corticobasal syndrome:CBS) と呼ばれる.

　CBD では大脳皮質にも病変がみられるため認知機能障害はしばしば認められ, 進行すると必発である.

## 症候

### ■運動症候

　大脳基底核の症候として筋強剛がみられ, 振戦, 舞踏様運動, ミオクローヌスなどの不随意運動を示す場合がある. ミオクローヌスは大脳皮質の病変による可能性もある. 大脳皮質症候として肢節運動失行, 観念運動失行などの失行がある. 他人の手徴候とは自分の意志に関係なく手が動き, 不随意運動ともとれるが, 動きがより動作に近い. また大脳皮質性の感覚障害がみられる.

### ■認知機能障害

　遂行機能障害が最もよくみられる. Wisconsin Card Sorting Test や Trail Making Test での成績の低下が示されている[1,2]. 語の流暢性でも文字によるもの (音韻性) と, カテゴリーによるものの両者ともに低下している. ベッドサイド用の遂行機能をみる神経心理テストバッテリーの FAB でも低下がみられる. 視空間能力の低下もみられる[1]. エピソード記憶についての成績は一定はしないが, エピソード記憶の低下は認知症が同程度のアルツハイマー病 (AD) と比べると軽いとの報告がある. キューを与えると改善するこ

とより記憶のコード化（encoding）よりも想起（retrieval）の問題であることが示唆されている[2]．

### ■精神神経症状

うつやアパシーの頻度が高い．また易刺激性（irritability）もよくみられる．

### ■認知症を主とするタイプ

認知症で発症する症例もまれではない．そのような例ではCBSを呈する例に比べるとCBDの診断が困難である．そのような中に人格変化や問題行動を主症状とし，運動症状が末期まで明らかでなく前頭側頭型認知症（FTD）の臨床像を呈することがある．またFTDに類縁の進行性失語症の進行性非流暢性失語（PNFA）を呈する例があることが注目されている．最近の前頭側頭葉変性症（FTLD）の分類にはCBDが進行性核上性麻痺（PSP）とともに入れられている[3]．

## 鑑別診断

パーキンソン運動症候が主な場合はPDやパーキンソン症候群が鑑別の対象になるが，特にPSPとの鑑別が難しい場合がある．PSPでもまれにCBSを呈することがある．認知症症状が主体の場合はFTLDの他の疾患やADが鑑別疾患に入る．PNFAの場合は特にFTLDの他の疾患との鑑別は困難である．

（森　秀生）

### 文献

1) Soliveri P, et al. Cognitive and magnetic resonance imaging aspects of corticobasal degeneration and progressive supranuclear palsy. *Neurology* 1999；53：502-507.
2) Pillon B, et al. The neuropsychological pattern of corticobasal degeneration：Comparison with progressive supranuclear palsy and Alzheimer's disease. *Neurology* 1995；45：1477-1483.
3) Josephs KA, et al. Neuropathological background of phenotypical variability in frontotemporal dementia. *Acta Neuropathol* 2011；122：137-153.

# III. 認知症をきたす疾患
# 多系統萎縮症

> **Point**
> - 多系統萎縮症（MSA）は運動障害を伴う孤発性の変性疾患で，徐々に進行する．
> - パーキンソン運動症状を示す MSA-P と小脳性運動失調を主な症状とする MSA-C の 2 つのサブタイプに分けられる．
> - 認知機能の低下は病初期からみられ，障害のパターンは進行性核上性麻痺（PSP）と類似して，特に遂行機能が障害される．
> - 黒質線条体系とオリーブ橋小脳系の変性がさまざまな組合せでみられ，αシヌクレインの蓄積を特徴とする．

## 概念

多系統萎縮症（multiple system atrophy：MSA）はパーキンソン運動症状を示す MSA-P と小脳性運動失調を主な症状とする MSA-C の 2 つのサブタイプに分けられる．孤発性の変性疾患で徐々に進行する．もともと，MSA-P は線条体黒質変性症（striatonigral degeneration：SND），MSA-C はオリーブ橋小脳萎縮症（olivopontocerebeller atrophy：OPCA）の疾患名がつけられていて，別々の疾患と考えられていたが，病理学的研究から SND と OPCA は同一の疾患と考えられるようになった．

運動障害性疾患で，認知症は伴わないとかつては考えられていたが，最近の研究では認知機能の低下はまれではなく，初期より認知機能の低下を示す例も一部にあることが明らかにされている．

## 症候

### ■運動症候

MSA-P では筋強剛，無動（動作緩慢）のパーキンソン運動症状がみられる．パーキンソン病（PD）のように症状に左右差がみられる場合もある．静止時振戦は少ないが，姿勢時に細かい振るえがみられる場合がありミオクローヌスと考えられている．MSA-C では小脳性運動失調が主症状で，失調性歩行，失調性構音障害がみられる．MSA-C でも進行すると筋強剛などの MSA-P の症状が加わってくる．

### ■自律神経症候

MSA-P，MSA-C ともに排尿障害，起立性低血圧，声帯麻痺，睡眠時無呼吸などの自律神経障害を伴う．声帯麻痺や睡眠時無呼吸は突然死の原因になる．自律神経症状で発症し，長い間他の運動症状がみられない例はかつては

シャイ・ドレーガー症候群（Shy-Drager syndrome）の名で呼ばれた．

### ■認知機能障害

2010年の欧州での多施設共同研究ではMSAでは認知機能障害は進行性核上性麻痺（PSP）に比べて頻度は少なく程度も軽いが，約20％で認知機能低下がみられている[1]．認知機能の低下は病初期からみられる．認知機能の障害のパターンはPSPと類似して，特に遂行機能が障害されFABの点数が低下する．語の流暢性も低下する．視空間能力，構成能力の障害もみられる[2]．認知機能低下はMSA-PのほうがMSA-Cよりも高度であると報告されている[2]．

## 病理

黒質線条体系の変性は，黒質と線条体の被殻で神経細胞脱落とグリアの増生がみられる．オリーブ橋小脳系では下オリーブ核と橋底部にある橋核の神経細胞脱落とグリアの増生がみられ，横走線維が脱落し小脳の白質の有髄線維の脱落も生じる．黒質線条体系とオリーブ橋小脳系の変性はさまざまな組合わせでみられる．

もう一つの特徴はαシヌクレインの蓄積で，オリゴデンドロサイト（oligodendrocyte；乏突起膠細胞）にみられglial cytoplasmic inclusion（GCI；グリア細胞質内封入体）と呼ばれる．GCIはMSAに特異的な所見である．神経細胞体にもαシヌクレインの蓄積がみられneuronal cytoplasmic inclusion（NCI；神経細胞質内封入体）と呼ばれる．

## 鑑別診断

MSA-PではPDやパーキンソン症候群との鑑別が必要であり，MSA-Cでは遺伝性を含む小脳変性症が鑑別の対象となる．MSAの診断には頭部MRIが有用で，T2強調画像でMSA-Pでは被殻に線状の高信号がみられる．MSA-Cでは小脳，橋の萎縮やT2強調画像で橋底部に十字架状の高信号がみられる．ただし進行すると，これらの所見は他方のタイプでもみられる．

## 治療

パーキンソン運動症状に対して抗パーキンソン病薬を投与する．一般的にPDの場合に比して効果は乏しいが，進行期まで効果を示す例もある．小脳性運動失調に対しタルチレリン（セレジスト®）が投与されることがあるが，効果は明らかでない場合が多い．認知機能障害に対しては特別な薬物療法はない．

（森　秀生）

### 文献

1) Brown RG, et al. Cognitive impairment in patients with multiple system atrophy and progressive supranuclear palsy. *Brain* 2010；133：2382-2393.
2) Kawai Y, et al. Cognitive impairments in multiple system atrophy：MSA-C vs MSA-P. *Neurology* 2008；70：1390-1396.

## III. 認知症をきたす疾患
# ハンチントン病

> **Point**
> - ハンチントン病は常染色体優性遺伝形式をとる神経変性疾患で,舞踏運動(chorea)を示す.
> - 診断は遺伝子ハンチンチンの異常(CAGリピート数の増大)によりなされる.
> - 注意・遂行機能障害を特徴とする進行性の認知機能障害とともに,精神症状(人格変化,易刺激性,抑うつ症状など)も高率にみられる.

## 概念

常染色体優性遺伝形式をとる神経変性疾患で,舞踏運動(chorea)を示す.原因遺伝子は第4染色体に位置する遺伝子ハンチンチン(*huntingtin*)で,エクソン1の中のCAGリピートの異常伸長がみられる.線条体の特に尾状核の萎縮が特徴である.認知症,人格変化もみられ,舞踏運動とともに3徴にあげられている.

## 症候

### ■運動症候

舞踏運動が主な症状である.30歳半ば〜40歳半ばで発症することが多いが,発症年齢は乳幼児期から80歳の高齢までと幅が広い.若年で発症する例のなかには舞踏運動がみられず,筋強剛,寡動を呈するものがあり,筋強剛型と呼ばれる.その他に歩行障害,衝動性,滑動性眼球運動の障害,構音障害,嚥下障害が進行性にみられる.

### ■認知機能障害

進行性の認知機能障害がみられるが,注意・遂行機能障害が特徴でWisconsin Card Sorting Test, Stroop Color-Word Test, Tower of London, 語の流暢性, Symbol Digit Modalities Test などで低下が示されている[1,2].これらのテストの結果は柔軟性や注意力の低下,思考の遅延を表している.また記憶では遅延再生の障害がみられWechsler Memory Scaleにより認められるが,再認のテストでは比較的良いので想起(retrieval)に問題があると考えられる.記憶の獲得の障害もCalifornia Verbal Learning Test(CVLT)を用いて示されている.なお国際的に用いられているハンチントン病の症状評価スケールであるUnified Huntington's Disease Rating Scale(UHDRS)では語の流暢性テスト, Symbol Digit Modalities Test, Stroop Interference Test が採用されている[3].

原因遺伝子のキャリアーで発病前の段階からの認知機能の追跡研究が行われているが,認知機能は舞踏運動が発症する十数年前から軽微な運動症状の

悪化と並行して低下がみられる[4]．

■**精神症状**

精神症状は高率にみられ，運動症状以上に患者にとってのストレス要因で介護者に対する負担にもなる．さまざまな精神症状がみられるが頻度が高いのは易刺激性，アパシー，抑うつ気分，不安，強迫症状である[5]．易刺激性は攻撃性にもつながるので特に介護者にとってもやっかいな問題となる．また自殺率も他の疾患に比べても高い．

## 病理

線条体の萎縮がみられるが，線条体でも尾状核のほうが被殻よりも萎縮が著明である．尾状核の萎縮のため側脳室前角の拡大がみられる．顕微鏡でみると線条体では小型の神経細胞が脱落しアストロサイトの増生がみられる．大型の神経細胞は比較的保たれる．大脳皮質では神経細胞脱落がみられ，萎縮する．

## 鑑別診断

舞踏運動や家族歴でハンチントン病が疑われる場合は遺伝子ハンチンチン（*huntingtin*）のCAGリピート数を調べることによって診断がなされる．正常ではリピート数は9〜36であるが，ハンチントン病では37以上である．頭部CT／MRIでは尾状核の萎縮により側脳室前角が拡大してみられる．鑑別としては歯状核赤核淡蒼球ルイ体萎縮症（dentato-rubro-pallido-luysian atrophy：DRPLA），有棘赤血球舞踏病（chorea-acanthocytosis），Huntington disease-like syndromeがあげられる．

## 治療

認知機能低下に対する有効な薬物療法はない．精神症状に対してもエビデンスの高いものはないが，易刺激性に対して抗うつ薬のSSRIの投与やオランザピン（ジプレキサ®），リスペリドン（リスパダール®），クエチアピン（セロクエル®）などの非定型抗精神病薬の少量からの投与を試みることが考えられる．特に攻撃性がみられる場合は考慮してもよい（ただし保険の適応はない）．

（森　秀生）

### 文献

1) Lemiere J, et al. Cognitive changes in patients with Huntington's disease (HD) and asymptomatic carriers of the HD mutation：A longitudinal follow-up study. *J Neurol* 2004；251：935-942.
2) Paulsen JS, Conybeare RA. Cognitive changes in Huntington's disease. *Adv Neurol* 2005；96：209-225.
3) Huntington Study Group. Unified Huntington's Disease Rating Scale：Reliability and consistency. *Mov Disord* 1996；11：136-142.
4) Paulsen JS, et al. Detection of Huntington's disease decades before diagnosis：The Predict-HD study. *J Neurol Neurosurg Psychiatry* 2008；79：874-880.
5) van Duijn E, et al. Psychopathology in verified Huntington's disease gene carriers. *J Neuropsychiatry Clin Neurosci* 2007；19：441-448.

… III. 認知症をきたす疾患

# 脊髄小脳変性症

> **Point**
> - 脊髄小脳変性症（SCD）は小脳，脳幹，脊髄，大脳基底核などにさまざまな程度に変性を来す神経変性疾患であるが，認知機能障害を来すことがある．
> - SCDは，疾患の総称であり，その中には多系統萎縮症（MSA）などさまざまな疾患が含まれる．その疾患ごとに認知機能障害の程度や認知症の発症頻度が異なる可能性がある．
> - 小脳や大脳基底核には大脳とのループの存在が知られており，その破たんにより認知機能障害を来す可能性が指摘されている．
> - 小脳損傷患者における認知機能や情動機能の障害に関して cerebellar cognitive affective syndrome という概念が指摘されている．
> - SCDの認知機能障害は，おおむね前頭葉機能障害の様相を呈する．

## 脊髄小脳変性症の分類

　脊髄小脳変性症（spinocerebellar degeneration：SCD）は，小脳，脳幹，脊髄，大脳基底核などにさまざまな程度に変性を来す神経変性疾患で，通常四肢や体幹の運動失調，構音障害，嚥下障害，錐体外路徴候（ジストニア，筋強剛，無動），錐体路徴候，自律神経障害などを来すが，さまざまな程度の認知機能障害を示すことが知られている[1]．

　SCDは孤発性と遺伝性に分けられ，孤発性SCDの多くは，多系統萎縮症（multiple system atrophy-cerebellar：MSA-C, multiple system atrophy-parkinsonian：MSA-P）である\*1．MSAはさまざまな臨床型をとり，本邦においては，SCDの形をとることが多く（MSA-C），SCDの中でも最も多い疾患である．遺伝性SCDには，常染色体優性遺伝と常染色体劣性遺伝をとるものがある．本邦では，遺伝性SCDにおいては常染色体優性遺伝の脊髄小脳失調症（spinocerebellar ataxia：SCA）1，2，3（Machado-Joseph disease：MJD），6が多いと考えられる．小脳症候のみを認めるSCA6と他の疾患の鑑別は可能な場合が多いが，他の場合は臨床的に鑑別が困難な場合も多い．

　従来認知機能に関しては，SCD全体で語られることが多かったが，最近の病理学的・遺伝学的研究の進歩により，遺伝性SCDが遺伝子診断により，SCA1，2，3，6などに分けられ，総体としてのSCDではなく，個別の疾患として，症候をみることができるようになり，疾患ごとの認知機能障害についての報告も増加してきている．

\*1
本章「多系統萎縮症」（p.243）参照．

**1 脊髄小脳変性症の認知症の頻度（％）**

|  | SCA1 | SCA2 | MJD | SCA6 | MSA |
|---|---|---|---|---|---|
| Tang B, et al | 0 | 42 | 6 |  |  |
| Lee WY, et al | 0 | 29 | 13 | 20 |  |
| Schöls L, et al | 20 | 25 | 5 | 0 |  |
| Kitayama M, et al |  |  |  |  | 17 |

## 脊髄小脳変性症の認知症の頻度（**1**）

　SCDにおける認知症の頻度に関しては，さまざまな報告がある．SCA1に関してはまれであるという報告があり，SCA2に関しては16〜42％とばらつきがあり，SCA3／MJDに関しては5〜13％とやや少なく，SCA6に関しては0〜20％とばらつきはあるが少ない．各疾患を直接比較した研究は少ないが，TangらはSCA1 7例，SCA2 12例，SCA3／MJD 83例について検討し，SCA1 0％，SCA2 42％，SCA3／MJD 6％に認知症を認めた[2]．またLeeらはSCA1 6例，SCA2 17例，SCA3／MJD 15例，SCA6 10例，SCA7 4例について検討し，SCA1 0％，SCA2 29％，SCA3／MJD 13％，SCA6 20％，SCA7 0％に認知症を認めた[3]．またSchölsらはSCA1 10例，SCA2 21例，SCA3／MJD 60例，SCA6 27例について検討し，SCA1 20％，SCA2 25％，SCA3／MJD 5％，SCA6 0％に認知症を認めた[4]．これらから，SCA2において認知症が多い傾向があると思われる．

　また遺伝性SCDの中では，SCA17と日本に多い歯状核赤核淡蒼球ルイ体萎縮症（dentato-rubro-pallido-luysian atrophy：DRPLA）において認知症が多いことが知られており，遺伝性SCDで認知症を認めた場合，まずSCA17とDRPLAの遺伝子検査を行うように勧められている[5]．認知症はMSAの除外基準となっているが，Kitayamaらは58例のMSA患者の10例で認知症を認めたと報告しており[6]，従来考えられてきたより多く認めるものと推察される．

## 脊髄小脳変性症の認知機能障害（**2**）

### SCA1

　Bürkらは遺伝子診断で確定された14例のSCA1患者に包括的な神経心理学的検査バッテリーを実施し，文章の記憶，単語リストの記憶課題，語想起，Wisconsin Card Sorting Testで低下を認めた[7]．これらの結果はtrinucleotide repeat lengthと相関を認めず，その原因を特定できなかった．さらにpsychomotor speedの低下を認めた報告もある．またSCA1患者の25％にうつ症状を，42％に記憶障害を認めるという報告もある．

## 2 脊髄小脳変性症の神経心理学的検査結果の要約

| | | SCA1 | SCA2 | SCA3 | SCA6 | MSA-C | MSA-P |
|---|---|---|---|---|---|---|---|
| 全般 | MMSE | + | − | − | − | ± | ± |
| | IQ global | − | | − | | − | − |
| | IQ verbal | − | ± | − | | − | |
| | IQ performance | − | ± | − | | − | |
| | Raven's Colored Progressive Matrices | | + | | − | | ± |
| 言語性記憶 | WMS | | | | | | |
| | 　　immediate recall | − | + | ± | − | ± | − |
| | 　　delayed recall | + | + | ± | − | ± | ± |
| | Word Lists | | | | | | |
| | 　　immediate recall | + | + | ± | ± | ± | ± |
| | 　　delayed recall | + | + | | | | |
| | 　　recognition | − | | | | | |
| 視覚性記憶 | Rey-Osterrieth Complex Figure | | | | | | |
| | 　　copy | − | ± | | | − | − |
| | 　　immediate recall | | − | | | | |
| | 　　delayed recall | − | − | | − | − | − |
| | 　　proportional recall | − | − | | | − | |
| | Visual Reproduction 1 (WMS-R) | | | − | | | |
| | Visual Paired Associates 1 (WMS-R) | | | + | + | − | − |
| | Visual Reproduction 2 (WMS-R) | | | + | | | |
| | Visual Paired Associates 2 (WMS-R) | | | + | − | − | − |
| 視空間・構成 | Block Design | | | + | | + | + |
| | Line Orientation | | | | | − | + |
| 言語 | Sequential Commands | | | − | | − | |
| | Naming | | | − | | − | |
| | Vocabulary | | | ± | | | − |
| | Repetition | | | − | | | |
| | Verbal Fluency | | | | | | |
| | 　　phonemic | + | + | + | ± | ± | + |
| | 　　semantic | − | ± | ± | ± | ± | + |
| 遂行機能 | Alternate Uses Test | | | − | | | |
| | Tower of Hanoi, Tower of London | | | − | | | + |
| | 　　categories | − | ± | ± | | | ± |
| | 　　total errors | + | ± | − | − | | ± |
| | 　　perseverative errors | + | ± | ± | − | | ± |
| | Rule Shift Cards Test | | | | + | − | + |
| | Stroop interference test | | | + | − | | + |
| | Oral Symbol Digit Modalities Test | | | + | | | |
| | Letter Number Sequencing | | | ± | | | |
| | Trail Making A | | | | | | + |
| | Trail Making B | | | | | | + |
| 注意 | Digit Span | | | | | | |
| | 　　forward | − | − | − | − | − | − |
| | 　　backward | − | ± | − | − | − | ± |
| | 　　total | | | − | − | − | − |
| | Corsi Block-tapping Test | | + | | | | |
| 精神 | Depression | | − | + | − | + | + |
| | Anxiety | | | ± | − | − | − |

−：障害なし，＋：障害あり，±：研究により結果が分かれる．
SCA1：spinocerebellar ataxia type 1，SCA2：spinocerebellar ataxia type 2，SCA3：spinocerebellar ataxia type 3，SCA6：spinocerebellar ataxia type 6，MSA-C：multiple system atrophy-cerebellar，MSA-P：multiple system atrophy-parkinsonian，MMSE：Mini-Mental State Examination，Q：intelligence quotient，WMS：Wechsler Memory Scale，WMS-R：Wechsler Memory Scale-Revised．

(Kawai Y, et al. *Eur Neurol* 2009[1] を一部修正)

### SCA2

　SCA2において，認知症の頻度が高いという報告があるが，Bürkらの複数のSCAの間の比較では，SCA2において，特別に認知機能障害が重度であるという結果は得られていない[8]．BürkらはSCA2患者に包括的な神経心理学的検査バッテリーを実施し，25％で認知症を認め，認知症を認めないSCA2患者でも言語性記憶障害や遂行機能障害を認めたと報告している[9]．さらにCorsi Block-tapping TestやRaven's Progressive Matricesでの障害も報告されている．またSCA2において社会的認知課題で障害が目立つとの報告もある．

### SCA3 / MJD

　筆者らは，16例のMJD患者に包括的な神経心理学的検査バッテリーを実施し，言語性・視覚性記憶障害，視空間認知障害，語想起障害などを認めることを示した[10]．他にもセット転換や視覚注意機能の障害が報告されている．またMJDにおいてはうつ状態やアパシーが高率に認められる，社会的認知課題で障害を認めるなどの報告もみられる．

### SCA6

　SCA6に関しては，その病変が，比較的小脳に限局しているため，小脳の認知機能障害への関与を考えるモデルとして注目されるが，認知機能障害については検討されてこなかった．12例のSCA6患者での包括的な神経心理学的検査バッテリーによる結果が報告されたが，有意な認知機能障害が見出されなかった．しかしSuenagaらは18例のSCA6群で検討し，語想起と視覚性記憶の有意な低下を報告した[11]．他にもごく軽度ではあるが，認知的柔軟性や反応の抑制などの課題で遂行機能障害が示されている．

### DRPLA

　日本において比較的高率にみられるSCDであり，ハンチントン病と類似した症候を示す．SCDの一般的な症状も示すが，気分の変動，焦燥感，アパシー，多幸などの精神症候を高率に示し，幻覚妄想は少ない．認知機能障害はいわゆる皮質下性認知症に合致するもので，高率に認められ，遂行機能障害が目立つ．Schölsらは遺伝性SCDにおいて，認知症，精神症状，てんかん，舞踏運動，ミオクローヌスなどがみられたら，DRPLAの遺伝子診断を考慮するべきであると指摘している[5]．

### MSA-C

　欧米において，MSAの表現型（phenotype）の多くがMSA-Pであり，パーキンソン病や進行性核上性麻痺などとの鑑別が問題となるため，MSAの認知機能障害は，主としてMSA-Pにおいて検討されてきた．MSA-Cについ

ての検討は少ない．MSA-C 群で包括的な神経心理学的検査バッテリーを使用した研究では，言語性記憶と語想起の低下が見出されている．筆者らは，MSA 群を MSA-C 群と MSA-P 群に分けて，認知機能を検討し，そのプロフィールは類似しているが，MSA-P 群において視空間・構成，語想起，遂行機能に障害を認め，MSA-C において視空間・構成のみで有意な障害を認め，MSA-P で認知機能障害がより高度であったと報告している[12]．

## SCD における認知機能障害の比較

SCD の認知機能障害を直接比較した研究はほとんどみられない．疾患の進行がそれぞれ異なるため，罹病期間でそろえるのか，疾患重症度でそろえるのかで結果が異なり，比較が困難であることが影響していると思われる．Bürk らは SCA1，SCA2，SCA3／MJD の認知機能障害を比較し，SCA1 で最も高度であり，そのプロフィールに差を認めなかった[8]．他の報告でも認知機能に関して，疾患間でそのプロフィールに顕著な差はみられていない．しかし認知機能障害が顕著な疾患はあり，Schöls らは SCA において，認知症や精神症状を認めた場合に SCA17 や DRPLA の検索を勧めている[5]．

## 脊髄小脳変性症の認知機能障害の機序と cerebellar cognitive affective syndrome との関連

脊髄小脳変性症の認知機能障害に関して，疾患特異的な障害を認めるという証拠は得られていない．小脳，脳幹，大脳基底核，さらに大脳などの病変の広がりと程度により，その認知機能障害のプロフィールや程度が決定されていると考えられる．一般に小脳と大脳とには機能的なループの存在が知られ，SCD の認知機能障害は，そのループの損傷により生じるとされる．小脳と，特に前頭葉のループの障害により前頭葉機能障害が中心をなすといえる．小脳と大脳の結合はさまざまな方法により確認されており（3）[13]，最近では拡散テンソル画像（diffusion tensor image）でも確認されている．

SCD において認知機能障害を認めることは比較的古くから知られていたが，Schmahmann と Sherman は小脳損傷患者を詳細に検討し，小脳後葉と虫部を含む損傷をもつ患者において行動変化が顕著で，遂行機能（たとえば計画，セット転換，語流暢性，抽象的推理，作業記憶）の障害，視空間構成と記憶を含む空間認知障害，感情鈍麻や脱抑制による不適切な行動を含む人格変化，失文法やプロソディー障害を含む言語障害によって特徴づけられ，小脳前葉の病巣は，遂行機能や視空間機能の微細な変化だけをもたらすことを示した[14]．彼らは cerebellar cognitive affective syndrome という概念を提唱した．SCD の認知機能障害が，これらの病変部位に対応しているのかはこれからの課題であり，また SCD では小脳以外にも多様な病変を認めるため，これらはその認知機能障害の一部を説明するものであり，さらに大脳基底核や大脳病変などの影響も考慮しなければならない．

### 3 霊長類小脳皮質の運動と前頭前野モジュール

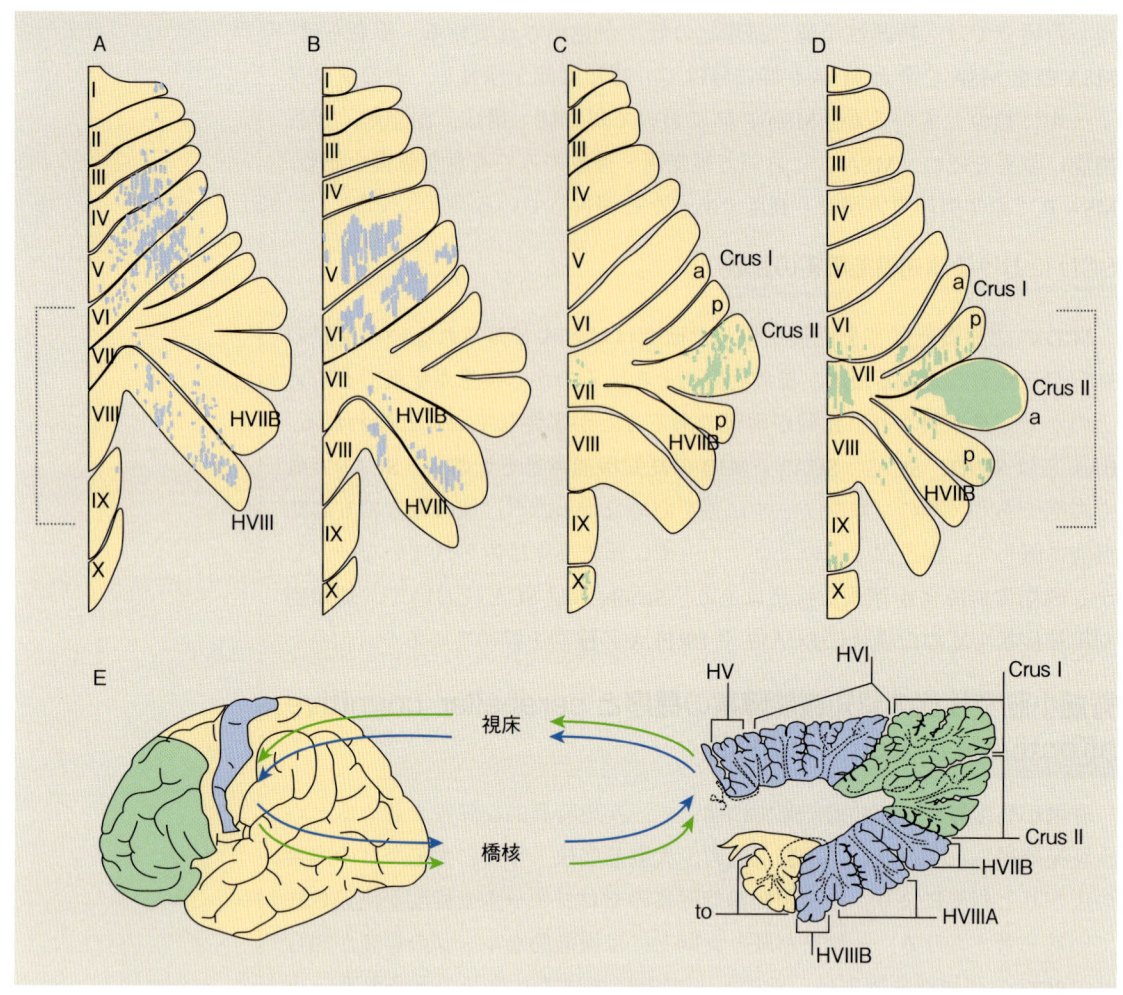

マカクザルにおいて，トレーサーが運動皮質（area 4）の腕領域と前頭前野46に注射された．逆行性トレーサーや順行性トレーサー注射後の小脳皮質終末のラベルの部位を示す（area 4：青，area 46：緑）．
A：area 4から逆行性投射．B：area 4から顆粒細胞へ順行性投射．C：area 46からプルキンエ細胞への逆行性投射（a：前，p：後）．D：area 46から顆粒細胞への順行性投射．E：ヒトの小脳皮質の相応する領域とヒトの大脳皮質とどのように相互結合するかの略図．

(Ramnani N. *Nat Rev Neurosci* 2006 [13] より)

## 脊髄小脳変性症の認知機能障害のメカニズムと病理

　SCDの認知機能障害は多様であるが，おおむね前頭葉機能障害といえる．SCDの病理変化は多様で，その認知機能障害にさまざまな要因が関与している可能性が高いが，その損傷部位として共通しているのは小脳，小脳を介したループである．比較的病変が小脳に限局しているSCA6において認知機能障害を認めたことは，その認知機能障害に小脳病変が影響していることを裏づけているともいえる．

　認知機能障害に小脳損傷が関与することは，認知課題で小脳が賦活するという複数の機能画像研究からの裏づけがある．またSchmahmannとShermanが指摘した小脳病変の小脳内での分布により[14]，SCDの認知機能障害の多

### 4 MSA-C と MSA-P における脳血流 SPECT の 2 群比較の SPM の結果

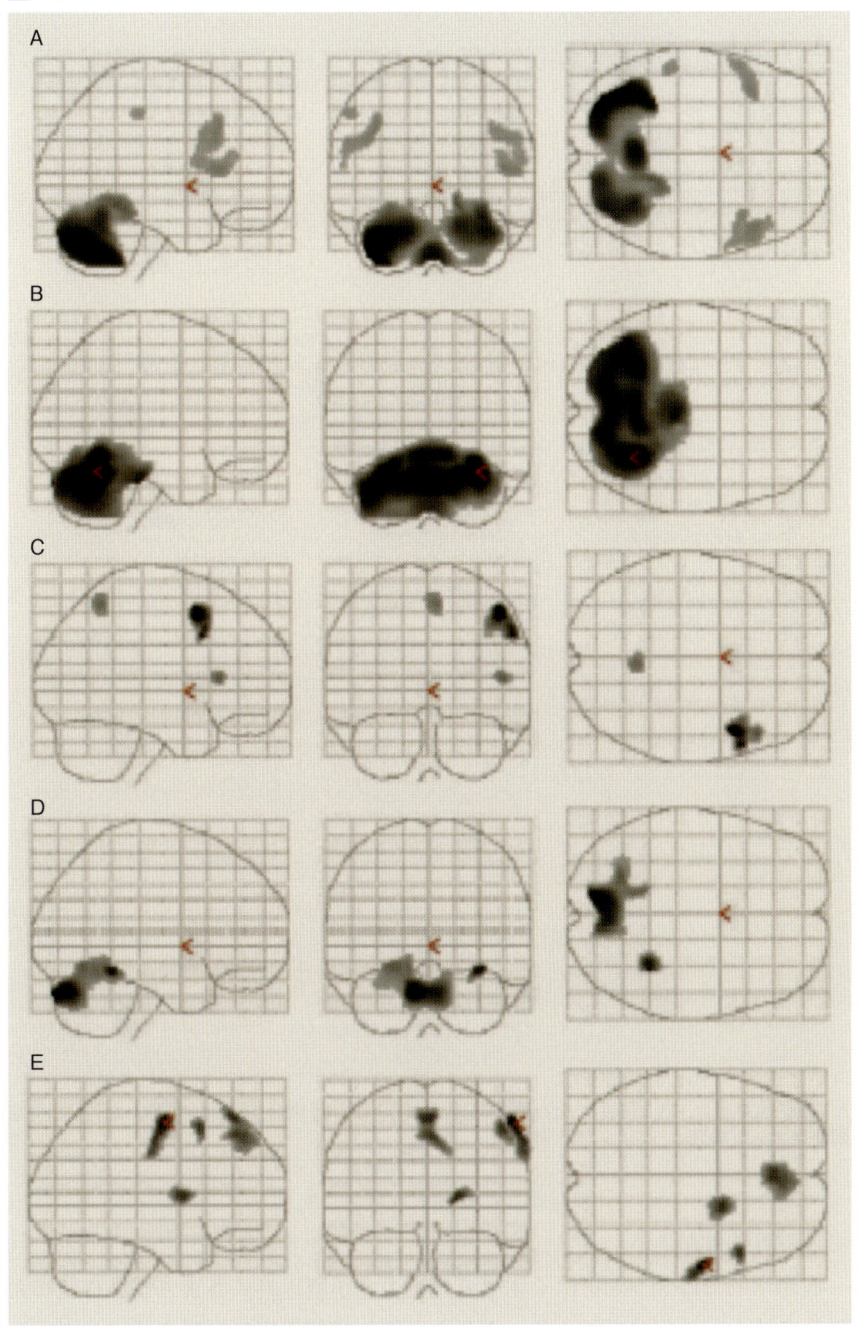

A：MSA<control，B：MSA-C<control，C：MSA-P<control，D：MSA-C<MSA-P，E：MSA-P<MSA-C.

(Kawai Y, et al. *Neurology* 2008 [12] より)

様性・重症度が異なる可能性がある．また SCD の小脳以外の病変の多様性が，その認知機能障害の多様性の原因である可能性は高い．各疾患において，脳画像研究が実施されており，小脳や脳幹だけでなく，大脳皮質，大脳基底核，視床などの脳萎縮や血流低下が示されている（**4**）[12]．SCA2 などさまざまな脊髄小脳変性症でドパミン系の障害の報告が多く，何らかの影響を及ぼし

**5** SCA6群における脳血流と認知機能検査結果の相関

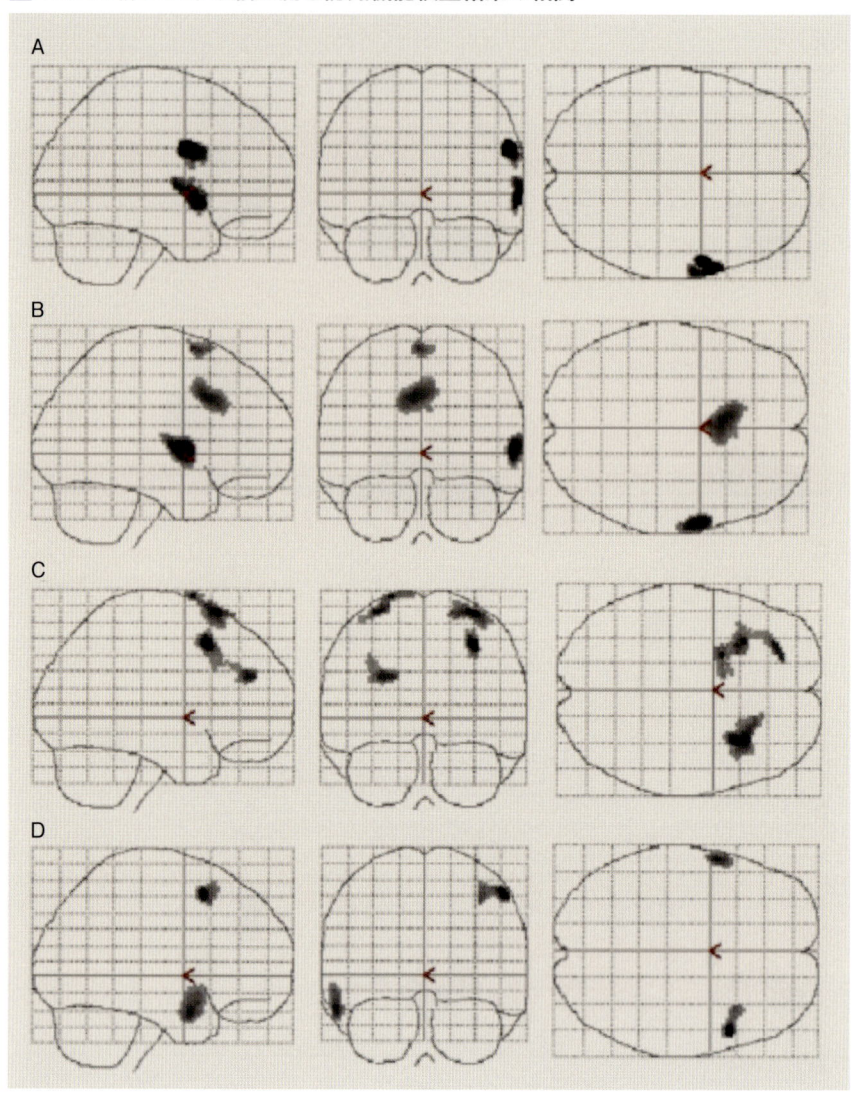

A：視覚性対連合，B：語想起（phonemic fluency），C：語想起（semantic fluency），D：規則変換カード検査．

（Kawai Y, et al. *J Neurol Sci* 2008 [15] より）

ている可能性がある．

　病理学的にはSCA6を除くすべての疾患で小脳以外にさまざまな程度に大脳基底核などの病変を認める．これらが認知機能障害に影響を及ぼしていることは，SCA6以外の疾患がSCA6より認知機能障害が高度な傾向があることからも明らかである．また大脳の細胞喪失を示した報告もあり，最近は免疫染色などにより大脳皮質において異常を指摘されることも多い．MJDの大脳皮質や視床を含む広範な中枢神経に，延長したポリグルタミンから成る核内封入体を認めることが示され，4例の認知症やせん妄を認めたMJD例で上記の病理所見を認めたことが報告されている．遺伝性脊髄小脳変性症では，認知機能障害がtrinucleotide repeat lengthと相関せず[7,9-11]，認知機能障害が遺伝子の変化による直接的なものではないことが示唆されている．

筆者らはMSAやSCA6においてその認知機能障害の程度と脳血流との関連をみることで，そのメカニズムに迫ろうとしている（**5**）[12,15]．病理学的，機能画像的研究の組合せにより，そのメカニズムが明らかになっていくものと思われる．

（川合圭成，河村　満）

## 文献

1) Kawai Y, et al. Cognitive impairment in spinocerebellar degeneration. *Eur Neurol* 2009；61(5)：257-268.
2) Tang B, et al. Frequency of SCA1, SCA2, SCA3 / MJD, SCA6, SCA7, and DRPLA CAG trinucleotide repeat expansion in patients with hereditary spinocerebellar ataxia from Chinese kindreds. *Arch Neurol* 2000；57：540-544.
3) Lee WY, et al. Frequency analysis and clinical characterization of spinocerebellar ataxia types 1, 2, 3, 6, and 7 in Korean patients. *Arch Neurol* 2003；60：858-863.
4) Schöls L, et al. Autosomal dominant cerebellar ataxia：Phenotypic differences in genetically defined subtypes? *Ann Neurol* 1997；42：924-932.
5) Schöls L, et al. Autosomal dominant cerebellar ataxias：Clinical features, genetics, and pathogenesis. *Lancet Neurol* 2004；3(5)：291-304.
6) Kitayama M, et al. Assessment of dementia in patients with multiple system atrophy. *Eur J Neurol* 2009；16(5)：589-594.
7) Bürk K, et al. Executive dysfunction in spinocerebellar ataxia type 1. *Eur Neurol* 2001；46(1)：43-48.
8) Bürk K, et al. Cognitive deficits in spinocerebellar ataxia type 1, 2, and 3. *J Neurol* 2003；250(2)：207-211.
9) Bürk K, et al. Cognitive deficits in spinocerebellar ataxia 2. *Brain* 1999；122(4)：769-777.
10) Kawai Y, et al. Cognitive impairments in Machado-Joseph disease. *Arch Neurol* 2004；61(11)：1757-1760.
11) Suenaga M, et al. Cognitive impairment in spinocerebellar ataxia type 6. *J Neurol Neurosurg Psychiatry* 2008；79(5)：496-499.
12) Kawai Y, et al. Cognitive impairments in multiple system atrophy：MSA-C vs MSA-P. *Neurology* 2008；70(16 Pt 2)：1390-1396.
13) Ramnani N. The primate cortico-cerebellar system：Anatomy and function. *Nat Rev Neurosci* 2006；7(7)：511-522.
14) Schmahmann JD, Sherman JC. The cerebellar cognitive affective syndrome. *Brain* 1998；121(4)：561-579.
15) Kawai Y, et al. Prefrontal hypoperfusion and cognitive dysfunction correlates in spinocerebellar ataxia type 6. *J Neurol Sci* 2008；271(1-2)：68-74.

# 多発性硬化症

**Point**
- 多発性硬化症（MS）は時間的，空間的多発性を特徴とする中枢神経系の脱髄疾患であり，若年成人を侵す神経難病として最も頻度が高い．
- MSの認知機能障害は早期から晩期に至るまで約半数の症例に出現し，注意障害，情報処理能の低下，遂行機能障害，長期記憶障害を主な特徴とする．
- MSの認知機能の特徴をとらえるためには，神経心理学的簡易反復検査法（BRBN）をはじめとした適切な神経心理検査を行う必要がある．
- MSの病態は炎症と神経変性から構成されており，炎症依存的もしくは非依存的な経過で神経変性機構が進展する．この神経変性機構の代表的病態が認知機能障害である．
- インターフェロン$\beta$やフィンゴリモドをはじめとした disease modifying treatment は MS の再発抑止だけではなく，認知機能障害にも有効な可能性がある．

## MSの概念

多発性硬化症（multiple sclerosis：MS）は，時間的・空間的多発性を特徴とする中枢神経系の炎症性脱髄疾患である．世界中で200万人以上，日本で1万人以上の患者が存在するといわれ，若年成人を侵す神経難病としては最も頻度が高い疾患である[1]．中枢神経白質のオリゴデンドロサイト（oligodendrocyte；乏突起膠細胞）が何らかの原因で障害される炎症性脱髄疾患と考えられてきたが，近年，早期から神経軸索障害，神経細胞の変性過程が生じることが明らかになっている[1]．すなわちMSの病態は炎症と変性から構成されており，炎症依存的もしくは非依存的な経過で神経変性機構が進展する（**1**，**2**）．この神経変性機構の代表的病態が認知機能障害である．

## MSの病型と経過

MSの病型は，臨床経過により，再発寛解型MS（relapsing-remitting MS：RRMS），一次進行型MS（primary progressive MS：PPMS），RRMSから進行型へ移行する二次進行型MS（secondary progressive MS：SPMS）に分類される．約85％のMS症例がRRMSを経験しており，RRMSの約50％が発症から10年以内にSPMSへ進展する[1]．欧米では約10％がPPMSであるが，本邦では5％以下と低い傾向にある．

二つの重要なMS病態である「炎症」と「神経変性」は，発症早期から同時に存在し，疾患の進行とともにその重みを変化させ，炎症が盛んな病相から徐々に神経変性が盛んな病相へ病態がシフトする．神経変性は発症時から徐々に蓄積し，代償機転が働かなくなった時点で神経変性病態が顕在化し，

## 1 MSの自然歴

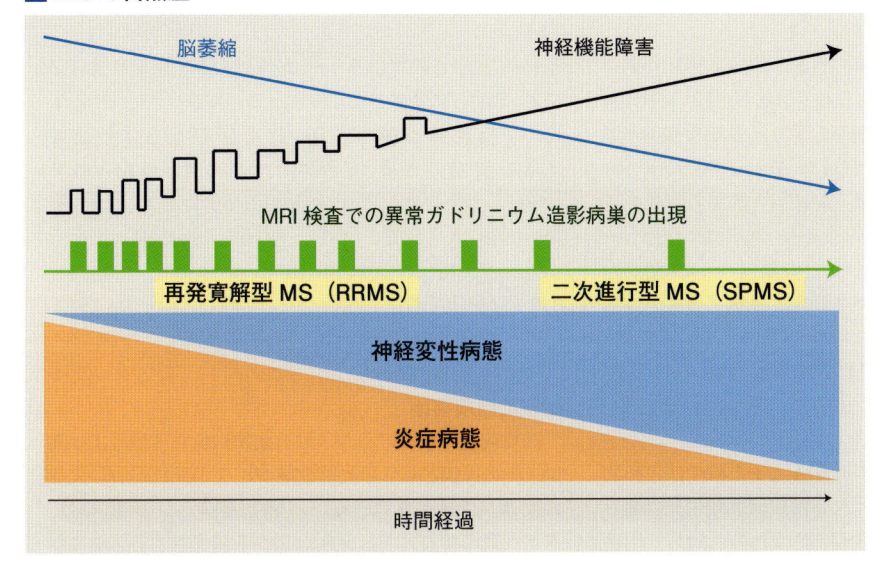

脳萎縮
神経機能障害
MRI検査での異常ガドリニウム造影病巣の出現
再発寛解型MS（RRMS）　二次進行型MS（SPMS）
神経変性病態
炎症病態
時間経過

RRMS：relapsing-remitting multiple sclerosis, SPMS：secondary-progressive multiple sclerosis.

## 2 MSの危険因子と病態の進行

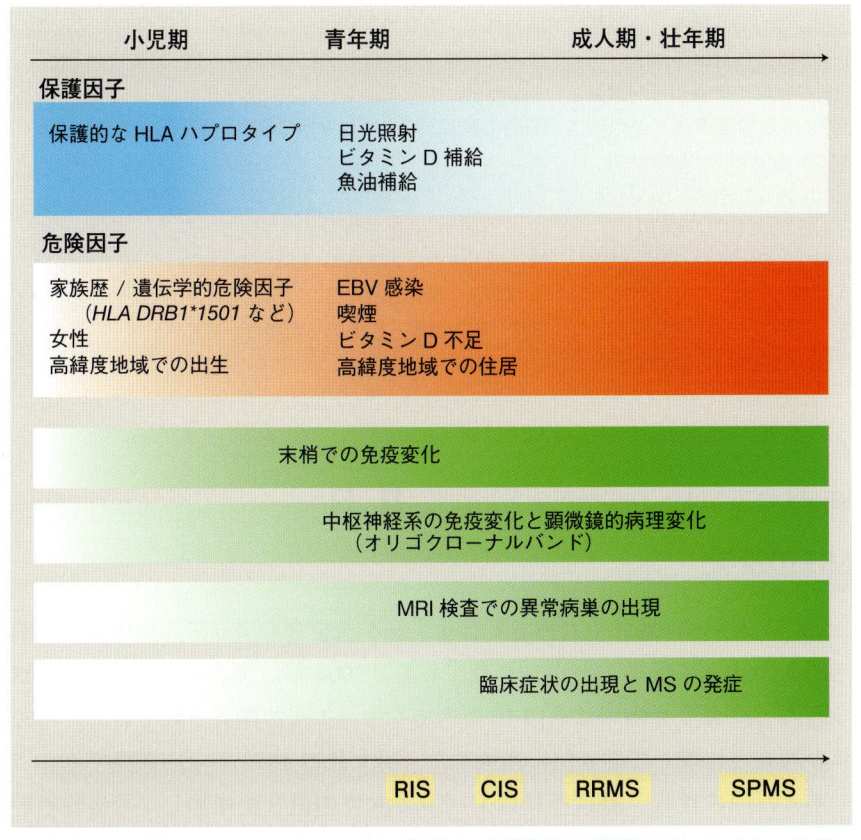

| | 小児期 | 青年期 | 成人期・壮年期 |
|---|---|---|---|
| **保護因子** | 保護的なHLAハプロタイプ | 日光照射<br>ビタミンD補給<br>魚油補給 | |
| **危険因子** | 家族歴／遺伝学的危険因子<br>　（*HLA DRB1\*1501* など）<br>女性<br>高緯度地域での出生 | EBV感染<br>喫煙<br>ビタミンD不足<br>高緯度地域での住居 | |
| | | 末梢での免疫変化 | |
| | | 中枢神経系の免疫変化と顕微鏡的病理変化<br>（オリゴクローナルバンド） | |
| | | MRI検査での異常病巣の出現 | |
| | | 臨床症状の出現とMSの発症 | |
| | | RIS　CIS　RRMS | SPMS |

MSは多因子疾患である．出生時から危険因子と保護因子の影響を受けながら，末梢の免疫システムが変化し，生物学的閾値を超えた時点で中枢神経系にオリゴクローナルバンドをはじめとした免疫異常と顕微鏡的な病理変化が出現する．さらに症状の伴わないMRI異常（radiologically isolated syndrome：RIS）が出現し，臨床症状を伴う初回の発作（clinically isolated syndrome：CIS），引き続き発作が再燃する再発寛解型MS（relapsing-remitting MS：RRMS）へ進行する．RRMSの約半数は発症から10年以内に二次進行型MS（secondary-progressive MS：SPMS）に変化する．
EBV：Epstein-Barr virus.

## Column

### MSの病因

　MSは遺伝および環境要因の両者が複雑に相互作用して発症する多因子疾患と考えられているが（**2**），その真の原因は不明であり，病態機序の異なる多彩な疾患が混在すると考えられている．2004年，新しい免疫分子「アクアポリン4（aquaporin-4：AQP4）抗体」が発見されて以来[15]，視神経脊髄炎（neuromyelitis optica：NMO）は「いわゆる古典的MS（狭義）」とは免疫病態の異なる疾患として独立分離された．今後も研究の進展次第で，heterogeneousな症候群であるMS（広義）は再分類されていくことが予想される．

### MSの遺伝的要因

　MSの疾患感受性を規定する遺伝因子の研究は古典的な双生児研究に始まる．カナダでは一卵性双生児におけるMS発症の一致率は25.9％であったのに対し，二卵性双生児における一致率は2.3％で，兄弟例の1.9％と差がなかった．この結果は，MSの発症に何らかの遺伝因子が関与していることを示唆している．近年，一塩基多型SNPを用いた大規模な疾患感受性遺伝子解析，ゲノムワイド連鎖解析によりMSの発症関連遺伝子が複数同定されている[16]．最も重要な疾患関連遺伝子は組織適合性複合体（major histocompatibility complex：MHC）であり，human leukocyte antigen（*HLA*）ハプロタイプ *DRB1\*1501-DQB1\*0602-DRB5\*0101* が同定されている．デンマークでは *DRB1\*1501* がMS患者の65％，健常者の28％に認められ，*DRB1\*1501* 保有者の相対リスクは3.8倍，*DRB1\*1501* の寄与率は48％と推定されている．HLA以外のMS感受性遺伝子では，5p13に位置するインターロイキン（interleukin：IL）-7受容体α鎖（*IL7R*）および10p15に位置するIL-2受容体α鎖（*IL2RA*）との関連が確認されている[16]．その他，C-type lectin domain family 16, member A（*CLEC16A*），CD58（*CD58*），tumor necrosis factor receptor superfamily member 1A（*TNFRSF1A*），interferon regulatory factor 8（*IRF8*），CD6（*CD6*）遺伝子の関与が報告されている．

### MSの環境要因

　高緯度地域におけるMSの有病率は低緯度地域より高い．その原因として日光照射量やビタミンDとMS発症の関連が注目されている[17]．特にビタミンDを含むビタミン類の補充はMS発症リスクを減少させる可能性が報告され，MSの発症予防対策として注目されている．
　エプスタイン・バー（EB）ウイルスはMSとの関連が疑われている環境要因の一つである．EBウイルス抗体の陽性率は，対照群の94％に対し，MS患者では99％である[17]．またEBウイルス抗体を高力価に持つ場合や，伝染性単核球症の既往を持つ場合，MS発症のリスクが高いとされる．北米小児MS例においてもその86％がEBウイルス抗体陽性で，対照群は64％であることから，成人と同様な病態が推測されている．最近，SPMSの髄膜にはEBウイルス感染リンパ球が存在し，その場でリンパ節類似構造物（LN）を形成し，MSの免疫炎症と神経変性病態に関与している可能性が提起されている．

RRMSからSPMSへ病型がシフトする（**1**, **2**）．

### MSの疫学

　MSの有病率は地域や人種で異なり，日本人を含むアジア人種のMSは欧米白人と比べて低いことが知られている．2004年に実施された本邦のMS全国調査による有病率は人口10万人あたり7.7人と推計されており，1972年の調査と比較して約4倍に増加した．男女比は1972年全国調査で1：1.7であったのに対し，2004年には1：2.9と女性の割合が増加し，発症時年齢ピークも1989年全国調査で30歳代であったが，2004年調査では20歳代に若年化している．さらに欧米型の古典的MS患者が日本の高緯度地域で増加している．以上，本邦のMSは有病率の増加，発症時年齢ピークの若年化，女性の比率の増加，特に高緯度地域における古典的MSの増加という特徴を持ちながら，変化し続けている．日本人の大部分は単一民族であり，遺伝的背景が類似していることから，本邦の急激な環境の欧米化がMSの疫学に影

## 3 MS の McDonald 診断基準（2010 年改訂）

| 臨床像 | 診断に必要な追加事項 |
| --- | --- |
| 2 回以上の増悪および，1）2 個以上の臨床的他覚的病変または 2）過去の増悪を裏づける 1 個の臨床的他覚的病変 | なし |
| 2 回以上の増悪および 1 個の臨床的他覚的病変 | 空間的多発性の証明：MRI（4）または他の病変に由来する増悪 |
| 1 回の増悪および 2 個以上の臨床的他覚的病変 | 時間的多発性の証明：MRI（5）または 2 回目の増悪を待つ |
| 1 回の増悪および 1 個の臨床的他覚的病変 (clinically isolated syndrome) | 空間的多発性（4）および時間的多発性（5）の証明 |
| MS を示唆する進行性の増悪（一次性慢性進行性） | 1 年間の進行性増悪が認められることおよび，以下の 3 つのうち 2 つを満たす<br>1. 脳の空間的多発性の証明（脳室周囲，傍皮質下，テント下病変における 1 つ以上の T2 病変の証明）<br>2. 脊髄の空間的多発性の証明（脊髄に 2 つ以上の T2 病変の証明）<br>3. 髄液オリゴクローナルバンド陽性および / または IgG index 上昇 |

(Polman CH, et al. *Ann Neurol* 2011[2] より)

## 4 MS の空間的多発性の証明

| MS の空間的多発性 |
| --- |
| 次の 4 領域のうち 2 領域以上で，1 つ以上の T2 病変[*1] を認める<br>1. 脳室周囲病変<br>2. 傍皮質下病変<br>3. テント下病変<br>4. 脊髄病変[*2] |

[*1] ガドリニウム造影病変は必要ではない．
[*2] 脳幹あるいは脊髄症候を呈する患者ではそれらの症候の責任病変を除外する．

(Polman CH, et al. *Ann Neurol* 2011[2] より)

## 5 MS の時間的多発性の証明

| MS の時間的多発性 |
| --- |
| 1. 基準時の MRI 検査に比較し，経過観察時点（いつの時点でもよい）の MRI 検査で新規 T2 病変もしくはガドリニウム造影病変の出現 |
| 2. 無症候性ガドリニウム造影病変と非造影病変が同時に存在 |

(Polman CH, et al. *Ann Neurol* 2011[2] より)

## 6 NMO-IgG / アクアポリン 4 抗体測定が推奨される条件

| 次の場合，NMO-IgG / アクアポリン 4 抗体の測定が推奨される |
| --- |
| 1. MRI で 3 椎体以上で，軸位断で灰白質病変を含む脊髄病変 |
| 2. 両側かつ重度の視神経炎で，腫脹した視神経または視交叉病変か，水平性半盲を伴う視神経炎 |
| 3. 2 日以上続く難治性吃逆や嘔気，嘔吐を伴う中脳水道周囲病変 |

(Polman CH, et al. *Ann Neurol* 2011[2] より)

> **Column**
>
> ## MSとNMO―概念の変遷
>
> 　本邦では1950年代までMSは存在しないのではないかと考えられてきたが，1958年，Okinakaらの報告により日本でのMSの存在が認識されはじめた[18]．本邦では歴史的に病変分布の特徴により，大脳，小脳，脳幹を含む中枢神経系全般に広範に病変をきたす通常型MS（conventional MS：CMS）と，視神経と脊髄に比較的選択的に病変をきたす視神経脊髄型MS（opticospinal MS：OSMS）に区別されてきた．また視神経と脊髄に病変の首座をおき再発性のものをOSMS，単相性のものをDevic disease（ドゥヴィック病）と呼ぶようになった．この病変分布による分類により，本邦にも欧米のMSと同じ疾患が存在すること（CMS），日本を中心としたアジア特有の病型であるOSMSはCMSの対極に位置づけられること，CMSとOSMSとは連続性のある一つの疾患スペクトラムにあり，OSMSはMSの亜型の可能性があること，OSMSの血清には自己抗体を有する割合が多く，OSMSでは何らかの液性免疫機構が発症に関与している可能性が論じられてきた．
>
> 　2004年，LennonらはNMOの患者血清に中枢神経系軟膜下や血管周囲に特徴的な反応を示すヒトIgGを発見し[15]，その対応抗原がアストロサイト（星状細胞）の足突起に高発現する水チャネル・AQP4であることを報告した[19]．本邦の純粋型OSMS患者においても感度58％，特異度100％で陽性となることが確認され[15]，欧米でNMOと呼ばれていた疾患は，本邦でOSMS典型例・重症例とされてきた一群とオーバーラップすることが明らかとなった．一方でOSMSが「病態機序ではなく，視神経と脊髄という病変分布」に基づいて分類されてきた経緯と，視神経と脊髄病変はNMOだけではなく古典的MSにおいても好発部位である事実から，本邦で近年増加傾向にある「軽症型OSMS」の中には，脊髄病変が短く，髄液のオリゴクローナルバンド陽性で，障害が軽度で予後良好な「いわゆる古典的MS」が混入している．病変分布により分類された「OSMS」は機序の異なる2つの病態から成る．すなわちOSMSの大部分はNMOであるが，一部に古典的MSが混在している．これまでMSは真の原因が不明であるために「経過」や「病変分布」に応じた病型分類が用いられてきたが，今後，「病態」を考慮した病型分類や国際的な用語の統一が期待される．

**Key words**

**アクアポリン4（AQP4）**

AQP4分子は細胞膜に水を選択的に通過させる役割を持つ水チャネルファミリー蛋白の一つである．脳にはAQP1，AQP3，AQP4，AQP5，AQP8，AQP9が発現しているが，なかでもAQP1とAQP4の発現が豊富である．AQP1は主に脈絡叢において脳室側の細胞膜に発現しており，脳脊髄液産生時の水輸送に関与している．AQP4は脳に発現する水チャネルの中でも主要なものであり，脳と脊髄の血管周囲および軟膜下のアストロサイトエンドフィート，脳室や蝸牛の上衣細胞，網膜のミュラー細胞に発現している．AQP4分子はNMOの標的自己抗原であること[15]から，血清NMO-IgG / AQP4抗体測定を行うことによりNMOとMSの鑑別診断が容易となった．

響を及ぼしていると推測される（**2**）．

### MSの診断

　MSに特異的なバイオマーカーは現在まで同定されていない．また本邦では診断のために生検による病理学的検索が行われることはまれである．このためMSの臨床診断は，炎症性脱髄に起因すると考えられる臨床的な発作（急性増悪）が2回以上あり，神経症候から推察される中枢神経病巣が2か所以上あること，すなわち「時間的空間的多発性」によってなされてきた．2001年，MRIの急速な普及を受け，McDonald診断基準が作成された．これは無症候性の病変をMRIにより検出することで，早期に中枢神経病変を証明し，早期治療に結びつけようとする試みである．

　2010年には大幅な単純化と高感度化を図った2回目の改訂が行われ，より早期の診断が可能となった（**3**〜**6**）[2]．MS診断では視神経脊髄炎（neuromyelitis optica：NMO）（**Column**「MSとNMO―概念の変遷」参照）をはじめとするさまざまな中枢神経疾患の除外が重要である．この診断基準でもNMOに特徴的な臨床症状を認めた場合（**6**）には，NMO-IgG / アクアポリン4（aquaporin 4：AQP4）抗体の測定が推奨されている．

### 7 MSの認知機能プロフィール

| 認知機能 | MSで障害される頻度（％） |
|---|---|
| エピソード記憶 | 22〜31 |
| 注意，集中，情報処理速度 | 22〜25 |
| 語の流暢性 | 22 |
| 遂行機能 | 13〜19 |
| 視覚認知 | 12〜19 |
| 言語，意味記憶 | 8〜10 |
| 注意持続時間 | 7〜8 |

（Rao SM, et al. *Neurology* 1991 [20] より）

### 8 MSにおける"重度"認知機能障害の"red flags"

| |
|---|
| 臨床徴候 red flags |
| 前頭葉徴候（frontal release signs） |
| 疾患の急速な増悪 |
| 重度の疲労 |
| 治療抵抗性のうつ |
| 早期の退職 |
| MRI画像 red flags |
| 大きなサイズの病変 |
| 著明な脳梁病変 |
| 著明な脳萎縮 |

（Amato MP, et al. *Int MS J* 2003 [5] より）

## MSの認知機能障害

　MSの発作はストレス，感染が誘因となり，発作的に中枢神経系に脱髄病巣が出現し，障害部位に応じて視神経炎，内側縦束症候群，脊髄炎をはじめとした神経症状が増悪する．一方，MSの認知機能障害は発作とは独立して存在し，進行性の経過をとることが多い．

　MSにおける認知機能研究の歴史は19世紀半ばのCharcotの報告まで遡る[3]．Charcotは三徴（眼振，断続性言語，企図振戦）の他に，記銘力障害や概念的思考の緩徐化，感情障害を記載した．しかし，MS病変は中枢神経系に多発性に広く分布し，運動機能障害，認知機能障害を含む臨床症状は多彩で個人差が大きいため，Charcotによる記載以降，認知機能の解析は進まなかった．しかし，近年，MSに特化した簡便な神経心理検査が開発されて臨床的解析が進んだこと，若年者の有病率が高いMSでは軽い認知機能障害でも就労をはじめとする社会生活に影響する可能性があること，MSの認知機能障害の原因となる神経変性病態の解明が進んだこと，新規治療の可能性が期待されることなどから，MSの認知機能障害も，身体機能障害とともに重要な治療標的になると認識されている．

　MSの認知機能障害は早期から晩期に至るまで43〜70％の症例に認められ，主に注意障害，情報処理能の低下，遂行機能障害，長期記憶障害が出現する[4]（ 7 ）．特に思考過程の緩慢化，すなわち神経心理検査課題のタスク処理には時間がかかるが，時間をかけさえすれば正答を得られやすいことが特徴である．数字反復などの単純な注意力や，語義命名・語義理解などの本質的な言語能力は保たれることが多い．進行したSPMS患者では重度の認知機能障害を示すことがあり，そのred flagsが報告されている（ 8 ）[5]．

　しかし，進行したSPMS患者を除けば，ウェクスラー式の成人知能検査

### 9 PASAT 検査

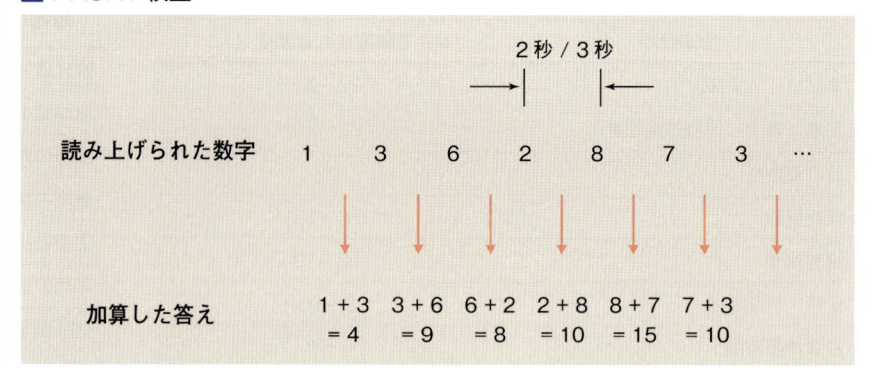

| 読み上げられた数字 | 1 | 3 | 6 | 2 | 8 | 7 | 3 | … |
|---|---|---|---|---|---|---|---|---|

2秒/3秒

加算した答え：
1+3=4　3+6=9　6+2=8　2+8=10　8+7=15　7+3=10

1桁の数字が2秒もしくは3秒間隔に61個録音されているテープを聞きながら，それぞれの前と後ろの数字の足し算の答えを求める検査である．問題数は合計60個で，実際の正答数が評価点となる．注意と情報処理の評価に使用される．

### 10 MSの神経心理学的簡易反復検査法（BRBN）の評価項目

| 評価項目 | 評価内容 | 施行時間 |
|---|---|---|
| 選択想起検査<br>(Selective Reminding Test : SRT) | 言葉の学習<br>・12個の単語リストを聴覚的に提示し，繰り返しによる学習効果を評価する | 8分 |
| 視空間認知検査<br>(Spatial Recall Test : SPART) | 視空間記憶<br>・碁盤に10個のコマを視覚的に提示し記憶させ，隠した後に同じ位置に再現させる | 5分 |
| 符号数字モダリティー検査<br>(Symbol Digit Modalities Test : SDMT) | 注意と情報処理能<br>・符号と数字の組み合わせのうち，符号を提示し，それに相当する数字を書くことを求める | 3分 |
| 連続聞き取り加算検査<br>(Paced Auditory Serial Addition Test : PASAT) | 注意と情報処理能<br>・1けたの数字を3秒間隔または2秒間隔に聴覚的に提示し，それぞれの前後の数字の足し算の答えを求める | 10分 |
| 選択想起検査（遅延再生）<br>(SRT-delay : SRT-D) | 言語学習の遅延再生<br>・SRTの12個の単語リストの再生を求める | 1分 |
| 視空間想起検査（遅延再生）<br>(SPART-delay : SPART-D) | 視空間記憶の遅延再生<br>・SPARTの10個のコマ位置の再生を求める | 1分 |
| 単語リスト生成検査<br>(Word List Generation Test : WLG) | 語の流暢性<br>・果物と野菜の分類に含まれる単語をできるだけ多く言ってもらう | 2分 |
| | 合計検査時間 | 30分 |

(Rao SM. Cognitive Function Study Group of the National Multiple Sclerosis Society. A Manual for the Brief Repeatable Battery of Neuropsychological Tests in Multiple Sclerosis. 1990[7] より)

でのIQは正常か，もしくは主に動作性IQが軽度低下する場合が多く，重度に進行した認知症はまれである．このため早期のMS患者では，家族を含めた他者がその異常に気づきにくく，患者個人で悩みを抱え込む場合がある．「課せられる仕事量にムラがある業務はつらいです．忙しいときは周囲の人たちよりも仕事が遅れがちですが，落ち着いているときにリカバーできるの

**11** MSのMSFCの評価項目

| 臨床軸 | 評価項目 | 評価基準 |
|---|---|---|
| 上肢機能 | 9-Hole Peg Test | ペグ9個のボードへの挿入と除去の時間 |
| 下肢機能 | Timed 25-Foot Walk | 25フィートの歩行時間 |
| 認知機能 | PASAT（3秒版） | 加算計算の正答数 |

で，仕事では相対的な評価をしてほしいです」「疲れてしまうため，仕事を継続することが難しいです．できれば仕事の途中で休みをとることができればと思います」．これらは就労の悩みを抱えるMS患者から寄せられた声であり，認知機能障害の存在が示唆される．

MSの認知機能障害はすべての臨床病型（RRMS, SPMS, PPMS）とすべての病期で存在する．臨床的に単回のエピソードから成るclinically isolated syndrome（CIS）でも認知機能障害が存在することが報告されている．またRRMSよりも慢性進行性のSPMSやPPMSで認知機能障害が重度となりやすい．一般的には，MSの認知機能障害の重症度は，罹病期間，Expanded Disability Status Scale（EDSS），疾患経過と関連していることが知られている．しかし少数例で初診時に認知機能障害が主な臨床症状の場合がある．またEDSSが3以下で，発症から少なくとも15年以上経過した「いわゆる良性MS」においても，その45%が認知機能障害を持ち，就労や社会生活に影響を及ぼしているとする報告もある[6]．したがって，罹病期間の長さや身体機能障害度の重症度と必ずしも関連しない場合もある．

## MSの認知機能─注意障害と情報処理障害

情報処理能は，脳が情報を一時的に保ちながら操作する能力（ワーキングメモリー）と，情報処理のスピード能力から構成される．MSでは初期から情報処理障害が存在し，特にSPMSではワーキングメモリーよりも情報処理速度低下が顕著である．連続聞き取り加算テスト（Paced Auditory Serial Addition Test：PASAT）はワーキングメモリーと情報処理速度の評価に有用な検査で（**9**，**10**），MSの認知機能障害を感度74%，特異度65%で判定できる．MSに特化した神経心理学的簡易反復検査法（Rao's Brief Repeatable Battery of Neuropsychological Tests：BRBN）[7]（**10**）やMultiple Sclerosis Functional Composite（MSFC）[8]（**11**）の検査項目として採用されている．

注意とはさまざまな外的，内的刺激と情報の中から，その時々の環境や状況において，必要な刺激や情報を選択し，言動に持続性，一貫性，柔軟性を持たせる機能である．注意障害は情報処理能障害と密接に関連しており，この両者がMSの認知機能障害の中核をなす[4]．注意障害に関連する臨床症状は「集中せず，落ち着きがない．すぐに中断し，長続きしない．ミスが多く，効率が上がらない．他のことに気が散り，目的に沿った言動ができない．複数の事柄を同時進行できない．他者から何度も繰り返し指示を受ける．一貫

**Keywords**

**MSFC**

MSの重症度は，従来，運動機能に重きを置いたEDSSスコアで評価されてきたが，近年，認知機能障害の重要性が認識されはじめ，認知機能を運動機能と同等な位置づけで評価できる簡易検査MSFC[8]（**11**）が作成されている．MSFCは上肢運動機能を評価する9-Hole Peg Test，下肢運動機能を評価するTimed 25-Foot Walk，注意と情報処理能力を評価するPASAT 3秒版（**9**）の3つから構成されており，簡便で繰り返し施行可能な重症度スケールである．

せず，まとまりがない．周囲の声や他者の動きに注意がそれやすい．周囲の状況に応じて，修正・転換ができない」のように多彩であり，軽度のものは見逃されやすい．

　注意は強度（覚醒水準や持続的注意）と選択性（選択的注意や配分的注意）が中核となる．前者はある一定時間刺激に反応し続けるための注意の持続能力であり，後者は干渉刺激を抑制しながら，多くの刺激，情報の中から特定の刺激を選択し，複数の刺激，情報に同時に注意を配分する能力である．MSでは数字反復などの単純な注意の持続は保たれやすいが，cognitive fatigueとして知られる持続的注意，複数のタスクを同時に遂行するための配分的注意，干渉刺激を抑制しながら多くの情報の中から特定の情報を選択するための選択的注意，異なった情報に対して注意を転換させるための転換的注意の障害が起こりやすい[4]（[7]）．持続的注意はContinuous Performance Test，選択的・配分的注意はTrail Making Test（part A, part B），符号数字モダリティーテスト（Symbol Digit Modalities Test：SDMT），PASATで評価することができる．BRBN[7]（[10]）ではSDMT，PASATが注意の検査項目として採用されている．

### MSの認知機能—遂行機能障害

　遂行機能とは抽象思考や複雑な行為の目標を設定し，計画し，開始し，順序立て，監視し，時には中止し，目標の実現に向けて行動する能力である．記憶，知覚，運動，言語などの要素的な認知機能を統合，ないしは制御する機能である．遂行機能障害により，日常生活では複雑な系列的行為が障害され，事務的な書類の作成や管理での間違い，新しい電化製品の使用や料理の困難さなどにつながる．

　Wisconsin Card Sorting Testは概念の変換と維持に関する能力を検討するカード分類検査である．語の流暢性検査は頭文字で始まる語（し，い，れ），ないしは特定のカテゴリー（動物，果物，乗物）に含まれる語を制限時間内でできるだけ多く産出することを求める検査（[10]）である．いずれも代表的な遂行機能を評価する検査である．MSでは音韻性，意味性の語の流暢性検査に異常が認められるが，その程度は情報処理障害，注意障害や記銘力障害よりも軽い．意味性の語流暢性検査は単語リスト生成検査（Word List Generation Test：WLG）としてBRBNの検査項目に採用されている[7]（[10]）．

### MSの認知機能—長期記憶障害

　記憶は把持される時間により，即時記憶，近時記憶，遠隔記憶に分けられ，このうち近時記憶と遠隔記憶は長期記憶と呼ばれる．この長期記憶はMSの40〜65％で障害が認められる[4]．即時記憶は短期記憶やワーキングメモリーとも呼ばれ，MSで障害を受けやすい機能である．MSでは陳述記憶のうちエピソード記憶が障害されやすいが，意味記憶や非陳述記憶（手続き記憶やプライミング）は障害を受けにくい．

記憶は，情報が脳に入る「記銘」，いったん記銘された情報を脳内に留めておく「把持」，把持されている情報を取り出す「想起」の3過程から構成される．従来，MSでは記憶の想起が特に障害され，記銘や把持は比較的保たれ，何らかの手がかりを出すと回答が得られやすいとされてきた．しかし，最近では長期にわたる記憶蓄積からの想起障害というよりも，初期の情報学習の障害だと考えられるようになっている．すなわち，予定された学習レベルに達するためには，健常者よりも多くの情報の反復が必要となるが，いったん，情報を獲得してしまえば，その後の想起や認知は健常者と同じレベルで可能である．この新しい情報の学習障害が存在すると，意思決定能力は低下する．情報処理速度の低下，不適切な刺激を無視できないといった情報の混線のしやすさ，遂行機能障害などがMSの学習障害に関連するといわれている．さまざまな長期記憶評価法が存在するが，BRBNでは選択想起検査（Selective Reminding Test：SRT）が採用されている[7]（10）．

## MSの認知機能—視覚・視空間認知障害

　視覚認知能力は，視覚刺激を認識する能力と，認識した視覚情報を正確に特色づける能力である．MSの約25％は視覚認知機能障害を持つことが知られている．MSでは視神経炎に由来する直接的な視覚情報処理の障害が，視覚刺激量を多く必要とする高次の視覚情報処理タスクに影響を与えている可能性が指摘されている．視空間認知機能に関して，BRBNでは視空間認知検査（Spatial Recall Test：SPART）が検査項目として採用されている（10）．

## 認知機能に影響を及ぼすMSに特有の因子

　疲労はMSの90％以上の患者が経験する代表的な症状の一つである．疲労には身体的疲労とcognitive fatigueという2つの要素があり，特に後者と認知機能障害との関連が検討されている．疲労がワーキングメモリーをはじめとした認知機能評価に影響し，逆に認知機能障害があることで疲労が増幅する．また疲労と認知機能障害を持つ患者では，前頭葉皮質下回路が共通に障害されている．

　うつもMSの60％の患者が持つ代表的症状の一つであり，情報処理速度低下，ワーキングメモリーと遂行機能の障害，記銘力障害に関連する．脊髄病変が優位な患者では大脳病変が優位な患者に比較してうつはまれである．うつは辺縁系や前頭葉，頭頂葉皮質と皮質下構造の解離に関連があり，側頭葉病変の多い症例ほどうつが多い[4]．認知機能評価にあたっては，被験者の疲労とうつ，また検査に費やす時間に注意する必要がある．

## MSの認知機能とその局在論

　MSの認知機能の特徴である思考過程の緩慢化や情報処理速度の低下は古典的にはいわゆる皮質下性認知症の特徴といわれており，MSは大脳白質に病変が蓄積する病態とする従来からの概念に矛盾しない．しかし，近年，ワ

ーキングメモリー，遂行機能障害，視空間認知障害，語想起障害などの皮質機能に関連した障害を示唆する報告が相次ぎ，症候学的に皮質性ないし皮質下性認知症として分類することには問題があると考えられている．MSでは，皮質下白質病変の蓄積により皮質と皮質下構造間の multiple disconnection が生じることや，病理学的検討により皮質自体の障害を示唆する報告も多く認められることから，皮質下および皮質の双方が認知機能障害の発症に関与していると考えるのが適切である．

### MSにおける神経心理検査

　MSの認知機能障害において，認知症疾患で国際的に最も汎用されている簡易認知機能検査 Mini-Mental State Examination（MMSE）は感度28〜36％，特異度89〜100％であり，重症例を除いて，スクリーニング検査としては十分ではない．

　すべての認知機能を包括的に評価しようとするほど検査が長時間になり，注意障害が主体に障害されるMSでは疲労を引き起こしやすい．一方，検査が簡潔であるほど，MSの個人差と正確な病態の評価が困難である．したがって，MSで障害を受けやすい注意や情報処理能力，遂行機能，長期記憶，視空間認知能力を評価する項目を含み，さらに検査時間が約30分で効率的に異常を検出できる検査法の開発が待たれてきた．アメリカ国立多発性硬化症協会の認知機能グループにより作成されたBRBN[7]（**10**）は，これらの条件を考慮に入れて開発されたMS患者向けの神経心理検査である．この検査法は4〜6週間ごとに繰り返し施行可能であり，認知機能の短期間での変化を評価できること，簡単なトレーニングを行えば検査を施行することが可能なことから，欧米諸国を中心に各国で翻訳され，新規薬剤の臨床二重盲検試験の評価項目となっている．BRBNのテスト項目は，SRT，SPART，SDMT，PASAT，選択想起検査（遅延再生）（SRT-delay：SRT-D），視空間想起検査（遅延再生）（SPART-delay：SPART-D），WLGから成り（**10**），感度68％，特異度85％でMSの認知機能障害を診断できる．また繰り返し施行によるトレーニング効果を防ぐ目的で，異なるversion（version A，version B）が作成され，縦断的評価に使用されている．本邦でも最近，日本語版が作成され，その有用性が確認されつつある．

　MSの神経心理検査課題を行うにあたっては，MSで障害されやすい身体機能障害（視力や運動機能）の影響を受ける課題があること，患者の教育レベルや疲労，うつなどの精神状態による修飾，ステロイド薬投与の影響，再発による一時的な認知機能の悪化などに注意を払う必要がある．

### MSの認知機能障害―神経イメージングからのアプローチ

　これまでMSの認知機能障害は頭部MRI検査とその新しい定量的解析法からアプローチされてきた．しかし，MSでは古典的な白質の脱髄病変だけではなく，通常のMRI検査で一見正常にみえる部分にも normal appearing white matter（NAWM）lesion や normal appearing gray matter（NAGM）lesion が空間的多発性をもって引き起こされる．このため従来の局在論の観点から，通常の頭部イメージングのみで MS の認知機能障害のすべてを理解することは困難である．

「脱髄病変の総量」に着目すると，軽度から中等度の MS 認知機能障害は，MRI の T1，T2 強調画像における大脳の病変総容積（lesion burden）と相関する．また通常の MRI 検査では異常を指摘できない「NAWM と NAGM 病変と脳萎縮」に着目すると，magnetization transfer を使用した解析が NAWM の顕微鏡的変化を反映すること，第三脳室の拡大，すなわち皮質下白質や皮質と密に連絡している視床の萎縮が神経心理課題の成績と相関すること，病変総容積よりもむしろ経時的な大脳萎縮の進行が認知機能障害を予期すること，1 年間の大脳萎縮の進行率が 5 年後の認知機能障害を説明すること，すなわち早期の脳組織の変性が後の認知機能障害を予期することなどが報告されている．

さらに，近年，MS における「大脳皮質 NAGM の研究」が盛んである．大脳の新皮質容積の減少は，軽度の認知機能障害を持った早期の RRMS 症例に顕著で，神経心理課題の成績と相関すること，軽度の認知機能障害は大脳萎縮や大脳の病変総容積と関連は少なく，むしろ新皮質容積と相関することが報告されている．最近，病理学的に MS における皮質性脱髄の解析が盛んであることを受けて，通常の MRI 検査では描出が難しかった皮質性脱髄を 3D double inversion recovery（DIR）法で解析する試みもある．

## MS の認知機能障害—病理形態からのアプローチ

典型的な MS 病巣の特徴は，血液脳関門（blood brain barrier：BBB）の破綻，多巣性炎症脱髄巣，オリゴデンドロサイト障害，反応性グリオーシスと神経軸索変性である．中枢神経髄鞘とオリゴデンドロサイトの免疫介在性障害が MS の本質的な病理であるが，免疫病態に依存的，もしくは非依存的な進行性神経軸索障害と大脳皮質障害こそが MS の非可逆性神経障害の主要な原因であると考えられている[9]．

### 脱髄病変と軸索変性

MS 剖検脳の慢性病巣では，軸索障害を反映する retraction bulbs，transected axons が認められ，MS の視神経，脳梁，脊髄では 70％ もの軸索が失われる[9]．正常に髄鞘化された神経では $Na^+$ チャネルがランビエ絞輪に集積し，跳躍伝導を担っているが，脱髄が起こると $Na^+$ チャネルは軸索にびまん性に散在して分布し，神経伝導の際に軸索内に過剰に $Na^+$ が流入する．そこで $Na^+$ 排泄を促すため，$Na^+$／$Ca^{2+}$ 交換が通常とは逆方向に稼働し，細胞内への $Ca^{2+}$ 流入量が加速し，$Ca^{2+}$ 介在性の軸索変性が進行する[9]．

## 12 MSの皮質性脱髄

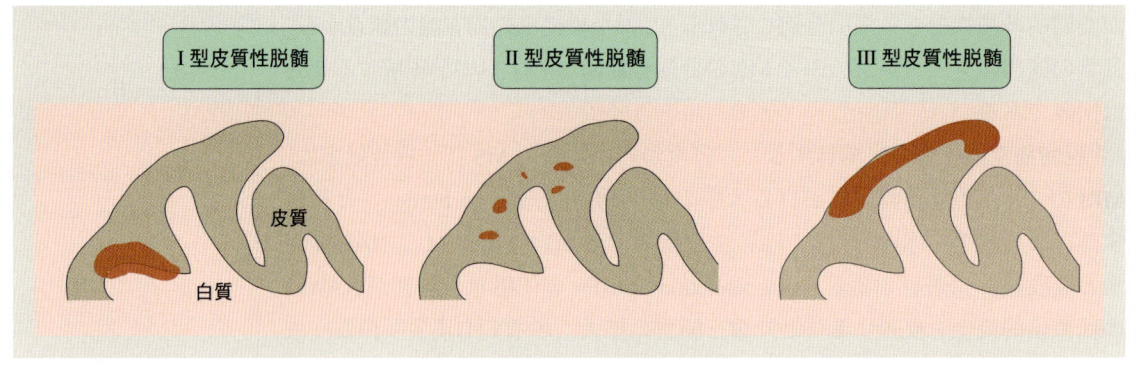

I型皮質性脱髄　　II型皮質性脱髄　　III型皮質性脱髄

皮質
白質

MSの皮質性脱髄は4型に分類されており，MSの認知機能障害への関与が想定されている（代表的な3型を示す）．

### MSにおける皮質病変

　古典的にはMSの脱髄病変は白質に限られると考えられてきたが，近年，大脳皮質にも脱髄病変が存在することが明らかになっている（12）．なかには皮質性脱髄が白質脱髄よりも高度な症例も存在する[10]．皮質性脱髄病変は，白質病変とは異なり，肉眼的に色調変化が乏しく，CD3陽性T細胞をはじめとした炎症細胞の浸潤やBBBの破綻が乏しく，また通常の髄鞘染色では描出しにくいため，頭部MRI検査や，肉眼および剖検標本の病理学的検査で観察しにくい．このため近年に至るまで，その存在が注目されなかった．

　皮質性脱髄は，病変分布により4型に分類される（12）[10]．I型は皮質と皮質下白質にまたがって分布し，II型は皮質内に限局した小病変で，III型は軟膜下皮質に層状，帯状に分布し，IV型は軟膜下皮質から皮質白質境界まで連続して分布する病変である．現在までの検討では，皮質の病変容積の大きさなどからIII型とI型の重要性が指摘されている．皮質性脱髄の結果，neuritic transectionや神経細胞のアポトーシス，神経シナプス濃度の減少が起こり，神経変性機転が進展する．このような神経変性機転は運動機能や感覚機能をはじめとした身体機能障害だけではなく，遂行機能をはじめとした認知機能障害を引き起こす．

　また皮質性脱髄をもたらす病態機序も徐々に解明されつつある．SPMS剖検例の約半数の髄膜に，濾胞樹状細胞やBリンパ球から構成されるリンパ節類似構造物（lymphoid neogenesis：LN）が出現し，LNが髄膜に存在することで神経細胞が減少する可能性[11]が報告されている．

　さらに基底核，海馬，視床，小脳皮質にもMSの神経変性機転が生じる．特に海馬における脱髄病変はMS症例の53～79％に存在し，神経細胞が保たれていても，シナプトフィジンをはじめとしたシナプス小胞膜蛋白が減少することでシナプス密度が減少し，グルタミン酸神経伝達やその恒常性が破綻して，記銘力障害をはじめとした認知機能障害が出現する可能性が提示さ

**Keywords**

**LN**

自己免疫疾患では慢性炎症の過程で標的臓器内にLNが形成されることがある．LNは高内皮細静脈を含むT細胞領域やCD35$^+$濾胞樹状細胞を含むB細胞領域で構成されることから，LNが存在することによりリンパ球生存ニッチェが確立し，抗原特異的T細胞の維持と抗体産生をはじめとした自己免疫病態が加速すると考えられている．シェーグレン症候群では標的臓器である唾液腺にLNが存在し，その場でSSA／Ro，SSB／Laに対する抗体を産生している．MSでもSPMSの約半数の髄膜にLN構造が存在し，LNを持つ髄膜に接した皮質には強い脱髄とneurites変性，ミクログリアの活性化を認め，疾患重症度と相関することが明らかとなっている[11]．

れている[12]．

## MSの認知機能障害に対する治療

　近年，MSの再発や障害進行を抑制するdisease modifying treatment（DMT）の開発が目覚ましい．インターフェロン（interferon：IFN）β（ベタフェロン®，アボネックス®）やglatiramer acetate（Copaxone®／2011年末現在国内未承認）をはじめとした第一世代のDMTの実用化から始まり，現在，フィンゴリモド（FTY720）（ジレニア®，イムセラ®）やnatalizumab（Tysabri®／2011年末現在国内未承認）をはじめとした第二世代のDMTの実用化が進行している．これらDMTの主たる治療対象はRRMSであり，これまではその再発をいかに抑止するかに大きな重点が置かれていた．一方，MSの認知機能障害，すなわち神経変性病態に特化した薬物療法はいまだに少数の臨床治験しかなく，確立されたものは少ない．

　MSに対する第一世代DMTであるIFNβ-1b（ベタフェロン®）療法では，最初の臨床症状発現後に治療を開始して5年間の治療を受けている「早期治療群」と，2回目の臨床症状発現後あるいは臨床症状の発現のない2年後から治療を開始して最低3年間の治療を受けている「遅延治療群」を比較すると，早期治療群でPASATスコアが良好であった[13]．IFNβ-1a（アボネックス®）療法でも2年間の観察で偽薬群に比較して治療群において記銘力と情報処理速度の評価が良好であった．以上から，IFNβは認知機能障害にある程度の効果が期待できる．

　第二世代DMTのフィンゴリモド療法では，フィンゴリモド使用群は偽薬群と比較して脳萎縮の減少率が軽快し，PASATを含むMSFC評価も良好であった[14]．フィンゴリモドはリンパ球のリンパ節外への移動，すなわち中枢神経内への浸潤を遮断する薬剤であり，この免疫修飾効果によりMSの再発抑制効果を発揮すると考えられている．その他に，BBB透過性の減少効果，オリゴデンドロサイト前駆細胞の分化促進や再髄鞘化の促進効果も推定されている．

　DMT以外の治療としては，脱髄軸索における持続性の$Na^+$蓄積による$Ca^{2+}$介在性軸索変性に対して，ラモトリギン（ラミクタール®），フェニトイン（アレビアチン®）をはじめとする$Na^+$チャネルブロッカーが神経変性や持続的神経機能障害の進行を抑制する治療として期待されている．さらにMSでは選択的なコリン作動性神経の減少はないが，コリン作動能の低下があることから，アルツハイマー型認知症治療薬であるアセチルコリンエステラーゼ阻害薬ドネペジル（アリセプト®）の効果も期待されるが，一定の見解が得られていない．

　認知リハビリテーションは，日常生活機能の改善，うつなどの感情障害の改善，介護者の役割分担の軽減のうえで，重要な柱となる治療であるが，MSに関してはいまだ一定の見解は報告されていない．

　近年，MSの認知機能障害の重要性が注目され，次第にその病態機序が解

明されつつあることから，今後，新たな薬物療法と包括的な認知リハビリテーションの開発が待たれる．

（河内　泉，西澤正豊）

## 文献

1) Hauser SL, Oksenberg JR. The neurobiology of multiple sclerosis: Genes, inflammation, and neurodegeneration. *Neuron* 2006; 52: 61-76.
2) Polman CH, et al. Diagnostic criteria for multiple sclerosis: 2010 revisions to the McDonald criteria. *Ann Neurol* 2011; 69: 292-302.
3) Charcot J. Sigerson G (translator). Lectures on the Diseases of the Nervous System Delivered at the Salpêtrière. London: New Sydenham Society; 1877, pp. 157-222.
4) Chiaravalloti ND, DeLuca J. Cognitive impairment in multiple sclerosis. *Lancet Neurol* 2008; 7: 1139-1151.
5) Amato MP, Zipoli V. Clinical management of cognitive impairment in multiple sclerosis: A review of current evidence. *Int MS J* 2003; 10: 72-83.
6) Amato MP, et al. Benign multiple sclerosis: Cognitive, psychological and social aspects in a clinical cohort. *J Neurol* 2006; 253: 1054-1059.
7) Rao SM. Cognitive Function Study Group of the National Multiple Sclerosis Society. A Manual for the Brief Repeatable Battery of Neuropsychological Tests in Multiple Sclerosis. Milwaukee: Medical College of Wisconsin; 1990.
8) Polman CH, Rudick RA. The multiple sclerosis functional composite: A clinically meaningful measure of disability. *Neurology* 2010; 74(Suppl 3): S8-15.
9) Trapp BD, Stys PK. Virtual hypoxia and chronic necrosis of demyelinated axons in multiple sclerosis. *Lancet Neurol* 2009; 8: 280-291.
10) Geurts JJ, Barkhof F. Grey matter pathology in multiple sclerosis. *Lancet Neurol* 2008; 7: 841-851.
11) Magliozzi R, et al. A Gradient of neuronal loss and meningeal inflammation in multiple sclerosis. *Ann Neurol* 2010; 68: 477-493.
12) Dutta R, et al. Demyelination causes synaptic alterations in hippocampi from multiple sclerosis patients. *Ann Neurol* 2011; 69: 445-454.
13) Kappos L, et al. Effect of early versus delayed interferon beta-1b treatment on disability after a first clinical event suggestive of multiple sclerosis: A 3-year follow-up analysis of the BENEFIT study. *Lancet* 2007; 370: 389-397.
14) Kappos L, et al. A placebo-controlled trial of oral fingolimod in relapsing multiple sclerosis. *N Engl J Med* 2010; 362: 387-401.
15) Lennon VA, et al. A serum autoantibody marker of neuromyelitis optica: Distinction from multiple sclerosis. *Lancet* 2004; 364: 2106-2112.
16) Hafler DA, et al. Risk alleles for multiple sclerosis identified by a genomewide study. *N Engl J Med* 2007; 357: 851-862.
17) Ramagopalan SV, et al. Multiple sclerosis: Risk factors, prodromes, and potential causal pathways. *Lancet Neurol* 2010; 9: 727-739.
18) Okinaka S, et al. Multiple sclerosis and allied diseases in Japan: Clinical characteristics. *Neurology* 1958; 8: 756-763.
19) Lennon VA, et al. IgG marker of optic-spinal multiple sclerosis binds to the aquaporin-4 water channel. *J Exp Med* 2005; 202: 473-477.
20) Rao SM, et al. Cognitive dysfunction in multiple sclerosis. I. Frequency, patterns, and prediction. *Neurology* 1991; 41: 685-691.

## III. 認知症をきたす疾患
# プリオン病

**Point**
- プリオン病は正常プリオン蛋白が伝播性を有する異常プリオン蛋白に変化し蓄積することにより発症する致死性難病である.
- 異常プリオン蛋白を介した感染性疾患でもあるため,五類感染症に指定されている.
- プリオン病には孤発性,遺伝性,獲得性の3種類があり,最も多いのは古典型孤発性であり,本邦では硬膜移植 CJD 例や比較的進行が遅い遺伝性 CJD が多いなどの特徴がある.
- 約80％を占める古典型孤発性では急速進行性の認知症,急速に無動性無言に至る臨床経過,四肢のミオクローヌス,MRI 拡散強調画像上の大脳皮質と基底核の高信号,脳波上の PSD など,特徴的な所見を認める.
- 臨床症状,画像・髄液検査,遺伝子検索により的確な診断をくだすことが,病態の解明,二次感染予防,心理サポートなどにおいて重要である.

## プリオン病の概念

　プリオン病は正常プリオン蛋白が伝播性を有する異常プリオン蛋白に変化し,主に中枢神経内に蓄積することにより急速に神経変性を起こすまれな致死性疾患である.プリオン病の代表的なタイプである孤発性クロイツフェルト・ヤコブ病（Creutzfeldt-Jakob disease：CJD）は1年間に100万人に1人程度の割合で発症することが知られており[1]､症状の進行が早く,発症から約1か月後には会話ができなくなる.3～6か月で確実に無動性無言になり[2,3],やがて肺炎や尿路感染などの合併症で死亡する.わが国では1999年から臨床個人調査票や感染症法の登録制度を用いたサーベイランス調査が続けられており,2011年9月までに3,000名以上の患者の調査が行われ,1,691名がプリオン病として登録されている.プリオン病はいまだに有効な治療法がない難病中の難病である.さらに,異常プリオン蛋白は伝播する性質を有するため,人畜共通感染症としてわが国では2003年から五類感染症に指定されており,医師は診断後7日以内に保健所へ報告することが義務づけられている.

## プリオン病の診断

　急速進行性の認知症症状とミオクローヌスなどの特徴的な症状を呈する古典型孤発性 CJD に関しては,神経内科医ならずとも,比較的容易に診断をすることができる.下記の各プリオン病の臨床病型を理解し,小脳失調,精神症状,高次脳機能などで発症するタイプも存在することを念頭に置き,プ

**Keywords**

**無動性無言**
英語の"akinetic mutism"の訳であるが,英語においても定義は明確ではない.Stedman 医学辞書では "subacute or chronic state of altered consciousness, in which the patient appears alert intermittently, but is not responsive, although his/her descending motor pathways appear intact ; due to lesions of various cerebral structures" となっており,Principles of Neurology では "A syndrome characterized by a silent and inert state without voluntary motor activity despite preserved sensorimotor pathways and vigilance....This may result in impaired abilities to communicate and initiate motor activities." となっている.ミオクローヌスなどの不随意運動については規定がないが,プリオン病ではミオクローヌスを伴っている,あるいは誘発されることが多い.開閉眼に関しては保たれるとされている.追視ではない眼球運動も認められることが多い.

## プリオン蛋白とは

ヒトのプリオン蛋白は253個のアミノ酸で構成されており，カルボキシル基末端側の181番目と197番目のアスパラギンが糖鎖修飾を受ける．正常プリオン蛋白の機能はいまだに十分には明らかにされていない．脳での発現量が最も多く，特に海馬，尾状核，視床の神経細胞や周辺の神経網で多く発現している．異常プリオン蛋白は正常プリオン蛋白と同じアミノ酸配列だが高次構造が異なっており（**1**），正常プリオン蛋白では3％以下であるβシート構造が異常プリオン蛋白では40％以上になっている[17,18]．異常プリオン蛋白は難溶性で凝集しやすく，プロテアーゼKにより切断はされても分解されないという性質を有する[19]．プリオン蛋白がプリオン病における病因物質であると同時に，感染因子であるとする「プリオン仮説」は1982年にStanley Prusinerにより提唱され[20]，その後の研究により現在では広く支持されるようになり，さらにはアルツハイマー病におけるアミロイドβ蛋白やパーキンソン病におけるαシヌクレインなどについても同様の伝播性が議論されている．プリオン蛋白異常化の機序に関しては，異常プリオン蛋白1分子と正常プリオン蛋白1分子が結合してヘテロダイマーとなることで正常プリオン蛋白が異常プリオン蛋白に変換するとする「ヘテロダイマー説」と異常プリオン蛋白が複数結合して核（seed）を形成し，このseedが正常プリオン蛋白を取り込むことにより異常プリオン蛋白のseedが重合し増大してゆくとする「核依存性重合モデル」の2通りの説がある．異常プリオン蛋白による神経細胞変性のメカニズムはまだ明らかにされていない．

プリオン蛋白遺伝子には129番目のアミノ酸（コドン〈codon〉129）とコドン219の2カ所に正常多型があり，129番目のアミノ酸（コドン129）で，メチオニン（M）かバリン（V）かでそれぞれMM，MV，VVの3種類に分類される．日本人ではMM型が多数であるのに対し，白人ではMM型は約半数程度である（**2**）．

異常プリオン蛋白はプロテアーゼK処理によりN末側が断片化され，ウエスタンブロッティングにより糖鎖修飾の違いによる3本のバンドが検出される（**3**）．これは181番目と197番目の2カ所のアスパラギンに糖鎖が付加するためで，2カ所に糖鎖付加したdiglycoform，いずれか一方のみのmonoglycoform，糖鎖付加のないnon-glycoformの3種類がある．non-glycoformの分子量が21 kDaのものを1型，19 kDaのものを2型と呼び，このバンドのパターン（1型と2型）とプリオン蛋白遺伝子のコドン129の多型によるアミノ酸の組み合わせ（MMとMVとVV）により，sCJDは6型に分類されている（Parchi分類；**4**の孤発性CJDの欄）[2]．最近，プロテアーゼKで分解される異常プリオン蛋白が蓄積する症例も報告された[21]．

**1 異常プリオン蛋白の高次構造**

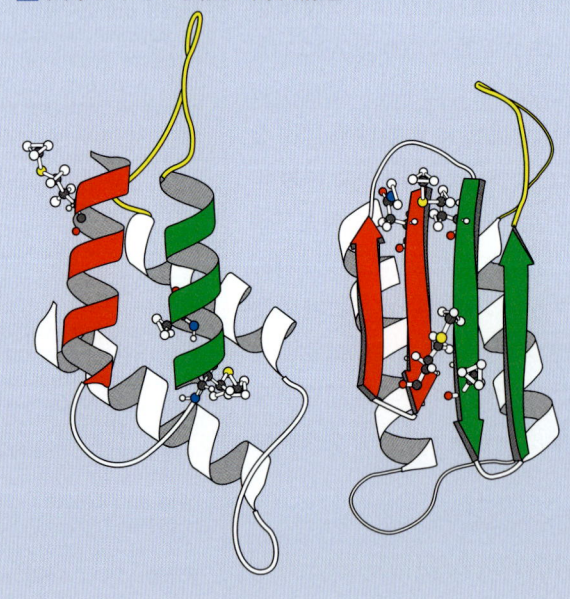

正常プリオン蛋白（左）ではαヘリックス構造が多いのに対し，異常プリオン蛋白（右）では高次構造が変化してβシート構造が増加しており，そのため難溶性のオリゴマー（3あるいは6量体と推測されている）が形成され，神経変性を引き起こす．

（Huang Z, et al. *Fold Des* 1995[18] より）

（次頁につづく）

# プリオン病 | 273

## Column

### プリオン蛋白とは（つづき）

#### 2 プリオン蛋白コドン 129 の遺伝子多型の相違

| コドン 129 遺伝子多型 | MM（%） | MV（%） | VV（%） |
|---|---|---|---|
| 日本（健常者） | 92 | 8 | 0 |
| 日本（プリオン病患者） | 699 | 35 | 5 |
| イギリス（健常者） | 37 | 51 | 12 |

プリオン蛋白にはコドン 129 とコドン 219 の 2 カ所の正常遺伝子多型があることが知られている．コドン 129 に関しては日本と英国の健常者で相違があり，日本では MM 型が最多であるが，イギリスでは MV が最多である．
M：methionine（メチオニン），V：valine（バリン）．

#### 3 プロテアーゼ K 処理後の異常プリオン蛋白のウエスタンブロットによる分類

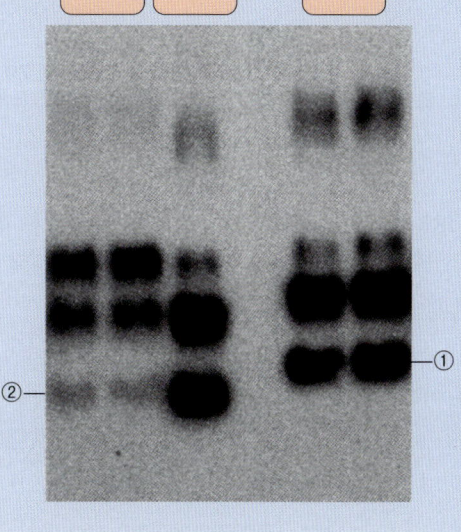

異常プリオン蛋白をプロテアーゼ K で処理した後，抗プリオン蛋白抗体を用いてウエスタンブロットを行うと，3 の中央付近にみられるような 3 本のバンドが検出される．3 の右側 2 レーンは 1 型と呼ばれるタイプで，最も分子量が小さいバンドが 21 kDa（キロ・ダルトン）（①）であり，左側 3 レーンは 2 型と呼ばれるタイプで，最も分子量が小さいバンドが 19 kDa（②）である．この最も分子量が小さいバンドは，糖鎖修飾を受けていない non-glycoform と呼ばれる異常プリオン蛋白のカルボキシル末断端（C 末端）である．孤発性 CJD の MM1 型と MV1 型が 1 型を呈する．3 本のバンドのうち最も分子量が大きいバンドは，2 カ所に糖鎖修飾を受けている diglycoform と呼ばれる C 末端である．2 型のうち 2A 型と呼ばれるものは non-glycofom の蛋白量が diglycoform に比べ多い（バンドが太く濃い）．2A 型には孤発性 CJD の MM2 視床型，MV2 型，VV2 型が含まれる．2B 型は diglycoform の蛋白量が non-glycoform より多く，変異型がこの型を呈する．
（「2002 年度版遅発性ウイルス感染に関する調査研究班報告書」より）

#### 4 ヒト・プリオン病の分類

**特発性プリオン病**

- 孤発性 CJD
  古典型，あるいは Heidenhain 型：MM1 / MV1
  失調型：VV2，MV2（クールー斑 variant）
  視床型（致死性孤発性不眠症：FSI，MM2 視床型）：MM2
  大脳皮質型：MM2（MM2 皮質型），VV1

**獲得性（感染性）プリオン病**

- クールー
- 医原性 CJD（乾燥硬膜，脳外科手術，深部脳波電極，角膜移植，ヒト成長ホルモン，ヒト・ゴナドトロピン）
- 変異型 CJD

**遺伝性（家族性）プリオン病**

- 遺伝性（家族性）CJD
- ゲルストマン・シュトロイスラー・シャインカー病（GSS）
- 致死性家族性不眠症（FFI）
- その他

### Keywords

**髄液中 14-3-3 蛋白**
約 30 kDa の脳由来の蛋白質で，主に海馬・視床・大脳皮質・小脳の神経細胞の細胞質に存在する．1996 年に CJD 患者の髄液で特異的に認められることが Hsich らにより報告され，現在では WHO の診断基準に含まれている．本邦のプリオン病での陽性率は 88.6％である．初期と末期では陽性率が低いことが報告されている．プリオン病以外には脳炎，多発性硬化症，ミトコンドリア病，傍腫瘍性症候群（paraneoplastic syndrome），橋本脳症，脳梗塞などで陽性になる．

## 5 本邦サーベイランスにおけるプリオン病患者の内訳

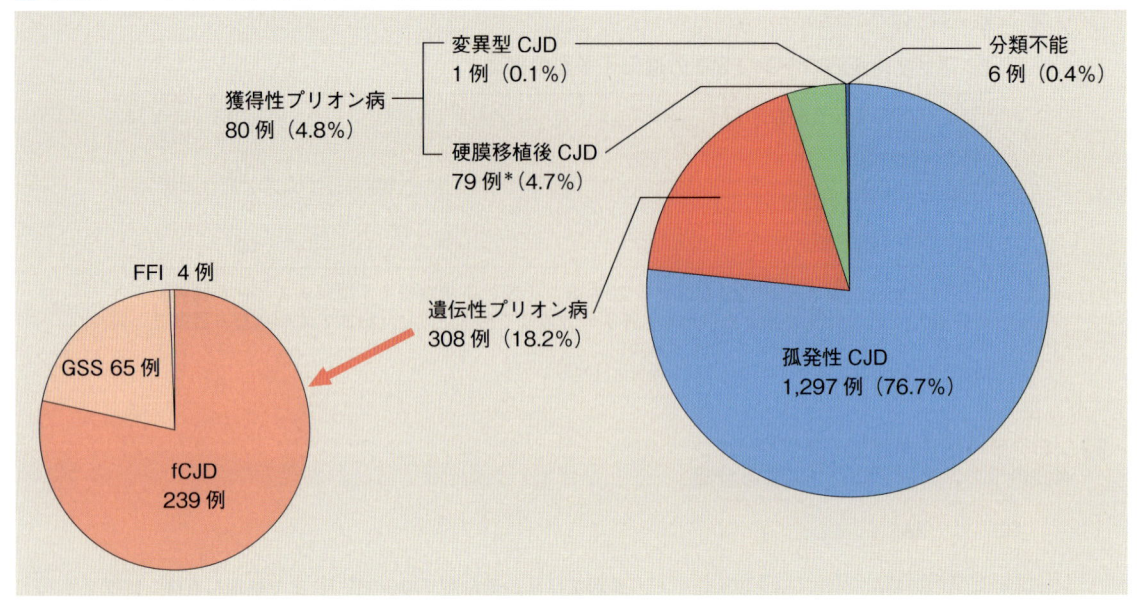

プリオン病患者 1,691 人のうち孤発性 CJD が 1,297 例，遺伝性 CJD（fCJD）が 239 例，硬膜移植による CJD が 79 例（*以前の調査と合わせて全体では 142 例），GSS が 65 例，FFI が 4 例，変異型 CJD が 1 例で，発症年齢は平均で 65.8 歳，男性 720 人，女性 971 人であった．

**Key words**

**髄液中総タウ蛋白**

診断基準には含まれていないが，プリオン病患者では髄液中の総タウ蛋白量が異常高値を示す．タウ蛋白はアルツハイマー病や脳血管障害でも高値を示すが，プリオン病のような異常値を示すことはない．カットオフ値を 1,260 pg/mL とした場合には，14-3-3 蛋白よりも感度・特異度が優れているという報告もある．

**Key words**

**QUIC（RT-QUIC*¹）法**

異常型プリオン蛋白の増幅法の一種で，脳脊髄液中の超微量の異常型プリオン蛋白を鋳型にして，リコンビナントプリオン蛋白のフィブリル形成を短時間で促進し，リアルタイムに検出する方法で，いわゆる蛋白の PCR 法のような検査手技である．ヒトのプリオン病の髄液検体における感度（Nat Med 2011；17：175-178）は，孤発性 CJD において 90～95％，特異度はほぼ 100％とされている．

*¹real-time quaking-induced conversion

リオン病を疑った場合には，脳 MRI 拡散強調画像・FLAIR 画像，脳波検査，髄液中の 14-3-3 蛋白とタウ蛋白，さらには QUIC 法による髄液中の異常プリオン蛋白の検索を行うことが重要である．

## プリオン病の臨床病型（4）

ヒトのプリオン病は病因により，原因不明の特発性プリオン病（孤発性 CJD〈sporadic CJD：sCJD〉），プリオン蛋白遺伝子変異による遺伝性プリオン病，他のプリオン病からの感染による獲得性（environmentally aquired）プリオン病の 3 型に分類される（4）．各病型の比率は 2011 年 9 月の時点で孤発性 CJD が 76.7％，遺伝性が 18.2％，獲得性が 4.8％である（5）．

### 孤発性 CJD

#### ■古典型孤発性 CJD

急速に進行する認知症症状とミオクローヌスを特徴としており，Parchi 分類の MM1 と MV1 に相当する．罹患率は 100 万人に 1 人で，平均年齢が 67.1 ± 9.7 歳であり，臨床病期は 3 期に分類されている．

第 1 期はおおよそ 1～2 か月間で，食欲低下，不安感などの不定愁訴，歩行障害，視覚異常（多くは変形視を訴える）を呈し，医療機関を受診してもうつ病や適応障害などの診断を受けていることが多い．また，視覚異常で発症するハイデンハイン（Heidenhain）型は眼科を受診していることが多く，白内障を合併している場合には白内障の手術を受けても改善せず，また眼科手術器具による二次感染の可能性が問題となっている．

## プリオン病患者に対する医療機関の対応　Column

　MRIの普及と，プリオン病におけるMRI拡散強調画像による高信号病変が広く知られるようになってから，神経内科医でなくとも比較的容易にプリオン病を疑うことができるようになった．これは二次感染予防の観点からは望ましいことであるが，同時にMRI撮影後の診療を拒否する例が増えて患者や家族が困るというケースが増えてきている．

　以前から一部の病院や施設によるCJDと診断された患者の受入を断るケースはあったのだが，それでも診断がつくまでは入院精査をしている病院がほとんどであった．それが，最近では患者が受診をしてMRI撮影を受けた時点で「CJDの疑いがあるから，これ以上この病院では検査も診療もできない」と告げられ，患者と家族が途方に暮れるケースが増えている．しかもそのような対応が大学病院などの神経内科外来でも行われているようで，にわかには信じがたいことである．通常の診療行為では感染の危険はなく，適切な対応が望まれる（プリオン病感染予防ガイドライン2008年版参照）．

### 6 脳波上の周期性同期性放電（PSD）

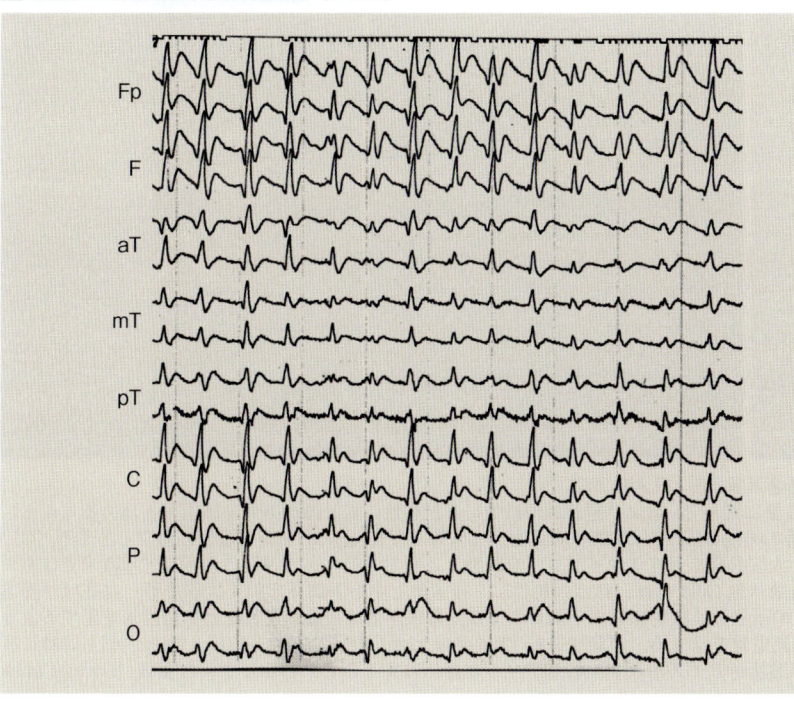

全誘導に約1Hzの周期で規則的に反復する左右対称性の突発性異常波を認める．

　第2期には急速に認知症が進行し，数週間で会話や歩行が不可能になる．錐体路徴候，錐体外路徴候，小脳失調，ミオクローヌスなども出現し，典型例では脳波で周期性同期性放電（periodic synchronous discharge：PSD）を認める（6）．この時期のミオクローヌスはチックや身震いのような短時間の動作が日に数回程度で出現する場合も多く，注意をしていないと気がつかない例もある．ほとんどの患者がこの時期に専門の医療機関，特に大学病院などの神経内科を紹介される．脳MRIでは拡散強調画像やFLAIR画像で大脳皮質や基底核に非対称性の高信号（7-A，B，C）を認め，最近ではこのMRI所見でプリオン病の可能性を指摘される例が多い．髄液検査では14-3-3蛋白やタウ蛋白が高値となり，髄液中の異常プリオン蛋白がQUIC法で陽性となる．

**Keywords**

**脳波上のPSD**
脳波上のPSDはミオクローヌスが出現する時期にほぼ一致して出現することが多い．ミオクローヌスを呈さない病型ではPSDの出現率も低い．診断基準にも採用されており，プリオン病の診断に必須な検査である．1回で出現しない場合でも繰り返し検査を行うと認めることがあるので，繰り返し検査を行うことが望ましい．プリオン病以外では亜急性硬化性全脳炎（SSPE），ヘルペス脳炎，麻疹脳炎，ミトコンドリア脳症などでも出現する．

## 7 プリオン病のMRI画像

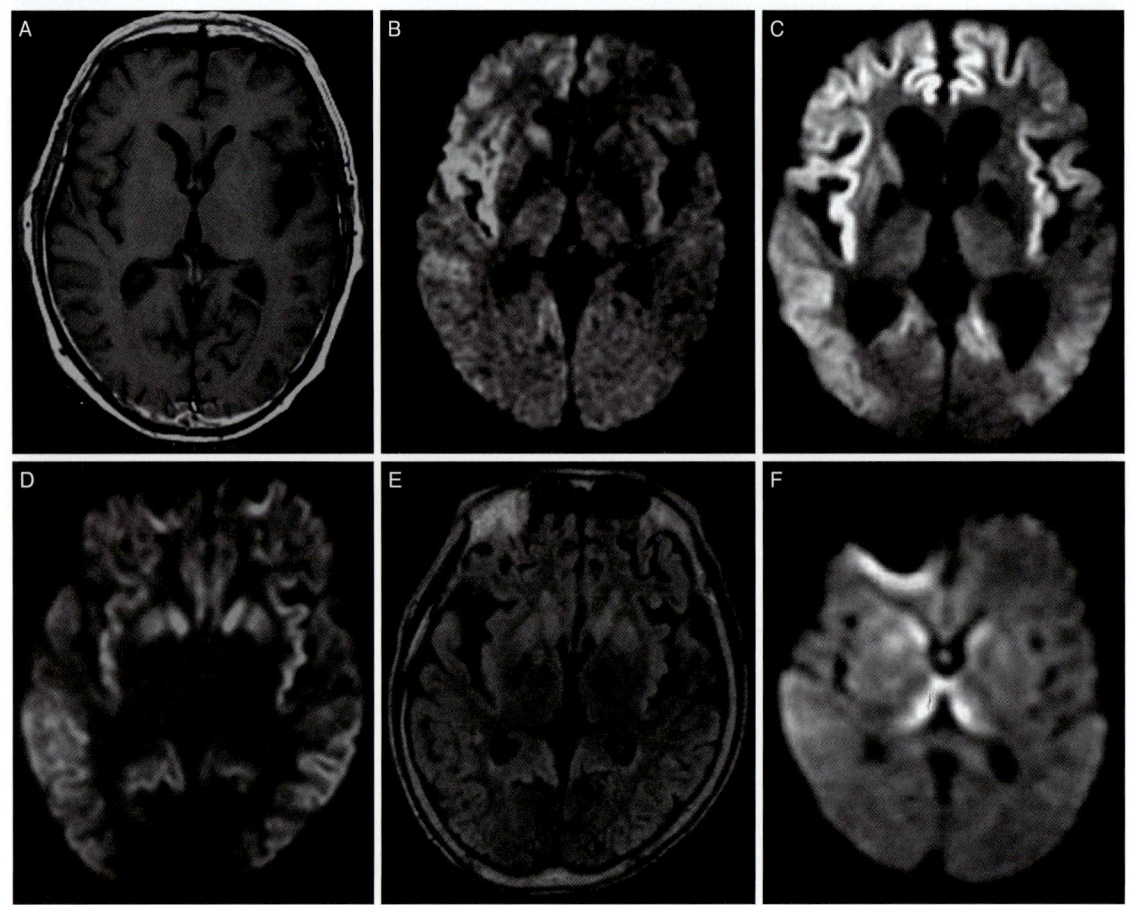

A：T1強調画像，B〜D，F：拡散強調画像，E：FLAIR画像．
初期の古典型孤発性 CJD では大脳皮質に沿って，および尾状核や被殻に非対称性に拡散強調画像で高信号を認める（A，B）．経過するに従って，大脳皮質の高信号の範囲は広がり，基底核も両側が高信号となり，皮質も白質も萎縮が目立ってくる（C）．病初期から図のCのように広範囲な大脳病変を呈するタイプを「全脳型」と呼ぶこともあるが，この呼び方は欧米ではあまりなじみがない．V180I 変異による遺伝性 CJD では，ほぼ対称性に，後頭葉と中心溝前後を除く大脳皮質と基底核が高信号を呈し，大脳皮質は腫脹する．この所見は比較的末期まで保たれるが，再末期には後頭葉皮質なども高信号を呈するようになる．変異型 CJD では視床枕が高信号を呈する，視床枕徴候（pulvinar sign）が認められる（F）．視床内側も同時に高信号領域を呈することがあり，その形状がアイスホッケーのスティック状にみえることからホッケー杖徴候（hockey stick sign）と呼ばれる．

3〜7か月で第3期となり，無動性無言，除皮質硬直や屈曲拘縮を呈する．経口摂取が不可能となるため，家族の希望によっては経鼻経管栄養や胃瘻造設が施される例もある．神経病理学的に海綿状脳症を認め，シナプス型のプリオン蛋白の沈着を認める（8）．

### ■視床型孤発性 CJD（MM2th）

致死性孤発性不眠症（fatal sporadic insomnia：FSI）や視床変性症と呼ばれることもあり，病変が視床に限局して認められる．致死性家族性不眠症（fatal familial insomnia：FFI）のような症状を呈する例もあるが，認知症，運動失調，自律神経症状など初発症状はさまざまで，発症年齢は平均 52.3 歳（36〜71 歳）である．経過は 8〜24 か月で平均 15.6 か月と比較的緩徐である．脳波では通常 PSD を認めず，MRI 拡散強調画像でも信号変化は認めない．髄液 14-

### 8 古典型孤発性 CJD の脳病理組織

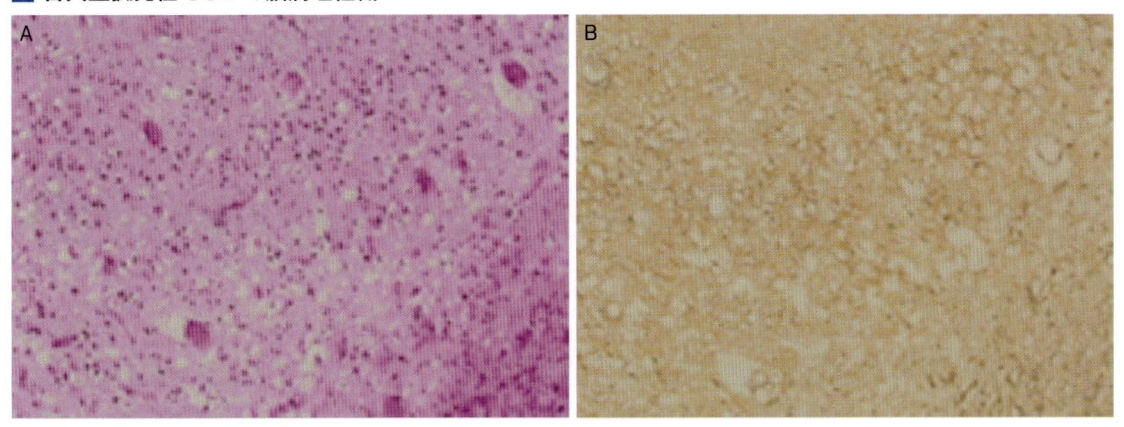

大脳皮質に多数の空胞形成を認め，海綿状脳症を呈する．このような変化は大脳皮質，基底核，視床，小脳皮質で強く，海馬や脳幹は比較的保たれる（A）．プリオン蛋白に対する抗体を用いた免疫組織染色では灰白質がび漫性に染色され，シナプス型の沈着を認める（B）．

### 9 孤発性 CJD の臨床病型と病理組織パターン

|  | MM1 | MV1 | MM2th | MM2c | MV2 | VV2 | VV1 | PSPr* |
|---|---|---|---|---|---|---|---|---|
| 臨床病型 | 古典型 | 古典型 | 視床型 | 皮質型 | 失調型 | 失調型 | 皮質型 | 皮質型 |
| 発症年齢 | 60代 | 60代 | 50代 | 60代 | 60代 | 60代 | 40代 | 48〜71 |
| 進行速度 | 急性 | 急性 | 緩徐 | 亜急性 | 緩徐 | 緩徐 | 緩徐 | 10〜60年 |
| ミオクローヌス | + | + | − | + | + | rare | − | − |
| 脳波上のPSD | + | + | − | rare | rare | rare | − | − |
| 髄液14-3-3 | + | + | − | (+) | rare | (+) | (+) | − |
| 髄液タウ蛋白 | + | + | − | (+) | (+) | (+) | (+) | ? |
| MRI-DWI hyperintensity | + | + | − | + | +（視床） | +（視床） | + | − |
| 病理組織像 | シナプス型 | シナプス型 | （シナプス型） | （シナプス型） | プラーク型 | プラーク型 | シナプス型 | 小プラーク |
| 本邦で剖検にて確認された例 | 31 | 0 | 7 | | 3 | 2 | 0 | 0 |
| その他 | | | SPECTが有用 | | | | | 失調症状 |

*PSPr：protease-sensitive prionpathy

（Gambetti P, et al. *Ann Neurol* 2008 [21] より）

3-3やタウ蛋白も正常であることが多い．脳血流シンチグラフィー（SPECT）やポジトロン断層画像（PET）で両側視床の血流低下が早期診断に有用であることが報告されている[4]．神経病理学的には視床と下オリーブ核に強い変性を認め，大脳皮質には軽度の海綿状変化を認める．Parchi分類ではMM2Aに相当する．

その他の孤発性CJDの特徴を9に，診断基準を10にまとめた．MV1型とVV1型は本邦のサーベイランスでは確認されていない．

## 10 孤発性 CJD の診断基準

| 1. 確実例（definite） | 脳組織において CJD に特徴的な病理所見を証明するか，またはウエスタンブロット法か免疫組織学的検査にて異常プリオン蛋白が検出されたもの |
|---|---|
| 2. ほぼ確実例（probable） | 病理所見・異常プリオン蛋白の証明は得られていないが，進行性認知症を示し，さらに脳波上の周期性同期性放電を認める．さらに，ミオクローヌス，錐体路または錐体外路徴候，小脳症状（ふらつき歩行を含む）または視覚異常，無動無言状態のうち2項目以上を呈するもの．あるいは，「3. 疑い例」に該当する例で，髄液 14-3-3 蛋白陽性で全臨床経過が2年未満であるもの |
| 3. 疑い例（possible） | ほぼ確実例と同様の臨床症状を呈するが，脳波上の周期性同期性放電を認めないもの |

以前は髄液中の 14-3-3 蛋白の測定が統一されていなかったため，本邦の診断基準に含まれていなかったが，現在では本邦での髄液 14-3-3 蛋白測定法が標準化されたため，WHO と同じ診断基準を採用している．

(WHO, 1999 より)

## 11 本邦と欧米の遺伝性プリオン病の原因遺伝子頻度の比較

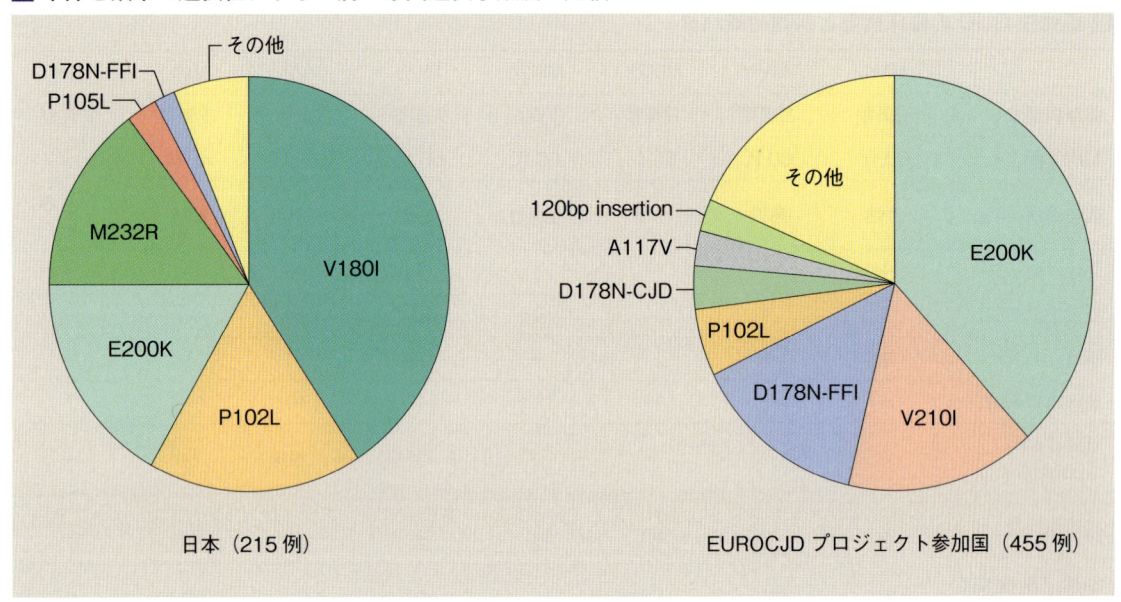

日本（215 例）

EUROCJD プロジェクト参加国（455 例）

本邦では V180I が最多で P102L，E200K と続いているが，EUROCJD 参加国 11 か国の統計では E200K が最多で，V210I，D178N と続いていることより，本邦の遺伝性プリオン病が特殊であるようにみえる．しかし，EUROCJD 参加国の個別データをみると，国ごとにかなり偏りがあり，各国ごとのサーベイランス体制の影響もあるのかもしれない．

### 遺伝性プリオン病

臨床病型により，遺伝性 CJD，ゲルストマン・シュトロイスラー・シャインカー病（Gerstmann-Sträussler-Scheinker disease：GSS），致死性家族性不眠症（fatal familial insomnia：FFI）に分類される．わが国のサーベイランスデータによると，1999 年 4 月から 2009 年 9 月までの約 10 年間でプリオン病と判定（possible 以上）された 1,305 例のうち 215 例（16.5％）が遺伝性プリオン病であった．一方，EUROCJD プロジェクト参加国（オーストラリア，オーストリア，カナダ，フランス，ドイツ，イタリア，オランダ，スロバキ

ア，スペイン，スイス，イギリス）の1993年から2002年までの10年間でプリオン病（probable以上）の判定を受けた4,441例のうち455例（10.2％）が遺伝性プリオン病であった[5,6]．各国との比較においてもEUROCJD参加国における遺伝性プリオン病の数は最も多いイタリアで115名とわが国の約半数であり，わが国における遺伝性プリオン病の頻度は高い可能性がある．また，遺伝性プリオン病のタイプ別統計（**11**）をみると，わが国にほぼ特有なV180I, M232R, P105Lの3型の合計で125例と半数以上を占めており，欧米の比率とは大きく異なっている．

現在までに30種類以上の遺伝子変異と15種類の欠失・挿入が報告されている．遺伝性プリオン病では家族歴が確認できないタイプが多いので注意が必要である．本邦で高頻度に認められるタイプを中心に紹介する．

### ■ V180I 変異 CJD

プリオン蛋白遺伝子コドン180のバリン（V）からイソロイシン（I）への変異による家族性CJDで，本邦では遺伝性プリオン病全体の40％と最も多く認めているが，海外ではアメリカ，フランス，韓国で各1例報告されているのみである．発症年齢は44〜93歳で，平均約76歳である．初発症状は記銘力障害以外に，失語や失行などの高次脳機能障害で発症する例が多いのが特徴で，緩徐に進行するため，アルツハイマー病と誤診されている例もある．

経過中には小脳失調は約39％，視覚障害は約13％，ミオクローヌスは約48％で出現するが，これらの神経徴候は早期には出現しないか，出現しても軽微なため気づかない例も多い．全経過の平均は約1.9年であるが，無動性無言になってから数年にわたる場合もある．これまで，V180I症例では遺伝子検索で家族内発症が確認された例は1例のみで，ほぼ全例が孤発性の発症様式である．プリオン病としては非典型的な経過と症状のため診断がつきにくく，診断にはプリオン病遺伝子検索が必須である．

脳波でPSDを認めるのはわずかに12％程度であるが，脳MRIの拡散強調画像では後頭葉と中心溝前後を除いたほぼ全域に大脳皮質のリボン状の高信号と基底核領域の高信号および，大脳皮質全体が浮腫状に腫脹する像を呈するのが特徴であり（**7**-D, E），最近では孤発性と同様にこのMRI所見でプリオン病を疑われる例が多い．髄液検査では14-3-3蛋白の陽性率は約70％で，タウ蛋白は約74％で陽性となる．QUIC法による異常プリオン蛋白の陽性率は約37％と低い．

### ■ P102L 変異 GSS

プリオン蛋白遺伝子コドン102のプロリン（P）からロイシン（L）への変異によるGSS（GSS[102]）はGSSのうちで最も頻度の高いものであり，遺伝性プリオン病全体の中では約16％を占める．発症年齢は40〜60歳代で，平均約53.7歳である．特定の地域に偏って発症する傾向があることが知られている．浸透率は高く，約85％に認知症の家族歴を認め，約42％の症例で同じ遺伝子異常が確認されている．約90％が小脳症状で発症し，歩行障害を主訴とする．その後に認知症を伴って両者が緩徐に進行する．

---

**Memo**

**脳MRI拡散強調画像における大脳皮質と基底核の高信号**

主に古典型孤発性CJDでは拡散強調画像で特徴的とされる．大脳皮質と線条体の非対称性の高信号を認める．淡蒼球には高信号を認めることはなく，視床ではタイプによって高信号が認められる．高信号病変は経過とともに両側に広がり，末期にはほぼ対称性になる．基底核の高信号は，多くの例で片側の尾状核から始まり，同側被殻，対側尾状核，対側被殻の順に広がってゆく．ADC（apparent diffusion coefficient）は通常低下する．どのような病態を反映しているのかは，いまだに明らかにされていないが，海綿状変化の反映，異常プリオン蛋白の沈着，ミクログリアの増生などの報告がある．

### 12 GSS の診断基準

| 1. 確実例（definite） | 進行性認知症，小脳症状，痙性対麻痺などを呈する．プリオン蛋白遺伝子の変異が認められ，脳組織において GSS に特徴的な病理所見を証明するか，またはウエスタンブロット法か免疫組織学的検査にて異常プリオン蛋白が検出されたもの |
|---|---|
| 2. ほぼ確実例（probable） | 臨床症状とプリオン蛋白遺伝子の変異は確実例と同じであるが，病理所見・異常プリオン蛋白の証明が得られていないもの |
| 3. 疑い例（possible） | 家族歴があり，進行性認知症を呈し，小脳症状か痙性対麻痺を伴うが，プリオン蛋白遺伝子の変異や病理所見・異常プリオン蛋白の証明が得られていないもの |

（厚生労働省認定基準，2009 より）

　神経学的には四肢の小脳失調，眼振，構音障害，下肢異常感覚，腱反射の低下，病的反射，認知症が認められる．ミオクローヌスは約 30％で認める．下肢の異常感覚を呈する症例では，末梢神経伝導検査で異常が認められず，脊髄後角病変による症状と考えられている[7]．平均罹病期間は 4.5 年で，末期には寝たきりから無動性無言となる．比較的急速に認知症が進行し，CJD 様の経過を呈する亜型が，同一家系内でも存在する．

　脳波上約 23％に PSD を認める．髄液検査では約 25％で 14-3-3 蛋白の上昇を認め，約 38％でタウ蛋白が陽性である．QUIC 法による異常プリオン蛋白陽性率は約 88％である．早期の脳 MRI 拡散強調画像や FLAIR 画像では変化を認めることが少ないが，全経過中には約 39％の症例で大脳皮質と大脳基底核の高信号が認められる．

　GSS の診断基準を 12 に示す．わが国では多発地域が知られている．

### ■ E200K 変異 CJD

　プリオン蛋白遺伝子コドン 200 のグルタミン（E）からリジン（K）への変異による遺伝性 CJD である．遺伝性プリオン病のうちではわが国では 3 番目，欧米では最も頻度が高い．浸透率はほぼ 100％とされているが，本邦では家族歴が確認されている例は約 54％で，同一遺伝子変異が家系内に確認されている例は約 18％にとどまっている．発症平均年齢は 58.6 歳で，症状は上述の古典型孤発性に類似し，急速進行の認知症，全身のミオクローヌスを呈し，数か月以内に無動性無言になる．わが国での平均罹病期間は 1.1 年である．特定の地域に多発していることが知られている．

　脳波では約 92％で PSD を認め，脳 MRI では約 94％で古典型孤発性と同様の大脳皮質・基底核の信号変化を拡散強調画像で認める．髄液検査では約 87％で 14-3-3 蛋白が陽性となり，約 87％でタウ蛋白が陽性となる．QUIC 法での異常プリオン蛋白の陽性率は約 85％である．

### ■ その他の遺伝性プリオン病

　M232R 変異 CJD は古典型孤発性 CJD と同様の臨床経過，検査所見を呈する急速進行例が多いが，急速進行型と緩徐進行型が存在することが知られており[8]，緩徐進行型では脳波上 PSD が出現しない例がほとんどである．同一家系内の発症例は報告されていない．V180I との鑑別にはプリオン病遺伝

子検索が必須である．平均発症年齢が65.0歳,平均罹病期間は1.7年である．

P105L変異GSSもわが国にほぼ特異的であり，2009年12月までに6家系の報告があり[9]，すべてプロリン（P）からロイシン（L）への変異である．海外では2家系の報告があるが，Pからセリン（S）とトレオニン（T）に変わる家系であり，P105Lは本邦のみで報告されている変異である．40〜50歳の若年で発症し，10年以上の経過という，非常に緩徐な進行を呈する例が多い．失調症状と錐体路症状が主症状で約半数で痙性対麻痺を認める．不随意運動を主体とする例も認められ，同一家系内での症状のバリエーションがある[10]．極まれにしか脳MRI拡散強調画像での高信号や脳波上PSDを認めない．

## 獲得性（感染性）プリオン病

欧米で用いられているenvironmentally-acquired prion diseasesの日本語訳として，以前は感染性プリオン病と呼ばれていたが，現在では獲得性プリオン病と呼ばれている．クールー，医原性CJD，変異型（variant）CJDの3種類に大別される．本邦では2011年3月の時点で，2004年に報告された変異型CJD 1例以外はすべて硬膜移植によるCJDである．

### ■医原性CJD

医原性CJDの感染源として報告されているものには，ヒト屍体乾燥硬膜，CJD患者由来の角膜，深部脳波電極，脳外科手術の際の手術器具，vCJD患者における献血由来の輸血などがあるが，前述のように本邦では硬膜移植による症例のみ確認されている．

### ①硬膜移植によるCJD（硬膜CJD，dCJD）

脳外科手術時のヒト由来乾燥硬膜の移植によりCJDが感染したと考えられる例で，アルカリ処理をしていないドイツ製のヒト死体由来の乾燥硬膜（Lyodura®）を使用していたことが証明されている．これまでに調査された141例のうち126例で使用硬膜が確認され（2011年2月時点），すべてLyodura®であった．もう一つの乾燥硬膜製品であるPfrimmer Viggo社製のTutoplast®による感染については，アメリカで1例のみの報告がある[11]．潜伏期間は1〜30（平均12）年で，発症年齢は50歳代が多く，孤発性CJDと比べると若い．

dCJD患者では，硬膜移植を受けた年が1975年から1993年までと，幅広く確認されている．アルカリ処理が行われるようになってからは，患者の報告が激減した．ちなみに，Lyodura®のガンマ線滅菌処理による製造が変更されたのは1987年だが，日本でのLyodura®を含めたヒト乾燥硬膜製品の使用が禁止になったのは1997年で，その間に手術を受けた患者の中にはLyodura®が使用された例があったため，1987年以降に手術を受けた患者でもdCJDを発症している．

初発症状は小脳失調が多く，眼球運動障害，視覚異常の出現頻度が高い傾向がある．その他の臨床症状は古典型孤発性CJDと大差なく，PSDやミオ

**Memo**

**クールー**
パプアニューギニア（Papua New Guinea）の東部高地のオカパ（Okapa）地域のフォーレ（Fore）族（集落）のカニバリズム（食人）が原因で感染が蔓延したが，1959年よりカニバリズムの禁止が徹底されていった結果，1959年以降に生まれた子どもからはクールーの発症は報告されていない．最近では，潜伏期間が最長50年くらいにもなることが指摘されている[16]．

### 13 変異型 CJD の診断基準

| | |
|---|---|
| I | A. 進行性精神・神経障害<br>B. 経過が 6 か月以上<br>C. 一般検査上，他の疾患が除外できる<br>D. 医原性の可能性がない<br>E. 家族性プリオン病を否定できる |
| II | A. 発症初期の精神症状[*1]<br>B. 遷延性の痛みを伴う感覚障害[*2]<br>C. 失調<br>D. ミオクローヌスか，舞踏運動か，ジストニア<br>E. 認知症 |
| III | A. 脳波で PSD 陰性[*3]（または脳波が未施行）<br>B. MRI で両側対称性の視床枕の高信号[*4] |
| IV | A. 口蓋扁桃生検で異常プリオン陽性[*5] |

確実例：IA と神経病理で確認したもの[*6]
ほぼ確実例：I＋II の 4／5 項目＋IIIA（ただし後期には全般性発作性複合波を認めることが
　　　　　　ある）＋IIIB または I＋IVA
疑い例：I＋II の 4／5 項目＋IIIA
[*1] 抑うつ，不安，無関心，自閉，錯乱
[*2] はっきりとした痛みや異常感覚
[*3] 約半数で全般性三相性周期性複合波
[*4] 大脳灰白質や深部灰白質と比較した場合
[*5] 口蓋扁桃生検をルーチンに施行したり，孤発性 CJD に典型的な脳波所見を認める例に施
　　行することは推奨されないが，臨床症状は矛盾しないが視床枕に高信号を認めない vCJD
　　疑い例には有用である．
[*6] 大脳と小脳の全体にわたって海綿状変化と広範なプリオン蛋白陽性の花弁状クールー斑

(WHO, 2003 より)

クローヌスが出現し，罹病期間は約 1.6 年である．しかし，硬膜移植による CJD の約 30％の患者は，プラーク型と呼ばれる病理組織変化を呈し，緩徐進行性で発症 1 年後にも簡単な応答が可能である．プラーク型ではミオクローヌスや PSD はみられないか，みられても出現が遅い[12)]．

### ■ 変異型 CJD

BSE 罹患牛由来の食品の経口摂取によって牛からヒトに伝播したと考えられている．1994 年よりイギリスを中心に発生しており，2011 年 5 月現在，累積患者数は 221 名確認されている（http://www.cjd.ed.ac.uk/vcjdworld.htm）．イギリス以外では，フランス，アイルランド，イタリア，香港，アメリカ，カナダ，オランダおよび日本で報告がある．変異型 CJD の全例でプリオン蛋白遺伝子コドン 129 多型は MM 型であるが，MV 型で潜伏感染が知られている（保因者）．発症年齢は 12～74 歳であるが，平均 29 歳と若年である．

初期には抑うつ，焦燥，不安，自閉，無関心，不眠，強迫観念，錯乱，興奮，異常な情動，性格変化，異常行動，記憶障害などの精神症状が中心である．進行すると認知症が徐々に顕著となり，また全例に失調症状を認めるようになる．顔・四肢の痛み，異常感覚，感覚障害も高頻度に認められる．ミオクローヌスは認められるが，古典型 CJD にみられるほどはっきりとしておらず出現期間，頻度ともに少ない．経過は緩徐進行性で罹病期間は平均 1.5 年である．末期には約半数が無動無言状態となる．

---

**Memo**

**変異型 CJD における脳波上の PSD**

変異型 CJD では脳波上 PSD が出現する例がほとんどなかったことより，当初変異型診断基準には「脳波上 PSD を認めない」ことが含まれていた．しかし，日本やスイスの変異型 CJD 症例で末期に PSD を認めたことより，2007 年 11 月に WHO の診断基準が改定され，「ただし後期には全般性発作性複合波を認めることがある」と付け加えられるようになった．これは，本邦でたった 1 例のみ確認された変異型 CJD の症例を詳細に検索した結果が WHO の疾患診断基準を修正した例であり，本邦のプリオン病診療レベルの高さを物語っている．

## 14 孤発性，および変異型 CJD 患者組織の感染性

|  | 孤発性 CJD | 変異型 CJD |
|---|---|---|
| 脳，脊髄，脳および脊髄の神経節，硬膜 | 高 | 高 |
| 視神経，網膜 | 高 | 高 |
| 上記以外の眼の組織，嗅上皮 | 中 | 中 |
| 虫垂，扁桃，脾臓，他のリンパ組織 | 低 | 中 |
| 血液* | 低 | 低 |
| 歯髄や歯肉を含む他の組織 | 低 | 低 |

高：≧ $10^7$ $ID_{50}$ / g，中：$10^4$ 〜 $10^7$ $ID_{50}$ / g，低：$<10^4$ $ID_{50}$ / g.
*輸血においては多量の血液や血漿が個人に使用されるので，感染性が低くても軽視してはならない．輸血により体内へ入る蛋白質の量は，消毒・滅菌後の外科器具に付着している量をはるかに上回る．
（CJP. Management of possible exposure to CJD through medical procedures, 2005 より）

　脳波では通常 PSD を認めず，髄液検査では約半数で 14-3-3 蛋白が陽性となる．脳 MRI では拡散強調画像や FLAIR 画像で視床枕に高信号領域が認められる（視床枕徴候：pulvinar sign）（**7** -F）．視床内側も同時に高信号領域を呈することがある（ホッケー杖徴候：hockey stick sign）．大脳基底核も高信号領域を呈することがあるが，変異型 CJD では視床の病変のほうが大脳基底核よりも明瞭であり，大脳皮質のリボン状の高信号領域は認められない．病理組織では，大脳および小脳皮質に florid plaque という，異常プリオン蛋白が斑状に沈着した周囲に空胞形成があり花弁状になっている像が特徴的であり，脳組織のウエスタンブロッティングのパターンは「2B（**3**）」と呼ばれる diglycoform の蛋白量が多い 2 型を呈する．**13** に変異型 CJD の診断基準を示した．

　変異型 CJD は輸血などの血液を介した感染の危険性が指摘されている[13,14]．イギリスでは継続して National CJD Surveillance Unit（NCJDSU）と UK Blood Services（UKBS）が共同で研究を行っており（Transfusion Medicine Epidemiology Review：http://www.cjd.ed.ac.uk/TMER/TMER.htm），2011 年 5 月の時点ではドナー登録をしていたとされる 31 名中，24 名の記録が追跡できており，実際に献血した 18 名の（発症前）変異型 CJD 患者の血液が 67 名の患者に輸血されていたことが確認されている．この 67 名のうち 3 名が，それぞれ輸血から 6.5，7.8，8.3 年後に変異型 CJD を発症し，1 名が輸血から 5 年後に偶然腹部大動脈瘤破裂で死亡した際に，剖検で脾臓と頸部リンパ節に異常プリオン蛋白が検出された．それぞれのドナーは変異型 CJD 発症の 40，21，18，17 か月前に献血をしていた．

## プリオン病の感染予防

　プリオン病は発症後のみならず潜伏期間においても患者に対して使用した器具や，患者から提供された臓器などを介して[15]，さらには変異型 CJD（vCJD）において血液を介して伝播する可能性が指摘されている[13]．イギリ

## ディベート

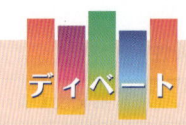

### プリオン病患者の遺伝子検索

　本邦に限らず，遺伝性プリオン病患者でも家族歴を有さない症例が多いため，遺伝子検索を受けて，初めて遺伝性プリオン病であることが判明する例が多い．遺伝性ということで，家族が自分も発症するのではないか，と心配するケースや遺伝性であることが判明すると困るので，遺伝子検索は受けない，というケースがあり，時々問題になっている．

　この問題の背景にはプリオン蛋白遺伝子変異によるプリオン病発症の浸透率が明確でないこと，V180I などの遺伝子異常が原因遺伝子として，どの程度病態に関与しているのかが明らかにされていないなどの問題がある．特に V180I や M232R 変異に関しては日本以外の国では，その存在がほとんど確認されておらず，原因遺伝子ではなく遺伝子多型であると主張する研究者も少なくない．正確な浸透率がわからないことや，病原性がわからないことで専門外来でのアドバイスや遺伝カウンセリングの際にも，正確な情報を提供することができないため，家族の不安を増長し，遺伝子検索を受けないことへとつながり，正確な情報がいつまでも得られないという悪循環に陥ってしまうことになる．

ス CJD Incidents Panel（CIP）では CJD 患者における各組織の感染性を **14** のように分類している．

　プリオン病患者に使用した手術器具に対して，現在推奨されている消毒・滅菌方法は，①焼却可能な器具，用具はすべて焼却，②器具に付着した血液・組織片をできる限り取り除いた後，3% SDS 溶液にて 3〜4 分間 100℃煮沸し，手作業またはウォッシャーディスインフェクターによる洗浄後にプレバキューム方式のオートクレーブで 134℃ 10 分処置，③軟性内視鏡などの加圧・加熱処理ができない手術器具に関しては，適切な洗浄剤による十分な洗浄後に過酸化水素低温ガスプラズマ滅菌による洗浄・不活化処理，④病理標本に関しては 90％蟻酸で 1 時間処理すること，とされている（http://prion.umin.jp/guideline/cjd_2008all.pdf）．

### プリオン病の遺伝カウンセリング

　プリオン病ではプリオン蛋白遺伝子の多型が病態に関わることと，家族歴のない遺伝性プリオン病例が多数認められることより，サーベイランス調査において遺伝子検索が積極的に勧められている．さらに，発症前診断は原則として行わないことより浸透率に関する情報が少ないことで，血縁者には心理的な負担や不安を抱えている方も少なくない．そのような患者，血縁者に対し心理カウンセラーによる心理カウンセリングを行い，情報提供と理解の支援，心理的社会的支援などを厚生労働省研究班の事業として行っている（http://prion.umin.jp/prion/counseling.html）．

〔三條伸夫，水澤英洋〕

#### 文献

1) Dalsgaard NJ. Prion diseases. An overview. *APMIS* 2002；110(1)：3-13.

2) Parchi P, et al. Molecular basis of phenotypic variability in sporadic Creutzfeldt-Jakob disease. *Ann Neurol* 1996;39(6):767-778.
3) Parchi P, et al. Classification of sporadic Creutzfeldt-Jakob disease based on molecular and phenotypic analysis of 300 subjects. *Ann Neurol* 1999;46(2):224-233.
4) Hamaguchi T, et al. Clinical diagnosis of MM2-type sporadic Creutzfeldt-Jakob disease. *Neurology* 2005;64(4):643-648.
5) Kovács GG, et al. Genetic prion disease:The EUROCJD experience. *Hum Genet* 2005;118(2):166-174.
6) Ladogana A, et al. Mortality from Creutzfeldt-Jakob disease and related disorders in Europe, Australia, and Canada. *Neurology* 2005;64(9):1586-1591.
7) Yamada M, et al. Involvement of the spinal posterior horn in Gerstmann-Sträussler-Scheinker disease (PrP P102L). *Neurology* 1999;52(2):260-265.
8) Shiga Y, et al. Two different clinical phenotypes of Creutzfeldt-Jakob disease with a M232R substitution. *J Neurol* 2007;254(11):1509-1517.
9) Iwasaki Y, et al. A case of Gerstmann-Sträussler-Scheinker syndrome with the P105L prion protein gene mutation presenting with ataxia and extrapyramidal signs without spastic paraparesis. *Clin Neurol Neurosurg* 2009;111(7):606-609.
10) Yamada M, et al. An inherited prion disease with a PrP P105L mutation:Clinico-pathologic and PrP heterogeneity. *Neurology* 1999;53(1):181-188.
11) Hannah EL, et al. Creutzfeldt-Jakob disease after receipt of a previously unimplicated brand of dura mater graft. *Neurology* 2001;56(8):1080-1083.
12) Noguchi-Shinohara M, et al. Clinical features and diagnosis of dura mater graft associated Creutzfeldt Jakob disease. *Neurology* 2007;69(4):360-367.
13) Hewitt PE, et al. Creutzfeldt-Jakob disease and blood transfusion:Results of the UK Transfusion Medicine Epidemiological Review study. *Vox Sang* 2006;91(3):221-230.
14) Ward HJ, et al. Variant Creutzfeldt-Jakob disease and exposure to fractionated plasma products. *Vox Sang* 2009;97(3):207-210.
15) Will RG. Acquired prion disease:Iatrogenic CJD, variant CJD, kuru. *Br Med Bull* 2003;66:255-265.
16) Collinge J, et al. Kuru in the 21st century--an acquired human prion disease with very long incubation periods. *Lancet* 2006;367(9528):2068-2074.
17) Riesner D. Biochemistry and structure of PrP(C) and PrP(Sc). *Br Med Bull* 2003;66:21-33.
18) Huang Z, et al. Scrapie prions:A three-dimensional model of an infectious fragment. *Fold Des* 1995;1(1):13-19.
19) Oesch B, et al. A cellular gene encodes scrapie PrP 27-30 protein. *Cell* 1985;40(4):735-746.
20) Prusiner SB. Novel proteinaceous infectious particles cause scrapie. *Science* 1982;216(4542):136-144.
21) Gambetti P, et al. A novel human disease with abnormal prion protein sensitive to protease. *Ann Neurol* 2008;63(6):697-708.

**Further reading**

● 厚生労働科学研究費補助金難治性疾患克服研究事業「プリオン病及び遅発性ウイルス感染症に関する調査研究班」(編). プリオン病と遅発性ウイルス感染症. 東京:金原出版;2010.
　厚労省研究班によるプリオン病および遅発性ウイルスに関する参考書.

● Nozaki I, et al. Prospective 10-year surveillance of human prion diseases in Japan. Brain 2010;133(10):3043-3057.
　1999年から開始された本邦のプリオン病に関するサーベイランスの10年間の総集編.

● 橋本順(編). 知っておきたい認知症の臨床と画像. 東京:金原出版;2010.
　プリオン病を含む各種認知症の画像上のポイントが掲載されている.

● 厚生労働科学研究費補助金難治性疾患克服研究事業「プリオン病及び遅発性ウイルス感染症に関する調査研究班」(編). プリオン病感染予防ガイドライン(2008年版)(http://prion.umin.jp/guideline/cjd_2008all.pdf)
　プリオン病に関する感染予防法マニュアルで完全版と要約版がある.

# Ⅳ. 認知症で起こる神経心理学的症候

… IV. 認知症で起こる神経心理学的症候

# 獲得性サヴァン症候群

**Point**
- 深刻な精神・神経疾患をもちながらも，ある特定の分野に突出した能力（サヴァン能力）を発揮する患者をサヴァン症候群と呼ぶ．
- サヴァン能力が何らかの契機により後天性に獲得される例は「獲得性サヴァン症候群」と呼ばれる．
- 獲得性サヴァン症候群の症例報告数は前頭側頭葉変性症（FTLD）が最も多い．
- 近年，獲得性サヴァン症候群の機序に関して，左半球の機能低下により右半球の代償性機能亢進がみられる「逆説的機能亢進現象」の関与が推測されている．

## 獲得性サヴァン症候群とは？

深刻な神経疾患や精神疾患から想定されるレベルを超えた能力をもつ個体をサヴァン症候群と呼ぶ．サヴァン能力は記憶や知覚（視覚，聴覚）など多岐にわたるが，こうした能力が何らかの契機で後天的に獲得される例は「獲得性サヴァン症候群（acquired savant syndrome）」と呼ばれる[1]．認知症における獲得性サヴァン症候群の最初の報告は，1996年にMillerらによってなされた．すなわち，Millerらは，前頭側頭葉変性症（frontotemporal lobar degeneration：FTLD）の診断が確定した後に新たに芸術的能力を発展させた5つの症例を報告したのである[2]．これらの症例の中には，FTLDの進行にともなって既存の能力が促進された例だけでなく，発症以前にはみられなかった新たな能力を発現した症例も含まれていた．Millerらの報告はさまざまな議論を引き起こしたが，現在でもFTLDにともなって特定の認知機能の亢進がみられるか否かについて，はっきりとした結論は出ていない．しかし，類似の症例報告はその後も続いており，本邦でも2008年にMidorikawaらによってMillerらの症例に類似した症例が報告されている[3]．

FTLDにともなう獲得性サヴァン症候群では，次のような特徴が見出される．

### ①視空間認知の亢進

獲得性サヴァン症候群では，右半球との関連が深いとされる非言語的な認知能力が出現することが多い．なかでも視空間認知に関連したものが最多である．また，報告されている症例にみられる作品は本質的に写実的であり，細部まで密に書き込まれたものが多く，一方で概念的な創造性を欠くものが多い[4]．

## 1 サヴァン症候群の報告例

| 年 | 報告者 | 症例 | 診断 | 症状 |
|---|---|---|---|---|
| 1991 | Finkelstein | 27歳男性, 右利き | てんかん | てんかん発作 |
| 1996 | Miller BL, et al. | 3例のFTD症例 temporal variant3 of frontotemporal dementia 報告では, そのうち1例 (58歳男性右利き) を記述 | | 56歳より気分変動, 58歳から保続, 脱抑制, 万引きなどの逸脱行動 |
| 1998 | Miller BL, et al. | 53歳男性, 右利き | FTD with motor neuron disease | 逸脱行動 |
| | | 55歳女性, 右利き | FTD | 50代から, 人付き合いが困難となり, 引きこもり |
| | | 38歳男性 | FTD | 53歳から反社会的行為, 逸脱行動 |
| | | 45歳女性 | | 53歳で仕事を辞め, 無表情に. また, 引きこもりもみられる. 語句の使用も異常がみられ, 次第に無口となる |
| 2000 | Miller BL, et al. | 12名のFTD症例 (44～70歳) | FTD | 逸脱行為, 遂行機能障害, 失語など |
| 2002 | Thomas-Anterion | 65歳男性, 右利き | FTD | |
| 2005 | Lythgoe, et al. | 51歳男性, 右利き | くも膜下出血 | |
| 2008 | Midorikawa, et al. | 53歳女性, 右利き | FTLD, semantic dementia | 49歳から記銘力低下, 53歳から逸脱行動, 言語の障害 |
| | | 63歳男性, 右利き | semantic dementia | 意味性失語 |

(次頁につづく)

### ②前頭葉および側頭葉の欠落症状

人格変化, 脱抑制, 記銘力障害などのさまざまな認知障害が併存する. また, 特定の分野に対するこだわり, 特定の行為の反復などもみられる. しばしば, 失語や意味記憶障害をともなう.

### ③画像所見

Millerの報告した症例では, 左前頭葉や左側頭葉前部における限局性の萎縮または血流低下が一貫して確認されており[2,5,6], 同部位の病理的な変化がサヴァン能力の発現に関与していると推測されている.

## 1 サヴァン症候群の報告例（つづき）

| 年 | 報告者 | サヴァン能力 | 神経心理検査 | 脳所見 |
|---|---|---|---|---|
| 1991 | Finkelstein | 絵画 | | 脳波：発作間欠時における左前頭側頭部における発作波 |
| 1996 | Miller BL, et al. | 56歳から絵を描き始める．細部のディティールに富んだ絵画．57歳から，色彩のコントラストが強くなる．63歳から67歳までの間に複数の賞を受賞．67歳から絵画の質が落ち，68歳では意味をなさないドットを描くのみとなる | 68歳：MMSE 15点 | MRI：両側の側頭葉の萎縮<br>SPECT：右側優位の両側前頭葉の血流低下 |
| 1998 | Miller BL, et al. | 50代後半から絵画 | MMSE 16 | SPECT：両側側頭葉の血流低下(左半球優位) |
| | | 51歳でアートスクールに通い始める．59歳～63歳まで写実的な絵画を描く | | 剖検：右側頭葉優位のグリオーシス，両側ITGの萎縮，両側前頭葉の萎縮，老人斑やタングルはみられず |
| | | 44歳から彫刻，強迫的な写真撮影を開始 | MMSE 26<br>詳細不明だが，WCST，Stroop, Trail Makingで成績低下 | SPECT：両側前頭葉の血流低下(右半球優位) |
| | | 50歳から，ハンドクラフトを開始．ひょうたんに絵を描くなどする | MMSE 9 | MRI：左半球優位の前頭葉萎縮<br>SPECT：左前頭葉および両側側頭葉の血流低下 |
| 2000 | Miller BL, et al. | 絵画，演奏，作曲など | | |
| 2002 | Thomas-Anterion | 絵画 | | CT：前頭側頭部の萎縮<br>SPECT：前頭葉の血流低下 |
| 2005 | Lythgoe, et al. | 絵画と詩作 | | 中大脳動脈の動脈瘤破裂 |
| 2008 | Midorikawa, et al. | FTLD発症後に絵画を始める | | MRI：左側頭葉萎縮 |
| | | FTLD発症後に絵画を始める | HDS-R 16, MMSE 15 | MRI：左側頭葉萎縮 |

## 獲得性サヴァン症候群と神経疾患

　獲得性サヴァン症候群の報告件数が最も多いのはFTLDであり，左半球優位型が比較的多い（**1**）．こうした症例では，FTLDの発症時期よりさらに数年前から，絵画や工作などの分野に偏った興味を示す場合が多く，ある時期まではFTLDの進行にともなって能力が亢進するが，発症後数年から十数年でサヴァン能力は衰退し，最後にはみられなくなる．以下に自験例を示す．

### 症例

　73歳男性．65歳で定年退職．68歳時に他院にてFTD（Pick type）と診断された．妻によれば，60代半ばから患者の行動に明らかな変化がみられた．

**2** 症例の男性73歳時の脳SPECT画像

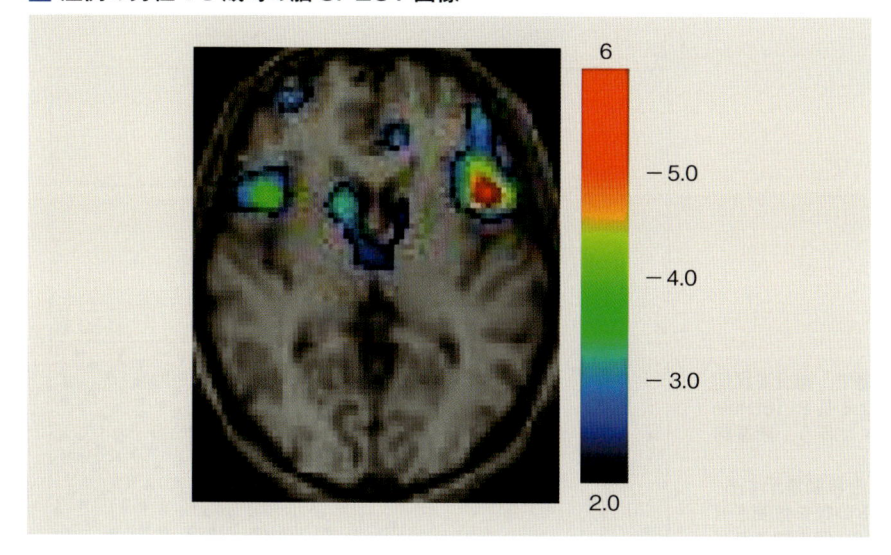

すなわち，限られた種類の料理しか食べようとしなくなり，一日のスケジュールを変えることをしばしば頑として拒否するようになった．70歳時に女性を紹介してもらえるというメールを受け取り，老後のために貯蓄していた1,000万円を使い果たしたり，業者の話を鵜呑みにして数十万円を振り込むなどの行動がみられた．他にもさまざまな逸脱行動がみられたため，精神科に紹介された（73歳）．MRIにて左側頭極の萎縮を認め，SPECTにて両側上側頭回（左優位）の血流低下を認めた（**2**）．同時期のMMSEは27点，WAIS-IIIは，全検査IQ 113（言語性IQ 115，動作性IQ 125）であった．

上述の行動変化に並行して，患者は70歳頃から絵画を始めるようになった．それまでに絵画教育を受けたり，絵画に興味をもつことはなかったという．71歳時と73歳時に描いた作品を比べてみると，明らかに写実性が増しており，空間配置も巧妙になっていることがみてとれた[7]．

## 獲得性サヴァン症候群の機序

脳損傷によって既存の認知機能の低下や喪失がみられるだけでなく，逆に機能の促通や亢進が出現することは，以前から観察されており，「逆説的機能亢進現象（paradoxical functional facilitation）」と呼ばれていた[8]．近年では，獲得性サヴァン症候群も，左半球の機能低下によって右半球における神経活動が代償性に亢進する「逆説的機能亢進現象」の結果と推測されている[9]．これを裏づけるように，経頭蓋磁気刺激（TMS）を用いた左側頭葉前部機能の抑制によって，視覚的数量推測課題の成績が一過性に向上するという報告もなされている[10]．左側頭葉前部は，獲得性サヴァン症候群への関与が疑われている領域であり興味深い．

### 3 線分分割課題（A）と数量推測課題（B）

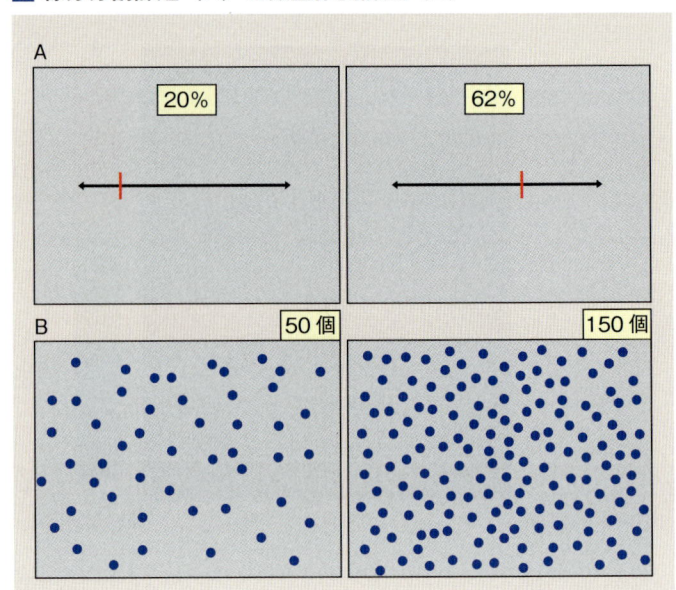

A：左端から20％，62％の距離で，線分を区切るように指示．それぞれ，異なる長さ（60 mm～250 mm）の線分で20回ずつ行う．所要時間10分．
B：PCで，多数のドットを1.5秒間提示する．視覚刺激が消えた後に，ドットの数を推測させる．ドットの数は50個から150個の間でランダムに提示し，計100施行を行う．所要時間25分．

## 獲得性サヴァン症候群の検査

　認知症の日常臨床で，獲得性サヴァン症候群に遭遇することは多くはないが，筆者はFTLDの疑いのある患者を診察する際には，「ここ最近，特定の分野に偏った興味を示したり，特定の行為を反復したりすることはないか」，「新たに何かを描いたり，作り始めたりしたことはないか」という質問を本人や家族に対してこまめに行うようにしている．もし，患者が作成した何らかの作品があれば，持参してもらったり，もしくはよく描いているものを実際に外来診察の場で描いてもらうとよい．

　獲得性サヴァン症候群で能力が亢進することが多い視空間認知を評価するための検査はいくつか提唱されているが，筆者らは，次のような検査を外来で行っている（ 3 ）．いずれも同年代の健常対照群と比較する必要があるが，サヴァン様の絵画技能の亢進を示したFTLD症例で高い成績を示すことが報告されている[7]．

### ■線分分割課題

　10～20 cmの線分が書かれた紙を渡し，ペンなどを使って左端から20％，40％，60％などの指定された位置で線分を分割してもらい，指定された位置からの偏位を計測する．線分の長さ，分割位置は無作為とする．

### ■数量推測課題

　50～150個のドットが描かれた紙（もしくは画像）を短時間提示し，ドットの数を推測してもらう．実際に示された個数からの偏位を計測する．

## 最後に

近年のトピックでもあるサヴァン症候群について概説した．認知症の臨床において通常は脳の萎縮や認知機能の低下といった側面だけが注目されがちであるが，特定の能力においては亢進する可能性があるという報告は，認知症患者におけるリハビリテーションやQOLの向上という点で興味深いと思われる．

（高畑圭輔）

## 文献

1) Treffert D. Extraordinary People：Understanding "idiot-savants". New York：Harper & Row；1989.
2) Miller BL, et al. Enhanced artistic creativity with temporal lobe degeneration. *Lancet* 1996；348：1744-1745.
3) Midorikawa A, et al. Dementia and painting in patients from different cultural backgrounds. *Eur Neurol* 2008；60：224-229.
4) Bogousslavsky J. Artistic creativity, style and brain disorders. *Eur Neurol* 2005；54：103-111.
5) Miller BL, et al. Emergence of artistic talent in frontotemporal dementia. Neurology 1998；51：978-982.
6) Miller BL, et al. Functional correlates of musical and visual ability in frontotemporal dementia. *Br J Psych iatry* 2000；176：458-463.
7) 高畑圭輔ほか．前頭側頭部の萎縮とともに数量推測課題にて高い成績を示した症例．第33回高次脳機能障害学会学術総会．2009.
8) Kapur N. Paradoxical functional facilitation in brain-behaviour research：A critical review. *Brain* 1996；119：1775-1790.
9) 高畑圭輔，加藤元一郎．自閉症サヴァンと獲得性サヴァンの神経基盤．BRAIN and NERVE 2008；60：861-869.
10) Snyder A, et al. Savant-like numerosity skills revealed in normal people by magnetic pulses. *Perception* 2006；35：837-845.
    Brink TL. Idiot savant with unusual mechanical ability. Am J Psychiatry 1980；137：250-251.

# IV. 認知症で起こる神経心理学的症候
# アパシー

**Point**

- アパシーは認知症に合併しうる BPSD の一つである．
- アパシーはうつ病とは異なり抑うつ気分や悲壮感，感情の偏りが認められず，意欲の低下のみが目立つ病態である．
- アパシーの責任病巣として報告されている中で最も多い部位は前頭葉，その次が基底核であるが，その他内包，下視床脚，扁桃体などの障害でも発症しやすいとされている．
- アパシーの評価方法として，軽症～中等症の症例に対して自記式スケール「やる気スコア」が有用である．
- アパシーの治療としてコリン系賦活薬，NMDA 受容体拮抗薬，ドパミン作動薬などが有用とされているが，現時点ではエビデンスが確立されておらず，症状に応じたオーダーメイド治療の必要性が求められる．

## はじめに

　本邦においては平均寿命の上昇によって近年認知症患者の著しい増加が社会問題としてとらえられており，現在はアルツハイマー型認知症（以下 DAT）がその約半数を占め，さらにその割合は増加傾向にあるといわれている．DAT を含む各認知症疾患の根治療法はいまだ研究中の段階にあるが，こうした中で認知症に合併しうる幻覚，妄想，攻撃性，脱抑制，うつ，不安といった行動および心理学的症状（behavioral and psychological symptoms of dementia：BPSD）の理解と適切な対応は重要である．本稿では BPSD の一つであるアパシーについて概説を試みる．

## アパシーの病態

　アパシーはうつ病と混同されがちであるが，うつ病とは異なり意欲の低下のみが目立ち，抑うつ気分や悲壮感がみられず，感情の偏りも認められない状態である．アパシーを最初に提唱した Marin[1] らは，アパシーは動機づけの欠如であり，意識障害，認知障害，感情障害に起因するものではないと定義した．また Starkstein ら[2] はアパシーの診断基準の要点として，A1. 目標志向的行動の減少，A2. 目標志向的認知の減少，A3. 目標志向的行動に付随する情動の欠如，の3点をあげている．これに対してうつ病は「情動の障害」であり，うつ病において症候性にアパシーを表現型とすることはまれではないが，単独のものは元来別の症候としてとらえられてきた．
　うつとアパシーの共通症状としては興味・喜びの喪失，精神運動遅滞，易

**Key words**

**うつ病**
①抑うつ気分，②興味・喜びの喪失，③体重減少または食欲の減退，④不眠，⑤焦燥または制止，⑥易疲労または気力の減退，⑦無価値感または罪業感，⑧思考力・集中力減退または決断困難，⑨希死念慮．
DSM-IV-TR の基準によれば上記の9項目のうち①または②のいずれかを含む5項目が2週間連続して存在する状態を「大うつ病性障害」と呼ぶ．

疲労，睡眠過剰が，うつのみにみられる症状としては抑うつ気分，自殺企図，自己非難，罪業感，悲観，絶望感，食欲低下，情動反応の鈍化，無関心，低社会参加，始動減少，持続性低下，病識欠如などがあげられる[3]．

## アパシーの原因・頻度

アパシーの責任病巣に関する研究に関しては，これまで脳損傷や脳血管障害の研究から前頭葉背外側部，基底核，眼窩部，内包（後脚），視床などの損傷などによるものが報告されている．この中で最も多い部位は前頭葉であり，進行期のDATにおいて60％以上でアパシーが合併するといわれている．

その次にアパシーの生ずる頻度が高いのが基底核の障害であり，パーキンソン病，進行性核上性麻痺，ハンチントン病などの基底核疾患において約40％にアパシーが合併するとされている．特にパーキンソン病では報酬−強化学習に重要な役割を果たす前頭眼窩−帯状回−線条体前頭葉回路と中脳辺縁系ドパミン神経系が異常をきたすため動機づけの障害，すなわちアパシーを招くと推察される．それ以外でも前頭葉，または辺縁系と密な神経連絡を有する部位，つまり内包，下視床脚，扁桃体などの障害においてアパシーが発症しやすいとされている．

## アパシーの診断・評価方法

本邦においてうつ病のスクリーニングの際にツングうつ性自己評価尺度（SDS）などの自記式スケールがよく用いられるが，上述のようにアパシーとうつ病は病態が異なるためこれらではアパシーの診断は困難である．

現在本邦で利用できるアパシーの評価方法としては大別して自記式の主観的評価方法と面接（観察）による客観的評価方法があり，軽症〜中等症の症例に対しては前者が適している．これにはStarksteinが作成したApathy Scaleが「やる気スコア」（ 1 ）として邦訳され，脳卒中後のアパシーの診断の際のカットオフラインとして16点が設定されvalidityも確立されている．

やる気スコアはスクリーニングには適しているが，高度なアパシー症例や失語症，高度な認知症のある場合は質問には答えられず限界がある．このような症例に対しては医療従事者，介護者の面談によってアパシーの程度を評価するVitality IndexがTobaら[5]により作成され，自記式スケールとの使い分けが提唱されている．

## アパシーの治療

アパシーの治療は一定のエビデンスが確立されているものは少なく，専門家の見解により治療方法が異なるのが現状であるが，特にBPSDとしてのアパシーに有用と思われるものを中心に以下に概説する．

### コリン系賦活薬，NMDA受容体拮抗薬

ドネペジル塩酸塩（アリセプト®）はアセチルコリンエステラーゼを可逆

**Keywords**

**パーキンソン病**
安静時振戦，筋固縮，無動，姿勢反射障害の4大症候を呈する錐体外路系の進行性変性疾患で，本邦の有病率は人口10万あたり約100〜150名と神経変性疾患の中ではアルツハイマー型認知症に次いで頻度が多い疾患である．

**進行性核上性麻痺**
黒質，淡蒼球をはじめとした大脳基底核および中脳から橋にかけて被蓋部の萎縮，歩行障害（転倒傾向）や垂直性核上性眼球運動障害などの症状を特徴とする進行性変性疾患である．本邦の有病率は，人口10万あたり6名である．

**ハンチントン病**
舞踏運動などの不随意運動，精神症状，行動異常，認知障害などの臨床像を特徴とする常染色体優性遺伝形式を示す遺伝性の神経変性疾患である．本邦の有病率は，人口10万あたり0.5名である．

## 1 「やる気スコア」

| | | | | | |
|---|---|---|---|---|---|
| 1 | 新しいことを学びたいと思いますか？ | 全くない | 少し | かなり | おおいに |
| 2 | 何か興味を持っていることがありますか？ | 全くない | 少し | かなり | おおいに |
| 3 | 健康状態に関心がありますか？ | 全くない | 少し | かなり | おおいに |
| 4 | 物事に打ち込めますか？ | 全くない | 少し | かなり | おおいに |
| 5 | いつも何かしたいと思っていますか？ | 全くない | 少し | かなり | おおいに |
| 6 | 将来のことについて計画や目標を持ってますか？ | 全くない | 少し | かなり | おおいに |
| 7 | 何かやろうとする意欲はありますか？ | 全くない | 少し | かなり | おおいに |
| 8 | 毎日張り切って過ごしていますか？ | 全くない | 少し | かなり | おおいに |
| 9 | 毎日何をしたらいいか誰かに言ってもらわなければなりませんか？ | 全く違う | 少し | かなり | まさに |
| 10 | 何事にも無関心ですか？ | 全く違う | 少し | かなり | まさに |
| 11 | 関心を惹かれるものなど何もないですか？ | 全く違う | 少し | かなり | まさに |
| 12 | 誰かに言われないと何もしませんか？ | 全く違う | 少し | かなり | まさに |
| 13 | 楽しくもなく，悲しくもなく，その中間くらいの気持ちですか？ | 全く違う | 少し | かなり | まさに |
| 14 | 自分自身にやる気がないと思いますか？ | 全く違う | 少し | かなり | まさに |

1～8は，全くない：3点，少し：2点，かなり：1点，おおいに：0点，で計算．
9～14は，全く違う：0点，少し：1点，かなり：2点，まさに：3点，で計算．
合計16点以上でアパシーの診断．

(岡田和悟ほか. 脳卒中 1998[4] より)

的に阻害し，アセチルコリンの作用を増強させる作用を有しDATの治療薬として用いられているが，神経精神機能の改善，とりわけアパシーの改善作用が国内外で増えてきておりエビデンスが確立しつつある．また同じ機序で2011年本邦において発売となったリバスチグミン（リバスタッチ®，イクセロン®）やガランタミン（レミニール®）もDATの治療薬として用いられるが，認知機能改善に加え，アパシーを含むBPSDに有効であったとの報告がある．またNMDA受容体拮抗薬のメマンチン（メマリー®）も，その機序からアパシー，強迫性障害などへの有効性が期待されている．本邦でのエビデンスの確立が望まれる．

### ドパミン作動薬

上述のようにドパミン神経系の障害がアパシーの原因の中核の一つであり，その是正，つまりドパミン系賦活作用のある薬剤でアパシーの改善効果が報告されている．

#### ■塩酸アマンタジン

塩酸アマンタジンはドパミン神経終末からのドパミン放出促進作用の他，カテコラミンの賦活作用を有し，その機序からアパシーにも効果が期待され脳卒中後のアパシーの治療にも用いられており，DATに伴うアパシーに有効との報告もある．

■ ドパミンアゴニスト

　麦角系ドパミンアゴニストのブロモクリプチン（パーロデル®）のアパシーに対する有用性は，これまでもいくつか報告されている．また近年，情動に係るとされるドパミン $D_3$ 受容体に対する刺激作用が強い非麦角系ドパミンアゴニストであるプラミペキソール（ビ・シフロール®），ロピニロール（レキップ®）のアパシーに対する有用性が注目されて，Spornら[6]は，（非パーキンソン病症例の）アパシーの強い治療抵抗性のうつ病に対しプラミペキソールの有用性を報告している．いずれの薬剤も認知症性疾患での報告はまだ少数であり，今後の症例の蓄積が望まれる．

■ 抗うつ薬

　内因性の軽症・中等症の大うつ病性障害の治療アルゴリズムにおいてSSRI（selective serotonin reuptake inhibitor），SNRI（serotonin noradrenaline reuptake inhibitor），NaSSA（noradrenergic and specific serotonergic antidepressant）が第一選択薬となるが，モノアミンのなかでもセロトニンは衝動性，攻撃性，食欲・性欲などに，ドパミンとノルアドレナリンは意欲，興味，関心などに関係していると考えられており，したがってノルアドレナリン増強作用の強いNaSSAのミルタザピン（リフレックス®，レメロン®）や，SNRIのミルナシプラン（トレドミン®），デュロキセチン（サインバルタ®）がアパシーに対しても有効であると考えられる．しかし一般的なうつ病治療においてアパシーが前景に立つうつ病は難治性うつ病に分類されることが多く，さらにSSRIによって逆にアパシーが悪化するとの報告もあり，アパシーに対する抗うつ薬の使用，特にSSRIの漫然な投与は注意を要する．

■ 脳循環代謝改善薬・抗血栓薬

　麦角アルカロイド誘導体のニセルゴリン（サアミオン®）は広く脳血管障害の治療に用いられており，わが国において唯一，脳循環代謝改善薬の中で脳血管障害の後遺症に伴う意欲低下や抑うつに対し保険適応が認められており，アパシーに対しても効果はマイルドであるが副作用も少なく血小板凝集抑制作用も有するため，特に血管性認知症に合併したアパシーで非常に使いやすい．また，抗血小板薬のシロスタゾール（プレタール®）は抗血小板作用や脳血流増加作用の他にCREBのリン酸化を介して脳内ドパミンの賦活や脳内シグナルの改善をもたらし，うつやアパシーに有効であることが期待されており，エビデンスの確立に向けた検討が始まっている．

## おわりに

　アパシーは認知症性疾患に非常に合併しやすく，かつ患者のQOLを大きく低下させる要因であり適切な対応が求められる一方，一定した治療がまだ確立されておらず，またうつ病との誤診は場合によっては症状の悪化を招くことにも繋がるため，症例ごとの特性を知ったうえでの治療法を選択する，いわゆるオーダーメイドの治療の必要性があると思われる．

〔加治芳明，平田幸一〕

**文献**

1) Marin RS. Apathy：A neuropsychiatric syndrome. *J Neuropsychiatry Clin Neurosci* 1991；3：243-254.
2) Starkstein SE, et al. Reliability, validity, and clinical correlates of apathy in Parkinson's disease. *J Neuropsychiatry Clin Neurosci* 1992；4：134-139.
3) Landes AM, et al. Apathy in Alzheimer's disease. *J Am Geriatr Soc* 2001；49：1700-1707.
4) 岡田和悟ほか．やる気スコアを用いた脳卒中後の意欲低下の評価．脳卒中 1998；20：318-323.
5) Toba K, et al. Vitality Index as a useful tool to assess elderly with dementia. *Geriatr Gerontol Int* 2002；2：23-29.
6) Sporn J, et al. Pramipexole augmentation in the treatment of unipolar and bipolar depression：A retrospective chart review. *Ann Clin Psychiatry* 2000；12(3)：137-140.

IV. 認知症で起こる神経心理学的症候

# カプグラ症候群とフレゴリの錯覚

**Point**
- カプグラ症候群とフレゴリの錯覚は，ともに身近な人物を妄想的に誤認するため妄想性同定錯誤症候群（DMS）と呼ばれる．両者の誤認様式は対立的である．
- 以前は統合失調症など精神疾患が主な原因疾患であった．最近では認知症などの変性疾患や頭部外傷など，器質的疾患が病因として多いとされる．
- 病変部位として右半球，特に前頭葉が重視される．右側頭葉，頭頂葉も含まれる．

## 定義

カプグラ症候群[1]は，妻や夫，わが子など身近な人物を，似ているが他人であると否定したり，瓜二つの偽者であると妄想的に確信する病態をいう．一方，フレゴリの錯覚[2]（あるいはフレゴリ症候群）は，まったく知らないはずの他人を妻や夫，わが子など身近な人物であると主張する病態をいう．両者は，**1**に示すように人物の誤認の様式において対立的な関係にあるといえる．

カプグラ症候群，フレゴリの錯覚ともに誤認症状は多少たりとも持続し，基本的に誤認される人物は常に同じ人物として誤認され，また誤認されない人物は誤認されることなく，その同一性は保たれる．また事実と矛盾する点を指摘されても主観的確信は揺るぐことはなく訂正不能である．そのため両者は妄想性同定錯誤症候群（delusional misidentification syndrome：DMS）[3]と称される．

## カプグラ症候群とフレゴリの錯覚の原著について

1923 年 Capgras は「瓜二つの錯覚（illusion des "sosies"）」と題する論文[1]において，自分が王家の出だという血統妄想をもった誇大的被害妄想の夫人が，彼女の周囲の人々，最も身近な娘や夫を，瓜二つの替え玉（ソジー〈sosie〉）とみなし，4 年間に 200 人の娘の替え玉と 80 人以上の夫の替え玉が現れたなどと長期にわたり訴えたことを報告した．この論文の中で Capgras は，替え玉妄想は知覚や記憶の異常による妄想ではなく，むしろ情動判断の障害によって生ずると述べている．

フレゴリの錯覚（"illusion de Frégoli"）は，当時一人何役も早変わりで演じることで有名なイタリア人俳優 Leopoldo Frégoli の名を冠したもので，1927 年 Courbon と Fail[2]が，二人の有名な舞台女優（そのうちの一人はサラ・

**Key words**

**妄想性同定錯誤症候群（DMS）**
Christodoulou[3]によって提唱された概念である．2 疾患以外に，相互変身症候群（intermetamorphosis；身近な人物が他人に顔かたちを変え変身する），自己分身症候群（syndrome of subjective doubles；他人が自分になるという自己替え玉妄想）を含むが，ともにまれである．Devinsky はさらに 7 つの誤認症候群を加えて content-specific delusions として概念を拡大している[4]．

**1 カプグラ症候群とフレゴリの錯覚の誤認様式の違い**

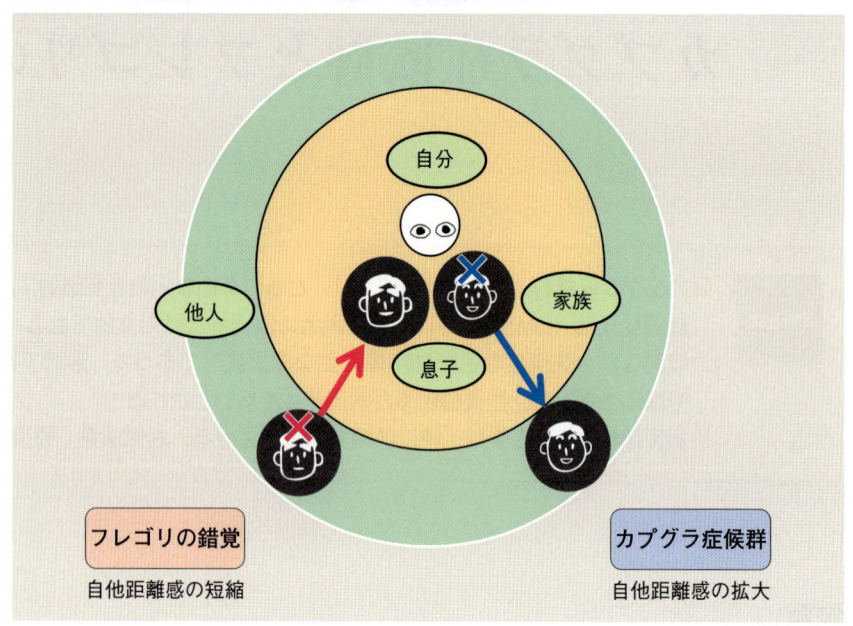

ベルナール）が迫害者としてさまざまな人物の姿に変装して目の前に現れるという被害妄想を呈する，芝居好きで舞台に通いつめた27歳の統合失調症の女性を報告した．

## 病因

　Förstlらのreview[5]によればカプグラ症候群はDMS 260例中174例であったのに対し，フレゴリの錯覚は18例と頻度に約10倍の差があり過去の報告は非常に少ない．カプグラ症候群は当初，統合失調症などの精神障害が主な原因疾患とされていたが，この50年間で病因は変遷しレヴィ小体型認知症，アルツハイマー病など神経変性疾患を中心にした器質性疾患が多いとされるようになった[6]．認知症以外の器質性疾患として頭部外傷，てんかん，脳血管障害，ウイルス脳炎，糖尿病などの代謝疾患，薬物などがあげられている[7]．

## 症候と病変部位

　誤認の対象は人物のみに限定するわけではなく，動物，無生物（道具，車など）の誤認も生ずる．人物も一人だけを誤認することはむしろ少なく，複数の人物が誤認の対象となることが多い．また統合失調症では体感異常，離人症状，身体的・精神的変容感のうえに生ずることが多いとされる[3,8]．

　器質性疾患によるカプグラ症候群とフレゴリの錯覚の関連病変部位は，右大脳半球および前頭葉優位であることが多くの文献で指摘されている[4]．一側病変の場合は右半球病変が多く，なかでも前頭葉病変が多く，側頭葉，頭頂葉の損傷も程度の差はあれ含む．両側病変においても右半球の損傷がより強いとされる[4]．

---

**Memo**

**妄想の症候について**

CapgrasおよびCourbonの原著[1,2]の症例をはじめ統合失調症を原因疾患としている場合，誇大妄想や被害妄想による体系的妄想を伴う人物誤認となることが多い．誤認対象に対して被害的あるいは好意的～被愛的な態度を示すことが半々だが，器質的疾患では体系的な妄想は認められず，誤認対象に対し被害的なことは少なく，中立的～好意的態度を示すことが多い[13]．

## 脳卒中によりフレゴリの錯覚を呈した7症例 [Column]

筆者らは最近，回復期リハビリテーション病棟に入院した脳血管障害連続例251名中7名（2.9%）にフレゴリの錯覚を認めたことを報告した[14]．全例右半球病変（右半球病変79名の8.9%）を有し，左上下肢の深部感覚障害およびpersonal neglectも含む高度の左半側空間無視（左半側空間無視32名の21.9%）を認めた．その他，6名でプッシャー症候群を認め，3名で身体パラフレニアを，1名で身体図式障害（aschematie：左手関節から先がなくなる）の合併を認めた．病変部位はMRI，SPECT画像より，フレゴリ症状のみの症例は右前頭葉および右頭頂葉の病変を，身体パラフレニアの合併例で側頭葉も含む広範な病変を認めた．

このようにフレゴリの錯覚は脳血管障害の右半球病変ではまれならず起こり，右頭頂葉の症候を多く呈し，画像的にも右前頭葉病変のみならず右頭頂葉病変が必須だった．なおこれまでのところ，身体パラフレニアにフレゴリの錯覚が合併したという報告はない．

### 2 DMSの発症機序に関する諸説

| Feinbergの自我不均衡理論（the ego dysequilibrium theory）(2009)[10] |
|---|
| 自我の均衡は，自己と外界との関係性（右半球）と防衛機制（左半球）のバランスにより保たれる．右前頭葉障害により自己と外界との関係性が崩れると，関係性を維持するための外部からの情報が途絶え，内的な衝動が外界の現実と受け取られるため左半球に局在する原始的防衛機制が解き放たれ妄想表現をする |
| Devinskyの右半球病変・左半球妄想説（right brain lesions-left brain delusions）(2009)[4] |
| 右半球と前頭葉機能低下による陰性効果（自己監視機構，自我境界，情動的対価や親近性の判断などの障害）および正常の左半球が過活動となる陽性効果（過剰な説明）．左半球の本来もつ事物を二元化する傾向が，対立する情報について重複錯誤や偽者説を誘導する |
| Coltheartの妄想的信念の二要素理論（two-factor theory of delusional belief）(2010)[11] |
| 要素1：妄想的信念を生み出す神経心理学的障害（妄想の種類により病巣はさまざま）<br>要素2：通常であれば妄想的信念が却下されるはずの仮説評価（hypothesis evaluation）の破綻により妄想が修正できない．仮説評価機能は右外側前頭前野に局在する |
| Hirsteinの表象説（representational account）(2010)[12] |
| 自己の身体と心，他者の身体と心の表象が存在するとされる右下頭頂小葉および右側頭頭頂接合部（right temporo-parietal junction：rTPJ）の障害に加え，それを監視し修正する前頭前野の機能障害が同時に起こることにより妄想性同定錯誤が出現する |

## 発現機序

発症機序についてCapgrasは原著[1]の中で，身近な身内に対して通常生ずる親近感・情動反応が起こらないため替え玉妄想が出現する，と述べている．これは情動認知説ともいうべきもので，これを発展させたものがEllisとYoung[9]が提唱した相貌失認の鏡像説である．通常の相貌認知を行う腹側視覚路の他にもう一つ背側視覚路があり，それは意識下の情動に関与し，カプグラ症候群では腹側路は異常ないが背側路が障害されるため親近感・情動反応が起こらないとする．しかし人物誤認が声でも生ずることや，背側視覚路の機能が不明であること，訂正不能の妄想を説明できないなど問題点が多い．そもそも妄想性同定錯誤症候群の特徴である，誤認しかつ妄想的に確信すること，を一元的に説明することは困難であるため，最近では二元的仮説が提唱されている（2）．

（磯野　理）

## 文献

1) Capgras J, Reboul-Lachaux J. L'illusion des "sosies" dans un délire systématisé chronique. *Bull Soc Clin Med Ment* 1923；11：6-16.
2) Courbon P, Fail G. Syndrome "d'illusion de Frégoli" et schizophrenie. *Ann Méd-Psychol* 1927；85：289-290.
3) Christodoulou GN, Malliara-Loulakaki S. Delusional misidentification syndromes and cerebral 'dysrhythmia'. *Psychiatr Clin* 1981；14：245-251.
4) Devinsky O. Delusional misidentifications and duplications：Right brain lesions, left brain delusions. *Neurology* 2009；72：80-87.
5) Förstl H, et al. Psychiatric, neurological and medical aspects of misidentification syndromes：A review of 260 cases. *Psychol Med* 1991；21：905-910.
6) Josephs KA. Capgras syndrome and its relationship to neurodegenerative disease. *Arch Neurol* 2007；64：1762-1766.
7) Edelstyn NM, Oyebode F. A review of the phenomenology and cognitive neuropsychological origins of the Capgras syndrome. *Int J Geriatr Psychiatry* 1999；14：48-59.
8) 福田修治．妄想性人物誤認症候群に関する精神病理的考察―Capgras症状を中心として．臨床精神病理 1995；16：203-219.
9) Ellis HD, Young AW. Accounting for delusional misidentifications. *Br J Psychiatry* 1990；157：239-248.
10) Feinberg TE. From Axons to Identity：Neurological Explorations of the Nature of the Self. New York：W.W. Norton & Company；2009.
11) Coltheart M. The neuropsychology of delusions. *Ann N Y Acad Sci* 2010；1191：16-26.
12) Hirstein W. The misidentification syndromes as mindreading disorders. *Cogn Neuropsychiatry* 2010；15：233-260.
13) Wallis G. Nature of the misidentified in the Capgras syndrome. *Bibl Psychiatr* 1986；164：40-48.
14) 四方裕子ほか．フレゴリの錯覚（フレゴリ症候群）―7症例の症候と病巣の検討．第52回日本神経学会学術大会抄録集．2011, p.484.

## IV. 認知症で起こる神経心理学的症候
# シャルル ボネ症候群

> **Point**
> - シャルル ボネ症候群とは本来，精神的に正常で，視力障害のある高齢者によくみられ，ある時間持続する鮮明で複雑な幻視である．
> - 同様の現象は聴覚障害のある健常高齢者にも幻聴としてみられ，聴覚性シャルル ボネ症候群と呼ばれる．
> - もともと健常者にみられる現象とされてきたが，最近は認知症の初期症状とする考えがある．
> - その機序は入力遮断（deafferentation）で説明されよう．
> - シャルル ボネ症候群はさまざまな他の幻視とも関連があり，文化人類学的にもきわめて重要な現象である．

## シャルル ボネ症候群の概念

スイスの博物学者・哲学者であったCharles Bonnet（1720-93）が著書「精神機能分析試論」（1760）[1]に，両眼に白内障を患い，ほとんど失明状態の義理の祖父にみられた症状を記載したのがもとになっている．

「真夜中に，外部からの感覚とは無関係に，時々彼の前に男性，女性，鳥，馬車，建物などの像が見えるという．健康で，率直で，判断力，記憶力もよい尊敬すべきある人物である．彼にはこれらの像が異なった動きをし，近づいたり遠ざかったり，たちまち過ぎ去ったり，小さくなったり大きくなったり，現れたり消えたりするのが見える．建物が彼の前に立ち上がり，その外部構造のすべてを見せる．彼のアパートのタペストリーが突然変わり，これが別の風景を示す図で覆われてしまう．別の日には，タペストリーや家具の変わりに飾り気のない壁だけがあり，未加工の建築材料の組み合わせだけが見える．（中略）これらすべての像は非常に鮮明に見え，あたかもそのもの自体が存在するかのように生き生きとしたものである．しかし，これらはただの像であって，音はなにも聞こえない．」（#676）[1]

以上が彼の記載の部分・抄訳である．実はCharles自身も晩年に眼病のため視力を失い，73歳時，祖父にみられたのと同様の幻視を体験している．

Bonnetの記載は実に鮮やかである．これを名祖として，精神的に正常な老人にみられる複雑な像の幻視を"le syndrome de Charles Bonnet"と命名したのは1963年 de Morsier[2]である．しかし，このような現象は当然のことながら古くより多くの人により経験されていた．哲学者Baruch de Spinozaが友人Peter Ballingに宛てた1664年7月20日の書簡の記載[3]はそれであろう．

## ディベート

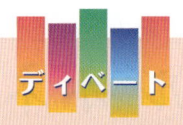

### シャルル ボネ症候群は文化人類学的にも重要な現象

　精神病患者に幻視が少なくないことはよく知られているが，1845年Wilhelm Griesinger[12]は"Hallucination"について詳しく論じている．彼は「精神的に正常な人でも幻視は決してまれなものではない」と断言している．彼は多くの哲学者，文学者の作品にも触れ，これは脳内の出来事であると結論している．

　この現象がまず哲学者や文学者によって注目されたのは興味深い．夢との関連が重要なことは言うまでもない．パイロットが長時間の単調な飛行時に，青一色の空に幻視を見ることがある．まったく音のない砂漠の中での幻聴もある．人生とは過去の経験の蓄積である．忘却とはアウトプットの障害であって，いったん脳内に書き込まれたものは消すことはできない．なにかを思い出そうとするとき何故われわれは眼を閉じるのか？　外界からの刺激をなくして，アウトプットを促すのである．幽霊は暗い所で見られる．Griesinger[12]は，厳しい宗教的動機による禁欲で幻覚がみられるが，精神的・肉体的疲労は幻視を誘発しやすいという．寺院・教会の中はなぜ暗いのか？　厳しい宗教的修行の意義はここにある．教祖は盲人であることが少なくない．青森県恐山の「いたこ」の多くは盲目の女性である．原始宗教の発生との関連についてWilliam James[13]は詳しく論じている．幻覚と神の関連についてはすでに1838年Esquirol[14]によって示唆されている．シャルル ボネ症候群は民俗学，宗教学，社会学の根底にあって重要な意味をもっていると考えたい．

　最近認知症の初期にみられる一症状であるとの報告が散見される．シャルル ボネ症候群はかなりよくみられる症状であり，両者の関係にはさらに検討を要する．ただ種々の認知症のごく初期には機能亢進のみられることが知られており[15]，そのため求心路遮断により興奮性の高まっている大脳が幻視を生じやすい状態にある可能性は考えられ，その表現であるとすれば非常に興味ある現象であると考える．

　ある種の薬物，麻薬はこれを誘発する．抗パーキンソン病薬，アルコールにみられるものも，本質的には同じものと考えたい．病的現象の雛形は常に健常者にもみられるものである．詳しくは別に論じた[16]．

### シャルル ボネ症候群の臨床病型

　シャルル ボネ症候群は，視力障害のある精神的に健常な高齢者にみられる鮮やかな幻視であるが，同様の現象は聴力障害のある精神的に健常な高齢者に，昔聴いた童謡や歌謡曲などの鮮やかな音楽性幻聴や言語性幻聴がみられることがあり，聴覚性シャルル ボネ症候群と呼ばれる[4,5]．

### 概念の変遷と用語の混乱

　シャルル ボネ症候群はもともと精神的に健常な高齢者にみられるとされてきたが，最近では認知症のごく初期の症状であるとの見方も報告されるようになった[6-10]．

### シャルル ボネ症候群の病態生理学的背景

　感覚器官が外部からの刺激を受容しないと，その中枢が活動する解放性の幻覚（release hallucination）が生じる．fMRIを用いての研究では，シャルル ボネ症候群が生じているときには紡錘状回（area 37）の活動が亢進しているのが観察されている[11]．これは一般的に求心路遮断（deafferentation）と呼ばれ，幻肢や幻肢痛もこれであると考えられている．疼痛治療に脊髄刺激を

したり，白内障により生じたシャルル ボネ症候群が手術により視力が回復すると消失するのは求心路遮断が解除されたためであろう．

（古川哲雄）

## 文献

1) Bonnet C. Essai analytique sur les facultés de l'ârme. Copenhague：Frères Cl. & Ant. Philibert；1760, pp.426-428.
2) Morsier G de. Le syndrome de Charles Bonnet：Hallucinations visuelles des vieillards sans deficience mentale. *Ann Med Psychol*（Paris）1967；125, Tome II(5)：677-702.
3) Spinoza B de. Epistola. 17. ／畠中尚志（訳）. 書簡 17. スピノザ往復書簡集. 東京：岩波書店（文庫判）；1995, pp.86-89.
4) Hori H, et al. Charles Bonnet syndrome with auditory hallucinations：A diagnostic dilemma. *Psychopathology* 2001；34：164-166.
5) 古川哲雄. 聴覚性 Charles Bonnet 症候群. 神経内科 2007；67：311.
6) Pliskin NH, et al. Charles Bonnet syndrome：An early marker for dementia? *J Am Geriatr Soc* 1996；44：1055-1061.
7) Guerra-Garcia H. Charles Bonnet syndrome and early dementia. *J Am Geriatr Soc* 1997；45：893-894.
8) Terao T, Collinson S. Charles Bonnet syndrome and dementia. *Lancet* 2000；355：2167.
9) Terao T. Hallucinations in Alzheimer's disease and Charles Bonnet syndrome. *Am J Psychiatry* 2000；157：2062.
10) Hanyu H, et al. Is Charles Bonnet syndrome an early stage of dementia with Lewy bodies？ *J Am Geriatr Soc* 2008；56：1763-1764.
11) Ffytche DH, et al. The anatomy of conscious vision：An fMRI study of visual hallucinations. *Nature Neuroscience* 1998；1：738-742.
12) Griesinger W. Die Pathologie und Therapie der psychischen Krankheiten für Ärzte und Studierende. Stuttgart：Adolph Krabbe；1845, pp.68-85.
13) James W. The varieties of religious experience. A study in human nature. London：Longmans, Green, and Co；1902, p.7.
14) Esquirol E. De hallucinations. In：Des maladies mentales considerés sous les rapports médical, hygienique et médico-légale. Tome 1. Paris：Baillière；1838, pp.159-201.
15) 古川哲雄. 片頭痛・てんかん・天才. 神経内科 2006；64：81-105.
16) 古川哲雄. Charles Bonnet 症候群. 神経内科 1997；46：424-430.［ヤヌスの顔 第4集, 異端の神経内科学. 東京：科学評論社；1999, pp.156-164.］

## Further reading

- 古川哲雄. 天才の病態生理―片頭痛・てんかん・天才. 東京：医学評論社；2008.
  天才や宗教家にみられる天啓との関連性について論じたもの.

- 寺尾 岳. シャルル・ボネ症候群. 老年精神医学雑誌 2010；21：647-650.
  病態生理, 治療についての記載.

- Freiman TM, et al. Complex visual hallucinations（Charles Bonnet syndrome）in visual field defects following cerebral surgery. *J Neurosurg* 2004；101：846-853.
  脳の術後視野欠損部に生じた症例.

- Bartlet JEA. A case of organized visual hallucinations in an old man with cataract, and their relation to the phenomena of the phantom limb. *Brain* 1951；74：363-373.
  幻肢との関連について論じた論文.

# IV. 認知症で起こる神経心理学的症候
# バーリント症候群

**Point**
- バーリント症候群とは，両側頭頂-後頭葉の損傷に伴う視空間の障害であり，精神性注視麻痺，視覚性運動失調，視覚性注意障害といった3つの症状から成る．
- バーリント症候群に類似する記載には，わが国の井上達二の論文やHolmesらの視覚失見当（visual disorientation）がある．
- バーリント症候群を主症状とした変性疾患の総称をposterior cortical atrophyという

## バーリント症候群とは

バーリント症候群[1]とは，1909年にハンガリーの神経学者Bálintが報告した，両側頭頂-後頭葉の損傷に伴う視空間の障害である．彼の記載した3つの症状は，精神性注視麻痺（Seelenlähmung des Schauens），視覚性運動失調（optische Ataxie），視覚性注意障害（räumliche Störung der Aufmerksamkeit）である．

精神性注視麻痺とは，眼球運動が保たれ，視野も正常であるのにもかかわらず，視線を随意的に移動させて対象を注視することができないことである．しばしば患者は，いったん1つの対象を注視すると，視線はこれに固着してしまい，自発的に視線を動かすことができない．視覚性運動失調（視覚失調）とは，深部感覚や筋力が保たれ，視覚では注視下（中心視野）でものをとらえているにもかかわらず，そのものを触ったりつかんだりするときに，的をはずしたり，ずれてしまうことである．視覚性注意障害とは，一度に1つの対象しか知覚できないことをいう．患者は，2つの物品を同時に提示されると，一方だけ知覚し，もう一方は知覚できない．視覚性注意障害は，背側型同時失認（dorsal simultanagnosia）[2]と同じ概念である．バーリント症候群は，この3つの症状がすべてそろう場合と，そうではない不全型がある．脳血管障害での長期経過では3つの症状のなかでも，視覚性注意障害（背側型同時失認）が残存したという報告[3]がある．

バーリント症候群の患者は，日常生活に大きな支障をきたす．最も特徴的であることは，視力が保たれているが，盲患者のように振る舞い，人やものにぶつかることである．外出は一人では難しく，特に人混みは困難を極める．交差点は危険である．一方の車をみると，他の方向の車や人に気づかない．また，ある車のほうをみて，次に違う車のほうをみると，最初にみた車の位置は忘れている．近所から自宅に帰ることも困難である．

**Keywords**

**背側型同時失認[2]**

背側型同時失認とは，一度に1つのものしか視覚的に認知できないことである．一般的に両側頭頂-後頭葉損傷によって生じる．患者は，2つのものを見比べることが困難であったり，コインを数えることも困難であったり，人やものにぶつかったりする．同時失認のもう1つのタイプは，腹側型同時失認である．このタイプは，人やものにぶつかることはなく，コインの数も数えられるが，一つ一つの情報処理に時間を要する．最も特徴的であるのは左側頭-後頭葉の損傷にみられる，一文字ずつゆっくりと読む，逐次読み（letter-by-letter reading）である．

家庭内の生活でも困難は多い．着衣の際には，しばしば袖を左右反対に通してしまう．椅子やトイレの便器に座ろうとしても，どう座っていいかわからず，ひどい場合は，椅子の隣の空中に座ろうと試みている．食事中にはすべての食器に視線が向かない．コップをうまくつかめず，コップに水を注ぐ際にはこぼしてしまう．冷蔵庫を開けても，目的のものが探せず，探したとしてもうまく取れない．電話のダイアルも押し間違えてしまう．書字では文字が重なったり，大きく離れてバラバラになったりする．丸や三角を書いても，書き始めと書き終わりの線がつながらず，丸や三角にならない．

## 井上の功績および Holmes らの視覚失見当

視空間の障害の解明には，日本人の貢献が大きかった．サルを用いた酒田の頭頂葉の研究[4]は世界的に有名である．また，海外ではすでに注目されているが，Bálint と同年の 1909 年に，わが国の眼科医，井上達二は，Bálint の記載に匹敵する，視野および視空間の障害に言及する論文[5]を書いた．井上は 1904 年に東大医学部を卒業し，東大眼科に学んだ後，従軍医として日露戦争に参加した．そこで，頭部に貫通銃創を受けた 29 名の患者について，創口から自作の頭蓋座標測定器を用いて視野と大脳障害の座標をきわめて詳細に測定して，後頭葉視覚中枢のマッピングを作成した．さらに，彼の論文の中には，みえているものにぶつかる，隣の部屋から自分の部屋に戻ることができない，ものをつかもうとしても 10 cm 前の空中をつかもうとしている，遠近がわからない，盲患者のように歩くため介助が必要などと，視空間の障害が詳しく記載されている．

最近ロンドン大学教授の Glickstein が井上の論文を再発見し，その英訳を *Scientific American* に紹介するとともに，*Brain* 誌 2000；123 の付録[6]として全文を掲載して，井上の業績が世界的に認知された（東大病院だより No.58 平成 19 年 8 月，p.8）．

Holmes[7] らは，第一次世界大戦で頭部に貫通銃創を受けて両側の頭頂葉を損傷した患者から，視覚失見当（visual disorientation）という概念を提唱した．視覚失見当の主症状は，視線固定（fixation）の障害，視覚による対象の空間位置の定位障害，複数対象の位置関係，遠近，長短，大小の判断の障害，立体視の障害である．多くの症状はバーリント症候群と類似する．視線固定の障害はバーリント症候群の精神性注視麻痺に相当し，複数対象の位置関係，遠近，長短，大小の判断の障害はバーリント症候群の視覚性注意障害に相当する．バーリント症候群との相違点は，注視したものをつかめないというリーチングの障害の捉え方に表れている．Bálint は，リーチングの障害が右手にのみ出現したため，視知覚の障害とは独立した視覚と運動の協調の問題，すなわち視覚性運動失調としてとらえた．一方で，Holmes らは，リーチングの障害を視知覚の障害，すなわち距離判断の障害から説明した．筆者ら[8]も，客観的な検査である深視力検査を用いて，リーチングの障害に距離判断の障害が一因となっていることを示したことがある．

**Key words**

**視覚失見当**[7]
Holmes らは，第一次世界大戦中の銃弾傷によって両側頭頂葉を損傷した患者が呈した視空間の障害を詳細に記載し，視覚失見当（visual disorientation）と命名した．銃弾は右後頭葉背側部から入り，左角回へと貫通した．視野は水平性下半盲であった．視覚失見当の症状は，視線固定（fixation）の障害，視覚による対象の空間位置の定位障害，複数対象の位置関係，遠近，長短，大小の判断の障害，立体視の障害などである．Bálint の記載と比べて，位置関係，立体視，距離判断など，空間位置の知覚の問題に焦点を当ててとらえていることに特徴がある．

バーリント症候群の今後の課題は，背景である基本的な視覚機能を詳細に調べることである[9]．距離判断に限らず，立体視，両眼視差，運動視，motion parallax（人が動くと，静止しているものが背景に対して動くようにみえること），視覚ワーキングメモリー，注意機能などの視覚機能の分析が進んでいくと思われる．

### posterior cortical atrophy

認知症においてもバーリント症候群を呈することがあり，バーリント症候群を主症状とした変性疾患の総称を posterior cortical atrophy という．Bensonら[10]は，失読，失書，バーリント症候群，ゲルストマン症候群，超皮質性感覚失語を呈するものの，末期になるまで記憶，判断力，病識が比較的保たれ，CTやMRIにて，頭頂‐後頭葉を中心とした萎縮がみられた5例を報告した．40例をまとめたTang-Waiら[11]によると，視覚性注意障害（背側型同時失認）が82％の患者に認められ，その他の主症状には，構成障害，視野欠損，ゲルストマン症候群，周囲の失見当などがあるという．病理所見は，アルツハイマー病が最も多いが，他にも進行性皮質下グリオーシス，プリオン病，大脳皮質基底核変性症などが報告されている．しかし，posterior cortical atrophyによって生じたバーリント症候群の患者は，盲のように振舞っていても，不思議と周囲の物体に衝突せずに移動することが可能であるという報告[12]がある．今後は posterior cortical atrophy においても，さまざまな視覚機能の分析が期待される．

〈船山道隆〉

### 文献

1) Bálint R. Seelenlähmung des "Schauens", optische Ataxie, räumliche Störung der Aufmerksamkeit. *Monatsschr Psychiatr Neurol* 1909；25：51-81.
2) Farah MJ. Visual Agnosia：Disorders of Object Recognition and What They Tell Us about Normal Vision. Cambridge：MIT Press；1990.
3) 坂井春男ほか. 長期間観察したBálint syndromeの回復過程. 神経内科 1984；21：265-266.
4) 酒田英夫. 神経心理学コレクション，頭頂葉. 東京：医学書院；2006.
5) Inouye T. Die Sehstörungen bei Schussverletzungen der kortikalen Sehsphäre. Nach Beobachtungen an Verwundeten der letzten japanischen Kriege. Leipzig：Verlag von Wilhelm Engelmann；1909.
6) Inouye T. Visual disturbances following gunshot wounds of the cortical visual area. Based on observations of the wounded in the recent Japanese Wars. *Brain* 2000；123（suppl）：1-101.
7) Holmes G, Horrax G. Disturbances of spatial orientation and visual attention, with loss of stereoscopic vision. *Arch Neurol Psychiatry* 1919；1：385-407.
8) 北條具仁ほか. 距離判断が困難となった頭頂‐後頭葉損傷の2例. 高次脳機能研究 2009；29：434-444.
9) Rizzo M, Vecera SP. Psychoanatomical substrates of Bálint syndrome. *J Neurol Neurosurg Psychiatry* 2002；72：162-178.
10) Benson DF, et al. Posterior cortical atrophy. *Arch Neurol* 1988；45：789-793.
11) Tang-Wai DF, et al. Clinical, genetic, and neuropathologic characteristics of posterior cortical atrophy. *Neurology* 2004；63：1168-1174.
12) 緑川晶. Posterior cortical atrophyの概念と症候. BRAIN and NERVE 2010；62：727-735.

## IV. 認知症で起こる神経心理学的症候
# てんかん性健忘とアルツハイマー病

> **Point**
> - 高齢者にてんかんが合併しやすい要因の一つとして，アルツハイマー病などの神経変性疾患があげられる．
> - 一時的に記憶障害のみを呈するてんかん症候群は，一過性てんかん性健忘といわれており，主な症状として短時間から数日にわたる健忘が出現するが，明らかな意識障害を伴わない．
> - てんかん性健忘が発作性様式を取らずに持続し，多彩な認知症状を呈する一群が報告されている．
> - アルツハイマー病症例で，脳波検査によりてんかんの合併が確認される例もあり，認知症の行動異常のなかにてんかん発作が潜んでいる可能性がある．

## 増加する高齢初発てんかん

　高齢人口の増加に伴い，高齢発症てんかんが注目されている．てんかん発作の発症率は乳幼児期が最も高く，年齢とともに減少するが，50代から再上昇し，75歳以上では全年齢の平均発症率の約2倍にのぼると報告されている[1,2]．高齢者にてんかんが合併しやすい要因の一つとして，認知症などの神経変性疾患があげられ，アルツハイマー病（AD）においてもてんかん発作が合併することはよく知られている[3]．

　一方，こうした高齢者における高いてんかん有病率は必ずしも周知されているとはいえない．その理由として高齢者のてんかん発作は非定型的な臨床症状を呈することが多く，見逃されやすいことがあげられる．なかでも，発作症状が記憶障害として現れるてんかんがあり，認知症と見誤られやすいので注意を要する．

## 一過性てんかん性健忘

　一時的に記憶障害のみを呈するてんかん症候群があり，一過性てんかん性健忘（transient epileptic amnesia：TEA）と呼ばれている．TEAの診断基準[4]を**1**に示す．主な発作症状は短時間から数日にわたる健忘であるが，その際明らかな意識障害を伴わない．前向性および逆向性健忘の両者がみられ，その間患者は正常な行動をしているにもかかわらず，後にある期間の記憶が抜け落ちていることに気づく．その際完全な健忘には至らずに，ところどころ覚えている例が多い．一部の症例では発作間欠期にも記憶障害の持続を自覚するが，神経心理学的検査では認知障害は認められない．脳波では側頭部に異常波を認め，焦点部位は側頭葉と考えられている．発作の臨床特徴を**2**にまとめた．

## 1 TEAの診断基準

1. 目撃者により確認された一過性健忘エピソードが反復出現する
2. 健忘エピソード中においても記憶以外の認知機能は客観的に正常と判断できる
3. 以下いずれか1～2点以上の所見によりてんかんと診断できる
    ⅰ）脳波異常を認める
    ⅱ）他のてんかん発作（例：口部自動症，幻嗅）が同時発症している
    ⅲ）抗てんかん薬治療に明らかに反応する

（Butler CR, et al. *Ann Neurol* 2007 [4] より抜粋）

## 2 TEAの臨床特徴

| 臨床項目 | | 備考 |
|---|---|---|
| 好発年齢 | 中～高年 | |
| 性差 | 特になし | |
| 好発時間 | 起床時（約70%） | |
| 持続時間 | 30～60分 | 数日に及ぶこともある |
| 出現頻度 | 月に数回 | 再発率高い |
| 合併する他の発作症状 | 幻嗅，既視感，自動症，意識消失など（約70%） | TEAと同時に起こるとは限らない |
| 抗てんかん薬への反応 | 約90%が消失 | |
| 脳波所見 | 側頭部または前頭側頭部に異常波 | 側方性（左右差）は明らかではなく，両側出現例もある |
| 脳画像所見（MRI） | 時に海馬硬化所見あり | |

**Keywords**

**一過性全健忘（transient global amnesia）**
明らかな原因はなく，突然に急性一過性の重篤な記銘力障害を呈する症候群が知られている．意識混濁や他の認知障害は伴わず，神経学的異常所見を欠く．発作中は記憶の形成や固定ができず，患者は同じ質問を繰り返す．発作前の逆向性健忘も加わると患者は困惑し，不穏状態を呈することもある．通常発作は24時間以内に消失し，後遺症も残さない．本症候群の原因として脳血管障害やてんかんがあげられるが，いまだ不明である．種々の検査所見から，海馬の機能低下が示されており，一部にはTEAと共通する病態が含まれている可能性もある．

病態機序として，①海馬を中心とする発作放電の持続による「発作重積状態」，②発作後の一過性の側頭葉機能低下が推測されている．発作性健忘ならびに発作間欠時の健忘ともに抗てんかん薬により改善し，長期予後も良好である [5]．

### 持続性記憶障害ならびに多彩な認知症状を呈したてんかん性健忘

てんかん性健忘が発作性様式を取らずに持続し，臨床的に認知症と類似する一群が報告されている [5-10]．自験例 [10] では亜急性に記憶および日常生活障害が進行し，さらに不活発や動作緩慢などの行動変化や多幸または易怒性などを伴っていた．

認知症状の特徴として，記銘，近時記憶の障害が強い一方，見当識や遠隔記憶の障害は軽度であった．他に発作は認められず，てんかんの既往もなかったが，脳波検査で側頭部にてんかん性異常波が検出された．MRIでは明らかな異常を認めなかったが，SPECTにて前頭葉または頭頂葉に限局した血流低下部位を認めた．抗てんかん薬を投与したところ著明な記憶および日常生活能力の改善が得られ，数年後も保持されていた．このため，これらの症状は何らかのてんかん活動が原因と考えられた．従来報告では側頭葉内の subclinical discharge による影響が推測されている [9]．

筆者は自験例 [10] の脳波およびSPECT所見より，臨床発作に至らない側頭

> **Column**
> 
> **てんかん罹病が認知症につながるか？**
> 
> 　てんかん患者が記憶低下を訴えることはしばしばあるが，てんかん罹患により認知症併発のリスクが高まるかどうかの見解は一致していない．てんかん長期罹病に基づく異常放電の持続が認知症発症をもたらすと疑われていたが，近年の大規模研究[17]では加齢による記憶低下傾向は非てんかん対照群と差はなく，てんかんが認知症を引き起こす可能性を否定している．
> 　一方，若年発症てんかんでは対照群より認知機能が低かったが，てんかんの病因である脳器質障害，脳神経発達期における影響，薬物の長期服用および発作による生活の制限などの複合要因が考えられ，発症早期における治療の重要性が強調されている．

葉の微小放電が海馬および神経ネットワークを介した遠隔部位（前頭葉，頭頂葉）の機能障害をもたらし，多彩な認知障害を呈したのではないかと推定している．

## AD とてんかんとの関連

　AD が進行するにつれ，痙攣やミオクローヌス発作を合併することはよく知られているが，発症率は報告ごとの差が大きい．最近の大規模研究[11]では AD の平均 3.7 年の経過中発作が生じたのは 1.5％のみであった．しかし，AD 患者では発作症状を把握することが難しく，微細な発作は見逃されている可能性も高い．

　筆者は中等度 AD 患者が数秒間の意識消失発作を繰り返しながらも気づかれず，たまたま病院受診中に発作を起こしたため精査したところ脳波異常を検出し，初めててんかんと診断された例を経験している[12]．また，健忘，徘徊や失見当識が挿間性に生じる AD 症例で，脳波検査によりてんかんの合併が確認された報告[13]もあり，認知症の行動異常のなかにてんかん発作が潜んでいる可能性もある．

　一方，日常臨床では認知症に脳波検査を施行していないことも多く，脳波異常の頻度や部位など十分解明されていないのが現状である．また，AD のみならず他類型の認知症におけるてんかん性異常波も見出されており[14]，今後の脳波研究による解明が期待される．

## 認知症への神経生理学的アプローチ

　Palop ら[15]は AD モデル（hAPP-transgenic mouse）にて皮質，海馬から自発性のてんかん性異常放電を検出し，本異常放電を AD の病態と関連づける報告をした．すなわち，海馬に蓄積したアミロイドβ蛋白質（Aβ）が神経興奮を誘発させ，てんかん放電に類似した異常放電を生じると同時に，それを代償的に抑制する神経活動が関連神経ネットワークに起こった結果，神経可塑性に影響を及ぼし認知障害を生じると述べた．さらに Aβ により引き起こされた GABA 機能異常がニューロンの興奮性を高め，AD の病態の一部を担うとの報告もされるなど[16]，てんかんと AD との共通病態基盤の存在が提唱されている．

無論これらの実験報告を一様に臨床にあてはめることはできず，本所見も家族性ADの一部に限られるとの意見が多い．一方，側頭葉てんかんにおける慢性的な異常放電が記憶低下をもたらす[17]ことも考えると，こうしたてんかんにおける記憶障害が何らかの機序の面でADの病態と重なる可能性も否定できない．今後，てんかんと認知症との相互的研究により，新しい病態解明へのアプローチが開かれることが望まれる．

(伊藤ますみ)

### 文献

1) Hauser WA, et al. Incidence of epilepsy and unprovoked seizures in Rochester, Minnesota：1935-1984. *Epilepsia* 1993；34：453-468.
2) Wallace H, et al. Age-specific incidence and prevalence rates of treated epilepsy in an unselected population of 2052922 and age-specific fertility rates of women with epilepsy. *Lancet* 1998；352：1970-1973.
3) Amatniek JC, et al. Incidence and predictors of seizures in patients with Alzheimer's disease. *Epilepsia* 2006；47：867-872.
4) Butler CR, et al. The syndrome of transient epileptic amnesia. *Ann Neurol* 2007；61：587-598.
5) Razavi M, et al. A longitudinal study of transient epileptic amnesia. *Cog Behav Neurol* 2010；23：142-145.
6) Tatum WO, et al. Epileptic pseudodementia. *Neurology* 1998；50：1472-1475.
7) Sinforiani E, et al. Memory disturbances and temporal lobe epilepsy simulating Alzheimer's disease：A case report. *Funct Neurol* 2003；18：39-41.
8) Høgh P, et al. Epilepsy presenting as AD：Neuroimaging, electroclinical features, and response to treatment. *Neurology* 2002；58：298-301.
9) Tombini M, et al. Temporal lobe epileptic activity mimicking dementia：A case report. *Eur J Neurol* 2005；12：805-806.
10) Ito M, et al. A case series of epilepsy-derived memory impairment resembling Alzheimer's disease. *Alzheimer Dis Assoc Disord* 2009；23：406-409.
11) Scarneas N, et al. Seizures in Alzheimer disease：Who, when, and how common? *Arch Neurol* 2009；66：992-997.
12) 伊藤ますみほか．アルツハイマー型認知症に自律神経症状を伴う複雑部分発作を合併した一例．精神医学 2009；51：335-338.
13) Rabinowicz, AL et al. Transient epileptic amnesia in dementia：A treatable unrecognized cause of episodic amnestic wandering. *Alzheimer Dis Assoc Disord* 2000；14：231-233.
14) 伊藤ますみほか．レビー小体型認知症とアルツハイマー型認知症における脳波所見の比較．老年精神医学雑誌 2009；20：335-341.
15) Palop JJ, et al. Aberrant excitatory neuronal activity and compensatory remodeling of inhibitory hippocampal circuits in mouse models of Alzheimer's disease. *Neuron* 2007；55：697-711.
16) Busche MA, et al. Clusters of hyperactive neurons near amyloid plaques in a mouse model of Alzheimer's disease. *Science* 2008；321：1686-1689.
17) Helmstaedter C, Elger CE. Chronic temporal lobe epilepsy：A neurodevelopmental or progressively dementing disease? *Brain* 2009；132：2822-2830.

### Further reading

● Palop JJ, et al. Amyloid-$\beta$ induced neuronal dysfunction in Alzheimer's disease：From synapses toward neural networks. *Nat Neurosci* 2010；13：812-818.
 　ADにおけるA$\beta$の役割と，A$\beta$によって引き起こされるシナプス障害を解説している．

IV. 認知症で起こる神経心理学的症候

# もの盗られ妄想

> **Point**
> - もの盗られ妄想は，認知症で最もよくみられる妄想であり，特にアルツハイマー病において頻度が高い．
> - もの盗られ妄想の発現には，記憶障害，高齢者特有の心理学的要因，環境要因，社会文化的要因，生物学的要因などが複合的に関与している．
> - もの盗られ妄想の治療には，薬物療法のみならず，環境調整，対応の工夫など多面的なアプローチが必要となる．

## もの盗られ妄想とは

　認知症患者が呈する数多くのBPSDの中でも妄想は代表的な症候であり，その中でも「自分の大切な物，特に現金や財布，通帳や印鑑などの金銭に関わるもの」を盗られたと確信するもの盗られ妄想は，認知症では最もよくみられる妄想である．もの盗られ妄想の頻度を検討した報告では，アルツハイマー病（AD）において特に頻度が高いとされている（**1**）．

## もの盗られ妄想の特徴

　もの盗られ妄想の妄想対象は多くの場合最も身近な介護者であり，激しい攻撃性が向けられるのが通例である．最も依存すべき対象に攻撃が向くことについては，妄想が消失した後，少なからぬ事例において妄想対象であった人間が最も頼りにされる存在にかわることより，攻撃性の裏に妄想対象に対する依存要求があるためではないかと考えられている[9]．もの盗られ妄想の好発時期については，軽度から中等度認知症の時期にみられることが多く，重度になると格段に減少するとされている[6,10]．

## もの盗られ妄想の発現に関わる因子

### 記憶障害

　もの盗られ妄想は記憶障害が強いADに特徴的な妄想であることから，記憶障害との関連で論じられることが多い．しかし，AD患者を対象とした多くの報告において，もの盗られ妄想の有無と認知機能障害の間には有意な関連を認めていない[2,11,12]．またもの盗られ妄想が，自分が置いたところを忘れてそれを人のせいにするところから生じると考えれば，記憶障害に対する

**Key words**

**BPSD**
認知症にみられる精神症状と行動障害は，認知症の中核症状である認知機能障害以上に患者のQOLを低下させ，介護者の負担を増大させることが知られている．従来，周辺症状や問題行動などと呼ばれてきたこれらの症状は，最近ではBPSD（behavioral and psychological symptoms of dementia）「認知症の行動および心理症状」と呼ばれるようになり，改めて注目を集めている．

**Memo**

妄想のような精神症状の頻度については報告によるバラツキが大きく，これは調査方法の差によるところが大きい．たとえば，精神科病院を受診した認知症患者を調査対象とした場合，妄想の治療目的で受診した患者が含まれるため妄想の頻度は高くなりがちである．評価時期についても，経過中のある一時点で妄想があるかどうかを評価するのと，全経過を通して妄想の有無を評価するのとでは，結果は大きく異なってくる．したがって妄想などの精神症状の頻度は，調査手法をよく理解したうえで解釈しなければならない．

## 1 認知症疾患別のもの盗られ妄想の頻度

| 著者 | 疾患 | 被験者数 | もの盗られ妄想の頻度 | 調査対象 | 調査方法 |
|---|---|---|---|---|---|
| Jeste et al (1992)[1] | AD | 107 | 22% | 通院患者 | 横断研究 |
| Hwang et al (1997)[2] | AD | 54 | 56% | 入院患者 | 縦断研究 |
| Hirono et al (1998)[3] | AD | 228 | 39% | 入院患者 | 横断研究 |
| Ikeda et al (2003)[4] | AD | 112 | 36% | 通院患者 | 横断研究 |
| Murayama et al (2009)[5] | AD | 56 | 25% | 通院患者 | 横断研究 |
| 小澤 (1997)[6] | AD<br>VaD | AD 73<br>VaD 127 | AD 47%<br>VaD 11% | 入院患者 | 縦断研究 |
| Bathgate et al (2001)[7] | AD<br>VaD<br>FTD | AD 75<br>VaD 34<br>FTD 30 | AD 25%<br>VaD 35%<br>FTD 10% | 通院患者 | 横断研究 |
| Nagahama et al (2007)[8] | DLB | 100 | 14% | 通院患者 | 横断研究 |

AD：アルツハイマー病，VaD：血管性認知症，FTD：前頭側頭型認知症．

> **Memo**
> レヴィ小体型認知症（DLB）では，もの盗られ妄想が，「○○が私の財布を盗っていくのを見た」と幻視を背景に生じたり，「この服は私の服と良く似ているが違うものである．誰かが私の服をすり替えて持って行った」のように妄想性誤認症候群を基盤に生じる場合がある．

自覚のなさが強く関連していそうであるが，自己の記憶障害に対する病識ともの盗られ妄想の間にも有意な相関はみられず[12]，物忘れの自覚がないことだけで妄想が誘発されるわけでもない．

このようにもの盗られ妄想には健忘が必要条件であるが，それは決して十分条件ではなく，実際，ADのごく初期の記憶障害がきわめて軽い段階でも強固なもの盗られ妄想がみられたり，認知症が進行し重度になれば自然に消失する症例などを日常診療場面ではしばしば経験する．さらに，認知症を伴わない純粋な健忘症候群ではもの盗られ妄想が出現することはまれであり，記憶障害がもの盗られ妄想に及ぼす影響については必ずしも一様ではない．

### 性差

もの盗られ妄想の性差については，女性に多いとする報告もあれば，男女差がないとする報告，さらには男性に多いとする報告などさまざまである．これらの報告には地域差があり，欧米では性別とは関連性がないとする報告が主であるのに対して，本邦では女性に多いとする報告が多い[4,5]．この差は，本邦では欧米と比較して，高齢世代の家事分担が女性に偏重しているような社会文化的な相違を反映していると考えられ，もの盗られ妄想の発現要因を論じるにあたり，社会文化的背景が無視できないことを示している．

### 生活環境

以前から高齢者の単身生活は妄想の危険因子と考えられてきたが，認知症患者のもの盗られ妄想についても単身生活者のほうが家族と同居している者よりも頻度が高いことが報告されている[5]．この点に関しては，「単身生活の不安が妄想を誘発する」，「同居者がいることにより通帳などの管理が行き届き紛失する機会が減る」ことなどが理由としてあげられる．

> **Column**
> ### 脳画像を用いた妄想の神経基盤に対するアプローチ
>
> 妄想のような精神症状を大脳の局在症状として説明することは困難とされてきたが，近年の脳画像検査法の進歩により妄想の神経基盤に対するアプローチが進みつつある．MRIを用いた形態画像研究では，AD患者でのもの盗られ妄想がある群のほうが側脳室の前角，下角の拡大が非対称で，右側のほうが有意に大きかったと報告されている[13]．さらに脳機能画像研究では，ADのもの盗られ妄想は右頭頂葉の機能低下と関連しているとの報告もある[14]．

### 病前性格

もの盗られ妄想を発症しやすい病前性格を検討した報告は数少ないが，最近Murayamaらはもの盗られ妄想と神経症的な性格との関連性を報告している[5]．一方で認知症老人の妄想には特定の病前性格は考えられないとする意見もあり，この点に関してはいまだ明確な結論は出ていない．

## もの盗られ妄想の治療

認知症患者のもの盗られ妄想の発現には，記憶障害，高齢者特有の心理学的要因，環境要因，社会文化的要因，生物学的要因などの複合的な関与が仮定されるため，治療には多面的なアプローチが必要となる．

### 非薬物療法

認知症の妄想には自分の能力や立場の喪失感，および，その喪失感に対する自己防衛的な要素が関係しているため，妄想を呈するに至った本人の心情を理解し，本人の立場に立って行動するように努め，安心感を与えるような対応を心がける．妄想をいきなり否定すると，自分の体験を信じてもらえない不安感や怒りからしばしば妄想がひどくなるため，まずは本人の訴えを傾聴する．仕舞った物が見つからないときは，まずは一緒に探し，「隠しておいたに違いない」と疑われないように，仮に介護者が見つけても本人に探し出させる．品物をしまう場所が決まっていることが多く，行動をよく観察すると隠し場所を見つけられる場合がある．また，本人をうまく誘導し，しまう場所をあらかじめ決めておくことも重要である．

### 薬物療法

非薬物的な対応のみでは妄想が改善しない場合に薬物療法の適応となる．治療薬としては非定型抗精神病薬が中心となるが，2006年に記されたアメリカ老年精神医学会のADのケアの原則に関するposition paperでは，「認知症のBPSDに対しては劇的に奏効する薬物はなく，効果は軽微であることを前提として，薬物を用いることのリスクと利点の両者を十分に勘案しつつ用いるべきである」と強調されている[15]．すなわち患者の苦痛や介護者の負担感，生活背景などを総合的に判断したうえで治療を開始する．

ADのもの盗られ妄想に対しては，少量（0.5〜2.0 mg）のリスペリドン（リスパダール®）の投与で，パーキンソニズムや認知機能の低下をほとんど生じさせることなく症状の軽減もしくは消失に至り，介護者負担の顕著な軽減を図ることが可能であったと報告されている[16]．一方DLBでは抗精神病薬への過敏性があるため，ADとは薬剤の選択や使用量を変える必要がある．

（橋本　衛）

### 文献

1) Jeste DV, et al. Cognitive deficits of patients with Alzheimer's disease with and without delusions. *Am J Psychiatry* 1992；149：184-189.
2) Hwang JP, et al. Delusions of theft in dementia of the Alzheimer type：A preliminary report. *Alzheimer Dis Assoc Disord* 1997；11：110-112.
3) Hirono N, et al. Factors associated with psychotic symptoms in Alzheimer's disease. *J Neurol Neurosurg Psychiatry* 1998；64：648-652.
4) Ikeda M, et al. Delusions of Japanese patients with Alzheimer's disease. *Int J Geriatr Psychiatry* 2003；18：527-532.
5) Murayama N, et al. Risk factors for delusion of theft in patients with Alzheimer's disease showing mild dementia in Japan. *Aging Mental Health* 2009；13：563-568.
6) 小澤勲．痴呆老人にみられるもの盗られ妄想について（1）性別，疾病診断別随伴率と痴呆の時期による病態の違い．精神神経誌 1997；99：370-388.
7) Bathgate D, et al. Behaviour in frontotemporal dementia, Alzheimer's disease and vascular dementia. *Acta Neurol Scand* 2001；103：367-378.
8) Nagahama Y, et al. Classification of psychotic symptoms in dementia with Lewy bodies. *Am J Geriatr Psychiatry* 2007；15：961-967.
9) 小澤勲．痴呆老人にみられるもの盗られ妄想について（2）妄想生成の力動と構造．精神神経誌 1997；99：651-687.
10) Rubin EH, et al. The nature of psychotic symptoms in senile dementia of the Alzheimer type. *J Geriatr Psychiatry Neurology* 1988；1：16-20.
11) 池田学．アルツハイマー病におけるもの盗られ妄想と記憶障害の関係について．高次脳機能研究 2004；24：147-154.
12) Kazui H, et al. Symptoms underlying unawareness of memory impairment in patients with mild Alzheimer's disease. *J Geriatr Psychiatry Neurol* 2006；19：3-12.
13) Geroldi C, et al. Regional brain atrophy in patients with mild Alzheimer's disease and delusions. *Int Psychogeriatr* 2002；14：365-378.
14) Fukuhara R, et al. Alteration of rCBF in Alzheimer's disease patients with delusions of theft. *Neuroreport* 2001；12：2473-2476.
15) Lyketsos CG, et al. Position statement of the American Association for Geriatric Psychiatry regarding principles of care for patients with dementia resulting from Alzheimer's disease. *Am J Geriatr Psychiatry* 2006；14：561-572.
16) Shigenobu K, et al. Reducing the burden of caring for Alzheimer's disease through the amelioration of 'delusion of theft' by drug therapy. *Int J Geriatr Psychiatry* 2002；17：211-217.

# IV. 認知症で起こる神経心理学的症候
# 人物同定障害

**Point**
- 身近な人や有名人の顔がわからなくなる相貌失認は,右半球の側頭-後頭葉の病変で生ずる.
- 右優位の側頭葉前方部の著明な萎縮による進行性相貌失認では,声を聞いてもわからないという感覚入力モダリティを超えた人物同定障害であり,意味記憶障害と考えられる.
- 認知症では,鏡現象・TV徴候・幻の同居人・カプグラ症候群・フレゴリ症候群など人物誤認症候群があり,比較的進行した症例で妄想を伴う認知症の心理・行動症状(BPSD)として現れる場合が多い.

## 相貌失認

　失認とは,後天的な脳の器質的障害に基づく認知の障害であり,障害される知覚領域の違いにより,視覚性失認,視空間失認,聴覚性失認,触覚性失認,身体失認に分類される.このうち視覚性失認と視空間失認を合わせて高次視知覚機能障害とまとめることができる(**1**).視覚性失認には,物体失認,同時失認,相貌失認,色彩失認(色名呼称障害)が含まれ,いずれも視覚対象の同定が困難となるが,他の感覚モダリティ(触覚・聴覚など)や言語から入力された情報は直ちに同定される.また失認は,対象の知覚そのものはできているものの,それが何かわからないという認識すなわち意味領域の障害ということができる.

　相貌失認とは,よく知っているはずの身近な人や有名人の顔に対する同定の障害,すなわちその顔をみて一体誰かわからなくなる現象である.極端な例では,妻や夫,あるいは子どもの顔をみても誰であるかわからないが,声を聞いた瞬間に誰であるかが直ちに判明する.また,顔からはその人物を同定できないが,髪型や服装,あるいは顔の中にあるホクロの位置などから人物の同定が可能な場合もあり,相貌の認知に限定された認知障害である[1].

　相貌失認の責任病巣は,剖検例での病理学的検討から両側ないし一側性の側頭後頭葉内側部と考えられている[2].とりわけ右半球の側頭-後頭葉下部にある紡錘状回が症状出現に関与している可能性が高い(**2**).一方,左半球の同部位に関しては,損傷をまぬがれている例も存在することから,必ずしも症状出現に関与しているわけではない.すなわち右側頭後頭葉内側部の病変が,相貌失認に必須と考えられる.こうした相貌失認の神経心理学的検討から,相貌の認知に関する右半球の重要性が指摘されている.

## 1 失認の分類

| 視覚性失認 | 視空間失認 | 聴覚性失認 | 触覚性失認 | 身体失認 |
|---|---|---|---|---|
| 物体失認 | 半側空間無視 | 純粋語聾 | | ゲルストマン症候群（Gerstmann syndrome） |
| 同時失認 | バリント症候群（Bálint syndrome） | 環境音失認 | | 自己身体部位失認 |
| 相貌失認 | 地誌的障害 | 失音楽 | | 半側身体失認（病態失認） |
| 色彩失認 | （街並失認／道順障害） | | | |

## 2 相貌の認知に関わる脳領域と情報処理の流れ

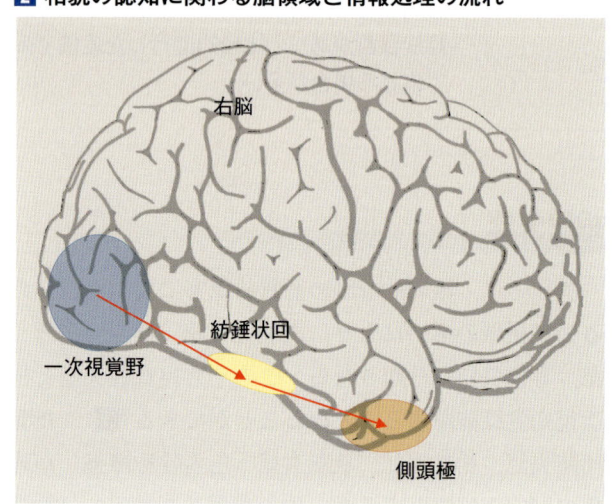

後頭葉の一次視覚野に入力された顔情報は、主に右半球の側頭葉下面にある紡錘状回における顔に選択的な情報処理機構を経て、さらに側頭極における記憶情報と照合され人物の同定が行われる。

（有田秀穂. Clinical Neuroscience 2006[3] より）

## 認知症にみられる相貌失認（進行性相貌失認）

Evansらは、言語やエピソード記憶など他の認知機能の低下なしに、数か月にわたって相貌失認が生じたVHという症例を報告した[4]。意味性認知症（semantic dementia：SD）[*1]は通常左優位の側頭葉前方部の限局性萎縮により出現するが、この進行性相貌失認は右側頭葉前方部の限局性萎縮により生ずる。類似の症例（3）に特徴的な所見として、①従来の相貌失認と同じく親類や友人などの身近な人物ならびに有名人の顔がわからないという熟知相貌の認知障害、加えて新規相貌の学習障害、②通常の相貌失認と異なり声からも時には名前からも同定できないという、複数の感覚入力モダリティにみられる既知人物の同定障害、③一方で未知相貌の異同弁別や性差・年齢・表情などの相貌から読み取れる人物の属性に関する識別力は保たれ、④人物に加え有名建造物や名所などの風景がわからないといった相貌以外の視覚的構造物の認知にも障害が及ぶ[5]。

近年、多施設合同のデータベースから頭部MRI画像により20例の右優位の側頭葉萎縮例を抽出し、その画像所見や臨床像について左優位萎縮のSD例と比較検討するという横断的なコホート研究が行われている[6]。この結果、

[*1] 本巻Ⅲ.「原発性進行性失語—意味性認知症」(p.152)参照.

### 3 進行性相貌失認を呈した右側頭葉優位の萎縮例の脳画像

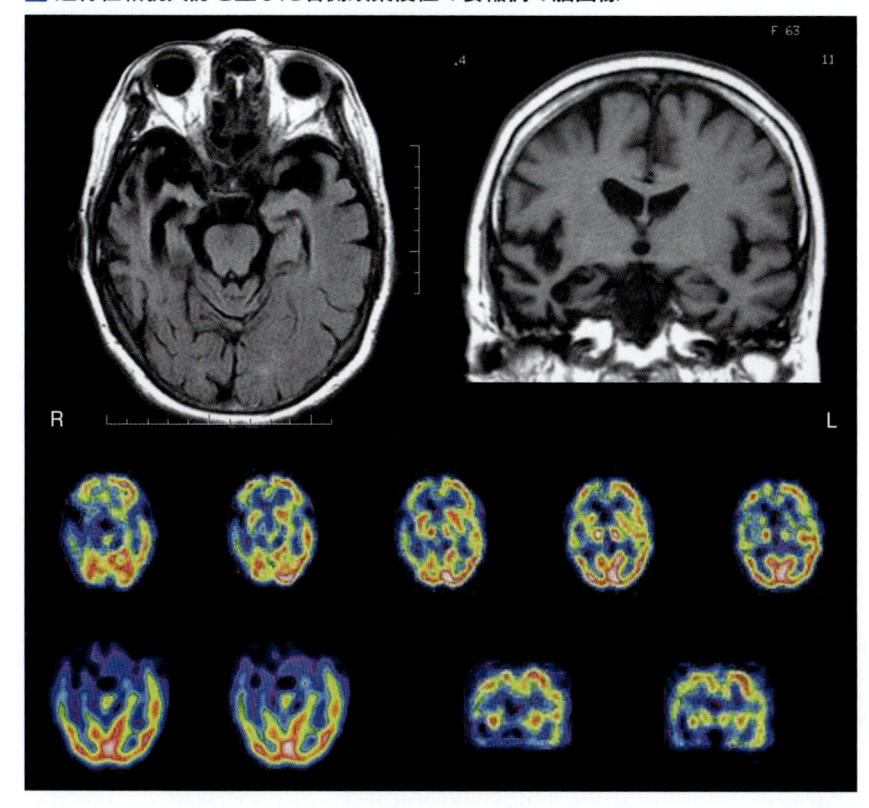

上段：MRI，下段：SPECT（99tmHM-PAO）．
側頭葉前方部（右＞左）に著明な萎縮と同部位の血流低下を認める．
症例は63歳右利き女性．2年前に勤務先のデパートを訪れた妹の顔がわからず，顧客として対応するという出来事があった．また，2時間前に診察した主治医の名前は憶えていたが，眼前の検査者が主治医かどうか判断できなかった．

　右側頭葉優位の萎縮例では，脳の萎縮パターンの違いのみならず，通常SD例ではみられない道に迷うといったエピソード記憶障害に加えて，上記にあげたような相貌失認が特徴的で，また脱抑制，抑うつ，反社会的行動などの行動異常も，左優位のSD例に比べ頻繁に認められるという違いが認められた．こうした結果を受けて，この著者らは右側頭葉萎縮例をSDとは異なる新たな臨床症候群として提唱している．

　一方，自験19例のSD例における縦断的研究から，われわれはSDの右優位例では，確かに左優位の萎縮例に比べ，上述の相貌認知障害がより早期から出現することや，言語の問題よりも相貌認知や行動障害が顕在化しやすい傾向を認めた[7]．縦断研究において重要な点は，これらの症状は右優位例に独占的に現れたということではなく，左優位例においても早晩認められたことである．SD例では，言語のみならず相貌という特異な視覚領域においても意味記憶障害が現れる．こうした症状の違いは，SDという疾患の中でみられる萎縮の左右差によって，損傷される左右側頭葉の持つそれぞれの機能的役割を反映する症状差が病初期により顕著となるという可能性を示唆している．SDの代表例としての左優位萎縮例に比べ右優位萎縮例は出現率が低く，まだその症候について詳細が明らかにされているわけではない．しかし右側頭葉と相貌認知の深い関係については，右側頭葉限局萎縮例で相貌失認と類似した独特の人物同定障害が出現することから疑いようのない事実である．

## 認知症にみられるその他の人物同定障害

　意味記憶の選択的障害例である SD では比較的純粋な相貌失認が出現するのに対して，エピソード記憶障害が著明な認知症では，相貌認知の障害はしばしば人物誤認などの妄想性を帯びた精神症状を伴い出現する．たとえば夫や娘に対して「あなたは一体だれですか！　家の者の留守をいいことに，勝手に私の家のモノを持って行かないで下さい」とものすごい剣幕で怒りだすといった行動がみられる．認知症が進行し，相貌や名前のみならず，日付や場所の見当識も失われ，今までしていたこともすぐに忘れてしまう．会話や挨拶などの社交的なやりとりが保たれているため，家族以外の他人の目からは，一見しっかりとしているようにみえるが，身近な家族に対して財産や権利を盗られたと思い込む中期のアルツハイマー病（Alzheimer disease：AD）患者にしばしば出現する症状である．このような症状は比較的進行した認知症者にみられる認知症の行動・心理症状（behavioral and psychological symptoms of dementia：BPSD）と呼ばれ，記憶障害などの中核症状に比べ，介護者の負担を増大させ社会生活を困難にする直接的な原因となる周辺症状である．

　これら AD 例では，エピソード記憶の障害が進行するにつれて，近時記憶障害のみならず，肉親の存否といった遠隔記憶に属する記憶までも不確かとなり，娘時代の記憶世界に立ち返っているかもしれない．こうしたケースでは，記憶や見当識を失い頼るべきもののない不安な状況下において，低下した認知機能に代わり，情動がその場の状況判断において重要な役割を担っているようである．

## 人物誤認症候群

　鏡に写った自己像に，他人に対するように振る舞い，会話するなど何らかのコミュニケーションをとろうとする鏡現象，テレビの人物に話しかける TV 徴候，誰か見知らぬ人が家にいると思い込んでいる幻の同居人（phantom boarder）症候群など，自己に対する同定の障害や，実際には実在しない見知らぬ他人を認知する現象が認知症ではしばしば現れる．さらに熟知の密接な関係にある人物（配偶者や家族など）を瓜二つの替え玉と思い込むカプグラ症候群（Capgras syndrome），逆に未知の人物に対して，熟知の人物が変装してそこにいると信じて疑わないフレゴリ症候群（Frégoli syndrome）などを含め，人物誤認妄想症候群と包括される現象が報告されている[8]．妄想や幻視を伴う人物誤認症状は，AD よりもむしろレヴィ小体型認知症（dementia with Levy body：DLB）で頻度が高く，動揺する意識障害などの影響下で生ずる視覚認知障害が原因となるもので，AD の鏡現象とは異なる機序が想定される．

　鏡現象では鏡に映る自己像を他人と誤認しているが，診察場面などでこの現象が再現された場合に，親しい他者の相貌認知は保たれ，しかも鏡の存在，

および他者の鏡像は正しく認知できていることがしばしば確認されている[9]．すなわち鏡現象は自己鏡像に特異的な誤認であり，その点が誤認妄想症候群の他の症状とは異なっている．

## 人物誤認・相貌失認の成因

　相貌失認や人物誤認を説明する一つの仮説として，相貌などの既知の対象に対する顕在的な記憶といったオバート認知に対して，親近感・既知感など意識下で働いている潜在的なコバート認知を想定し，その2つの過程の間に解離が生ずることによって現象を説明する説がある[10]．この仮説を支持する証拠は，皮膚電位反応や脳波など精神生理学的指標や眼球運動などを用いて，相貌失認のある患者の既知相貌と未知相貌への反応の違いを調べたところ，有名人など既知相貌に対して未知相貌とは異なる反応を示した例があった．すなわち相貌失認患者では，意識上その人物を同定できなくても，意識には上らない何らかの親近感のようなものを感じている場合があることが示唆された．視覚情報処理における腹側経路と呼ばれる側頭-後頭葉下部の情報処理過程が，相貌のオバート認知を支える神経基盤であるとすると，相貌のコバート認知では，頭頂葉-辺縁系の背側経路が重要と考えられている．

　一方カプグラ症候群などの替え玉妄想では，コバート認知の障害により，既知の人物への親近感が薄れているため目の前の既知人物に対する「替え玉」のような着想が出現すると考えられる．ただし，認知症にみられる人物誤認症候群を，すべて中核的な認知機能障害などの生物学的要因に帰することにはやや無理があるかもしれない．松田[11]は，エピソード記憶障害の進行により環境との安定した絆をなくしつつある認知症者では，肉親であれ重要な介護者であれ，自身を非難する相手を感情的に否定し，意識外に排除したいという情動的欲求が働くと推測している．認知症になったことによる周囲との耐え難い関係性の変化が，注意したり叱責する人を他人と感ずるような心境へと追いやると考察している．認知症者の心理的孤立や不安感の低減を目指した環境調整や薬物療法が，誤認に基づく妄想や興奮などBPSDの解消に有効であることからも，こうした視点を持つことは重要である．

　　　　　　　　　　　　　　　　　　（小森憲治郎，福原竜治）

### 文献

1) 河村満．側頭葉・後頭葉．濱中淑彦（編），臨床精神医学講座21，脳と行動．東京：中山書店；1999, pp.356-364.
2) 河村満．相貌失認．Clinical Neuroscience 2001；19：453-455.
3) 有田秀穂．絵画と脳（1）魅惑的な顔を認識する脳領域．Clinical Neuroscience 2006；24：500-501.
4) Evans JJ, et al. Progressive prosopagnosia associated with selective right temporal lobe atrophy：A new syndrome? *Brain* 1995；118：1-13.
5) 池田学ほか．意味記憶とその障害．精神医学 1999；41：35-40.
6) Chan D, et al. The clinical profile of right temporal lobe atrophy. *Brain* 2009；132：1287-1298.

7) Kashibayashi T, et al. Transition of distinctive symptoms of semantic dementia during longitudinal clinical observation. *Dement Geriatr Cogn Disord* 2010 ; 29 : 224-232.
8) Förstl H, et al. Delusional misidentification in Alzheimer's disease : A summary of clinical and biological aspects. *Psychopathology* 1994 ; 27 : 194-199.
9) 熊倉徹雄. Alzheimer 型痴呆の鏡現象. 老年精神医学 1987 ; 4 : 561-568.
10) Bruyer R, et al. A case of prosopagnosia with some preserved covert remembrance of familiar faces. *Brain Cogn* 1983 ; 2 : 257-284.
11) 松田実. 認知症支援における医療の役割―あくまでも症候学にこだわる立場から. 老年精神医学雑誌 2011 ; 22(増刊号 1) : 126-134.

## IV. 認知症で起こる神経心理学的症候
# 食行動異常

> **Point**
> - 過食や病的甘党など，前頭側頭葉変性症（FTLD）では食行動異常が特徴的である．
> - 各種の認知症において，特異的あるいは共通した食行動異常がみられる．

## 認知症と食行動異常

　認知症の臨床では，さまざまな食行動異常が患者の家族や職員から訴えられる．過食や拒食，偏食，誤嚥などのそれらの問題を解決するには，まずは症状がどのようにして起こっているかを理解しなければいけない．

　認知症における食行動を考えるうえでは，認知症性疾患の病理学的背景や重症度を知る必要がある．しかし，患者がどのような環境にいるのか（自宅か施設かなど），食事ケアを提供する側の体制（患者一人に集中して付けるのか，毎回特定の人が介助するのかなど）によっても摂食の状況が大きく変化することは，認知症患者に限らずみられている通りである．

## 特徴的な食行動異常—前頭側頭葉変性症の症候

　食行動異常が初期から大きな問題になる場合に，その背景疾患は前頭側頭葉変性症（frontotemporal lobar degeneration：FTLD）であることが多い．FTLDの病巣である前頭葉眼窩部や側頭葉，扁桃体は，食行動と関連する部位として考えられている[1]．

　高頻度に訴えられる食行動異常の一つとして，過食があげられる．過食は糖尿病や高脂血症，さらにその合併症などの身体リスクとなるばかりでなく，FTLDで時にみられる反社会的行動として盗み食いや万引きにもつながる．原因病巣としては，VBMで右側の島腹側，線条体，前頭眼窩野の萎縮が指摘され，過食は右側の前頭眼窩野-島-線条体を巡る神経回路の障害で出現すると考えられた．そして，島腹側と前頭眼窩野が高次の摂食中枢であり，線条体と協働することで適切な食行動をとることができるという仮説が提唱されている[2]．

　また，食行動を調節する中枢としては，従来から視床下部を中心とした内分泌系も重要視されている．FTLDのうち，人格変化や行動異常を主徴とするbvFTD（behavioral variant FTD）においては，視床下部の著明な萎縮がみられ，特に過食を呈する症例で視床下部後部の萎縮が指摘されている[3]．一

**Keywords**
**FTLD**
変性性認知症の一つ．大脳の前方（前頭側頭葉）を主病巣とする．

**Keywords**
**VBM**
voxel-based morphometry．脳の体積を定量比較する手法．

| **1** FTLDにおける食行動異常の要因 |
|---|
| 過食 |
| 病的甘党 |
| 常同性 |

| **2** アルツハイマー病における食行動異常の要因 |
|---|
| 嗅覚障害 |
| 記憶障害による過食 |
| 失行による道具使用の障害 |
| 視覚性失認 |

| **3** 血管性認知症における食行動異常の要因 |
|---|
| 運動麻痺・感覚障害 |
| 嚥下障害 |
| 無感情（アパシー） |
| 左半側空間無視 |

| **4** レヴィ小体型認知症における食行動異常の要因 |
|---|
| パーキンソニズムによる運動症状 |
| 覚醒度の変動 |
| 幻視・錯視 |
| 自律神経障害（便秘・血圧低下） |

方，病理解剖では，食欲を調節することで知られるオレキシンやニューロペプチドY，CART（cocaine- and amphetamine- regulated transcript），バゾプレッシン含有神経細胞には有意な減少は認められなかった．そのため，視床下部後方の神経核を構成する細胞の減少により，ペプチド経路に対する抑制が障害されることが，bvFTDにおける食行動異常の発現につながっていることが示唆されている[3]．

FTLDでみられる食行動異常として，病的甘党（pathological sweet teeth）も頻度は高くないが特異的である（**1**）．甘いものやスパイスの効いたものが好きになり，常同性・固執というFTLDの症候も加わって，一種類の菓子やスナックを常に大量に食べ続ける例もみられる．病的甘党は，両側の前頭眼窩野の後側方領域（ブロードマン12/47野）と右の前島部を含む広範な神経回路における灰白質容積の減少に関連して出現するとされる[4]．

## さまざまな認知症と食行動異常

FTLD以外の認知症性疾患においても，疾患ごとに生じやすい食行動異常があげられる．

アルツハイマー病では，初期から嗅覚障害を認める場合があり，味覚の減少による食思不振が起こる（**2**）．また，記憶障害により何度も食事を要求したり，失行や視覚性失認により食事が上手くできなくなったりする．一方で，アルツハイマー病では「何でもよく食べます」といった家族の評価が得られることも多い．

血管性認知症では，その病巣に応じた運動麻痺・感覚障害ばかりでなく，嚥下障害や無感情（アパシー）が比較的早期から問題になりやすい（**3**）．

また，レヴィ小体型認知症では，覚醒度の日内変動が問題になりやすい（**4**）．特に病院や施設などの食事時間が決まっている環境では，覚醒度が低下している時間帯に食事が出されることで，まったく食べられない状況にも

---

**Keywords**
**常同性・固執**
同じパターンの動作を繰り返し，それにこだわるため，他の物事への転換が困難である．

**Keywords**
**無感情（アパシー）**
意欲低下を呈するが，抑うつと異なり悲愴感は目立たない．

なる.また,自律神経障害が生じるため,食事のためのベッドアップや車椅子移動で低血圧になったり,便秘になったりすることによる摂食困難にも注意が必要である.そして,いずれの認知症でも進行期になると,嚥下困難や意欲低下などが共通して問題になってくる.

認知症における食行動異常に対して,病理ごとの詳細な検討が行われることで,特異的な治療が開発されることも期待されている.現段階では,原疾患やその症状のコントロールが主な治療となる.また,漢方製剤である六君子湯が,食欲低下を認めていたアルツハイマー病・レヴィ小体型認知症・血管性認知症の患者群を対象として効果を示し,特記すべき副作用はなかったとの報告もある[5].

食行動は生理機能でもあり,社会的行為でもあることから,それぞれの病態に応じた治療や環境調整が考慮されるべきである.

(杉本あずさ,河村 満)

## 文献

1) Ikeda M, et al. Changes in appetite, food preference, and eating habits in frontotemporal dementia and Alzheimer's disease. *J Neurol Neurosurg Psychiatry* 2002 ; 73 : 371-376.
2) Woolley JD, et al. Binge eating is associated with right orbitofrontal-insular-striatal atrophy in frontotemporal dementia. *Neurology* 2007 ; 69 : 1424-1433.
3) Piguet O, et al. Eating and hypothalamus changes in behavioral-variant frontotemporal dementia. *Ann Neurol* 2011 ; 69(2) : 312-319.
4) Whitwell JL, et al. VBM signatures of abnormal eating behaviours in frontotemporal lobar degeneration. *Neuroimage* 2007 ; 35 : 207-213.
5) Utumi Y, et al. Effect of Rikkunshi-to on appetite loss found in elderly dementia patients : A preliminary study. *Psychogeriatrics* 2011 ; 11(1) : 34-39.

## Further reading

- Kertesz A. The Banana Lady and Other Stories of Curious Behavior and Speech : And Other Stories of Curious Behavior and Speech. Victoria (Canada) : Trafford Publishing ; 2006 / 河村満(監訳).バナナ・レディ―前頭側頭型認知症をめぐる19のエピソード.東京:医学書院;2010.
  食行動異常を含め,FTLDの病像を実例から知る一冊.

# 常同行動

> **Point**
> - 常同行動とは繰り返し特定の行動をとる症状のことで,前頭側頭葉変性症,特に前頭側頭型認知症と意味性認知症でよく認められる.
> - 常同行動には単純な繰り返し運動や収集の他,滞続言語,常同的食行動異常,周徊,時刻表的生活のような複雑な活動もある.
> - 常同行動の評価尺度としてStereotypy Rating Inventory(SRI)がある.
> - 常同行動は頑固な症状で治療に難渋することが多いが,薬物治療が有効な場合もある.
> - 常同行動を利用した介護が可能である.

## 常同行動とは

　認知症患者に,特定の行動を繰り返す様子が観察されることがあり,これを常同行動と呼ぶ.前頭側頭葉変性症(frontotemporal lobar degeneration:FTLD)[1],なかでも前頭側頭型認知症(frontotemporal dementia)と意味性認知症(semantic dementia:SD)でよく認められる.SDではその発現時期は,発症後平均3年頃からと報告されている[2].常同行動には,膝をさする,口をすぼめるというような単純な運動を繰り返す症状,特定の物や不特定の物を集める収集行為,デイルームの同じ椅子に座りたがるというようないろいろな行動が含まれる.また以下のような特別な用語で表現される症状もある.

### ■滞続言語

　繰り返し話す特定の話や文章,単語などのことである.ある患者は人に会うごとに,頭を指さしながら「ここに鈍痛がある.MRIで萎縮があると言われた」と繰り返し話していた.また別の患者は「よく忘れます.馬鹿になってしまった」と繰り返し話していた.アルツハイマー病でよく認められる,話をしたことを忘れてまた同じ話をするという記憶障害による話の繰り返しは滞続言語には含めない.

### ■常同的食行動異常

　同じ食べ物やメニューばかりを好んで作ったり,食べたり,またそれを介護者に要求したりする症状である.その他,同じ店の同じ食品を購入する,特定の銘柄の缶コーヒーを買う,みそ汁の具や弁当のおかずが毎日同じというものもある.筆者が経験した患者は,朝食と昼食には特定の種類のパンしか食べず,夕食はどんぶり物しか食べなかった.

### ■周徊

　患者自らが決めたルートを毎日歩く,特定の場所や店に毎日行くというよ

**1 ある SD 患者の周徊を含む時刻表的生活**

| AM 9：30 | 散歩に出発し，お決まりの喫茶店へ<br>そこで同じ席に座り，いつもモーニングセットを注文 |
|---|---|
| AM11：00 | 11 時になるのを時計で確認して席を立つ<br>ある診療所に行き，そこの花壇の植物に水をやる<br>帰宅 |
| PM12：00 | 昼食をとる |
| PM18：00 | 夕食をとる |

うな行動である．台風など健常者であれば予定を変更するような状況でも行こうとすることが多い．

■時刻表的生活

自分で毎日の日課とそれを行うべき時刻を決めて，その通りに生活しようとする症状である（**1**）．患者は時計を見ながら特定の時刻に特定の行動を行おうとすることもある．たとえば，寝起き，食事，特定の番組の視聴，散歩，特定の場所に行くことなどを特定の時刻に行おうとする．患者にとって，この活動を妨げられることは我慢しがたいことで，そのような場合には不安が高まったり興奮したりすることがある．

■芸術的才能の開花

芸術的活動をほとんどしていなかった FTLD 患者が，発症後に素晴らしい絵や写真，彫刻を作成するようになった事実が報告されている[3]．作品は写実的で，これには周囲の出来事に関心を持たず制作に強く集中するという常同性が影響していると思われる．

## 常同行動の評価

常同行動を評価する尺度として Stereotypy Rating Inventory（SRI）[4]がある．これは認知症の精神行動障害の評価尺度である Neuropsychiatric Inventory（NPI）[5]を参考にして作られたもので，家人から聴取した情報を元に，食行動，周徊，言語，動作・行動，生活リズムそれぞれの項目に対して頻度を 4 段階，重症度を 3 段階で評価するものである．

## 常同行動と脳障害部位

McMurtray ら[6]は，進行性非流暢性失語症と SD を除いた 74 例の FTD を 2 年間，観察し，症候と SPECT の脳血流低下部位との関係を検討した．そして手をさする，手を叩く，体を揺する，しかめ面をする，口をすぼめたり音を立てて開けたりするというような単純な常同行動は右前頭葉の血流低下と関連し，繰り返す確認，掃除，物の収集，儀式行動のような複雑な常同行動は左側頭葉の低下と関連したと報告している．このように同じ常同行動に分類される行動でもその性質によって脳内メカニズムが異なる可能性がある．

## 常同行動に対する対応の基本

　常同行動はしばしば患者，および介護者の日常生活の支障となる．そこで治療的介入を試みるのであるが,常同行動は概して改変が困難な症状である．そこで介護者の対応の基本としては，問題のない行動は大目に見るほうがよい．どうしても改変が必要な場合にだけ介入を試みるが，このときでも論理的説明により患者を説得させようとするよりも，好物などを利用して患者の気をそらせる方法のほうが有効である．

　周徊に対しては，理想的には，誰かが付き添って一緒に周徊するのが望ましい．しかし，常に誰かが付き添うのも困難である．そこで，FTLDではアルツハイマー病よりも道に迷う可能性は少ないので，患者が周徊するルートに危険な場所がないかを確認し，安全に周徊できるよう手配するという対応もありうる．また周徊の途中で脱抑制により代金を払わずに店先の饅頭を食べてしまうかもしれない．そのような場合は，あらかじめ店の人に病気のことを説明し，もしもそのようなことがあったら，家人が後でお金を払いに行きますと説明しておくとよい．

## 常同行動に対する薬物治療の可能性

　常同行動に対して，selective serotonin reuptake inhibitor（SSRI）が有効な場合がある．Ikedaら[7]は，16例に対する12週間の前方視的開放ラベル試験で，フルボキサミン（デプロメール®，ルボックス®）が常同行動の治療に有効であったと報告している．この研究での平均服薬量は110 mgであった．SSRIの有効性を否定する研究もあるが，安全性に十分留意しつつ試みる価値はあると思われる．また少量の非定型抗精神病薬も有効な場合がある．

## 常同行動を利用した介護

　常同行動を利用することによって介護者の介護負担を軽減できる可能性がある．たとえば，筆者のある患者は，編み物が好きで，編み物セットを患者に渡しておくと数時間は編み物に集中しつづけ，その間に介護者は用事をすませることができている．また別の患者は，荷物を梱包するときに用いる緩衝剤（エアキャップ〈プチプチ®〉）を手渡しておくと，数時間はじっと自宅でプチプチとつぶし続ける．そこでこの患者の介護者はエアキャップを定期的にロールで購入している．このように患者の常同行動を把握し，介護に利用する方法は有用である．

（数井裕光，武田雅俊）

### 文献

1) Neary D, et al. Frontotemporal lobar degeneration : A consensus on clinical diagnostic criteria. *Neurology* 1998 ; 51 : 1546-1554.
2) Kashibayashi T, et al. Transition of distinctive symptoms of semantic dementia during longitudinal clinical observation. *Dement Geriatr Cogn Disord* 2010 ; 29 : 224-232.

3) Miller BL, et al. Emergence of artistic talent in frontotemporal dementia. *Neurology* 1998 ; 51 : 978-982.
4) Shigenobu K, et al. The Stereotypy Rating Inventory for frontotemporal lobar degeneration. *Psychiatry Res* 2002 ; 110 : 175-187.
5) Cummings JL, et al. The Neuropsychiatric Inventory : Comprehensive assessment of psychopathology in dementia. *Neurology* 1994 ; 44 : 2308-2314.
6) McMurtray AM, et al. Variations in regional SPECT hypoperfusion and clinical features in frontotemporal dementia. *Neurology* 2006 ; 66 : 517-522.
7) Ikeda M, et al. Efficacy of fluvoxamine as a treatment for behavioral symptoms in frontotemporal lobar degeneration patients. *Dement Geriatr Cogn Disord* 2004 ; 17 : 117-121.

# IV. 認知症で起こる神経心理学的症候

# 環境依存症候群

> **Point**
> - 環境依存症候群とは，障害された個人がある環境に存在する手掛かりをきっかけに，あたかも環境に命令されたかの如く行動する，環境に病的に依存する症状群である．
> - 一連の行動神経学的な症候として，把握現象，模倣行為，鏡像動作，使用行為，道具の強迫的使用，濫集行動などがある．
> - 環境依存症候群では，前頭葉と頭頂葉の相互的抑制が障害されることにより，環境への接近・固着と回避・忌避との間の平衡状態が障害されると考えられる．

## 環境依存症候群とは

　環境依存症候群（environmental dependency syndrome）とは，障害された個人が目的や課題を成し遂げるために自分の周りの環境に存在する手掛かりに病的に依存する症状群である．この用語は1986年にLhermitteによって提唱された[1]．彼は2篇に分けられたヒトの自律性（autonomy）と前頭葉に関する論文において，まず共著である前篇で，検者と患者の間での単純な相互作用として「模倣行為（imitation behavior）」と「使用行為（utilization behavior）」という概念を提唱し[2]，引き続き単著である後篇で，日常生活における複雑な状況下で観察された患者の依存についての観察を詳述した[1]．
　2名の一側の限局的前頭葉病変患者が，診察室や講義室で，車や庭の中で，さらに医師の自宅を訪れたときに，命令や指示がないにもかかわらず，それぞれの環境の中で何らかの手掛かりをきっかけにあたかも「それに反応すべし」という暗黙の命令が存在するかの如く行動した．たとえばベッドを見ると服を脱ぎベッドに入るなどである（**1**）．環境依存症候群は，このような印象的な行動に対して，個人の自律性の障害を意味するものとして定義されたのである．

## 強制把握から環境依存症候群まで

　前頭葉は運動を組織するさまざまなレベル，すなわち歩行のようなより自動的な活動から系列的動作プログラムの企図のようなより複雑な熟練動作までに関与している．周囲の環境にどれほど依存しているか，周囲からの感覚刺激に対してどう反応して行動するかという観点からみて，一連の行動神経学的な症候が想定されている[8]．すなわち，把握現象（強制把握，強制摸索），模倣行為，鏡像動作，使用行為，道具の強迫的使用，濫集行動，環境依存症候群などである．これらの症候は概念的にも，実際の患者の現れや病巣にお

## 1 環境依存症候群の代表的実例

| | | |
|---|---|---|
| Lhermitte（1986）[1] | 左前頭葉前部の脳腫瘍摘出後の2例 | ・診察室で，机の上の小型血圧計を取り，医師の血圧を正確に測った．舌圧子を取り，医師の口に持っていき，医師が口を開けると喉を診察した．ハンマーでアキレス腱反射を調べた<br>・聴衆の前で，拍手に感謝して頭を下げ，スピーチしたいと言い，集まりに感謝し，幸せで誇りだと言った<br>・医師の車のところで，医師が助手席に乗ると，躊躇なく運転席に座り，運転して外出した<br>・医師の住まいの入り口で，医師が「美術館」と感情を入れずに言うと，中に入って壁の絵を美術館にいるように調べ始め，隣の部屋では床に置かれた絵を壁に掛けようとして釘を打った<br>・医師の住まいで，寝室に入ると，ベッドカバーが外され掛け布団が裏返しになっていたが，患者はすぐに服を脱ぎ，まるで自分の寝室にいるかのように寝るしぐさをし，実際眠ろうとした |
| 森 悦朗（1996）[3] | 前頭側頭型認知症例 | ・洗濯物を1枚でも認めると洗濯してしまい（洗濯機に入れ，洗濯が終わると取り出して乾燥機に入れるという一連の行為），さらに洗濯を終えたものが再び洗濯物という刺激になり，再帰的に洗濯を繰り返した |
| Ghika Jら（1996）[4] | 両側前頭-脳梁悪性神経膠腫例と小血管性認知症例 | ・診察医が仲間の医師に向かって患者が理解できない医学用語を用いて話すと，文章や用語ごとに，その文脈や抑揚にそぐうように「ハイ」とか「イイエ」とか賛否を示した<br>（反響的同意〈echoing approval〉＝環境依存症候群の部分症状として記載） |
| Tanaka Yら（2000）[5] | 左前頭葉皮質下梗塞例 | ・(2週後模倣行為がなくなった後で) 他人がいるところだけで，部屋にある物品名を呼称し始め，止めるように言われた後でも続けた．さらに，部屋にいる他人の行動やしぐさを言葉にして言い続けた．これらは強迫的であった<br>（環境依存症候群の言語関連症状＝ forced hyperphasia として記載） |
| Conchiglia Gら（2007）[6] | 低酸素脳症による前頭側頭葉障害例 | ・異なる環境・状況ごとに，それに対応する人の性格を判断して，異なる社会的役割（人真似）を果たそうとした<br>（Woody Allen が主演した"Zelig（本邦ではカメレオンマン）"という映画にならって"Zelig-like syndrome"として記載） |
| Ragno Paquier C と Assal F（2007）[7] | 血管性認知症疑い例 | ・身の回りの文字列を見ると，そのスペルを音読した<br>（oral spelling behavior として記載） |
| 自験例 | 前頭側頭型認知症例（2） | ・自宅で，犬の散歩から帰ってきたばかりなのに，犬がつながれているのを見ると犬の散歩にまた出かける<br>・自宅で，テレビの中の会話などに反応して，よくしゃべる<br>・街を歩いているとき，眼に入った物の名前を大きな声で言い，看板を読む<br>（強迫的音読〈hyperlexia〉と呼ばれている）<br>・病院のすぐ外で，タバコを吸っている人をみかけると，「そんなことしていると，癌で死ぬぞ」などと（あたかも医療者の如く）説教して回る |

## 2 環境依存症候群を呈した前頭側頭型認知症（ピック病型）例（65歳時）のMRI FLAIR像

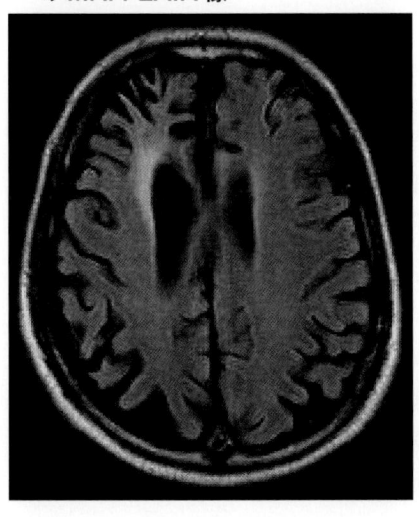

右前頭極部の萎縮とその皮質下の高信号域，側脳室前角の拡大がみられる．64歳時，たまに客との約束を失念した．65歳時，MMSE 19点，病識なし，見当識中等度障害．即時記憶はよいが注意力・注意の持続力が低下し，常同的行動・滞続言語・失禁がみられた．67歳時，落ち着きがなく，オウム返し（反響言語），脱抑制的言動，異所性排便が目立った．

いても overlap している．一つのスペクトラムをなしているともいえるが，重症度で並べられるものでなく，互いに排他的な関係にあるものもある．

## 把握現象（prehension）

Janischewsky（1914）以来，さまざまにとらえられてきた現象・概念であり，触覚刺激によるものと視覚刺激によるものがある．

触覚性把握（tactile grasping）（強制把握〈forced grasping〉）は患者の手掌に与えられる刺激によって誘発される患者の手の握り行為である．母指球の内側への刺激が最も有効であり，橈側へ引き抜こうとするといっそう強く握る[9]．病変が一側でも両手に現れることが多い．検者の指をあてるなどの検査場面でみられるものと偶然触れた布団やベッド柵，さらに自身の反対の（麻痺した）手首を握り続けているものとがある．強制の程度には強弱がある．

眼の前に呈示された物品を意思に関係なく掴もうとするのを視覚性摸索（visual groping）（強制摸索〈forced groping〉）という．大抵の場合，この行為は一側性に現れる．

## 模倣行為（imitation behavior）

Lhermitte ら（1986）[2]により提唱された概念で，患者は検者によってなされたしぐさや行為（頭を掻く，手に顎を乗せる，リズムを変えて手で膝を叩くなど）を模倣する．制止されても続けることがあるが，不自然なあるいは滑稽なしぐさは模倣しないことがあるので反響行為（echopraxia）とは区別される．（右）一側性病変でも出現するので，後述の使用行為よりも頻度が高く，環境依存症候群の初期（軽度）症状とも考えられている．

## 鏡像動作（mirror movement）

Chan と Ross（1988）によって報告された．患者が一方の手である動作をしようとすると，他方の手が無意識にそれと鏡対称的な運動をするものである．水泳のクロールの動作をさせると最初は交互に動かすが，次第にバタフライ様になる．

## 使用行為（utilization behavior）[*1]

Lhermitte（1982，1983[12]）によって提唱された概念で，患者が眼前にある物品を，検者の指示なしに使用してしまう行為である．最初患者は掴むだけで躊躇するが，まもなくその物品を使い出す．軽症なら指示により止めることができるが，重度の場合，繰り返し禁止を指示しても注意がそれると再び使用し出す．両手動作をみるには互いに必要とする2物品（タバコ入り箱とライター，金づちと釘，ナイフとりんご，封筒と便箋など）を用いる[12]．左右は協調的で，強迫性はなく，把握現象は通常伴わない．部分的には患者の意思や習慣で行為が変化する．たとえば，喫煙者はタバコを取り出し口にくわえ，ライターで火をつけるが，非喫煙者は何もせず，検者がタバコをく

---

**Memo**

**強制凝視（forced gazing）**

船山ら[10]が報告した両側前頭葉損傷の2例は，自発性・能動性を喪っていたが，人が視界に入ればその人，特に眼への凝視・注視が誘発され，視界から消えるまで続けた．併存症状として両例で把握現象，1例で使用行為がみられ，外部の環境刺激への被刺激性の亢進と考察された．

**Memo**

**反響言語（echolalia）と反響行為（echopraxia）**

検者から患者に向けられた言葉や傍で話された語句を衝動的にそのままオウム返しに言うことを反響言語といい，眼前の検者の動作につられてそのまま行為することを反響行為という．併せて反響現象（echophenomenon）ともいわれる[11]．ジル ド ラ トゥレット症候群や進行期のアルツハイマー病，前頭側頭型認知症，重度の代謝性脳症などでみられる．

*1 利用行動とも訳される．

**3** 把握現象，模倣行為，反響言語，使用行為を示した大脳皮質基底核症候群例のI-IMP SPECT 3D-SSP 解析像（血流減少像）

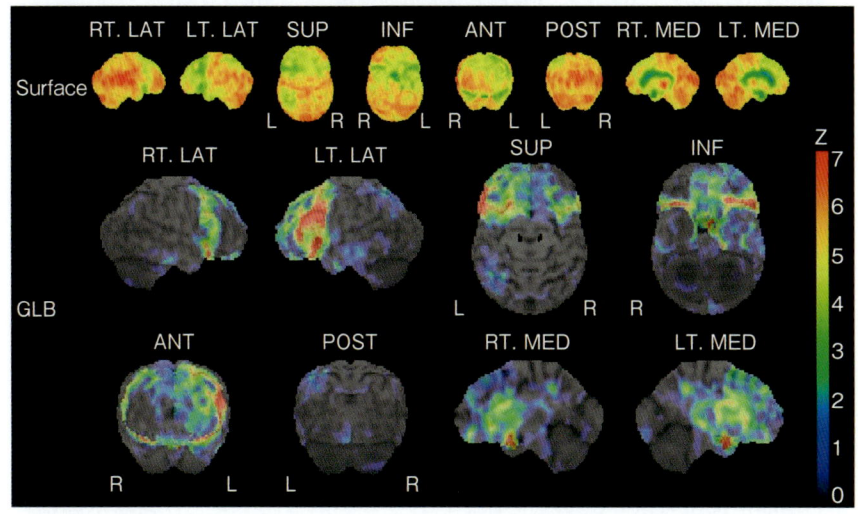

左優位に前頭葉前部の血流低下がみられる．症例は72歳女性，上記症状以外に，検者による本人右肘の屈伸にあわせて左肘を屈伸する現象（鏡像動作に類縁？）がみられた．

わえたときにそれに火をつける．

　筆記用具を眼にすると，意志にかかわらず書字行為をすることは書字過多（hypergraphia）として Yamadori らによって最初に報告された[13]．筆記用具の使用行為とみられるし，一種の環境依存症候群とみることもできる．

　**3**に把握現象，模倣行為，反響言語，使用行為を示した大脳皮質基底核症候群例の SPECT 画像を示す．

### 道具の強迫的使用（compulsive manipulation of tools）

　森と山鳥によって提唱された概念で，眼前に置かれた物品を右手が意思に反し強迫的に使用するが，左手は意志を反映してこれを抑止しようとする現象である[14]．両手の抗争を伴う使用行為（utilization behavior with rivalry）と言い換えられるが，右手に把握現象がみられる点は使用行為と異なる．

### 濫集行動（forced collection）

　手当たり次第に周辺の物を取ってきたり買ってきたりして蓄蔵する行為である．もちろん収集自体は必ずしも異常ではないが，収集内容や収集量が家人や周辺の人々にとって不快な場合は明らかに病的である．自動車を借りまくって自宅近くに集積した例や，家電製品を自宅にあふれるほど購入した例が報告されている[8]．近年マスコミで報道される「ゴミ屋敷」の一部も同じ現象と思われる．

### 環境依存症候群の病態機序

　上述のさまざまの行為は，本来の行為の自律性が喪われて，外的刺激によ

### 4 環境依存症候群をきたしうる疾患

- 脳梗塞（前大脳動脈領域梗塞，Heubner 動脈領域梗塞，傍正中視床梗塞）
- 脳挫傷
- 低酸素脳症
- 脳腫瘍
- 血管性認知症（痴呆）
- 水頭症
- 前頭側頭型認知症（痴呆）
- 大脳皮質基底核変性症（大脳皮質基底核症候群）
- 進行性核上性麻痺
- 自閉症
- ADHD（attention-deficits hyperactivity disorder）
- 薬物副作用（phendimetrazine〈Bontril®／2011 年末現在国内未承認〉など）

って過剰に制御されている状態といえる[1,2,8]．したがって，これらすべての行為はもっと基本的な機能障害の結果であって，それぞれの病変の正確な局在や周囲の環境ないし検者から与えられる刺激の違い，さらに患者の病前性格によって現れ方が異なると思われる[8]．

　ではいったい基本的な機能障害は何であるか？　これらの病的行為はいずれも前頭葉病変で生じるという事実から，前頭葉と頭頂葉の力動的相互作用や前頭葉内各部の機能との関係で，その機序が考察されている[8]．すなわち，正常では，後部頭頂葉（感覚連合野）からの情報が前部前頭葉背外側面で処理されて行為における環境的状況が作られ，辺縁系からの情報が前頭葉眼窩面（および前部帯状回）で処理されて行為における内的状態（動機）が作られる．環境依存症候群においては，前頭葉と頭頂葉の相互的抑制が障害されて，環境への接近・固着と回避・忌避との間の平衡状態が障害されている．環境への固着は，上・中前頭回外側病変によって動機や目的志向的行為が欠如すること，前頭葉背外側病変によって物理的状況を無視したり環境へ捉われたりすること，あるいは一側ないし両側眼窩面病変によって社会的状況が無視されたり，行為の結果への関心が喪失したりすることにより生じると考えられている[8]．一方，最近のある検討では，模倣行為や使用行為を環境依存現象ととらえ，これらが前頭葉に特異的であり，さらに特に右前頭葉眼窩面病変と関連していると思われることから，主に背外側病変によるいわゆる遂行機能障害と区別される概念であるとする社会性仮説が有用としている[15]．

　このような捉え方とは別に，小児の運動機能発達との関連が論じられており興味深い[9]．すなわち，乳児期初期にみられる触覚性把握，中期にみられる視覚性摸索，後期にみられる模倣行為や鏡像動作，それ以降学童期にかけてみられる使用動作，書字動作と本項で述べてきた異常行為とを対比してみると，行為の形成過程とその破綻について理解できることがある．

　実際に環境依存症候群をきたしうる疾患を4に示す．

（福武敏夫）

## 文献

1) Lhermitte F. Human autonomy and the frontal lobes. Part II : Patient behavior in complex and social situations : The "Environmental dependency syndrome". *Ann Neurol* 1986 ; 19 : 335-343.
2) Lhermitte F, et al. Human autonomy and the frontal lobes. Part I : Imitation and utilization behavior : A neuropsychological study of 77 patients. *Annals of Neurology* 1986 ; 19 : 326-334.
3) 森悦朗. 前頭前野病変による行為障害・行動障害. 神経心理学 1996 ; 12 : 106-113.
4) Ghika J, et al. "Echoing approval" : A new speech disorder. *J Neurol* 1996 : 243 : 633-637.
5) Tanaka Y, et al. Forced hyperphasia and environmental dependency syndrome. *J Neurol Neyrosurg Psychiatry* 2000 ; 68 : 224-226.
6) Conchiglia G, et al. On a peculiar environmental dependency syndrome in a case with frontal-temporal damage : Zelig-like syndrome. *Neurocase* 2007 ; 13 : 1-5.
7) Ragno Paquier C, Assal F. A case of oral spelling behavior : Another environmental dependency syndrome. *Cogn Behav Neurol* 2007 ; 20 : 235-237.
8) Pillon B, Dubois B. From the grasping reflex to the environmental dependency syndrome. In : Freund H-J, Jeannerod M (editors). Higher-order Motor Disorders : From Neuroanatomy and Neurobiology to Clinical Neurology. Oxford : Oxford University Press ; 2005, pp.373-382.
9) 平山惠造. 動作・行為障害. 神経症候学, 改訂第二版I. 東京：文光堂；2005, pp.160-178.
10) 船山道隆ほか. 両側前頭葉損傷に出現したforced gazing（強制凝視）について. 高次脳機能研究 2009 ; 29 : 40-48.
11) Ghika J. Mood and behavior in disorders of the basal ganglia. In : Bogousslavsky J, Cummings JL (editors). Behavior and Mood Disorders in Focal Brain Lesions. Cambridge : Cambridge University Press ; 2000, p.144.
12) Lhermitte F. Utilization behavior and its relation to lesions of the frontal lobes. *Brain* 1983 ; 106 : 237-255.
13) Yamadori A, et al. Hypergraphia : A right hemisphere syndrome. *J Neurol Neurosurg Psychiatry* 1986 ; 49 : 1160-1164.
14) 森悦朗, 山鳥重. 左前頭葉損傷による病的現象—道具の強迫的使用と病的把握現象との関連について. 臨床神経 1982 ; 22 : 329-335.
15) Besnard J, et al. A contribution to the study of environmental dependency phenomena : The social hypothesis. *Neuropsychologia* 2011 ; 49 : 3279-3294.

## Further reading

- 森悦朗. 前頭葉の神経心理学と行動神経学. 神経進歩 2005 ; 49 : 608-617.
「道具の強迫的使用」の提唱者であり，脳卒中から変性疾患までに及ぶ高次大脳機能研究の第一人者による前頭葉の神経心理学的・神経行動学的症候の総説．

- 加藤元一郎. 前頭葉機能障害の診かた. 神経心理学 2008 ; 24 : 96-108.
前頭葉損傷による行動障害が8パターンに分類され，把握反射から環境依存症候群までが「目標を喪失した行動」ととらえられている．

- 池田学. 認知症—専門医が語る診断・治療・ケア. 東京：岩波書店；2010.
認知症に関する一般向けの新書であるが，主な認知症，特に前頭側頭型認知症の症状・診断・ケアがコンパクトに紹介されており，医師にも推奨される．

- Kertesz A. The Banana Lady and Other Stories of Curious Behavior and Speech : And Other Stories of Curious Behavior and Speech. Victoria (Canada) : Trafford Publishing ; 2006／河村満（監訳）. バナナ・レディー前頭側頭型認知症をめぐる19のエピソード. 東京：医学書院；2010.
前頭側頭型認知症の国際的研究者による一般向けの書籍であるが，その多彩な症候がビビッドに描写されている他，研究レビューから介護者への助言までが記述されている．

## IV. 認知症で起こる神経心理学的症候
# 鏡現象

> **Point**
> - 鏡現象とは，鏡に映った自己の鏡像を自身のそれであることが認知できなくなる現象である．
> - 鏡現象と最も鑑別を必要とするのは相貌失認である．
> - アルツハイマー型認知症の一部においてみられる鏡現象では，自己身体部位の指示障害の段階に始まり，自己の鏡像と対話をするなど積極的に交流する段階へと，「鏡症状」が徐々に進行する．

*1 鏡は，狭義の鏡のみならず，たとえばガラス戸に映った自身の鏡像であることもある．

## はじめに

　認知症において生じることのある「鏡現象」というのは，鏡[*1]に映った自己の鏡像を自身のそれであることが認知できなくなり，場合によっては，自己の鏡像と言い争ったり，対話を始めたりする特異な行動障害のことを指している．大半の症例は，アルツハイマー型認知症の進行過程において認められることが確かめられているが，どうしてこのようなことが起こるのかについては，なお諸説がある．症状として最も鑑別しておく必要のあるのは，「相貌失認」であろう．興味深いのは，自己の鏡像に対する「自己身体部位失認」ともとれる時期を経過することが多いことや，次第に「鏡空間」の認知が困難になってゆくこと，そして最終的には，「鏡像としての自己」という把握が消滅してしまうかのような事態に陥ることである．

　鏡現象は，おおよそ何段階かに分けられ，だいたい類似した過程を経て進行してゆくようであり，そのプロセスを追うことで，鏡現象の本態に接近することが可能と思える側面もある．したがって本稿では，鏡現象と鑑別すべき「相貌失認」との違いにふれ，次いで，どのような段階を経て鏡現象が進んでゆくのかを記載し，最後に，なぜこのような現象が生じるのかについての，蓋然性の高い考え方について論及することにしたい．

## 相貌失認と鏡現象

　相貌失認というのは，それまでよく見知っていた既知の相貌（家族，友人，自分自身の顔など）をみても，それが誰であるかわからなくなってしまう病態である．これは視覚失認の特殊型であって，視覚を通してのみ，認知が困難になる．たとえば「声」を聞けばたちどころに相手が誰であるかを同定できるし，見慣れた髪型や服装を手掛かりに，誰かを推測できたりすることはあるが，顔そのものをみて，それが誰であるかが認知できなくなるのである．したがって，鏡に映った自分の顔をみたときの相貌失認患者の驚きは，相当

なものである．「鏡像」であるということはよく理解できているので，鏡に映った自身の顔をみても，もはやよく見知っているはずの自身の相貌をそこに認めることはできないのである．鏡像であるから，眼前に映っているのが自分の相貌であるはずだ，という判断は働くけれども，視覚的にそれが自身の相貌であると認知できないのである．そうした体験は少なからず不気味な様相を帯びるが，鏡というものの存在や性質についての知識はまったく失われてはいないので，どこまでいっても「鏡像は鏡像」であり続けるにもかかわらず，それは自身の知る自らの相貌ではない，いわば「未知」の顔なのである．つまり相貌失認患者は，未知の顔を自身の相貌であると認めないわけにはゆかないのだ，といってもよい．つまり，鏡像であることそれ自体を否定はしないし，できないのである．

これに対して，鏡現象を示す患者の場合は，つまるところ自己の鏡像に対して，それが自身の鏡像であるということそれ自体がわからなくなってしまうのである．それは単に視覚的にみえている鏡像が自分であるということがわからない，というのではなく，いわば「鏡像」という存在そのものが不確かになってしまうのである．

## 鏡現象の諸段階

アルツハイマー型認知症の初期は，だいたいは健忘症状（エピソード記憶障害）で始まる．そして典型的な場合には，徐々に頭頂側頭葉症状としての視空間構成障害，超皮質性感覚性失語，観念失行などの失語・失行・失認症状や，原始反射，筋強剛，発動性の低下などの症状が出現してくる．この時期は，健忘症状から「アルツハイマー化」してゆく病相期と称されている．

Ajuriaguerra ら[1]は，このアルツハイマー化と並行するように，徐々に「鏡症状」が進んでゆくことを指摘している．まず最初は，①鏡に映った自己身体の指示障害が出現する．これは，自己鏡像に対する「自己身体部位失認」（autotopagnosia）のようにみえる．次いで，②鏡像そのものを鏡の中や背後に探そうとするような行動がみられるようになる．この段階は，鏡空間の意味が希薄化して，それをうまく使うことができなくなる時期とも考えられる．さらに，③本来の自己鏡像認知障害，つまり，鏡に映った他者はどうにか認知できるようにみえるが，自分自身の鏡像が自分であることを十分に認知しえず，身近な他者と誤認したりする段階が出現し，そしてついに，④鏡の中の自己の鏡像に挨拶したり，話しかけたり，怒ったり，あるいはものを手渡そうとしたりして，鏡像と積極的に交流しようとする段階に至る．この時期になると患者は，鏡やガラスに映った自己の前で，長い時間，話し続けたりすることもまれではなくなる．

こうした鏡像認知障害は，ある段階までは，いわば「鏡という空間に投影された自己身体」に対する身体図式の認知障害とみなすことも不可能とはいえないかもしれないが，自己身体図式の障害によって最後まで説明しきれるものとはとうてい考えられない[2]．

## 鏡現象の発現機制

　行き着く果ての鏡現象にあっては，われわれはどうしても，一般知性機能の崩壊を想定しなければならなくなる．もう少し緻密な言い方をするならば，人間の有する最も基本的な能力である言語機能に直結する，記号論的機能の崩壊を考えねばならないであろうということである．記号をSaussureにそって考えるならば，意味するもの（シニフィアン：signifiant）／意味されるもの（シニフィエ：signifié）によって構造化されていることになるが，自己と鏡像の関係を記号論的に示すならば，実在の自己はシニフィエ（signifié）であり，自己の鏡像がシニフィアン（signifiant）であることになる．実在の自己と自己の鏡像が分節化する平面において，象徴化された自己という記号が立ち現れることになる．濱中が適切に述べるように[3]，こうした記号機能（signifiantとsignifié）の分化喪失を生ぜしめるような解体の過程こそが，鏡現象の発現の基盤にあるのではないか，と想定される．

　一方，熊倉[4]が述べるような視点に基づくならば，自己の鏡像を他者と誤認したり，鏡像に向かって話し続けるような現象は，鏡空間の自己像が実在化し，自己意識から離れて他者化する過程であって，これは自己意識の解体ないし崩壊を示すものに他ならない．

　いずれにせよ，アルツハイマー化の過程で認められるような鏡像認知障害ないし鏡現象というのは，本来の意味における記号論的な象徴機能の一つとしての「自己身体認知機能」が次第に崩壊してゆき，ついには自己意識の解体へと至る最もドラスティックなプロセスであると考えることができる．

　すなわち，こうした鏡現象のうちにわれわれは，象徴機能障害の行き着く果てに，場合によっては自己意識の崩壊，すなわち「認知症」という現象の基盤をみてとることができる可能性がある．そういう意味において，鏡現象というのは，象徴機能の障害と認知症の関係を最も端的に示す病態の一つであるといえるかもしれない．

（大東祥孝）

### 文献

1) Ajuriaguerra J de, et al. A propos de quelques conduites devant le miroir de sujets atteints de syndromes dementiels du grand age. *Neuropsychologia* 1963；1：59-73.
2) 大東祥孝．身体図式．飯田真ほか（編），岩波講座 精神の科学4，精神と身体．東京：岩波書店；1983, pp.210-236.
3) 濱中淑彦．記号的機能と鏡像認知障害について．精神医学 1971；13：45-55.
4) 熊倉徹雄．初老期および老年痴呆（特にAlzheimer病型痴呆）にみられる鏡現象について．精神神経学雑誌 1982；84：307-335.

### 参考文献

- 大東祥孝．象徴機能障害と痴呆．鳥居方策ほか（編），神経心理学と精神医学．東京：学会出版センター；1996．
- 大東祥孝．神経心理学の新たな展開—精神医学の「脱構築」にむけて．精神神経学雑誌 2006；108(10)：1009-1028.
- 大東祥孝．精神医学再考—神経心理学の立場から．東京：医学書院；2011．

# 社会的認知障害

**IV. 認知症で起こる神経心理学的症候**

> **Point**
> - 社会的認知機能はヒトが社会的に行動するために必要な認知機能を指す.
> - 社会的認知機能は,他者心理を認知する機能と自己の行動を選択する機能に大別できる.
> - 眼窩前頭皮質や扁桃体などを含む辺縁系の病変例において社会的認知障害がみられる.
> - 社会的認知機能の評価法はいくつか有用なものが開発されているが,情動,学習,記憶,遂行機能などのさまざまな要因が関与するため,結果の評価は慎重に行う必要がある.

## 社会的認知機能の概念

　社会的認知機能とは,ヒトが社会の中で適切に生活するために必要な認知機能を指し示す.この定義ではおよそすべての認知機能が社会的認知機能に含まれることになる.すなわち,失語症を呈すれば言語によるコミュニケーションが損なわれるし,運動障害があれば身振りによるコミュニケーションが妨げられる.だが,こうした要素的な機能の障害は社会的認知障害には含まれない.通常は社会性を支える認知機能のなかでも,特に対人関係に関する認知機能のことを社会的認知機能と呼ぶ.社会的認知機能の中核として重要なのは,「他者の心的状態の推測」と「自己の行動の適切な選択」の2つである.よって社会的認知障害とは,「他者がどのように感じているかを理解できない」ことや「行動の結果どのような損得が生じるかを予測できない」という状態や,それが原因で社会的に不適切な行動をとってしまう状態と表現することができる.社会的認知機能をより広くとらえれば,法律やモラル,社会的規範の認知,および社会的な状況に関する推論機能なども包含される[1].

　認知症の中で社会的行動障害が顕著にみられるのは前頭側頭型認知症である.問題となる行動は,悪態をついたりするようなコミュニケーションの様式に関するものから,万引きや無銭飲食などの軽犯罪に加え,性欲過多,病的賭博,アルコール多飲など個人の生活の破綻を来すレベルまでさまざまな事が起きる.こうした行動の多くは,衝動的であり,社会的な状況や文脈など,場にそぐわない種類のものが多い.前頭側頭型認知症におけるこうした行動の特性全般は,わが道を行く(going my way)行動と呼ばれることもある.この背景には,他者の感情や心理状態の読み取り能力や,自己の感情をコントロールすることの問題が存在するものと指摘されている.心理の読み取り能力や,行動選択など,社会的認知機能の構成要素ごとにみると,前頭側頭型認知症だけでなくアルツハイマー病においても成績低下がみられる場合が

ある．

　一方で，認知症における社会行動の障害を心的状態の推測機能や行動選択のみの障害だけとしてとらえるべきではないことにも留意すべきである．特に，前頭側頭型認知症例の多くでは，脱抑制や遂行機能障害による行動の制御困難を伴っている場合が多く，こうした要因は状況の変化に対する柔軟な対応を妨げる要因となることが考えられる．社会行動障害を把握するためには，社会的認知機能の評価をするだけでなく，これらの社会的行動に影響を与える可能性のあるさまざまな機能が保たれていることを確認する必要がある．

### 他者心理の推測

　社会の中で適切に生活するためには，共存する他者の心理状態を適切に推測することが必要である．他者心理の読み取りに関しては，情動の読み取りや心の理論に関するアプローチが存在する．

　情動の読み取りに関しては表情やプロソディなど，さまざまなモダリティからの入力が考えられ，それぞれの入力について相手がどのような気持ちでいるのかを読み取る必要がある．過去の研究では特に，喜び，悲しみ，怒り，恐怖，驚き，嫌悪という6種類の情動（基本6情動）を用いて検討が行われている．また，これとは別に，情動の覚醒度（高－低）と情動価（快－不快）という2つの軸に沿って評価する方法も存在する．アルツハイマー病や前頭側頭型認知症では，表情認知課題での成績低下が存在することが指摘されている．

　心の理論とは，他者の心の状態（信念，感情，意図など）を推測する機能のことである．心の理論機能を広くとらえれば，上述のような表情の読み取りも含まれていると考えることができるが，情動以外の心理状態の推測（発言や行動の意図の認知や相手の思い込みの認知など）も含まれている．われわれが他者の行動を認識する際には「何らかの心の状態」が伴っているという前提を持っており，外面から観察可能な行動をみることで，観察できない心の状態について，さまざまな手がかりから推測する能力が心の理論といえる．情動の認知は心の理論でとらえられる心的プロセスに比べ，自動的なプロセスととらえられる．たとえばある人物の表情や声色を認識する際には，前後の文脈を参照することなく，その場でどのような気持ちかを判断することができる．一方で心の理論機能として扱われるプロセスでは，その人物の視点や，その視点から得られる知識および認識状態，さらにはその人物のとった行動の意図など，より「相手の立場に立った」認識を要する．

　心の理論の働きを評価する方法として，これまでにさまざまな課題が考案されて用いられている．「reading the mind in the eyes test（まなざし課題）」と呼ばれる課題（**1**）では，他者の目とその周辺の領域を表示した画像から，その人物の心理状態を読み取ることを要求される[2]．この課題では基本6情動のような情動でなく，より複雑と考えられる心的プロセス（例：敵意があ

## 1 まなざし課題の例

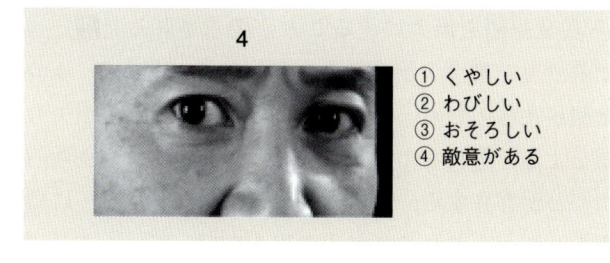

① くやしい
② わびしい
③ おそろしい
④ 敵意がある

目とその周辺の領域を表示した画像から，その人物の心理状態を読み取る．
（詳細は Tsuruya N, et al. *Parkinsonism Relat Disord* 2010[11] を参照）

## 2 ギャンブリング課題の設定

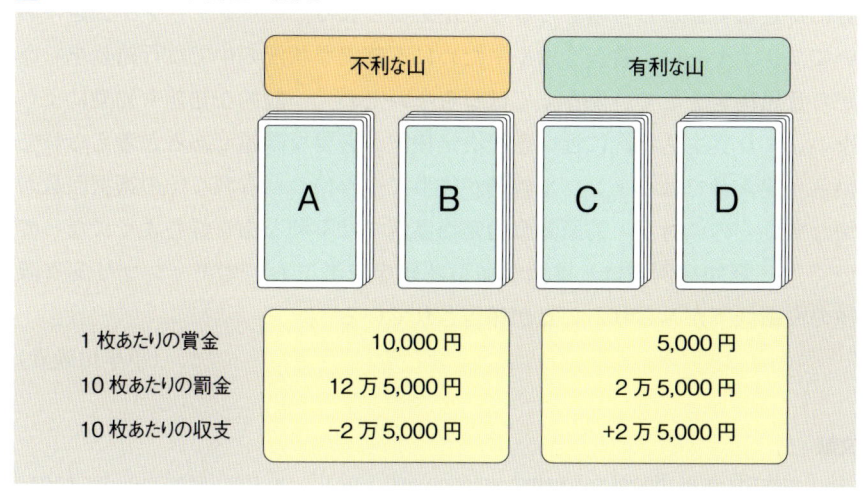

| | 不利な山 | | 有利な山 | |
|---|---|---|---|---|
| | A | B | C | D |
| 1枚あたりの賞金 | 10,000円 | | 5,000円 | |
| 10枚あたりの罰金 | 12万5,000円 | | 2万5,000円 | |
| 10枚あたりの収支 | －2万5,000円 | | ＋2万5,000円 | |

A～Dの4つのカードの山から1つずつを選択して得られる賞金と罰金のバランスをとりながら賞金総額を最大にする．
（詳細は Bechara A, et al. *Brain* 2000[10] を参照）

る，興味がある，など）に関する心理の推測を要する．また「faux pas test（失言課題）」のような言語性の課題も開発されている．失言課題では，物語の中でうっかり口を滑らせたり，場にそぐわない発言をした人物を探すことが要求される．またその発言がなぜ状況にそぐわないのかや，その発言をしてしまった人物の心理状態に関して理解することが要求される[3]．これまでの検討では，前頭側頭型認知症において，失言課題，まなざし課題ともに障害が認められている一方，アルツハイマー病では心の理論の障害を認めなかったことが報告されている[4,5]．

## 行動の選択

 社会的に行動するためには，適切な行動を選択することも重要となる．仮に他者の心理を適切に読み取れていたとしても，自分の欲求のみに従って衝動的に行動したり，目先の利益のみを追求した行動をとっていると，他者との良好なコミュニケーションは阻害される可能性がある．適切な行動を選択するためには，記憶や学習など過去の経験や知識による要因のほか，損得のバランスをとることや，複雑で不確定な状況における行動結果の確率的予測などさまざまな要因が関与していると考えられる．

 脳病変例において日常の行動選択能力を測定する課題としては，ギャンブリング課題などの意思決定課題が有用とされている[6-9]．ギャンブリング課

題では4つのカードの山から1つずつを選択していき，得られる賞金と罰金のバランスをとりながら賞金総額を最大にすることが要求される（ **2** ）．4つの山はそれぞれ性格が異なり，賞金・罰金の額と頻度に違いがある．4つのうち2つの山は，賞金額が大きいため一見儲かるようにみえるが，損失も大きいため長期的には損をする「不利な山」と，一見儲けが少ないが長期的には得をする「有利な山」とが存在する．どの山が有利かはプレイヤーには知らされず，カードを選択しながらそれぞれの山の出方を探っていくことになる．課題がいつの時点で終了するかもプレイヤーには知らされないため，常に安定して儲かる方略をとることが必要となる．ギャンブリング課題においてプレイヤーは，賞金を増やすために不確実な状況の中で試行錯誤をしながら意思決定をしていかなくてはならないため，一般的な知能や知識によらない，より実生活状況に近い意思決定機能が必要な課題であると考えられている．健常者ではギャンブル課題が後半に進むにつれ有利な山の選択回数が増していくのに対し，前頭葉腹内側損傷例では不利な山を好むようになっていく[10]．認知症例では，前頭側頭型認知症患者においてギャンブリング課題の成績低下がみられることが報告されている[5]．

（小早川睦貴）

**文献**

1) Lough S, et al. Social reasoning, emotion and empathy in frontotemporal dementia. *Neuropsychologia* 2006；44(6)：950-958.
2) Baron-Cohen S, et al. Another advanced test of theory of mind：Evidence from very high functioning adults with autism or asperger syndrome. *J Child Psychol Psychiatry* 1997；38(7)：813-822.
3) Baron-Cohen S, et al. Recognition of faux pas by normally developing children and children with Asperger syndrome or high-functioning autism. *J Autism Dev Disord* 1999；29(5)：407-418.
4) Gregory C, et al. Theory of mind in patients with frontal variant frontotemporal dementia and Alzheimer's disease：Theoretical and practical implications. *Brain* 2002；125(Pt 4)：752-764.
5) Torralva T, et al. The relationship between affective decision-making and theory of mind in the frontal variant of fronto-temporal dementia. *Neuropsychologia* 2007；45(2)：342-349.
6) Bechara A, et al. Insensitivity to future consequences following damage to human prefrontal cortex. *Cognition* 1994；50(1-3)：7-15.
7) Bechara A, et al. Different contributions of the human amygdala and ventromedial prefrontal cortex to decision-making. *J Neurosci* 1999；19(13)：5473-5481.
8) Brand M, et al. Neuropsychological correlates of decision-making in ambiguous and risky situations. *Neural Netw* 2006；19(8)：1266-1276.
9) Dunn BD, et al. The somatic marker hypothesis：A critical evaluation. *Neurosci Biobehav Reviews* 2006；30(2)：239-271.
10) Bechara A, et al. Characterization of the decision-making deficit of patients with ventromedial prefrontal cortex lesions. *Brain* 2000；123(Pt 11)：2189-2202.
11) Tsuruya N, et al. Is "reading mind in the eyes" impaired in Parkinson's disease? *Parkinsonism Relat Disord* 2011；17：246-248.

# IV. 認知症で起こる神経心理学的症候
# 病態失認

**Point**
- アルツハイマー型認知症では健忘症状は必発である．患者は自身の健忘を自覚しているかのような言い方をすることもあるが，真の「気づき」というより「取り繕い」の表現形態の一つとしてとらえると理解しやすい．
- アルツハイマー型認知症でみられる失語や失読・失書に対して患者は多くの場合，病態失認を示す．
- 意味性認知症でみられる語義の障害について，患者が自身の障害を意識できることはまずない．
- 脱抑制，易怒性などの社会行動障害がしばしば認められる前頭側頭型認知症においては多くの場合，患者は，多幸的で，自己制御ができないことに対する意識に乏しい．
- 認知症がある程度進行すると，自己意識が希薄になり，同時にその事に対する病態失認をきたすようになる．

## はじめに

　病態失認という術語は，「自身の病態に気づかない」という高次脳機能障害においてきわめて幅広く存在する症状を指しているが，とりたてて認知症における神経心理症状としての病態失認という側面を問題にするとすれば，自身が「認知症」であることに気づかない，という重要な症候を取り扱うことになる．

　しかし，神経心理症状としての病態失認は，狭義にはむしろ「左片麻痺の否認」という症状として出現したり，自身の健忘症状に気づかない，という症候としてみられたり，皮質性の盲や聾に気づかない病態（アントン症状）を指したり，自らが失語症（特にウェルニッケ失語）に陥ったことに気づかなかったり，脱抑制といった社会行動障害を制御できないことに気づかなかったり，といった相当に広範な症状を指している．要するに，自身になんらかの認知・行動障害がある場合に，それに気づかない，意識化されない場合は，原則としてすべて「病態失認」である，ということになる．

　これを「認知症」との関連で考え，少なくとも臨床的には，発現頻度の高い，①健忘症状に対する病態失認，②失語症ないし意味記憶障害に対する病態失認，③自身の社会行動障害に対する病態失認，などに論及した後に，④自身が「認知症」であるということに対する病態失認，をとりあげておくのが妥当であると思われる．狭義の病態失認は，左片麻痺の否認を示すバビンスキー型病態失認であるが，この症状は，多くは脳血管障害に伴ってみとめられるのが一般的で，いわゆる変性性の認知症でみとめられることは例外的

であるので，本稿ではあつかわない．これについては，文献1などを参照されたい．

## 認知症における健忘症状に対する病態失認

　前頭側頭型認知症では，エピソード記憶の障害はあまり強くないことが一般的であるが，無関心傾向などのために一見，「健忘症状」が存在するかに思われる場合がある．一方，アルツハイマー型認知症では，健忘症状は必発である．これに対する患者の構えは，原則，「自分は特に物忘れをしたりすることはない」という表現で示されることが少なくないが，逆に，「何もかもすっかり忘れてしまうようになってしまって」と，ある程度，自身の健忘を自覚しているかのようにみえる言い方をする場合もある．しかし，自身のエピソード記憶の障害に真に気づくということはなかなか難しいようで，そうした表現は健忘に対する真の「気づき」というよりも，田邉[2]のいう「取り繕い」の表現形態の一つととらえると理解しやすい場合が少なくない．自分が置き忘れたりした場合に，往々にして「誰か（世話をしてくれている人など）が盗ってどこかへ隠したのではないか」といったいわゆる「もの盗られ妄想」に発展してゆく場合がまれではないが，これはいってみれば健忘に対する病態失認というジャクソニズム的陰性症状を補完する陽性症状であると考えることもできる．

## 失語症ないし意味記憶障害に対する病態失認

　アルツハイマー型認知症では超皮質性感覚失語様の失語や失読・失書のみられることがまれではないが，理解を伴わない発話，読み，書きに対して，患者は若干の当惑を示すことはあっても，自身に言語の障害があることを真にみとめうることはまずないといってよい．理解障害は，語聾的要因によることはまれで，多くの場合，意味理解障害に由来する病態失認を示すことが一般的である．
　一方，意味性認知症でみられる語健忘，語義の障害については，患者は語健忘のあることはみとめても，語義の理解が困難であることを，病前と比較して意識できることはまずないといってよい．つまり，語義理解の障害というのは，根本的に病態失認的であって，障害の意識化は内在的に不可能なことなのではないか，と想定される．意味理解障害と病態失認というのも，かなり距離の近い症状であるように思われる．

## 社会行動障害に対する病態失認

　前頭側頭型認知症では，しばしば，脱抑制，易怒性などの社会行動障害がみとめられる．関連病巣は，前頭葉眼窩脳皮質・皮質下に想定される場合が多い．脱抑制は，窃盗，万引き，性的逸脱行動，ストーカー行為などとしてみられるが，多くの場合，自身のそうした脱抑制的行動について問うと，「それはしてはいけないことです」という意味のことを述べるので，社会行動と

して許される行動ではないことについては，観念的には理解しているようにみえる場合が少なくない．そして，「もう二度としません」と土下座をしたりして，子どもっぽく謝ったりするのであるが，誘発的状況におかれると，同じ脱抑制的行動を繰り返してしまうことが常である．こうした行動は，ギャンブリングタスクで，リスクの高い山を引き続ける行動と相関の高いことが知られており，短絡的な誘惑を克服して自己制御をすることが難しくなっているように思われる．眼前の報酬を手に入れるモードに入ってしまうと，自身の社会的行動の帰結に対する全体的な見通しが欠落してしまうようであり，多くの場合，多幸的で，自己制御できないことについての意識に乏しく，その意味において病態失認的であるといえる．

## 認知症に対する病態失認

　認知症の初期には，人に指摘されたりすることもあり，一定の病識を有していることもまれではないが，ある程度進行をすると，自身が認知症であることを意識することはきわめて難しくなる．そもそも認知症の中心的症状が何かを考えてみると，最も重要なのは，自身が自身の状態を意識する，という，いわゆる「再帰性意識」が希薄になることではないか，と考えられる．再帰性意識というのは，「私は私である」という一貫性を逆説的に保証するための「装置」（実際には自己というのは絶えず変化しつつあるプロセスなのであるが，にもかかわらず，そこに一貫した同一性をみとめようとする傾向がみとめられる）ともいえるもので，それが存在することによって，自身の一貫性を自覚したような意識状態が生じると考えられるのであるが，そうした「再帰性意識」が希薄になると，自らの一貫性について意識することが乏しくなってしまう，と考えられる．こうした再帰性意識を支えているのは，おそらく Edelman の述べる「高次の意識」であり，これを基礎づけているのは，意味的・統語的能力を獲得した言語的要因ではないかと考えられる[3,4]．一次意識は，想起された現在（remembered present）であるが，そこではまだ過去も未来もない．高次の意識に至ってはじめて，未来や自己の概念が生じてくると考えられている[5]．いずれにせよ，自己意識というものが希薄になることがすなわち，認知症と称される事態の基礎的精神病理なのではないかと想定されるのである．つまりそこでは，自己意識の存在が希薄になったことについての病態失認が生じているとみなすことができるように思われる．つまり認知症というのは，自己意識の希薄化であり，同時に，そのことに対する病態失認をきたした事態であると考えることができる．

　いいかえれば，認知症とは，再帰性意識の喪失に対する病態失認の状態を指しているということもできる．そういう意味において，認知症というのは，自己意識という最も中核的な場において生じている最も深刻な病態失認であるといえるように思われる．

（大東祥孝）

**文献**

1) 大東祥孝．病態失認の捉え方．高次脳機能研究 2009；29：295-303．
2) 田邊敬貴．痴呆の症候学．東京：医学書院；2000．
3) 大東祥孝．神経心理学の新たな展開—精神医学の「脱構築」にむけて．精神神経学雑誌 2006；108(10)：1009-1028．
4) 大東祥孝．精神医学再考—神経心理学の立場から．東京：医学書院；2011．
5) Edelman GM. Wider Than the Sky：The Phenomenal Gift of Consciousness. New Haven and London：Yale University Press；2004.

## IV. 認知症で起こる神経心理学的症候
# 身体部位失認

**Point**
- 身体部位失認は左頭頂葉を責任病変として生じる身体部位に対する空間定位障害であり，「自己身体部位失認」「他者身体部位失認」に分類され，両者が同時に生じることもある．
- 身体部位失認はまれな症候だが，アルツハイマー病や大脳皮質基底核変性症などの認知症を呈する変性疾患例において報告がある．
- 身体部位失認の検出には，自己と他者をターゲットとした身体部位の空間定位および呼称，さらに身体部位に関する知識の確認が有効であり，感覚モダリティを操作した検討が必要である．

## 身体部位失認とは

身体部位失認とは，身体部位の空間定位ができなくなる障害である．身体失認の一種であり，自己身体部位失認と他者身体部位失認に分類される（**1**）．自己身体部位失認の患者に「あなたの膝はどこですか」と尋ねると，肘や手などの別の部位を定位したり，どこを指させばよいかわからずに戸惑ってしまったりする．定位の困難は左右を問わず，いずれの身体部位においても生じることから，身体部位失認は両側性の身体失認に分類されている．このような症状は主に左頭頂葉病変によって生じ，身体図式の機能不全が背景にあると考えられている．

症例報告は少なくまれな症候といえるが，アルツハイマー病[1]，大脳皮質基底核変性症[2,3]などの変性疾患や脳腫瘍[4]，脳梗塞[5]，脳挫傷[6]など幅広い原因疾患例がこれまでに報告されている．ただし，身体部位への空間定位は，失語や半側無視，視覚失調など他の認知機能障害，あるいは全般的な精神機能低下によっても困難となりうる．そのため，認知症患者を対象に検討を行う際には，これらの各種機能の働きを確認したうえで身体部位失認の有無を評価することが重要である．

## 身体部位失認の検査

身体部位失認を評価するにあたっては，口頭命令による自己身体部位への空間定位が基本的な課題となる（**2**）．肘や膝，肩などの左右の区別がある部位，腹や胸などの体幹部，背中や尻などの患者自身から見えない部位など，条件の異なる部位を混合して課題を行うのが望ましい．さらに以下の3点を検証する必要がある．

### ①身体部位に関する言語的能力が保たれているか？

身体部位への空間定位課題のほかに，呼称課題や身体部位に関する知識を

**Key words**

**身体図式**
身体図式とは，身体の感覚・運動・認識の基盤となる認知システムを指す．古典的な神経心理学においては，身体部位失認のほか半側身体無視や手指失認，幻影肢などさまざまな身体に関わる障害の発症基盤とされてきた．神経基盤は明らかになっておらず，定義が明確でないという問題点がある．

## 1 身体部位失認の分類

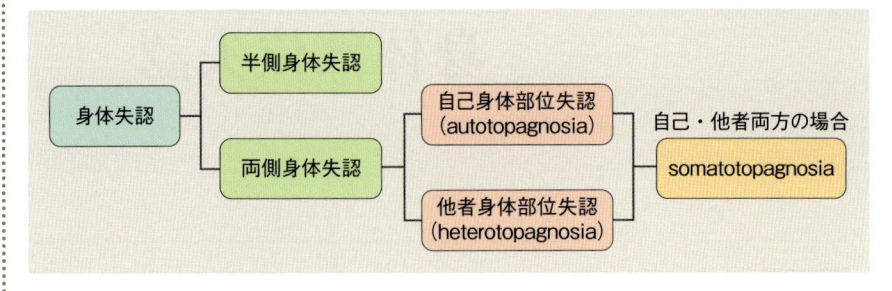

身体失認 ─┬─ 半側身体失認
         └─ 両側身体失認 ─┬─ 自己身体部位失認（autotopagnosia）
                          └─ 他者身体部位失認（heterotopagnosia）
         自己・他者両方の場合 → somatotopagnosia

## 2 身体部位失認の検査

| 身体部位失認の評価に有効な課題 |
| --- |
| ・身体部位定位<br>　・言語入力：口頭命令（例「肘はどこですか」）により指示された部位を定位<br>　・視覚入力：検査者が指さした部位を定位<br>　・触覚入力：閉眼で検査者により触られた部位を定位 |
| ・身体部位呼称<br>　・視覚入力：検査者が指さした部位名を答える<br>　・触覚入力：閉眼で検査者により触られた部位名を答える |
| ・身体部位知識<br>　・機能性知識：各部位の機能に関する知識を問う（例「物を持つ部位」「曲がる部位」）<br>　・空間性知識：各部位の空間関係について言語的に問う（例「肘と膝，上なのは？」） |
| ・非身体オブジェクト部分定位／呼称<br>　・ヒトの身体以外で複雑な構造を持つオブジェクト（例：自転車）を対象とした各部分に対する定位および呼称 |

問う課題の実施が重要である．これは患者が身体部位の名称を正しく理解しているかを確認するためである．言語を介した身体部位定位は，身体の意味的情報が障害された場合も困難となりうる[7]．そのようなケースの場合，純粋な身体部位失認とは障害の生じるメカニズムが異なると考えられる．同様の目的で，言語を介さない条件での空間定位課題，たとえば視覚的に指示した部位や閉眼で触覚的に呈示した部位を定位させるなどの課題も有効と考えられる．

②身体に特異的な症状か？

　身体部位失認の診断においては，症状が身体部位に特異的に生じているかを確認することが必要である．ヒトの身体は複数の体部位が連続的に接合した形で成り立っているが，身体に限らず，同様に複雑な構造を持つ対象物（自転車やヒト以外の動物など）も存在する．これらの対象において全体−部分を分析する一般的能力が障害された場合も，身体部位への空間定位障害が生じる[8]．したがって，身体部位への定位を評価するだけでなく，その他の対象物を用いて部分に対する空間定位能力が保持されているかを確認する必要がある．

③自己身体と他者身体，どちらの身体部位定位が困難か？

　症状が患者自身の身体だけで生じているのか，あるいは他者の身体に対し

ても生じているのか，という点も観察すべきポイントである．Felicianらは自己と他者それぞれに対して空間定位障害を示す2例を報告している．この二重乖離例から，自己身体部位失認には上頭頂小葉，他者身体部位失認には下頭頂小葉が関与し，それぞれが異なる障害基盤により生じると考察されている[9]．評価の際には，自己/他者の身体の違いをふまえて，独立した検討を行うことが必要である．

（鶴谷奈津子）

**文献**

1) Sirigu A, et al. Multiple representations contribute to body knowledge processing：Evidence from a case of autotopagnosia. *Brain* 1991；114(Pt 1B)：629-642.
2) 飛田真理ほか. 鏡の使用により改善をみたautotopagnosia. 臨床神経学 1995；35(3)：296-298.
3) 鶴谷奈津子, 大東祥孝. 自己身体に選択的な定位障害を呈した頭頂葉萎縮例―自己身体部位失認の身体特異性の検証. 神経心理学 2006；22(4)：252-259.
4) Ogden JA. Autotopagnosia. Occurrence in a patient without nominal aphasia and with an intact ability to point to parts of animals and objects. *Brain* 1985；108(Pt 4)：1009-1022.
5) Schwoebel J, et al. Compensatory coding of body part location in autotopagnosia：Evidence for extrinsic egocentric coding. *Cogn Neuropsychol* 2001；18(4)：363-381.
6) Buxbaum LJ, Coslett HB. Specialised structural descriptions for human body parts：Evidence from autotopagnosia. *Neuropsychology* 2001；18：289-306.
7) Suzuki K, et al. Category-specific comprehension deficit restricted to body parts. *Neurocase* 1997；3(3)：193-200.
8) De Renzi E, Scotti G. Autotopagnosia：Fiction or reality? Report of a case. *Arch Neurol* 1970；23(3)：221-227.
9) Felician O, et al. Pointing to body parts：A double dissociation study. *Neuropsychologia* 2003；41(10)：1307-1316.

# V. 治療・介護

## V. 治療・介護

# 薬物療法

> **Point**
> - アルツハイマー病の認知機能改善のために臨床で使用されている薬剤はコリンエステラーゼ阻害薬のドネペジル，リバスチグミン，ガランタミンの3種類とメマンチンで，臨床的推奨レベルはAである．
> - 血管性認知症の認知機能障害に対する有効な薬物は上記の4剤であるが推奨レベルはB～C1である．精神症状，意欲，自発性低下には非定型抗精神病薬，ニセルゴリン，アマンタジン，抗てんかん薬などがB～C1のレベルで推奨されている．
> - レヴィ小体型認知症の認知機能障害にはドネペジルとリバスチグミンが推奨レベルBである．BPSDにはドネペジル，リバスチグミン，クエチアピン，オランザピンと抑肝散がB～C1で推奨された．
> - 前頭側頭型認知症の行動障害には選択的セロトニン再取り込み阻害薬（SSRI）がC1のレベルで，進行性核上性麻痺，大脳皮質基底核変性症には推奨薬剤はなかった．

**Keywords**

**ガイドライン**
本邦では2008年から日本神経学会，日本精神神経学会，日本認知症学会，日本老年医学会，日本老年精神医学会による認知症診療ガイドラインの改訂が行われた．2010年までの膨大な論文をレビューし，Mindsのガイドライン作成手順に倣って，①クリニカル・クエッションの作成，②文献検索，③文献採用と不採用の選択，④文献の吟味とアブストラクト・フォームの作成，⑤エビデンスレベルの分類と⑥推奨の決定が行われた．特定の疑問点に対して複数のエビデンスがある場合には，原則的に最も高いレベルのエビデンスを採用し，日本人を対象にした研究の最も高いレベルの論文も採用した．推奨度は，①エビデンスのレベル，②エビデンスの数と結論のばらつき，③臨床的有効性の大きさ，④臨床上の適応性，医師の能力，地域性，医療資源，保険制度，⑤障害やコストに関するエビデンスに準拠して，推奨度AからDに分類されて提案された．

## はじめに

この10年間の認知症研究の進歩は，アルツハイマー病（AD）では病態解明に基づく根本的な治療法の開発が模索され，軽度認知障害（mild cognitive impairment：MCI）や非AD型認知症の病態解明にも飛躍的な進歩がみられた．臨床研究の領域では神経心理検査，脳アミロイドPETをはじめとした神経画像検査やCSFバイオマーカー研究に著しい進歩がみられた．Alzheimer's Disease Neuroimaging Initiative（ADNI）による世界的な共同体研究が進展しており，AD発症までの自然経過と評価法の世界的標準化が進んでいる．先進各国では認知症診療ガイドラインが作成され，ドネペジル（アリセプト®），ガランタミン（レミニール®），リバスチグミン（リバスタッチ®，イクセロン®），メマンチン（メマリー®）などの症候改善薬と認知機能改善のためのリハビリテーションや介護のエビデンスの検討が進んでおり，27年ぶりにNINCDS/ADRDAによるADの診断基準が改訂された．本邦でもアリセプト®の使用と介護保険の開始からほぼ10年が経過し，デイケアやグループホームなどの介護施設の発展，成年後見制度，かかりつけ医研修，認知症専門医制度や地域包括支援センターなどの患者・家族を支援する法的整備が進んでいる．

## 認知症の薬物療法

本邦では2011年からアリセプト®以外の3剤も使用できるようになり，

### 1 認知症疾患治療ガイドライン2010による主な認知症疾患の薬物・非薬物療法

| | | |
|---|---|---|
| アルツハイマー病 | ①認知機能障害に対する有効な薬物（エビデンスレベルⅠ）<br>ドネペジル（アリセプト®）　A，リバスチグミン（リバスタッチ®，イクセロン®）　A，ガランタミン（レミニール®）　A，メマンチン（メマリー®）　A | |
| | ②非薬物療法<br>Reality Orientation　C1，回想法　C1，認知刺激療法　C1，運動療法　C1，音楽療法　C1，光療法　C1，脳脊髄液シャント術　D | |
| | ③ケアのポイント<br>介護者教育　B，介護者のストレスマネージメント　B，person-centered care　C1，バリデーションセラピー　C1 | |
| 血管性認知症 | ①認知機能障害に対する有効な薬物（エビデンスレベルⅡ）<br>ドネペジル　B，リバスチグミン　C1，ガランタミン　B，メマンチン　B | |
| | ②精神症状，意欲，自発性低下に対する有効な薬物<br>非定型抗精神病薬　C1，ニセルゴリン（サアミオン®）　B，アマンタジン（シンメトレル®）　C1，抗てんかん薬　C1 | |
| レヴィ小体型認知症 | ①認知機能障害に対する有効な薬剤（エビデンスレベルⅡ）<br>ドネペジル　B，リバスチグミン　B | |
| | ② BPSDに対する薬剤<br>ドネペジル　B，リバスチグミン　B，クエチアピン（セロクエル®）　C1，オランザピン（ジプレキサ®）　C1，抑肝散　C1 | |
| | ③レム期睡眠行動異常症に対する薬剤<br>クロナゼパム（リボトリール®）　C1 | |
| | ④パーキンソニズムなどの神経症状に対する薬剤<br>レボドパ（ドパストン®，ドパゾール®）　C1 | |
| | ⑤起立性低血圧に対する薬剤<br>ドロキシドパ（ドプス®），ミドドリン（メトリジン®），フルドロコルチゾン（フロリネフ®）　C1 | |
| | ⑥自律神経症状に対する薬剤<br>緩下薬，クエン酸モサプリド（ガスモチン®），ドンペリドン（ナウゼリン®）　C1 | |
| 前頭側頭型認知症（FTD） | ①行動障害に対する薬物療法<br>選択的セロトニン再取り込み阻害薬（SSRI）　C1 | |
| | ②非薬物療法<br>介護者教育，行動療法　C1 | |
| 進行性核上性麻痺，大脳皮質基底核変性症 | 認知症症状に対する薬物療法　なし | |

FTD：frontotemporal dementia

日本神経学会など関連5学会による認知症診療ガイドラインの改訂が行われた．ドネペジル，ガランタミン，リバスチグミンとメマンチンが推奨グレードAとして推奨され，認知症の行動・心理学的症状（behavioral and psychological symptoms of dementia：BPSD）に効果のある各種薬剤のエビデンスも示された．しかし，認知機能リハビリテーションやケアはすべてグレードC1で，介護者教育や介護者のストレスマネージメントがグレードBで，今後のエビデンス確立が求められている[1-3]．（ 1 ）

## 2 アルツハイマー病の症候改善薬

| 薬剤 | ドネペジル（アリセプト®） | ガランタミン（レミニール®） | リバスチグミン（リバスタッチ®，イクセロン®） | メマンチン（メマリー®） |
|---|---|---|---|---|
| 分類 | ピペリジン系 | アルカロイド系 | カルバメート系 | アダマンタン誘導体 |
| 作用機序 | AChE 阻害 | AChE 阻害，nAChR，アロステリック増強作用 | AChE / BuChE 阻害 | NMDA 受容体拮抗薬 |
| 処方量 | 3～10（23）mg | 8～24 mg | 4.6～9.5 mg | 5～20 mg |
| 用法 | 軽度～高度，1 日 1 回 | 軽度～中等度，1 日 2 回 | 軽度～中等度，パッチ剤 | 中等～高度，1 日 1 回 |
| 半減期（時間） | 70～80 | 5～7 | 3.4 | 60～80 |
| 最高濃度到達（時間） | 3～5 | 0.5～1 | 8 | 1～7 |
| 代謝 | 肝臓 CYP2A6，3A4 | 肝臓 CYP2D6 | 腎排泄 | 腎排泄 |
| 副作用 | 食欲不振，嘔気・嘔吐，ピペリジン系過敏 | 悪心・嘔吐，食欲不振，下痢，頭痛，失神，徐脈，心ブロック，QT 延長 | 悪心・嘔吐，皮膚刺激 | めまい，便秘，体重減少，頭痛，痙攣，失神，意識消失，精神症状 |

## アルツハイマー病（AD）の薬物療法（2）

### ドネペジル

ドネペジルには錠剤，細粒，口腔内崩壊錠（OD 錠）とゼリー剤があり，3 mg を朝食後 1 回，2 週間から開始し，5 mg，10 mg へ増量して使用する．米国ではアリセプト®23 mg 徐放錠の中等～高度 AD に対する使用が米国食品医薬品局（FDA）にすでに受理された．使用にあたっては，①ピペリジン系薬物（リスペリドン〈リスパダール®〉，アルガトロバン〈ノバスタン HI®〉，ドンペリドン〈ナウゼリン®〉など約 300 種類がある）に過敏症の場合は禁忌，②洞不全症候群，心房ないし房室接合部伝導障害，③消化性潰瘍の既往，非ステロイド抗炎症薬（NSAIDs）の使用例，④気管支喘息，閉塞性肺疾患の既往例では慎重投与である．チトクローム P450 に関連する薬剤との併用には注意が必要である．約 10％に臨床的に副作用がみられ，主にコリン系の刺激による悪心・嘔吐，腹痛，下痢などであるが，症状は軽度である．時に，興奮も認められる．高度 AD 例では 10 mg による食欲不振，体重減少や突然の嘔吐などがあり，症状がみられた場合には減量が必要である．間違ってドネペジル錠を大量に服薬した症例の報告があり，有機リン中毒と同様に入院加療が必要である．

ドネペジルのメタ解析では 24 のプラセボ対照試験と 4 つの比較試験があり，対象の認知症は軽度から重度の AD，10 mg 投与が中心で，投与期間は 12 週から 2 年である．25 の報告で AD と血管性認知症（vascular dementia：VaD）において認知機能の有意な改善を認めている．MMSE と SIB では AD

とVaDにおいて統計的な有意差はみられたが，臨床的な効果はみられなかった．20の報告で全般的機能が検討され16の報告で有意な改善が認められた．CIBICの情報が十分得られたADでは改善を示したが，MCI，VaDでは一定の傾向は得られなかった．NPIによる行動の改善はADではみられなかった．12のうち8つの検討でADLに有意な改善がみられた．1つの大規模研究で施設介護を遅らせるかの検討がなされたが，有意差はみられなかった．MCIからAD発症の抑制は12か月では有意であったが，36か月では有意差はみられなくなっている．

7つのうち5つの研究で，下痢，吐き気，嘔吐の副作用が有意に上昇し，投与量との相関がみられた．VaDではさらに異常な夢や筋痙攣などがみられている．副作用による中止率は実薬群で0〜57％，プラセボ群で0〜20％であった[4,5]．

本邦におけるドネペジルの臨床治験は本間らを代表とするE2020研究グループによって行われ，2000年に報告された．ドネペジル5 mgの24週間，268例の多施設二重盲検試験で，ADAS-JcogとJapanese version of Clinical Global Impression of Change（J-CGIC），CDR，Mental Function Impairment Scale（MENFIS），caregiver-rated modified Crichton scale（CMCS）で評価された．副作用はドネペジル群10％，プラセボ群8％であった[6]．

欧米ではAD2000 Collaborative Groupによって，565例の軽度から中等度のAD患者で5，10 mgを用いた二重盲検長期試験で，最初の2年間はMMSEとBristol activities of daily living scale（BADLS）で効果がみられたが，施設入所遅延やdisabilityの進行に対する効果はみられなかった．同様にBPSD，介護者の心理的経済的負担，介護時間短縮，副作用，死亡率には有意差はなかったと報告された[7]．

重症のADには2つの大きな報告がある．ヨーロッパのSevere Alzheimer's Disease Study Groupは重症AD（MMSE 1〜10点），248例の多施設二重盲検試験を6か月行い，SIBとmodified AD Cooperative Study-activities of daily living inventory for severe AD（ADCS-ADL-severe）で改善を認めている．副作用は軽度であったがドネペジル群で20例，プラセボ群で8例の投与中止がみられた[8]．Blackらの認知機能と全般機能の重症ADでの検討では，MMSE 1〜12点，FAST 6以上の重症AD，343例がドネペジル10 mgとプラセボ群に分けられ，24週間追跡された．検討項目はSIB，CIBIC-plus，MMSE，ADCS-ADL-severe，NPI，caregiver burden questionnaire（CBQ），Resource Utilization for Severe AD Patients（RUSP）である．ドネペジルはSIBで有意な改善，CIBIC-plusとMMSEで有意な傾向がみられたが，ADCS-ADL-severe，NPI，CBQ，RUSPでは有意差はなかった[9]．

## ガランタミン

ガランタミンはヒガンバナ科の植物に含まれるアルカロイドで，アセチルコリンエステラーゼ阻害活性に加えてニコチン受容体に対するアロステリッ

ク増強作用を有する．4，8，12 mg の錠剤と OD 錠（1 日 2 回）と 4 mg／mL の内用液がある．軽〜中等度の AD における認知症の進行抑制に使用される．初回投与量は 1 回 4 mg を 1 日 2 回投与し，4 週間後に 1 日 16 mg（8 mg を 1 日 2 回）で維持される．4 週間以上維持量を投与したのちに，症状に応じて 1 日 24 mg（1 回 12 mg を 1 日 2 回）に増量可能である．主に CYP2D6 や CYP3A4 によって代謝されるため，コリン作動薬，ジゴキシン（ジゴキシン®，ジゴシン®），抗コリン薬，抗うつ薬や抗真菌薬などとの併用に注意を要する．国内治験の副作用では 58.2％に副作用がみられ，主なものは悪心（15.5％），嘔吐（12.6％），食欲不振（8.3％），下痢（6.6％），食欲減退（5.6％），頭痛（5.0％）とドネペジルよりやや頻度が高い．重大な副作用は失神（0.1％），徐脈（1.1％），心ブロック（1.3％），QT 延長（0.9％），肝炎であった．

ガランタミンのメタ解析では 10 の研究（24〜36 mg，12〜26 週間）が査読された．このうち 8 つで認知機能の改善が認められている．5 つの研究で CIBIC-plus，NPI，Disability Assessment for Dementia（DAD）の改善がみられ，2 つの研究で有意な ADL の改善が認められた．最も多くみられた副作用は，吐き気，嘔吐と下痢などの消化器症状で，食欲低下や体重減少，めまいなどがみられた．副作用による投与中止は実薬で 4〜17％，プラセボで 8〜54％であった[4,5]．

### リバスチグミン

リバスチグミンはフェニルカルバメート誘導体でアセチルコリンエステラーゼ阻害作用とブチリルコリンエステラーゼの両方を阻害する作用を持ち，腎から排泄される．経口薬では悪心・嘔吐などの消化器症状が強いため，1.5 mg を 1 日 2 回服用から開始し，2 週ごとに増量し，1 日 6〜12 mg を維持量とする．副作用としては吐き気，嘔吐などのコリンエステラーゼ阻害薬に共通の症状がみられた．

リバスチグミンのメタ解析では 9 つの研究（1〜12 mg，14〜52 週間，種々の重症度を含む）が査読された．8 つの研究で ADAS-cog による認知機能の改善がみられたが，SIB では有意な差はみられなかった．MMSE の改善に一定の傾向はみられなかった．全般的機能では 3 つの研究で CIBIC-plus の改善が認められた．Nurse Observation Scale for Geriatric Assessment-Mood subscale や ADL スケールで有意な改善はみられなかったが，レヴィ小体型認知症（dementia with Lewy body：DLB）や認知症を伴うパーキンソン病（Parkinson disease with dementia：PDD）では，NPI で有意な改善が認められた[4,5]．

リバスチグミンにおいては貼付薬の使用が進んでおり，Winbland らによる 10〜20 cm$^2$（9.5〜17.4／mg／日）パッチ薬と 6 mg 経口薬の比較を行った 24 週間二重盲検追跡試験では，ADAS-cog と CGIC で改善を認め，吐き気と嘔吐の副作用が経口薬に比べて 1／3 に減少し，皮膚刺激症状も 10％以下であった[10]．

## メマンチン

　メマンチンの薬理効果は複雑であるがNMDA受容体を部分的に抑制し，グルタミン酸の過剰な刺激を阻害して記憶や学習の改善や神経細胞保護に関連すると考えられている．欧米ではドネペジルとの併用を勧めるガイドラインもあり，昨年公表された米国ADNI研究の対照群のうちアセチルコリンエステラーゼ阻害薬は44%のMCI，85%のADにすでに投与されており，メマンチンは11%のMCIと47%のADに投与され，両者併用群はMCIで9%，ADで41%であった[11]．5 mg，10 mg，20 mg錠があり，1日1回5 mgから開始し，1週間に5 mgずつ増量し，1日1回20 mgの維持量を経口投与する．中等～高度のADに使用される．

　国内治験では36.6%に副作用がみられ，主なものはめまい（4.7%），便秘（3.1%），体重減少（2.2%），頭痛（2.1%）であった．初期にめまいや傾眠が現れることがあり，頭痛，不眠なども知られている．重大な副作用としては痙攣（0.3%），失神や意識消失，精神症状（攻撃性，興奮，幻覚，錯乱，妄想，せん妄）などがある．薬物代謝は腎排泄型で，レボドパ（ドパストン®，ドパゾール®）などのドパミン作動薬，ヒドロクロロチアジド（ニュートライド®），シメチジン（タガメット®）などの腎尿細管排泄薬，アセタゾラミド（ダイアモックス®）などの尿アルカリ化を起こす薬剤との併用は注意が必要で，同様な構造を有するアマンタジン（シンメトレル®）は作用を増強させる．

　メタ解析では評価可能なRCTは5つで，ドネペジルとの併用の評価は1つの研究のみである（20 mg，12～24週，軽症から重症）．2つの研究で軽度から中等度のVaDで有意な認知機能（ADAS-cog）の改善がみられた．2つの研究で中等度から重度のADでSIBの改善がみられた．MMSEではVaD，ADとも一定の改善効果は示されていない．CIBIC-plusはVaDで有意差はみられなかったが，ADとVaDを合わせた検討では有用であった．行動は5つの研究が評価されたが，Nurse Observation Scale for Geriatric AssessmentやNPIで，それぞれVaD，ADで有意差がみられた．1つの研究でメマンチンとドネペジル併用の患者で有意なNPIの改善が12週で認められている．ADLでは3つの研究で，ADで改善がみられ，中等度～重度のAD患者の介護負担の軽減が認められた．副作用としては吐き気，めまい，下痢，興奮が実薬群4～18%，プラセボ群8～32%に認められているが，メタ解析では興奮の抑制作用が示されている．副作用による服薬の中断は実薬群8～13%，プラセボ群5～17%であった[4,5]．

　メマンチンの中等～重症における効果は，2003年にMemantine Study Groupによって，252例の20 mg，追跡期間28週間，多施設二重盲検試験で行われ，CIBIC-plus，ADCS-ADL-severe，SIBの評価で有意差が認められ，有害な副作用はみられなかったと報告された[12]．

### 各種薬剤の併用療法

ドネペジルとメマンチンの併用の検討は中等〜重度 AD で 20 mg, 24 週間, 403 例の二重盲検試験で検討され, NPI は有意に改善し, 特に興奮, いらいら, 食欲などに改善がみられている[13]. 長期併用療法に関する検討はいまだに少ないが, コリンエステラーゼ阻害薬とメマンチン併用の 30 か月と 5 年の RCT では認知機能低下の進行が抑制されると報告された[14,15]. 薬剤使用歴の神経心理学的検査に及ぼす疫学研究でも, 長期連用の有用性が最近報告されている[16].

### 血管性認知症とコリンエステラーゼ阻害薬

2007 年の段階で, ドネペジルで 3 つ, ガランタミンで 2 つ, リバスチグミンで 1 つ, メマンチンで 2 つの RCT があり, 総計で約 3,000 人の VaD と 2,000 人のプラセボで検討がなされている. すべての薬剤で ADAS-cog の改善があり, ドネペジル 5 mg では CIBIC-plus にも軽度の改善がみられた[1-3]. しかし, 行動や全般機能における効果はなく, 副作用も有意に増加していた. したがって, 軽度から中等度の VaD では軽度の認知機能の改善はみられるものの臨床的な有用性は不明瞭で, VaD 患者におけるこれらの薬剤の使用を勧める根拠はないとされた[17]. 2009 年の Cochrane review では 5〜10 mg のドネペジルで 2 つの 24 週以上の RCT で評価され, 有用な効果のエビデンスがあり, 副作用も少ないとされた. ガランタミンで評価された 2 つの RCT では効果は相反しており, 嘔気と嘔吐の副作用の増加が報告された.

**3** に AD, MCI, VaD における ADAS-cog を用いた各種 RCT のメタ解析評価のまとめ (1998〜2005 年) を示す.

### レヴィ小体型認知症と AChEI

パーキンソン病 (PD) における非運動症状が最近注目されているが, このうち認知障害は PD によくみられる症状として考えられている. しかし, アルツハイマー病 (AD) や血管性認知症 (VaD) との合併例も多く, レヴィ小体型認知症 (DLB) と認知症を伴う PD (PDD) の本質的な相違についても解明されるべき点が多い.

PDD 早期の認知機能障害は実行機能 (遂行, 注意, 計画) と視空間機能の障害で, 特に相貌の認知が障害される. AD に比べて視空間機能障害が特に強く, 記憶障害は軽度で, ヒントによる想起が可能であることが相違点である. PDD では失語, 失行や重度の記憶障害はみられない. DLB と PDD における神経心理学的検査結果の大きな違いはみられない. 幻視は 50 % 以上の PDD でよく認められ, 筋固縮や自律神経障害よりも認知機能障害に関連している. 抗コリン薬やレボドパ, アマンタジンなどで増悪する. 幻視があ る PD では認知症発症のリスクが高い. せん妄, 配偶者の不貞妄想や虐待妄想も PDD でよくみられ, 抗パーキンソン病薬によってかえって増悪する.

## 3 ADAS-cog による各種 RCT のメタ解析評価のまとめ

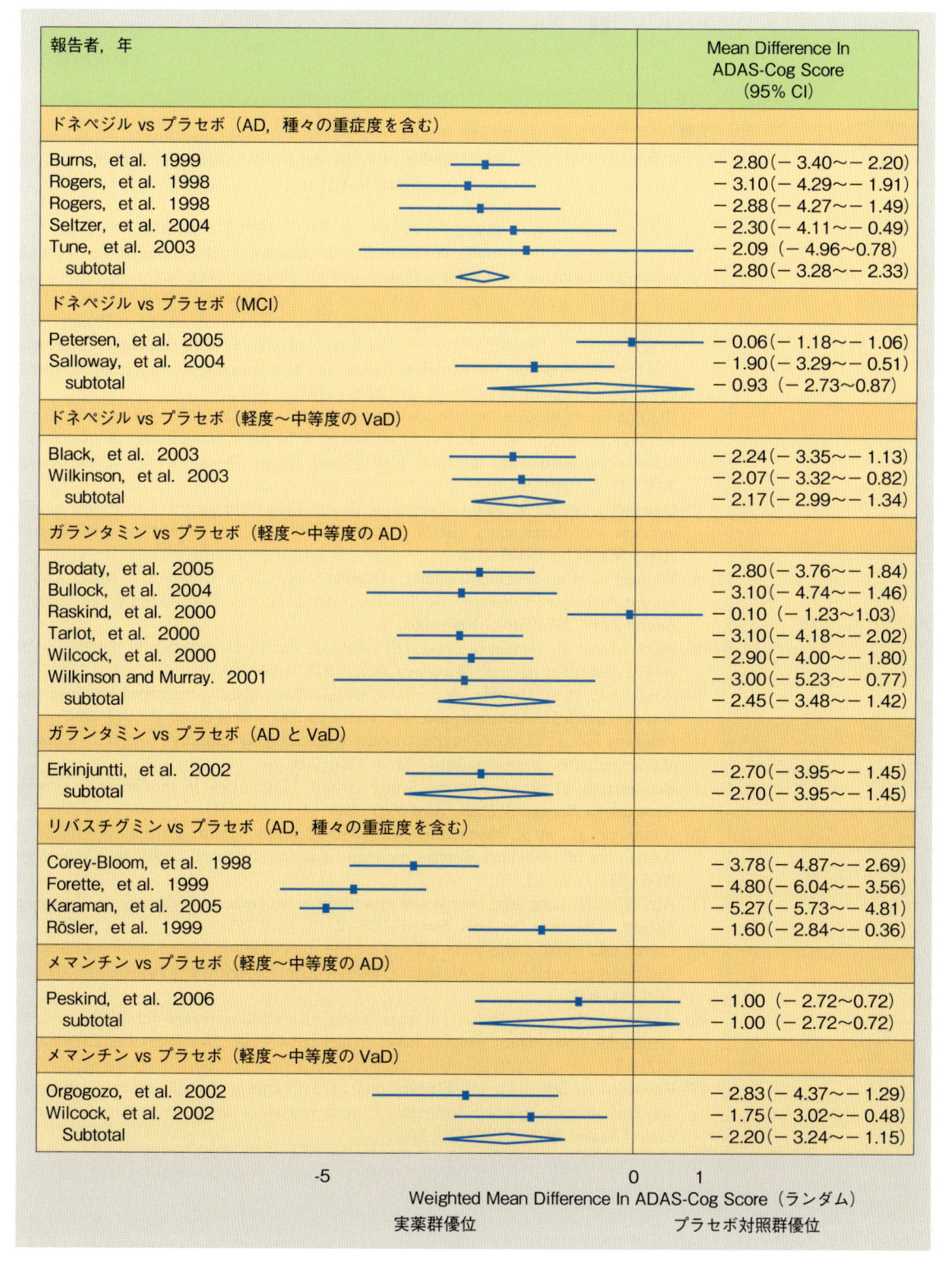

| 報告者, 年 | Mean Difference In ADAS-Cog Score (95% CI) |
|---|---|
| **ドネペジル vs プラセボ (AD, 種々の重症度を含む)** | |
| Burns, et al. 1999 | −2.80 (−3.40 〜 −2.20) |
| Rogers, et al. 1998 | −3.10 (−4.29 〜 −1.91) |
| Rogers, et al. 1998 | −2.88 (−4.27 〜 −1.49) |
| Seltzer, et al. 2004 | −2.30 (−4.11 〜 −0.49) |
| Tune, et al. 2003 | −2.09 (−4.96 〜 0.78) |
| subtotal | −2.80 (−3.28 〜 −2.33) |
| **ドネペジル vs プラセボ (MCI)** | |
| Petersen, et al. 2005 | −0.06 (−1.18 〜 −1.06) |
| Salloway, et al. 2004 | −1.90 (−3.29 〜 −0.51) |
| subtotal | −0.93 (−2.73 〜 0.87) |
| **ドネペジル vs プラセボ (軽度〜中等度の VaD)** | |
| Black, et al. 2003 | −2.24 (−3.35 〜 −1.13) |
| Wilkinson, et al. 2003 | −2.07 (−3.32 〜 −0.82) |
| subtotal | −2.17 (−2.99 〜 −1.34) |
| **ガランタミン vs プラセボ (軽度〜中等度の AD)** | |
| Brodaty, et al. 2005 | −2.80 (−3.76 〜 −1.84) |
| Bullock, et al. 2004 | −3.10 (−4.74 〜 −1.46) |
| Raskind, et al. 2000 | −0.10 (−1.23 〜 1.03) |
| Tarlot, et al. 2000 | −3.10 (−4.18 〜 −2.02) |
| Wilcock, et al. 2000 | −2.90 (−4.00 〜 −1.80) |
| Wilkinson and Murray. 2001 | −3.00 (−5.23 〜 −0.77) |
| subtotal | −2.45 (−3.48 〜 −1.42) |
| **ガランタミン vs プラセボ (AD と VaD)** | |
| Erkinjuntti, et al. 2002 | −2.70 (−3.95 〜 −1.45) |
| subtotal | −2.70 (−3.95 〜 −1.45) |
| **リバスチグミン vs プラセボ (AD, 種々の重症度を含む)** | |
| Corey-Bloom, et al. 1998 | −3.78 (−4.87 〜 −2.69) |
| Forette, et al. 1999 | −4.80 (−6.04 〜 −3.56) |
| Karaman, et al. 2005 | −5.27 (−5.73 〜 −4.81) |
| Rösler, et al. 1999 | −1.60 (−2.84 〜 −0.36) |
| **メマンチン vs プラセボ (軽度〜中等度の AD)** | |
| Peskind, et al. 2006 | −1.00 (−2.72 〜 0.72) |
| subtotal | −1.00 (−2.72 〜 0.72) |
| **メマンチン vs プラセボ (軽度〜中等度の VaD)** | |
| Orgogozo, et al. 2002 | −2.83 (−4.37 〜 −1.29) |
| Wilcock, et al. 2002 | −1.75 (−3.02 〜 −0.48) |
| Subtotal | −2.20 (−3.24 〜 −1.15) |

Weighted Mean Difference In ADAS-Cog Score (ランダム)
実薬群優位　　プラセボ対照群優位

PD と PDD ではうつ状態 (30〜40%), 不安, 睡眠障害は同様に認められる. レム期睡眠行動異常症は DLB に多いが, PD と PDD では 15〜30% に認められ, PD では認知機能障害と関連している. 診断のスクリーニング検査とし

てMMSEとCAMCog,治療としてはドネペジル,リバスチグミンが推奨されている(**1**;グレードB)[1-3].

(東海林幹夫)

### 文献

1) 東海林幹夫. Alzheimer病の薬物療法. BRAIN and NERVE 2010;62:777-786.
2) 「認知症疾患治療ガイドライン」作成合同委員会(編). 認知症疾患治療ガイドライン 2010. 東京:医学書院;2010.
3) 日本認知症学会(編). 認知症テキストブック. 東京:中外医学社;2008.
4) Raina P, et al. Effectiveness of cholinesterase inhibitors and memantine for treating dementia: Evidence review for a clinical practice guideline. *Ann Intern Med* 2008;148(5):379-397. Review. Summary for patients in: *Ann Intern Med* 2008;148(5):I41.
5) Qaseem A, et al. American College of Physicians/American Academy of Family Physicians Panel on Dementia. Current pharmacologic treatment of dementia: A clinical practice guideline from the American College of Physicians and the American Academy of Family Physicians. *Ann Intern Med* 2008;148(5):370-378.
6) Homma A, et al. Clinical efficacy and safety of donepezil on cognitive and global function in patients with Alzheimer's disease. A 24-week, multicenter, double-blind, placebo-controlled study in Japan. E2020 Study Group. *Dement Geriatr Cogn Disord* 2000;11(6):299-313.
7) Courtney C, et al. AD2000 Collaborative Group. Long-term donepezil treatment in 565 patients with Alzheimer's disease (AD2000): Randomised double-blind trial. *Lancet* 2004;363(9427):2105-2115.
8) Winblad B, et al. Severe Alzheimer's Disease Study Group. Donepezil in patients with severe Alzheimer's disease: Double-blind, parallel-group, placebo-controlled study. *Lancet* 2006;367(9516):1057-1065.
9) Black SE, et al. Donepezil preserves cognition and global function in patients with severe Alzheimer disease. *Neurology* 2007;69(5):459-469.
10) Winblad B, et al. IDEAL: A 6-month, double-blind, placebo-controlled study of the first skin patch for Alzheimer disease. *Neurology* 2007;69(4 Suppl 1):S14-22.
11) Petersen RC, et al. Alzheimer's Disease Neuroimaging Initiative (ADNI): Clinical characterization. *Neurology* 2010;74(3):201-209.
12) Reisberg B, et al. Memantine Study Group. Memantine in moderate-to-severe Alzheimer's disease. *N Engl J Med* 2003;348(14):1333-1341.
13) Cummings JL, et al. Memantine MEM-MD-02 Study Group. Behavioral effects of memantine in Alzheimer disease patients receiving donepezil treatment. *Neurology* 2006;67(1):57-63.
14) Atri A, et al. Long-term course and effectiveness of combination therapy in Alzheimer disease. *Alzheimer Dis Assoc Disord* 2008;22(3):209-221.
15) Lopez OL, et al. Long-term effects of the concomitant use of memantine with cholinesterase inhibition in Alzheimer disease. *J Neurol Neurosurg Psychiatry* 2009;80(6):600-607.
16) Rountree SD, et al. Persistent treatment with cholinesterase inhibitors and/or memantine slows clinical progression of Alzheimer disease. *Alzheimers Res Ther* 2009;1(2):7.
17) Kavirajan H, Schneider LS. Efficacy and adverse effects of cholinesterase inhibitors and memantine in vascular dementia: A meta-analysis of randomised controlled trials. *Lancet Neurol* 2007;6(9):782-792.

# V. 治療・介護
# 非薬物療法

> **Point**
> - 非薬物療法には行動，感情，認知，刺激の4つの介入方法がある．実際の臨床では複数の方法を組み合わせて行われている．
> - 効果についてのエビデンスは不十分であるが，感情面や行動面への一定の効果があることが指摘されている．
> - 認知機能に介入する方法では，誤りなし学習が原則である．

## はじめに

　認知症の精神的安定を図るためには，安易に有害事象の生じやすい薬物を用いることはなるべく避け，まずは非薬物療法的なアプローチを行うことが推奨されている．米国では，特にアルツハイマー病の非薬物療法として行動，感情，認知，刺激の4つのカテゴリーに分けて介入方法が提示されている（**1**）[1]．本邦のガイドラインでは，reality orientation（RO：リアリティオリエンテーション），回想法，認知刺激療法，運動療法，音楽療法などが，比較的有効性の高いものとしてあげられている．

　一方，認知症の非薬物療法は残念ながらエビデンスレベルは決して高くない．しかし，実際の臨床現場では，「患者さんの活動性が上がった」「表情が明るくなった」などの効果を実感することがあるのは事実である．本稿では，現在本邦で広く行われていると考えられる非薬物療法について実施方法を紹介し，その効果についてもふれる．

## RO

### 実施方法 [2,3]

　ROは見当識障害に対して直接的に介入する方法である．すなわち，時間，場所，人物を，なるべく正確に想起させ，認知機能の改善，行動や感情の安定化を図ることを目標とする．

　ROの施行方法には定型と非定型がある．定型ROとは10人程度の患者グループを対象に見当識を確認し合う方法である．その際，スタッフが最低1名はつき，一定の場所，時間に行って参加者が混乱しないように留意する．一方，非定型ROは24時間ROともいい，スタッフが患者個人に対して場所や時間に関係なく見当識を教示する介入方法である．なお，非定型ROの

---

**Keywords**

**誤りなし学習**
高次脳機能障害などの記憶障害の患者に対して行われる訓練で推奨されている方法である．通常，記憶の訓練というと，まず自由に想起させ，もし間違った回答を述べた場合は，それを訂正するという手順を考えがちであろう．しかし，強い感情体験なら想起できる程度の軽度の記憶障害の患者では，誤回答した際の「間違えた」という恥意識だけが強く残り，やがて課題への意欲を失い，セッションを忌避する結果になりかねない．また，重度の記憶障害では，訂正されても訂正されたこと自体を忘れたり，誤って想起した回答が定着してしまう可能性がある．つまり正解の記憶が強化されない．したがって，なるべくわかりやすいヒントを出したり，容易に想起できる課題から徐々に難易度を上げるなど，いきなり誤回答を出させないようにする工夫が必要である．このような「誤回答を出せない学習法」のことを指す．

## Column

### バリデーション療法[16]

　バリデーション療法とは，ほかの非薬物療法とは性質の異なる理論的背景をもつ治療法である．これは直接的に認知症患者に介入する方法のことではない．認知症患者とのコミュニケーションにおける，治療者側の構えを体系化したものである．その目的は，認知症高齢者との間に信頼関係を形成しながら感情を共有し，患者本人にとって未解決な問題の解決や自尊心の回復を図ることとされている．基本的には，たとえば見当識障害などがあっても，それを訂正，修正，教示するのではなく，あるがままに受け入れ，障害を直面化させないという方針をとる．その際の治療者側のテクニックとして，センタリング，リフレージング，ミラーリング，タッチングなどの，さまざまなコミュニケーションの方法が紹介されている．くわしくは文献16をお読みいただきたい．

**1　認知症に対する非薬物療法**

| |
|---|
| a. 行動面を志向する方法 |
| 　•行動療法的アプローチ |
| b. 情緒面を志向する方法 |
| 　•支持的精神療法<br>　•回想法<br>　•バリデーション療法<br>　•感覚統合法<br>　•疑似的再現刺激療法（simulated presence therapy） |
| c. 認知面を志向する方法 |
| 　•リアリティオリエンテーション<br>　•技術もしくは記憶トレーニング |
| d. 刺激を志向する方法 |
| 　•レクリエーション療法<br>　•芸術療法 |

（American Psychiatric Association. *Am J Psychiatry* 1997[1]）を参照して作成）

みでは効果が認められないという報告がある[2]．見当識の教示の際には，誤りなし学習（errorless learning）になるよう注意する．

### 効果

　近年行われたRCTを紹介する[3]．週に3回，1日30分間，25週間にわたって家庭でROを続けたところ，非施行群に比較して認知機能にわずかな改善を認めたという．ただし，この検討はドネペジル（アリセプト®）を併用しており，ROが単独で効果を示したというよりドネペジルの効果を高めた可能性が指摘されている．review[4]の結果と合わせると，適切に行われたROは認知機能，BPSDに対して一定の効果を認めるといってよい．

## 回想法

### 実施方法[5,6]

　おそらく本邦で最も広く行われている介入法である．記憶の想起により人生の連続性の自覚を促し，自尊心やコミュニケーション能力を回復させる方

> **Column**
>
> ### 感覚統合療法[17]
>
> 　感覚統合療法は，もともと学習障害児への治療法としてAyresによって体系化されたものである．その後，自閉症，知的障害など徐々に適用が広がり，近年は認知症患者にも行われるようになった．この方法は，感覚や運動機能，覚醒度の低下などで認知症患者の見当識障害，記憶障害，問題行動が悪化しているという仮説に基づき，各種の感覚刺激でこれらの障害の改善を図ることを狙いとする．具体的には，積み木や迷路課題などを行い，覚醒度の上昇，感覚入力から運動出力の経路を刺激する．

> **Column**
>
> ### 疑似的再現刺激療法（simulated presence therapy）[18]
>
> 　これは定訳がないが，意味的には上記の通りになると思われる．ヴィデオやテープなど，実物ではないが疑似的な再現で患者の感情を刺激するという方法である．APAの分類では感情に焦点をあてたアプローチとなっているが，ある意味，刺激に焦点をあてているともいえる．たとえば，以前から患者本人の気に入っていた音楽や家族の会話が録音されたテープを聞かせたり，孫の写っているヴィデオをみせることで感情を賦活する．問題行動の軽減に役立つという報告がある．

法である．基本的にはグループで行われ，スタッフは聞き手であると同時に参加者に能動的に働きかけるようにする．具体的には，なるべく多くの者に参加を促し，長くなりそうな話をある程度制限する．また，グループの参加人数は10人程度にすることが勧められている．

　セッションは，幼児期から現在に至るまで特的の人物，出来事を時系列にそって想起してゆく方法と，適宜話題を提供して自由に想起を進めてゆく方法がある．一般的に後者の方法が行われることが多い．提示する話題は，休日の過ごし方，戦争時の思い出，学校時代の思い出，趣味，職業，結婚，出産，家族，旅行についてなどが代表的である．また写真やヴィデオ，本，音楽，遊び道具などを用いたり，昔から慣れ親しんだ動作や作業（たとえば千人針）などの手続き記憶を用いるのも有効である．一回のセッションにかける時間は30分程度が適当と思われる．頻度は本邦では週に1回程度という報告が多い．

　なお，苦痛に満ちた過去の想起，失敗体験や喪失体験などからうつや不安を誘発しないように留意する．

### 効果

　多くの報告は少数例であるが，最近行われた102例を対象とするRCTを紹介する[7]．週1回，60分間のセッションを8週間行ったものである．その結果，認知機能や抑うつ症状が，対照群と比べ有意に改善したという．

　reviewによれば，認知機能に有意な効果を認めたという報告もあるが，むしろ，抑うつや不安などの感情，行動，満足感，自尊心など，心理・社会的な面で一定の効果を期待できると指摘している[8]．

## Keywords
認知刺激，認知訓練，認知リハビリテーション

この3つの用語はよく用いられるが，その定義が曖昧である．Clare[15] は以下のように定義づけした．①認知刺激：認知機能や社会的技能の向上を目標に，通常グループで行われる活動や話し合いに参加すること．②認知訓練：個人の能力に合わせた難易度の範囲内で，特定の認知機能についての標準化された課題を行うこと．個人もしくはグループで行われ，鉛筆と紙，もしくはコンピューターなどを用いる形となる．③認知リハビリテーション：個人で設定された目標があり，それに向かって個々で行われるアプローチ方法．セラピストが患者やその家族とともに，目標に到達できるようにさまざまな工夫を行い，患者の障害されている能力を補強してゆく．認知機能の評価を改善することよりも，日常生活での行動を改善することが強調される．

## 認知刺激療法

### 実施方法 [9,10]

認知刺激療法は，言語機能や記憶機能に代表される認知機能を刺激して認知機能そのものを活性化することを狙いとする．具体的には，週2回，1回45分のセッションで，言葉の連想ゲームや物品のカテゴリー当て，最近の出来事を話し合うという方法や，週1回，60分程度のセッションで，物語などの一段落を抜き出して，音読，要約し，その内容に関する質問（たとえば主人公は何歳で，どのような仕事についていたか）を先に提示して，それらを念頭において再度精読し，最後に質問して内容を想起させる物語学習課題，単語の一部を抜いておき，横に手がかりとなる文字を併記しておく単語想起課題などがある．いずれも誤りなし学習で行う．

### 効果

いくつかのRCTが行われているが，いずれも例数が少数に留まっている．約200例を対象にした大規模なRCT[11]を紹介する．対象は認知刺激療法群が115例，対照群が86例で，検討期間は7週間，週2回で45分のセッションを行った．その結果，認知機能とりわけ言語機能が対照群と比較し有意に改善したという．

review[9] では，うつや行動などに変化は認めなかったものの，認知機能やQOLで改善を示したことが報告されている．

## 運動療法

### 実施方法

運動療法は，感情の安定化やADLの維持，向上を目的に行われる．具体的な方法は報告によってばらついているが[12]，1週間あたり1～6回の頻度で，おおよそ30分前後，内容は有酸素運動，すなわち軽いウォーキングや椅子を用いた運動などである．当然，参加者の人数や年齢，性別によって時間や頻度，運動内容は変わるだろう．たとえば筆者の以前勤務していたデイケアでは，椅子に座ったまま若干大きめのお手玉を両手に握って，ゆっくりと両上肢の屈伸や挙上運動，下肢の伸展運動などを行っていた．「肩こりが軽くなる」「気持ちがすっきりする」など好評だった．

### 効果

認知症に対する運動についてメタアナリシス[12]が発表されている．それによれば，最も効果を認めたのは柔軟性の向上であった．次いで身体的機能，行動，認知機能で変化を認めたという．認知機能の改善を認めた点も注目に値するが，身体的機能が向上した点が重要であろう．というのも，介護者に

とって患者本人の体力や関節を含めた体の柔軟性は介護動作の負担と直結する問題だからである．

## 芸術療法

### 実施方法

芸術療法は，絵画，音楽，書道など，さまざまな領域にわたって行われる．心身機能の活発化やADLの向上などが目的となるが，特徴は言葉を介さず身体を使うという点である．表現する喜びや出来上がった際の達成感など，他の方法とは異なった感情の動きがみられる介入方法である．

具体的な実施方法はそれぞれの施設で工夫されている．たとえば絵画では，集団で一つの絵画を完成するのか個人で描くのか，テーマでは思い出の風景を描くのか目の前にある静物の写生か，方法では絵筆を使うか指で描くかネガのように色づけするか[13]など，さまざまなやり方が考えられる．また，音楽においても，演奏するのか鑑賞するのか，それを集団で行うか個人で行うかなど選択肢はいくつもある．多くの場合，セッション時間は30分〜1時間程度で行われている．

重要なのは，無理強いをしないこと，認知症患者にとってなじみのある題材を選ぶことであろう．なかには「私は下手なので恥ずかしい」とこれらの方法を忌避する患者がいる．その場合の対応を考えておく必要があろう．

### 効果

芸術療法に関する効果の検討は少ない．音楽についてはreview[14]が出ているが，現在のところ10のRCTが報告されており，攻撃性，徘徊，不安感や抑うつ気分，アパシーなどで中等度の改善がみられたという．認知機能については，MMSE得点では多くの検討で対照群と差を認めないが，言語内容や流暢性で改善が認められたという．

芸術療法については，その多様性ゆえか検討自体が少なく，しかも音楽に偏っている．今後，絵画，書道などの検討も必要と考えられる．

認知症の非薬物療法は目的や方法が重なり合っており，実際の現場では複数の方法を組み合わせていることが多い．このような方法上の問題やアウトカムの設定の困難さなどから，効果の検討が不十分になっているものと考えられる．今後，十分な例数，厳密なデザインによる検討が必要である．

〔佐藤晋爾，朝田 隆〕

### 文献

1) American Psychiatric Association. Practice guideline for the treatment of patients with Alzheimer's disease and other dementias of late life. *Am J Psychiatry* 1997；154(Suppl 5)：1-39.
2) Zepelin H, et al. Evaluation of a year long reality orientation program. *J Gerontol* 1981；36：70-77.
3) Onder G, et al. Reality orientation therapy combined with cholinesterase inhibitors in Alzheimer's disease：Randomized controlled trial. *Br J Psychiatry* 2005；187：450-455.
4) Spector A, et al. Reality orientation for dementia. Cochrane Database Syst Rev 2007；Issue 4.
5) 野村豊子．回想法とライフレヴュー──その理論と技法．東京：中央法規出版；1998.
6) 佐藤晋爾ほか．痴呆に対する非薬物療法──回想法を中心に．診断と治療 2003；91：304-307.
7) Wang JJ. Group reminiscence therapy for cognitive and affective function of demented elderly in Taiwan. I*nt J Geriat Psychiatry* 2007；22：1235-1240.
8) Woods B, et al. Reminiscence therapy for dementia. Cochrane Database Syst Rev 2005；Issue 2.
9) Spector A, et al. Cognitive Stimulation for the treatment of Alzheimer's disease. *Expert Rev Neurother* 2008；8：751-757.
10) 松田修．記憶訓練法．老年精神医学雑誌 2008；19：241-247.
11) Aguirre E, et al. Maintenance Cognitive Stimulation Therapy (CST) for dementia：A single-blind, multi-centre, randomized controlled trial of Maintenance CST vs CST for dementia. *Trials* 2010；11：46-55.
12) Hayn P, et al. The effect of exercise training on elderly persons with cognitive impairment and dementia：A meta-analysis. *Arch Phys Med Rehabil* 2004；85：1694-1704.
13) 朝田隆ほか．痴呆の認知リハビリテーション──絵画療法について．J Clin Rehabilitation 2004；別冊 高次脳機能障害のリハビリテーション ver2：302-304.
14) Vink AC, et al. Music therapy for people with dementia. Cochrane Database of Syst Rev 2003；Issue 4.
15) Clare L, et al. Cognitive rehabilitation and cognitive training for early-stage Alzheimer's disease and vascular dementia. Cochrane Database Syst Rev 2003；Issue 4.
16) Feil N. The Validation Breakthrough：Simple Techniques for Communicating with People with Alzheimer's-Type Dementia. Baltimore：Health Professions Press；1994／藤沢嘉勝（監訳），篠崎人理，高橋誠一（訳）．バリデーション──痴呆症の人との超コミュニケーション法，第2版．東京：筒井書房；2001.
17) 山田孝ほか．日本版ミラー幼児発達スクリーニング検査（JMAP）項目を用いた単一システムデザインによる老年痴呆患者に対する感覚統合的アプローチの効果．作業療法 1996；15：322-335.
18) Garland K, et al. A comparison of two treatments of agitated behavior in nursing home residents with dementia：Stimulated family presence and preferred music. *Am J Geriatr Psychiatry* 2007；15：514-521.

### 参考文献

- 「認知症疾患治療ガイドライン」作成合同委員会（編）．認知症疾患治療ガイドライン 2010．東京：医学書院；2010.

### Further reading

- 老年精神医学雑誌 2007；18(6)～2009；20(1).
  本稿でも何編か引用したが，老年精神医学雑誌で認知症の非薬物療法に関する長期連載が掲載された．多種多様な方法について網羅された解説である．本稿で関心をお持ちになった方は，ぜひ参照していただきたい．

# 認知症の神経心理学的リハビリテーション

## V. 治療・介護

> **Point**
> - 認知症のリハビリテーションを行うには対象者の重症度，症状，病識を把握することが重要である．
> - リハビリテーションには直接訓練法と間接訓練法があり，認知症では残された能力を活かして障害全体を改善させる間接訓練法が有効である場合が多い．
> - 認知症にも残存しやすい認知機能として手続き記憶や遠隔記憶がある．
> - 認知症患者には認知機能と精神機能の双方に働きかけるリハビリテーション法も有効である．

## リハビリテーションを始める前に

　認知症の神経心理学的リハビリテーションを始める前に患者の認知機能障害の重症度を評価する必要がある．さまざまな認知機能検査が存在するが，まずは改訂長谷川式認知症スケール（HDS-R）や Mini-Mental State Examination（MMSE）を実施し，症状の程度を把握するとよい[1,2]．HDS-R と MMSE はいずれも認知症のスクリーニング検査である．しかし，単なるスクリーニングにとどまらず認知機能の低下を把握する手法として有用であり，多くの医療機関で使用されている．HDS-R は 30 点満点で評価され，20 点以下の場合は認知症が疑われる．10 点台後半の場合は軽度，15 点前後の場合は中等度，10 点台前半かそれ以下の場合は重度な認知症が疑われる．HDS-R や MMSE で認知症の全般的な重症度を把握した後は，個々の症状について検証する．認知症の症状としては記憶障害，失語，失行，失認，遂行機能障害の他に，見当識障害や注意障害，半側空間無視などがある．また個々の症状に対しての病識についても確認しておきたい．

　認知症の重症度，症状，病識の 3 点について把握した後でリハビリテーションの内容を組み立てる．たとえば，軽度で病識がある場合は患者自身が困っている具体的な症状（「財布の場所をすぐに忘れてしまう」などの記憶障害）に焦点を当ててリハビリテーションを行うことが考えられる．重症例や病識に欠けるケースでは患者の興味，関心を引く内容を取り入れるなど，まずはリハビリテーションに参加しやすい環境づくりを必要とするケースが多い．

## 個々の症状に焦点を当てたリハビリテーション

　認知症で生じる高次脳機能障害は記憶障害を中心として，失語，失認，失行症，遂行機能障害などがあげられる．これまでの神経心理学的研究から，

**1** 視覚性記憶障害の直接訓練に使用する刺激の例

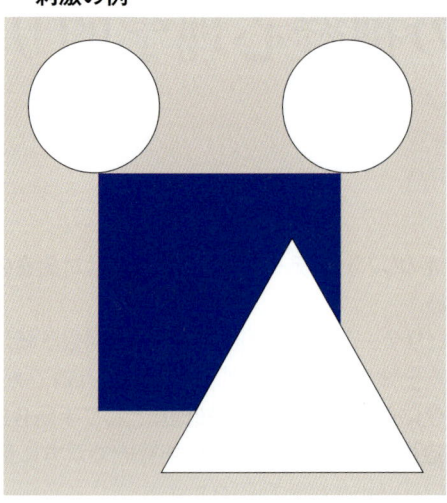

それぞれの症状に合わせた神経心理学的リハビリテーション法が考案されている[3]．手法としては障害された能力そのものに直接アプローチする方法（直接訓練法）と残された能力を利用して障害全体を改善する方法（間接訓練法）がある．たとえば視覚性記憶に障害を負った患者を対象に，**1**のような無意味図形を数十秒見せて形を記憶させ，思い出して描画させる訓練は直接訓練である．間接訓練では障害のない能力を利用する．たとえば聴覚性記憶を利用して「青い正方形の右下に△が1つ，上に○が2つ乗った図形」と図形を言語化して覚え，描画を完成させる．失行のリハビリテーションでは直接訓練の効果は低いことが報告されており[4]，間接訓練のほうが効果を期待できることが多い．たとえば，着衣動作を「服を広げる」，「左手から袖に通す」，「ボタンをはめる」といった複数の要素的な動作に細分化し，各要素を言語化して訓練する方法が行われている[5]．失語，失認や半側空間無視などの訓練にも直接法と間接法があり，多様なリハビリテーション法が提案されている．直接訓練法のほうが効率の良い手法にも思えるが，失われた能力をそのまま取り戻すことは難しい場合が多い．残された能力を活かした訓練（間接訓練法）を上手に取り入れながらリハビリテーションを行うことが求められる．

脳は領域ごとに異なる機能を担っている．機能局在である．特定領域の脳神経細胞が外傷や萎縮によって死滅した場合にはその領域が担う機能に障害が出現する．しかし，一度死滅した脳細胞が生き返ることはない．リハビリテーションでは生き残った脳神経細胞を利用して死滅した細胞が担っていた機能を復活させると考えた場合，直接訓練よりもむしろ間接訓練のほうが有効であるという点は理にかなっているのかもしれない．

## 手続き記憶の利用

手続き記憶は重度の認知症者にも維持される記憶能力の一つである[6]．認

**Keywords**
**手続き記憶**
いわゆる「体で覚える」記憶である．自転車の乗り方や泳ぎ方のように試行錯誤によって形成される．一般的に記憶内容を言語化することは難しいが，いったん覚えると長い間覚えていられる．長期記憶の一つである．

### 2 供応検査課題

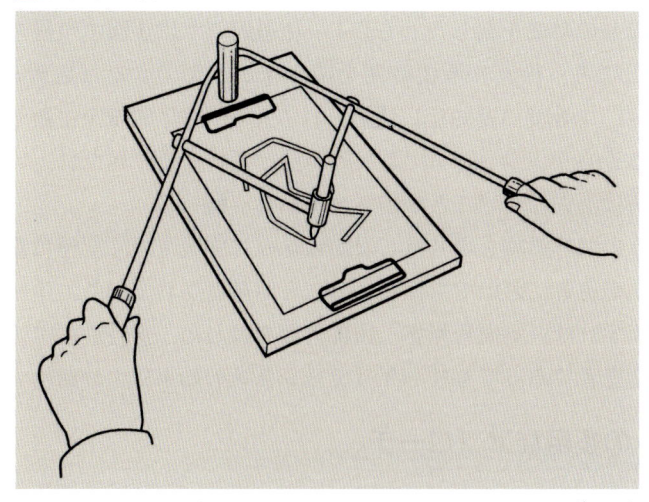

（川合寛子ほか. BRAIN and NERVE 2002[7]より）

### 3 供応検査課題の遂行に要した所要時間

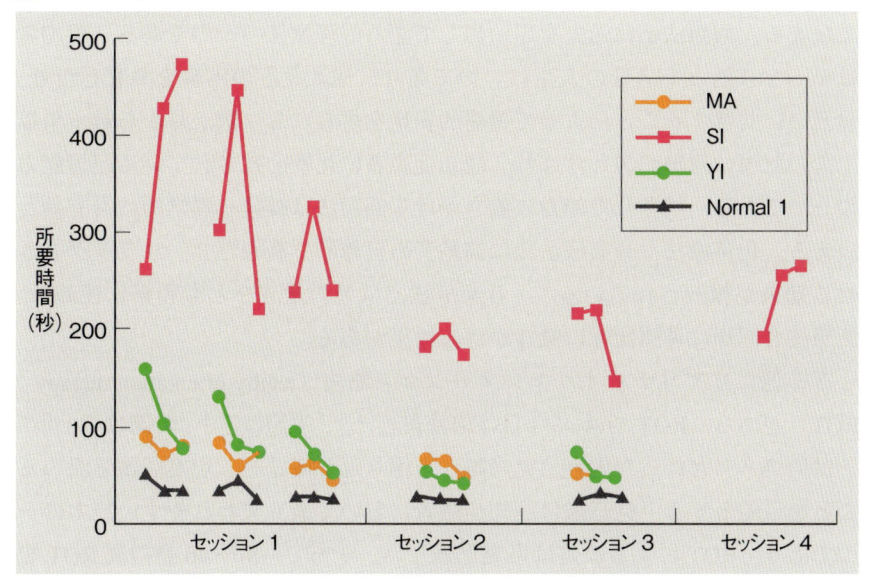

（川合寛子ほか. BRAIN and NERVE 2002[7]より）

知症では失われていく能力ばかりではなく，進行しても残存する能力がある．その一つが手続き記憶である．手続き記憶は繰り返し経験することによって獲得する記憶であり，脳血管障害，頭部外傷，アルツハイマー病などさまざまな原因によって生じる認知症患者においても保たれやすい．

われわれはアルツハイマー型認知症が疑われる3例に新しい道具の使い方を学習するトレーニングを実施した[7]．2はトレーニングで用いた供応検査課題である．同課題では拡図器の2本の取っ手を持って中央に備え付けられている鉛筆を動かして図形をトレースしていく．症例はできるだけ早く正確にトレースしなければならない．同課題は健常者であっても最初はスムーズ

にトレースすることができない．われわれの研究に参加した症例は課題実施当初にかなりの時間を要した．しかし，2週間ごとに3回ずつ繰り返し訓練を重ねたところ，徐々に所要時間を減らすことができた（症例 SI，80歳，MMSE 14点，中等度の認知症）（**3**）．1〜20か月間，訓練を中断した後（セッション2からセッション4）も反応時間は短いままに保たれ，いったん学習した技術は消失しないことが示されている（**3**）．

このように試行錯誤を繰り返しながら徐々に覚えていく記憶は重度から中等度の認知症患者においても保たれることが確認されている．手続き記憶を上手に利用すれば，脳血管障害，頭部外傷をはじめ，進行性のアルツハイマー型認知症患者であってもリハビリテーションの効果は十分期待できる．

### 認知症への多用なアプローチ

認知症患者へのリハビリテーションには認知機能だけでなく，精神機能へも働きかけ，認知・精神の双方の機能向上を狙った手法が数多く存在する[8]．回想法，音楽療法，化粧療法，アニマルセラピー，アートセラピーなどが当てはまる．回想法とは過去を思い出して語る心理療法の一つである．参加者はテーマに沿って自分の人生について語り，他人とその内容を共有したり，お互いに共感することによって情緒的安定が得られる．数か月から数十年以上前の記憶は遠隔記憶と呼ばれ，認知症患者に比較的残されている記憶能力の一つである．残された能力に働きかける回想法は神経心理学的にも有効といえる．化粧療法や音楽療法では高齢者の自尊心を高めたり，リラックスさせる効果が報告されている[8]．音楽療法では昔の童謡なども頻繁に使われ，回想法と同様に遠隔記憶に働きかける効果がある．

その他にリアリティオリエンテーション療法（reality orientation therapy：ROT）がある．ROTでは，「今日は何月何日？」「季節は？」「時間は？」「ここは何処？」といった内容（見当識）を繰り返し確認し，現実認識を深めることを目的とする．見当識は認知症患者において最も失われやすい能力の一つであり，ROTによる改善は事実上難しい．一方で，8〜40週の間 ROT を受けた認知症患者群は ROT を受けなかった患者群に比べて認知機能の低下が緩やかであったことが報告されている．ROT は能力改善ではなく，能力の低下を遅らせる手法としては効果が期待できるといえる[9]．

### 新しい感覚で行う介護とリハビリテーション

近年，われわれは趣味や余暇活動を利用した認知リハビリテーション法（Structured Floral Arrangement Program：SFA プログラム）を考案した[10]．SFA プログラムでは決められた手順を覚えながらパズルを組み立てるようにフラワーアレンジメントを繰り返し作製する．空間的なバランスに気を配りながら，決められた場所に花を挿していく作業を通して視空間認知能力や視覚性記憶能力の訓練を行うように工夫されている．これまでの研究によってSFA プログラムに参加した統合失調症患者では視覚性ワーキングメモリーの

**4 SFAプログラムで作製した作品例**

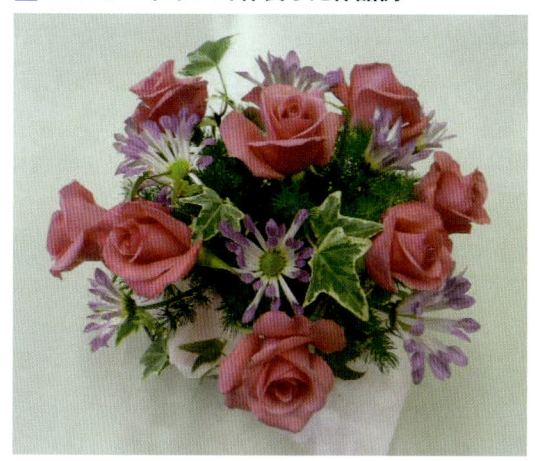

向上が認められた[10]．さらにSFAプログラムにおけるフラワーアレンジメント製作は手続き記憶を刺激するため，作品は回を重ねるごとに上手く，整った形に仕上がっていった（作品例：**4**）．作品の上達は手続き記憶によるものと考えられる．このような上達は対象者にとっても家族にとっても励みとなり，デイケアへの参加率上昇も認められている．現在，われわれはSFAプログラムを高次脳機能障害者に施行しており，視覚性記憶力の改善に効果を認めつつある[11]．

その他にテレビ電話を利用した双方向コミュニケーションがある．高齢者施設と一般企業の一室をインターネット回線で繋ぎ，軽度認知障害（mild cognitive impairment：MCI）が疑われる高齢者6名と一般企業の社員2名による言語コミュニケーションを実施した．1回のセッションは約1時間であり，2週間で3セッション実施した．セッション中は休憩を挟みながら，お互いの自己紹介や言葉クイズなどを行った．参加した高齢者はテレビ電話での会話という初めての体験にやや興奮気味で，単調になりがちな施設での生活に変化をつけることができた．さらに，2週間かけて行われた3回のセッションの前と後で行った言語流暢性テストではテレビ電話コミュニケーション参加群において有意な得点の増加を認めた[12]．テレビ電話やインターネット回線を利用した遠隔リハビリテーションも将来的には広がってくる可能性がある．

## 最後に

病院診療やデイケアなどで行われるリハビリテーションは認知機能の維持・向上を促すだけでなく，引きこもりや寝たきりを防ぐことにもつながる．認知症患者にとってはリハビリテーションの効果もさることながら，参加すること自体にも意味がある．積極的な参加を促すためにはトレーニング要素の他に余暇活動としての要素を含むことも必要である．特に病識に欠ける場合は患者が興味を示しそうな内容を工夫する．病識がある場合はリハビリテ

---

**Keywords**

**MCI**
軽度認知障害を指す．認知症の前段階であり，記憶に軽い障害を認めるがHDS-RやMMSEなどのスクリーニング検査では認知症と診断されることはない．MCIを呈する高齢者は健常高齢者に比べて認知症に進展する確率が高いことから，早期発見，早期介入によって発症を遅らせる必要性が指摘されている．

ーションへの自発的な参加を見込めるが，課題の成績を過度に気にしたり，思うような効果が上がらずに落ち込んでしまうケースが見受けられる．このようなケースには日ごとの課題成績を細かくチェックして，わずかな改善や変化を即座に，また具体的に説明するとよい．患者自身では気づかない変化を他者が指摘することでリハビリテーションの効果を実感することができる．さらに少しずつ難易度の高い課題を遂行していく中で課題成績ではなく，課題の内容や過程に注意を向けられるよう促していくことが望ましい．

（望月寛子）

**文献**

1) 加藤伸司ほか．改訂長谷川式簡易知能評価スケール（HDS-R）の作成．老年精神医学雑誌 1991；2：1339-1347．
2) Folstein MF, et al. "Mini-mental state". A practical method for grading the cognitive state of patients for the clinician. *J psychiatr Res* 1975；12：189-198.
3) 鈴木孝治ほか．高次脳機能障害マエストロシリーズ4，リハビリテーション介入．東京：医歯薬出版；2006．
4) Humphreys GW, et al. Visual object processing for rehabilitation. In：Riddoch MJ, et al（editors）. Cognitive Neuropsychology and Cognitive Rehabilitation. Hove：Lawrence Erlbaum Associates；1994, pp.39-76.
5) 種村留美．失行・失認のリハビリテーションの流れ．高次脳機能研究 2003；23：200-205．
6) Mochizuki-Kawai H, et al. Deficits in long-term retention of learned motor skills in patients with cortical or subcortical degeneration. *Neuropsychologia* 2004；42：1858-1863.
7) 川合寛子ほか．Alzheimer型痴呆患者の手続き記憶に関する縦断研究．BRAIN and NERVE 2002；54：307-311．
8) 藤田和弘（監修）．認知症高齢者の心にふれるテクニックとエビデンス．横浜：紫峰図書；2006．
9) Metitieri T, et al. Reality orientation therapy to delay outcomes of progression in patients with dementia. A retrospective study. *Clin Rehabil* 2001；15：471-478.
10) Mochizuki-Kawai H, et al.：Structured floral arrangement programme for improving visuospatial working memory in schizophrenia. *Neuropsychol Rehabil* 2010；20：624-636.
11) 望月寛ほか．フラワーアレンジメントを利用した訓練課題による視覚性記憶能力の向上．第33回高次脳機能障害学会学術総会プログラム・講演抄録 2009, p.170．
12) Mochizuki-Kawai H, et al. Elderly adults improve verbal fluency by videophone conversations：A pilot study. *J Telemed Telecare* 2008；14：215-218.

## V. 治療・介護
# BPSD に対する対応

> **Point**
> - BPSD は認知症の周辺症状と称されているが，日常臨床では介護面での中心的課題であり対応の難しい多くの問題を含むことを認識する必要がある．
> - BPSD に対する対応は，患者と医療従事者のみならず家族，介護者全体で取り組む課題であり，問題解決には相互の密接な連携が必須である．
> - 認知症患者の尊厳とその人らしさを維持しつつ暮らせるような環境づくりが BPSD の予防・軽減に有用と考えられる．

## 認知症診療における BPSD の重要性

　認知症患者が示す症状の中で，記憶障害や実行機能障害は中核症状と総称され，種々の認知症治療薬が改善をめざす標的となっている．これに対して，認知症患者は疾患の経過中にさまざまな行動症状や心理症状を示すことが知られており，これらを総称して BPSD（behavioral and psychological symptoms of dementia）と呼んでいる．BPSD は本邦では「周辺症状」あるいは「随伴症状」と呼称されているため，ともすれば認知症診療の場において副次的な事象ととらえられがちであるが，実際はこの BPSD に適切に対応できるかどうかが認知症患者を全人的な立場から診療していくうえでのキーポイントとなることが多い．BPSD は介護困難をきたす最も大きな要因であり，患者本人，診療を担当する医師，そして患者をケアする介護者のすべてにとって解決せねばならない緊急の問題であるという認識をもつ必要がある．

## BPSD として認識される症状[1]

　認知症にみられる BPSD は，患者を観察することによって認識できる「行動症状」と，患者や介護者との面接によって明らかにできる「心理症状」の2つに大別できる．行動症状には，身体的攻撃性，鋭く叫び立てる，不穏，焦燥性興奮，徘徊，文化的に不適切な行動，性的脱抑制，収集癖，罵る，つきまとうなどの症状が含まれる．一方心理症状には，不安，抑うつ気分，幻覚，妄想などが含まれる[*1]．日常診療や介護の場面では，行動症状の中の身体的攻撃性，不穏，徘徊，また心理症状としての不安，抑うつ気分，幻覚，妄想については対応が難しい場合が多く，医療・介護両面からの積極的な介入が必要となる場合が多い．

　また背景にある認知症の種類によって，これらの症状の出現様式は異なる．アルツハイマー型認知症では上述した症状の多くが観察され，妄想や焦燥性

[*1] これらの詳細については本巻「I. 総論」参照.

興奮，不安などの頻度が多い．これに対して血管性認知症では抑うつ気分の頻度が多いとされている．またレヴィ小体型認知症では幻覚が特徴的であり，前頭側頭型認知症では文化的に不適切な行動がみられることが特徴的である．

## BPSDに対する対応の基本

BPSDはいうまでもなく，認知症本来の病態の経過中に出現してくるものなので，基礎に存在する認知症病態そのものに対する治療がBPSDにも有効であるとする報告がみられるのは理解できよう．特に生物学的な側面から，脳内の神経伝達物質の変化がBPSDの発症に関わるとする報告がある[2,3]．しかし一方で，そのような脳内の病態の存在下で，さまざまな身体的・心理的・環境的要因が作用することによりBPSDが惹起されることは日常的によく経験される事実である．したがってBPSDへの対応を考えるうえでは，生物学的・薬理学的側面と同時に身体的・心理的・環境的側面をふまえた対応を考えることが必要である．このような対応は，医療者が介護者と密接に連携をとることによってはじめて可能になる．

## BPSDに対する介入の手順[4]

BPSDに対する介入の第一歩は，非薬物的介入である．BPSDの発現をみたら，まずその背景に存在すると考えられる要因を多方面から検討する．認知症患者は脱水や感染症などの軽度の身体的侵襲が加わったのみで容易にBPSDを発症することがある[5]．高齢者が多く，持病に対して処方されている種々の薬剤がBPSDの原因となっていることもある．また暮らしている環境の中で本人が不快や不安に感ずる事象が存在すると，それがBPSDの引き金になりうる．このような身体的・心理的・環境的要因は患者ごと，また同じ患者の中でも発現しているBPSDの内容ごとに異なっているため，その把握には普段から患者と密接に関わっている介護者の観察が必須である．外来診療の場面では，たとえ主治医であっても短い診療時間でその要因を見極めることは困難なことが多いので，介護者に日々の介護の中で気がついたことを詳細にメモしてもらうことが有用である．介護者のちょっとした創意工夫が患者のBPSDを大幅に軽減することもまれではない．

BPSDに対する一般的な介入手順を **1** にまとめた[6]．非薬物的介入によっても改善が十分でない場合には薬物療法を考慮する必要がある．

## BPSDに対する薬物療法の基本[1,4]

問題となっているBPSDの内容によって用いられる薬物は異なるが，基本は薬物治療のみに頼ることなく，背景となっている要因にも非薬物的にアプローチすることである．BPSDの緩和に対して一般的によく使用される薬剤を **2** にあげた．

いずれの薬剤を使用するにしても認知症患者には高齢者が多いため，有害

---

**Memo**

**アルツハイマー型認知症におけるBPSDの生物学的側面**

BPSDの発症にはさまざまな身体的・心理的・環境的要因が関係しているが，脳内の病理的過程のうえにこれらが加重して生じていると考えられるので，その生物学的側面にも注目することは重要と思われる．Palmerらはアルツハイマー型認知症脳の上前頭回・下側頭回・梨状回・側頭極などで，セロトニンやその代謝物の5-HIAA，HVAの低下を報告した[2]．その後Zubenkoらは，病理学的にアルツハイマー型認知症と確認され精神症状を呈した患者脳のprosubiculumにおいて，セロトニンの低下を報告している[3]．アルツハイマー型認知症では脳内アセチルコリンの濃度を修飾することで中核症状の改善が可能となっているが，種々の精神科関連の薬剤が開発されつつある現在，セロトニンをはじめとした他の神経伝達物質の脳内濃度の修飾がBPSDに及ぼす影響についても評価することが有用と思われる．

## 1 BPSDに対する一般的な介入手順

| | |
|---|---|
| (1) | 対象患者の介護のうえでどのような BPSD が問題となっているのかを介護者との話し合いを通じて明確にする |
| (2) | 対象となっている BPSD についての詳細な情報を収集する．このためには介護者に患者の BPSD についての観察記録をつけてもらうことが有効である．特に，どのような場面で BPSD が発現するのか，その頻度はどの程度か，起きやすい時間はあるかなどの情報は，以後の対策をたてるうえでも有用である |
| (3) | BPSD が発現した前後の状況を明確にすることで契機となりうる要因を特定する手がかりを得るとともに，介護者にもその要因についての理解を促す |
| (4) | BPSD の要因がある程度特定できれば，患者，介護者とともに解決のための具体的な目標を定めて計画をたてる |
| (5) | 目標が達成された場合には，介護者に対してなんらかの報酬で報いることを考慮する．こうすることで介護者のストレスが緩和され，患者に対して間接的にもよい影響が及ぼされる |
| (6) | BPSD に対する介入の効果は継続的に評価し，その結果により計画を随時見直す |
| (7) | これらの介入によっても BPSD の改善が不十分な場合には，薬物による介入治療を考慮する |

(Teri L, et al. *Compr Ther* 1990[6] より)

## 2 BPSD の薬物治療に使用される薬剤

| | |
|---|---|
| (1) | 非定型抗精神病薬および定型抗精神病薬 |
| (2) | 抗てんかん薬 |
| (3) | 抗うつ薬 |
| (4) | 漢方薬（抑肝散） |
| (5) | コリンエステラーゼ阻害薬およびメマンチン |

事象や過剰反応が惹起されやすい．薬剤を開始する際には少量から投与し，緩徐に増量する．維持量も成人の通常量の 1／2 量程度までにとどめることが望ましい．効果の少ない薬剤を漫然と継続することは避け，短期間に効果と副作用の有無を判定して薬剤の変更，継続の判断をする．この際には必ず服薬コンプライアンス（薬剤に対するアドヒアランスとも称する）を介護者に確認する．複雑で服用回数の多い処方計画は，患者のみならず介護者に対しても大きな負担を強いるため，なるべく 1 日 1 回といった単純な処方の可能性を模索する．特に高齢者の認知症では他の持病に対する複数の薬剤を処方されていることもまれでない．薬剤の相互作用による危険を避けるうえでも，BPSD に対する薬物処方は簡素であることを心がけ，薬手帳を確認するなどして他所から処方されている薬物をすべて把握し評価することが大切である．認知症患者が BPSD を発症するようになった段階では，すでに患者自らが服薬管理を行うことは管理能力のうえからも不可能であることが一般的である．時には拒薬行動のために有効な治療が行えない場合もある．このような場面においては介護者による服薬管理の成否が BPSD 軽減の鍵になることを，処方する医師は常に認識すべきである．

## BPSDの薬物治療に使用される薬剤の特徴[7]

### 非定型抗精神病薬ならびに定型抗精神病薬

認知症患者が示す興奮，攻撃性，幻覚，妄想などのBPSDに最も効果があると考えられ汎用されているのが，リスペリドン（リスパダール®），クエチアピン（セロクエル®），オランザピン（ジプレキサ®），アリピプラゾール（エビリファイ®）といった非定型抗精神病薬である．これらの薬剤が登場する以前には定型抗精神病薬であるハロペリドール（セレネース®）がよく使用されていたが，副作用としての錐体外路症状が起きやすいために，現在では非定型抗精神病薬の使用が主流である．薬理学的にハロペリドールがドパミン$D_2$受容体拮抗作用のみを有するのに対し，非定型抗精神病薬はドパミン$D_2$受容体拮抗作用に加えてセロトニン$5-HT_{2A}$受容体を主体とした複数の薬物受容体に効果を有する一群の薬剤であり，このために副作用としての錐体外路症状の発現が少ないとされている．非定型抗精神病薬のなかでもリスペリドンは液剤をはじめとする複数の剤形があり認知症患者にも投与しやすい．

これらの薬剤をBPSDの治療に使用する場合には，2つの点を十分留意しなければならない．その第一は，認知症に対するこれらの薬剤の使用はそのいずれもが現時点では保険適用外使用であり，この点と起こりうる有害事象を患者本人ならびに家族に説明したうえで使用する必要がある．そして第二には，これら薬剤の使用による有害事象が高齢の認知症患者にとっては生命を脅かすことすらあることを銘記することである．すなわち抗精神病薬使用による過鎮静や低血圧，脱力などによる転倒が，大腿骨頸部骨折や頭部打撲に伴う慢性硬膜下血腫の誘因となり，ひいては寝たきり状態をつくる原因となりうる．また高齢者では少量の抗精神病薬の使用でも嚥下障害をきたし誤嚥性肺炎をきたすことがまれでない．これらのリスクを十分に理解したうえで，使用中の患者に少しでも有害事象を疑う所見がみられた場合には，薬剤の減量・中止をすみやかに決断する必要がある．

### 抗てんかん薬

精神科領域では精神疾患における攻撃性や興奮の発現を抑制し気分を安定させる作用を期待して抗てんかん薬がよく使用されている．認知症のBPSDにおいても焦燥性興奮がみられる患者に抗てんかん薬であるカルバマゼピン（テグレトール®）やバルプロ酸（デパケン®）を使用し有効であったとする報告がみられる．効果に対するエビデンスは必ずしも十分ではないが，必要な場合には使用も考慮する．

### 抗うつ薬

BPSDのなかでも抑うつ気分は認知症の初期の段階でよく遭遇する症状で

---

**Keywords**

**非定型抗精神病薬**[7]

薬理学的にドパミン$D_2$受容体拮抗作用に加えてセロトニン$5-HT_{2A}$受容体拮抗作用を併せ持つことにより，従来の抗精神病薬よりも錐体外路症状をきたす頻度が少なく統合失調症の陽性症状を改善する一群の薬剤．リスペリドン，オランザピン，クエチアピンが代表的であるが，近年その範疇は広がっておりアリピプラゾールも含まれる．各薬剤は$D_2$受容体・$5-HT_{2A}$受容体への拮抗作用を越えて各薬剤ごとに特有の他の受容体に対する結合特性も有しており，これが異なった臨床的特徴の基礎となっている．

ある．認知症の進行期には，従来行っていた日常活動に興味を示さず意欲の喪失と発動性の低下が前景に現れるアパシーという状態を呈することがあるが，この段階でアパシーをうつ症状と鑑別することは困難なことも多い．うつ症状であると判断される場合には，必要に応じて選択的セロトニン再取り込み阻害薬（selective serotonin reuptake inhibitor：SSRI）やセロトニン・ノルアドレナリン再取り込み阻害薬（serotonin-noradrenaline reuptake inhibitor：SNRI）の投与を考慮する．抗コリン作用の強い三環系抗うつ薬の使用は避けることが望ましい．

### 漢方薬

わが国においては，漢方薬の抑肝散が認知症患者における焦燥性興奮や幻覚・妄想などのBPSDに効果があったとする報告があり[8]，必ずしも科学的根拠は十分ではないが副作用が比較的少ないため，使用される場面が増えてきている．抑肝散には甘草が含まれているので，偽性アルドステロン症による低カリウム血症に注意する必要がある．

### コリンエステラーゼ阻害薬およびメマンチン

コリンエステラーゼ阻害薬やメマンチン（メマリー®）は本来アルツハイマー型認知症の中核症状の改善を目的に投与される薬剤であるが，BPSDに対する効果も検討されている．ドネペジル（アリセプト®），リバスチグミン（リバスタッチ®，イクセロン®），ガランタミン（レミニール®）といったコリンエステラーゼ阻害薬は認知症患者の焦燥性興奮や幻覚・妄想に効果があったとする報告が多い．メマンチンについても焦燥性興奮の改善効果が報告されている．しかし実際の臨床において，アルツハイマー型認知症の診断がなされている患者では，これらの薬剤がすでに使用されているにもかかわらずBPSDが出現してくる状況が多く，この点からすると，これら中核症状に対する薬剤のみで十分にBPSDをコントロールするのは難しいといえる．

## 対応が難しいBPSDに対する対応のポイント[4]

### 焦燥性興奮

認知機能が中等度以上障害された患者においてしばしば遭遇する症状であり，患者自らが感じている不快感や不満の表現と考えられる．介護者などの対象に対する暴言・暴力も広義の焦燥性興奮に含まれる．ともすればすぐに薬物治療の対象とされがちであるが，要因を明らかにして早期に介入すれば，薬物投与が不要のことも多い．原則は不快感や不満の原因となっている環境要因を是正することであるが，問題となっている話題から他のことに気を向けさせることで落ち着くこともある．患者の自尊心が傷つけられたり，行動を制止されるような場面で生ずることが多いので，対応には注意が必要である．

> **著明な徘徊により介護困難となったBPSD症例に対する対応の実際**
>
> 56歳時に短期記憶障害で発症した62歳男性例．家族歴なし．主たる介護者は妻．
>
> 　会社員であったが仕事の遂行能力低下を指摘され57歳時初診．この時点ですでにMMSE 13点と低下．アルツハイマー病と診断．しかし会社へ行くのが楽しみという本人の気持ちを尊重し，ドネペジルを処方しつつ会社と交渉して60歳の定年時まで簡単な仕事を継続．この間に込み入った話の理解はほとんど不可能となった．
>
> 　定年直後から会社へ行かないことに不安を覚え，会社に行くといって徘徊が始まった．無理に引き止めると興奮あり．夜中の徘徊も始まり，会社の人間が家にいるといった幻視も出現．介護上24時間目が離せない状況となり，妻の介護負担が飛躍的に増加．61歳時からリスペリドン1 mg/日の内服を開始．ほぼ同時に徘徊対応型のデイケア施設への通所を開始．毎朝出社していた頃と同じ要領で本人を施設に通所させ，妻ならびに介護の施設職員も会社に行くという本人の言動を否定せず対応．施設では日中穏やかに徘徊しつつ帰宅後の自宅では夜間の徘徊がなくなり，「今日の仕事はうまくいった」などと満足げに話すようになった．62歳時からショートステイを組み入れたが，この際も「出張に送り出す」要領で妻，施設職員とともに対応し問題なく過ごすことが可能であった．妻の介護負担は大幅に軽減され，現在も自宅での療養が可能．
>
> 　本例では，「会社へ行き仕事をすること」が患者の望む本人らしさの根底にあると判断．ドネペジルとリスペリドンの加療は継続しつつ，本人の望む状況を演出できて徘徊も可能な施設を探し，家族・施設職員・医療者との連携で家庭での療養が継続可能となった．

### 不安

　軽度の認知症患者では自身の認知機能の低下に対する病識を有するがゆえに不安を示すことがある．その結果として日常生活のさまざまな面で自らが気になっていることを何度も繰り返し尋ね，介護者の負担を増加させる原因になりうる．患者の不安の対象がわかれば，それに対する対策を講ずるのが望ましい．質問の繰り返しをあえて指摘したり無視したりすることなく，話題を変え関心をそらせることも有用である．

### 徘徊

　認知症患者の徘徊は施設入所を余儀なくされる大きな原因の一つであるが，いったん生ずると対処が難しい症状である．アルツハイマー型認知症にみられる徘徊の背景には何らかの理由が存在することも多い．たとえば現在自分が自宅にいるにもかかわらずその事実を認識できず帰宅すると言って外に出たり，すでに退職しているにもかかわらず会社に行くと言って出て行ってしまうことなどがあげられる．また一人で外出して帰り道がわからなくなり，結果として歩き回るような場合もある．必ずしも徘徊を伴うとは限らないが，夕方頃決まって落ち着かなくなり「家に帰る」と言って出て行こうとする状況は「夕暮れ症候群」と称される．これに対して前頭側頭型認知症では決まった道筋を長時間にわたって歩くといった行為を毎日繰り返すことがあり，周徊と呼んでいる．この場合はアルツハイマー型認知症の徘徊と異なって道に迷うことは少なく，常同行動の一種と考えられる．

　アルツハイマー型認知症にみられる徘徊を無理に制止すると，興奮や暴力といった他のBPSD症状の引き金になることがあるため，介護者が付き添って一緒に家の周りを回ってきたり，声をかけて他のことに関心をむけさせ外

## 3 室伏により提唱された「認知症高齢者ケアの原則」

| | |
|---|---|
| (1) | なじみの人間関係をつくって，安心・安住させる |
| (2) | 高齢者の心や言動を受容・理解し，信頼・依存関係をつくる |
| (3) | 高齢者の心身の動きやペースやレベルにあわせてよい交流を行う |
| (4) | ふさわしい状況を与えて，隠れた能力を発揮させる |
| (5) | 理屈による説得よりも共感的納得をはかり自覚言動を促す |
| (6) | よい刺激を絶えず与え，情意の活性化と生きがいを得させる |
| (7) | 孤独を放置したり，安易に寝たきりにさせず，廃用性低下を防ぐ |
| (8) | 高齢者は変化に弱いので，急激な変化を避ける．また変化するものほど忘れやすいため，なるべく変化させずにパターン化して教える |
| (9) | 高齢者のよい点を認めよい付き合いをして生き方を援助する |
| (10) | 高齢者の「今」における安住を常にはかり，日課を与えて順序・時間づけを体得させる |

(室伏君士．痴呆老人への対応と介護，1998[10] より)

出を思いとどまるように促すなどの工夫が必要である．激しい徘徊の場合には，施設入所したとしても通常の施設での対応は難しく，閉鎖病棟での管理を余儀なくされることもある．

## 妄想

認知症にみられる妄想は，体系化された統合失調症の妄想とは異なり，より単純で，家族や介護者など身近な人物が対象になることが多い．その代表が「もの盗られ妄想」である．財布や預金通帳といった貴重品がなくなったといって騒ぎ，誰かがとったに違いないと確信している．この場合，家族や介護者が犯人として疑われることが多く，人間関係が悪化して患者の介護を継続するうえで重大な障壁になることがある．実際は貴重品を自分でしまったにもかかわらずその場所を忘れてしまうことが妄想の引き金となっている．もの盗られ妄想は安易に否定するのではなく，家族や介護者が一緒に探す姿勢を見せることも必要である．

## 幻覚

認知症で最も頻度の高い幻覚は幻視である．特にレヴィ小体型認知症では具体的な内容の幻視が反復して現れるのが特徴とされている．アルツハイマー型認知症でも「知らない人が家に来ている」といった訴えを聞くことはまれでない．本人の訴えを否定や肯定することなく受けとめ共感することで，患者の安心が確保され，大きな問題にならずにすむこともある．幻覚の継続が生活に支障をきたすようであれば，非定型抗精神病薬などの薬物治療を積極的に考慮する．

## BPSDの予防・軽減のための認知症ケア

認知症に対する根本的な治療が十分に開発されていない現在において，認知症の経過中に出現するBPSDの頻度を少しでも減らす，あるいは軽減するには日々の介護の場での患者に対する対応が重要である．患者の人間としての尊厳を高めるような接し方，特に患者の自尊心を尊重するような対応が望まれる．認知症患者が安心で心地よく暮らせる環境を整えることがBPSDの予防にもつながるものと思われる．それでもBPSDがみられた場合には，それを問題行動としてとらえるのではなく，患者の心の表現と解釈して，その意図するところは何かを考え対応する．このように，認知症患者が「その人らしさ」を維持しつつ暮らせるような支援を行いつつ，常に患者の言動を患者の立場で考え介護に生かす姿勢は，"person-centered care"[9] と呼ばれ，認知症ケアの基本であるとともにBPSDの予防・軽減にも有用とされている．
3 に示すような室伏が提唱した「認知症高齢者ケアの原則」[10] は，現在においても認知症診療や介護に関わる者として念頭におくべき内容といえよう．

（吉澤利弘）

### 文献

1) 日本神経学会（監修），「認知症疾患治療ガイドライン」作成合同委員会（編）．認知症疾患治療ガイドライン2010．東京：医学書院；2010．
2) Palmer AM, et al. Possible neurotransmitter basis of behavioral changes in Alzheimer's disease. *Ann Neurol* 1988；23：616-620.
3) Zubenko GS, et al. Neuropathological and neurochemical correlates of psychosis in primary dementia. *Arch Neurol* 1991；48：619-624.
4) 山下功一，天野直二．BPSDとその対応．日本認知症学会（編），認知症テキストブック．東京：中外医学社；2008, pp.70-80.
5) 山田勝久，秋山剛．身体合併症をもった認知症患者への対応．特集 認知症診療の実際—初診から介護まで．診断と治療 2010；99：499-503.
6) Teri L, Logsdon R. Assessment and management of behavioral disturbances in Alzheimer's disease. *Compr Ther* 1990；16：36-42.
7) Stahl SM. Essential Psychopharmacology：Neuroscientific Basis and Practical Applications. Cambridge：Cambridge University Press；2000.
8) Iwasaki K, et al. A randomized observer-blind, controlled trial of the traditional Chinese medicine Yi-Gan San for improvement of behavioral and psychological symptoms and activities of daily living in dementia patients. *J Clin Psychiatry* 2005；66：248-252.
9) Kitwood T. Dementia Reconsidered：the Person Comes First. Buckingham：Open University Press；1997. 高橋誠一（訳）．認知症のパーソンセンタードケア．東京：筒井書房；2005, pp.5-37.
10) 室伏君士．痴呆老人への対応と介護．東京：金剛出版；1998, pp.123-149.

### Further reading

- 山口晴保．認知症のリハビリテーションとケア．日本認知症学会（編），認知症テキストブック．東京：中外医学社；2008, pp.181-199.
  環境やケアの影響を大きく受けるBPSDに対する治療の基本は適切なケアであることを示し，その実際を紹介している．

- 認知症介護研究・研修センター（編）．改訂 認知症の人のためのケアマネジメント センター方式の使い方・活かし方．東京：認知症介護研究・研修東京センター；2006.
  認知症ケアの基本概念であるperson-centered careに基づき，その詳細を解説している．

# Case Study

神経心理学と関係の深い認知症性疾患において，特に神経変性疾患では，臨床診断と病理診断は必ずしも一致するわけではないことはしばしば経験される．本章では，臨床病理カンファレンス（clinicopathological conference：CPC）の形式に則した形で，まず臨床症状や画像所見などから得られた臨床診断を呈示し，次に病理所見から得られる病理診断を述べて，臨床診断の妥当性を考察している．

## CASE 1

# 前頭側頭葉の進行性萎縮がみられ，67歳で死亡した男性例の病理診断

**症　例**　死亡時 67 歳の男性，右利き．

**病　歴**　工業系高等専門学校を卒業，後に空調機器設計の会社を経営．50 歳代初め頃より，もの忘れが出現した．

55 歳時に自営の会社が倒産．その後，**同じことを繰り返して話す**，**家の絵を描けない**，という症状が出現し，**一日中何もせずに，酒を飲んで過ごす**ようになった．さらに，自分の腹を切られるという妄想も出現した．

58 歳時，特別養護老人ホームのショートステイを試みたが，**徘徊，せん妄，不眠，多動，介護拒否**が強く，施設での対応が困難と判断されたためK病院精神科に入院．K病院では「**無理に誘導，制止すると暴力をふるう**が，男性からの声かけには応じる」，「夜間は個室で良眠」，「他の入院患者を叩くことがあり，頓用のハロペリドールにて暴力行為は鎮静される」という記載が残されている．

59 歳時にJ精神科病院に転院．同院でも「徘徊が強く，また**ところ構わずに放尿**する（尿意はあるが，トイレ誘導が間に合わないことが多い）」，「徘徊を制止すると険しい表情になる」，という症状が目立っていた．MMSE の結果は「発語が乏しく，反応がとれないため中止．検査拒否傾向が強い」とある．同院での臨床診断は**アルツハイマー型認知症**であった．薬剤の追加により介護に対する抵抗はやや軽減した．

61 歳時より長期療養目的で施設に入所．施設内では徘徊が強く 63 歳頃までは自力で歩いていた．その後，全身痙攣発作がみられたため，U病院を受診，入院した．

**入院時身体所見**　発熱（体温 38.0℃），全身の脱水．

**入院時神経学的所見**　意識レベル低下（自発開眼しているが，発語なく，ぼーっとしている），仮面様顔貌，筋緊張亢進（鉛管様），四肢筋萎縮（廃用性）．

**画像所見**　63 歳時の頭部 MRI では両側前頭側頭葉の萎縮がみられた（❶）．なお，65 歳時の頭部 MRI では**両側前頭側頭葉の萎縮が進行**している所見がみられた．

❶ 63 歳時の頭部 MRI

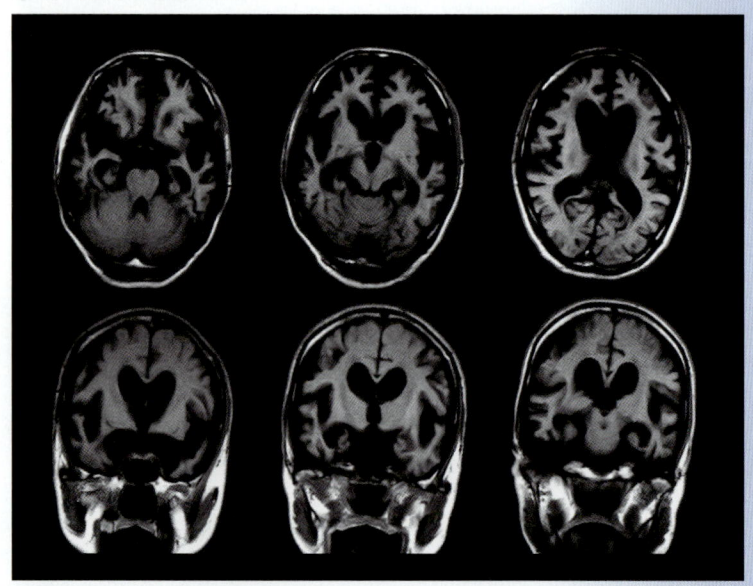

両側前頭側頭葉の萎縮を認める．

本稿は〈神経心理学コレクション〉「病理から見た神経心理学」（石原健司・塩田純一著，医学書院，2011 刊）の症例提示［症例 11］を再構成したものである．

> **その後の経過** U病院入院後，抗痙攣薬投与，補液により，発語がみられるようになったが，その内容は**反響言語，同語反復**であり，意味のある会話としては成立しなかった．また，**両手の病的把握**もみられた．発症年齢が比較的若いこともあり，アルツハイマー病などの後方型認知症よりも前頭側頭型認知症の可能性が考えられた．以後はU病院外来で定期的にフォローされた．
> 66歳頃より自発性が低下．嚥下障害のため食事に時間を要するようになり，胃瘻を造設．自発的に開眼しているが，刺激に対する言語応答はなかった．全身の筋緊張亢進，四肢屈曲位の肢位，両上肢ミオクローヌス，両側病的把握がみられた．
> 67歳時，肺炎のためにU病院に入院．自発語はなく，言語理解は不能であった．嚥下困難，屈曲性拘縮，病的把握を認めた．補液および抗菌薬投与を行ったものの，治療に反応せず死亡．認知症症状が出現してからの全経過は約12年であった．

## Q 臨床診断とそのポイントはなにか

### A

病初期より「同じことを繰り返して話す」「家の絵を描けない」などのほかに，無為とも考えられる症状（一日中何もせずに酒を飲んで過ごす）やところ構わず放尿してしまう，無理に誘導・制止すると暴力をふるうなどの前頭葉機能障害と考えられる自己中心的な言動等の症状があり，病後期には反響言語や同語反復などの症状がみられたこと，画像検査では両側前頭側頭葉の進行性萎縮を認めたことから，前頭側頭型認知症が考えられる．

**臨床診断**
**前頭側頭型認知症**

## 病理所見

### 肉眼所見の特徴

**脳重量**：1080 g（固定後）．
**外表所見**：両側前頭葉の萎縮を認めるが，ピック病のようなナイフの刃状の萎縮ではない．
**割面**：両側側脳室拡大，線条体の軽度萎縮，海馬〜海馬傍回の萎縮（❷），黒質の軽度脱色素がみられる．

### 組織病理所見の特徴

大脳では辺縁系（海馬傍回，扁桃体，帯状回），新皮質の広い範囲に皮質型レヴィ小体（❸）を認める．αシヌクレイン免疫染色では，皮質型

**❷ 海馬を通る断面の肉眼病理所見**

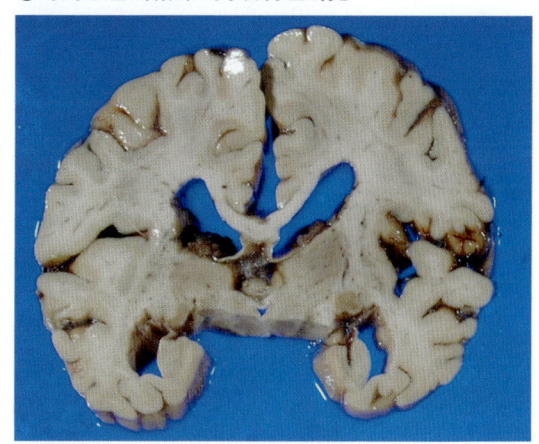

両側側脳室下角の開大，海馬の萎縮がみられる．

**❸ 下前頭回にみられた皮質型レヴィ小体（矢印）**

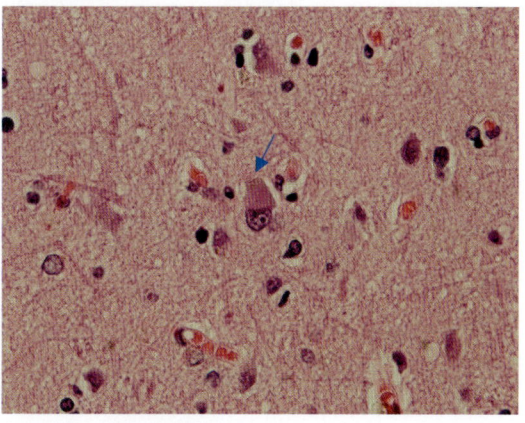

（HE染色　対物40倍）

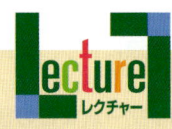

## DLBの臨床症状とレヴィ小体病変・アルツハイマー病変の関係

　DLB consortium の第三次報告[4]では，DLB の臨床症状の発現に対するレヴィ小体（LB）病理とアルツハイマー病理（神経原線維変化や老人斑）の寄与の可能性についてまとめている．

　それによると，本例のようなび漫性新皮質型の DLB の場合，合併するアルツハイマー病変が辺縁系にとどまる場合（Braak stage 0〜IV）には臨床症状の発現にはレヴィ小体病変の寄与が大きく，Braak stage V〜VI，すなわち新皮質にアルツハイマー病変を有する場合には，レヴィ小体病変とアルツハイマー病変の両者が同程度に寄与しているとされる．

　本例の場合，新皮質にもアルツハイマー病変は認めたが，老人斑はび慢性にみられたものの，神経原線維変化は少数であった．Braak stage V に該当するが，アルツハイマー病理としては軽度であり，臨床症状の発現にはレヴィ小体病理が主に寄与しているものと思われる．通常型 DLB では比較的多数の老人斑がみられる症例でも，神経原線維変化は少数にとどまる傾向があるとされている[5]．

❹ 紡錘状回にみられた皮質型レヴィ小体（矢印）およびレヴィドット（背景にみられる点状の構造物）

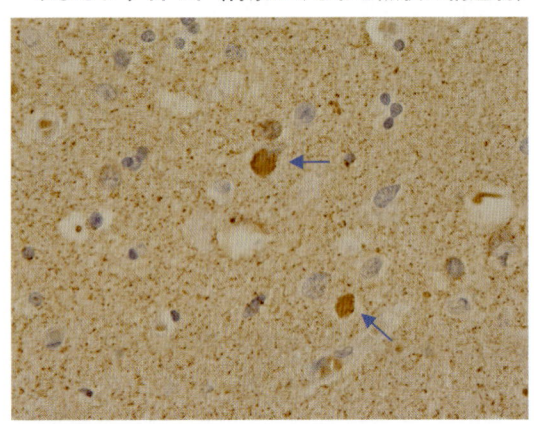

（αシヌクレイン免疫染色　対物 40 倍）

レヴィ小体（❹）およびレヴィドット（Lewy dots）[1]に加えて，レヴィ関連神経突起（Lewy neurites）もみられる．辺縁系，大脳皮質には神経原線維変化，老人斑（❺）もみられるが，典型的なアルツハイマー病と比較すると少数である．尾状核・被殻にも神経原線維変化を認めるが，視床には著変ない．

　脳幹では，黒質で神経細胞脱落，ニューロピルの粗造化とグリオーシス，レヴィ小体（❻），中心灰白質にもレヴィ小体，レヴィ関連神経突起がみられる．橋では青斑の神経細胞脱落とレヴィ小体がみられる．延髄では迷走神経背側運動核，網様体に神経突起内のレヴィ小体がみら

❺ 下前頭回にみられた老人斑（矢印）

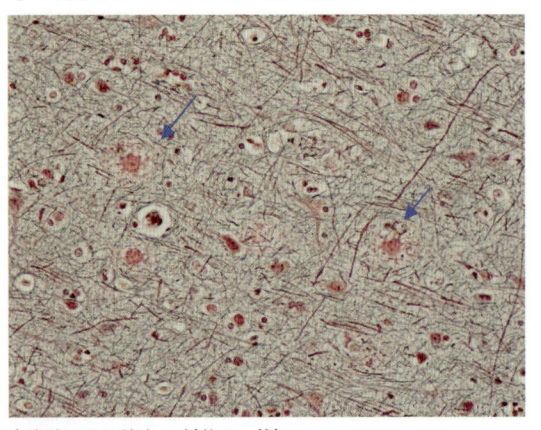

（ボディアン染色　対物 20 倍）

❻ 黒質にみられた脳幹型レヴィ小体（矢印）

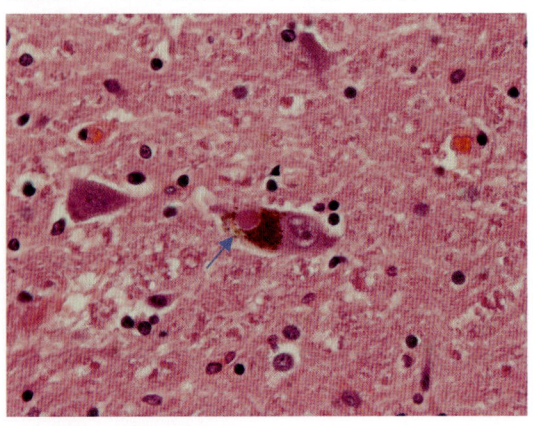

（HE 染色　対物 40 倍）

れる.

> **病理診断**
> 
> **レヴィ小体型認知症**
> （アルツハイマー病理を伴う通常型．レヴィ小体の分布からはび漫性新皮質型）

## 臨床診断へのフィードバック

臨床診断では「前頭側頭型認知症（FTD）」であったが，認知症症状の内容は，FTDの初期症状と完全に合致するとはいえず（本巻III．「前頭側頭葉変性症」〈p.222〉参照），画像所見の「両側前頭側頭葉の進行性萎縮」に引きずられてしまった感がある．

本邦で，本例と同様に前頭側頭葉萎縮を呈したレヴィ小体型認知症（DLB）の2症例[2,3]が報告されているが，いずれも臨床診断は前頭側頭葉変性症（FTLD）であった．これらの症例ではパーキンソン症状に加えて認知症症状が記載されているが，その内容は前頭側頭葉変性症の3亜型（前頭側頭型認知症，進行性非流暢性失語，意味性認知症）のいずれにも合致するものではなかった．画像検査で前頭側頭葉萎縮を認めても，FTLDとしては典型的な初期症状を認めない場合には，背景疾患の一つとしてDLBを考える必要があることが示唆される．

（石原健司，中野今治）

## 文献

1) Saito Y, et al. Accumulation of phosphorylated alpha-synuclein in aging human brain. *J Neuropathol Exp Neurol* 2003；62：644-654.
2) 赤津裕康ほか．高度な前頭・側頭萎縮を示したLewy小体型認知症の一例．Neuropathology 2009；29（Suppl）：139.
3) 足立正ほか．純粋自律神経不全症で発症，Parkinson症状と進行性の前頭側頭葉萎縮を示した83歳男性．BRAIN and NERVE 2010；62：1343-1351.
4) McKeith IG, et al. Diagnosis and management of dementia with Lewy bodies：Third report of the DLB consortium. *Neurology* 2005；65：1863-1872.
5) 小阪憲司，池田学．＜神経心理学コレクション＞レビー小体型認知症の臨床．東京：医学書院；2010, pp.162-164.

**参考文献**

● 石原健司，塩田純一．＜神経心理学コレクション＞病理から見た神経心理学．東京：医学書院；2011, pp.156-164.

## CASE 2

# 異常言動が目立った54歳時死亡男性例

| | |
|---|---|
| 症　　例 | 死亡時54歳の男性，右利き，専門学校卒，鍼灸マッサージ師． |
| 主　　訴 | 異常言動． |
| 病　　歴 | 49歳時に交通事故を起こした頃から，もの忘れ，人格変化，行動異常などが目立つようになり，落ち着きがなく，訳のわからないことを言うようになった．具体的には，自営の指圧・マッサージ治療院に通院していた患者宛に自分の自慢話の手紙を書いて患者宅のポストに入れる，事前に何の連絡もせずに昔の知人宅を訪ねて上がりこみ迷惑がられる，1時間おきに自転車で出かけては戻ってくることを繰り返す，などである．そのため，妻に連れられて，K病院を受診した． |
| 既 往 歴 | 特記事項なし． |
| 家 族 歴 | 神経疾患の発生はない． |
| 神経学的所見 | 見当識障害がみられた以外には，診察可能な範囲では，筋強剛や痙性，腱反射亢進や病的反射などの異常所見はなかった．高次脳機能の特徴として，言語検査室で検査の図版のページを勝手に繰り，禁止しても従えない，待合室で待っているように指示しても帰ってしまう，質問をしても深く考えずに「わからない」，あるいは目に入った文字を読み上げて答える，などの異常言動がみられた．また自分が病院に来ている理由も理解していなかった．さらに重度の知的機能低下，記銘力低下がみられた． |
| 画像所見 | 発症約3年後（52歳時）の頭部MRIでは両側側頭葉先端部から下部にかけて著明な萎縮，両側前頭葉の萎縮がみられた（❶）． |
| 経　　過 | K病院外来に定期的に通院していたが，自宅では目の前にあるものを食べ尽くしてしまうという行動がみられ，体重も増加した．さらに徘徊や不眠が続くため，睡眠薬，向精神薬を処方されたが，効果はなかった．53歳時には外出したまま行方不明となり，自宅から約15キロ離れた場所で発見され，高度の脱水状態のため，U病院にて約1週間の入院加療を受けた．その後これらの症状は次第に消失し，定期的に通院していたK病院の外来でも，診療場面ではほとんど話をしなくなり，担当医の顔をじっとのぞき込むだけになってきた．また，この頃から体重減少が進行，家族の顔もわからなくなっていたようであった．54歳時に突然の心肺停止により死亡．全経過約5年． |

❶初診時の頭部MRI所見

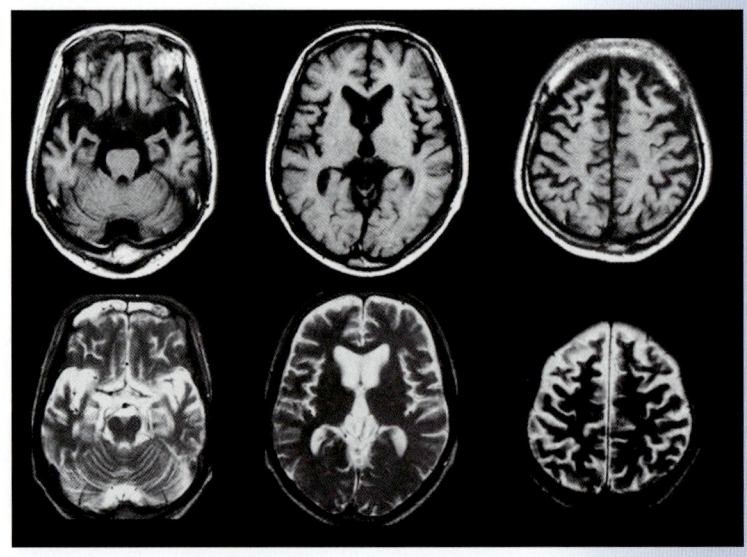

両側前頭側頭葉の萎縮を認める．

本稿は〈神経心理学コレクション〉「病理から見た神経心理学」（石原健司・塩田純一著，医学書院，2011刊）の症例提示［症例4］を再構成したものである．

## Q 臨床診断とそのポイントはなにか

## A

自営の指圧・マッサージ治療院に通院していた患者宛に自分の自慢話の手紙を書いて患者宅のポストに入れる，事前に何の連絡もせずに昔の知人宅を訪ねて上がりこみ迷惑がられる，というエピソードは**脱抑制**，1時間おきに自転車で出かけては戻ってくることを繰り返す，というエピソードは**時刻表的行動**，言語検査室で検査の図版のページを勝手に繰り禁止しても従えない，という行動は**脱抑制**，待合室で待っているように指示しても帰ってしまうのは**立ち去り反応**，質問をしても深く考えずに「わからない」あるいは目に入った文字を読み上げて答える，という症状は**考え無精**および**環境依存行動**（本巻 IV.「環境依存症候群」〈p.330〉参照）に，自分が病院に来ている理由も理解していなかった，という症状は**病識欠如**（本巻 IV.「病態失認」〈p.343〉参照）に，それぞれ該当する．経過中にみられた「眼の前の食物を食べ尽くす」という症状も脱抑制的行動である．

上記の症状は，典型的な前頭側頭型認知症（frontotemporal dementia：FTD）の特徴に一致する（❷[1)]を参照）．

**❷ 前頭側頭型認知症の臨床診断上の特徴**

| FTD の臨床的な特徴 |  |
|---|---|
| ・性格変化，社会性の障害が発症当初より全経過を通じて前景に立つ |  |
| ・知覚，視空間認知，行為，記憶は障害されないか，比較的良好に保たれる |  |
| I. 中核的な特徴（すべての項目に該当する必要がある） | A. 潜行性の発症（発症時期を特定することが困難）であり，緩徐な進行を示す<br>B. 社会的な対人行動が早期より障害<br>C. 自己行動の統制が早期より障害<br>D. 情意の鈍麻が早期よりみられる<br>E. 病識が早期より欠如 |
| II. 支持的な所見 | A. 行動面の障害<br>　1. 衛生観念，整容行為が消失<br>　2. 思考の硬直，融通のなさ<br>　3. 注意の易転導性（訳注：周囲の刺激に反応しやすい），注意の維持が困難<br>　4. 口唇傾向，食行動の変化（訳注：甘いものを好む，眼の前の物を食べ続ける，など）<br>　5. 保続，常同行動<br>　6. 使用行為 |
|  | B. 発話，言語面の特徴<br>　1. 発話量の変化<br>　　a. 自発話が減少し，簡素化する<br>　　b. 発話促迫（訳注：話を始めると一方的に話し続ける）<br>　2. 常同的な発話（訳注：同じフレーズ・語りを繰り返す）<br>　3. 反響言語（訳注：言われたままの言葉を繰り返す）<br>　4. 保続<br>　5. 緘黙 |
|  | C. 身体症状<br>　1. 原始反射の出現<br>　2. 失禁<br>　3. 無動，筋強剛，振戦<br>　4. 血圧低下，血圧の易変動性 |
|  | D. 検査所見<br>　1. 神経心理学的検査：前頭葉機能検査での成績低下．重度の健忘，失語，知覚，視空間認知機能の低下はみられない<br>　2. 脳波：正常<br>　3. 脳画像（形態画像・機能画像）：前頭葉・側頭葉前部の異常 |

提示した症例では，上記の項目で，中核的な特徴の全項目（I-A, B, C, D, E），また支持的な所見のうちで，II-A-3,6，II-B-1,2，II-D-1,3 が初診時にみられており，臨床的に FTD と診断される．

(Neary D, et al. *Neurology* 1998[1)] より)

| 臨床診断 |
|---|
| 前頭側頭型認知症 |

## 病理所見

### 肉眼所見の特徴

**脳重量**：950 g（固定後）．高度の脳萎縮を示唆．
**外表**：前頭葉と側頭葉に限局し，かつ側頭葉優位の高度萎縮がみられる（❸）．
**割面**：側頭葉吻側と運動皮質より前方の前頭葉の脳回にナイフの刃状の萎縮がみられる．側頭葉の萎縮は内側ほど強い．脳幹では黒質の高度脱色素と青斑の脱色素がみられる．
これらの所見はピック病の肉眼所見に一致する．

### 組織病理所見の特徴

#### ■大脳

**側頭葉・辺縁系**：側頭葉内側面では吻側に最も強い変性（神経細胞脱落とニューロピルの粗鬆化，グリオーシス）がみられる．扁桃体・迂回回でも高度の神経細胞脱落とグリオーシスがみられる．海馬CA1と海馬支脚移行部に限局性の，また海馬傍回でも高度の神経細胞脱落，グリオーシスがみられる．側副溝の外側（後頭側頭回から下側頭回）では変性所見は軽度である．皮質表層では海馬傍回から上側頭回まで，側頭葉全体に海綿状変化がみられる．海馬，海馬傍回を除いた側頭葉皮質には風船状ニューロンがみられる．扁桃体にも少数の風船状ニューロンがみられる．
**前頭葉**：穹隆面で皮質表層の海綿状変化，ニューロピルの粗鬆化，軽度の神経細胞脱落，少数の風船状ニューロン（❹）がみられる．眼窩面では少数の風船状ニューロンがみられるが，皮質の変性所見は認められない．運動皮質では変性所見はみられない．
**頭頂葉・基底核・視床**：異常はみられない．

#### ■脳幹・小脳

**中脳**：両側黒質でメラニン含有ニューロンが高度に脱落し，著明なグリオーシスがみられる．動眼神経核には異常を認めない．
**橋**：青斑で神経細胞脱落とメラニンを貪食したミクログリアがみられる．
**延髄**：舌下神経核，延髄錐体ともに保たれている．
**小脳**：異常を認めない．

#### ■特殊染色

**抗タウ免疫染色**：海馬錐体細胞が一様に陽性所見を呈し（❺），さらに黒質，青斑の残存神経細胞，側頭葉皮質・皮質下のグリア細胞が陽性である．

❸肉眼病理所見（左大脳半球側面像）

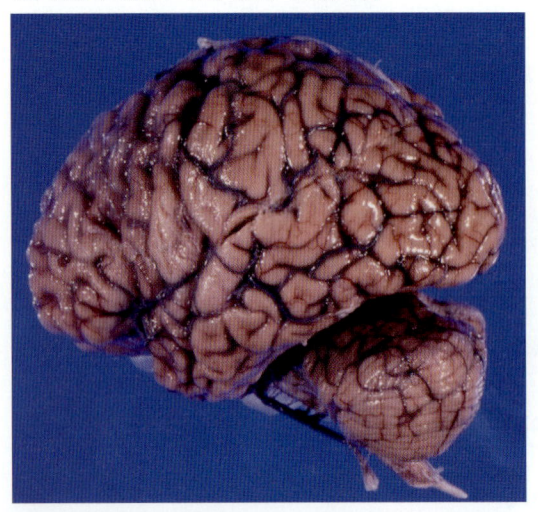

前頭葉運動前野と側頭葉前半部に萎縮が明らかである．

❹前頭葉皮質の風船状ニューロン（矢印）

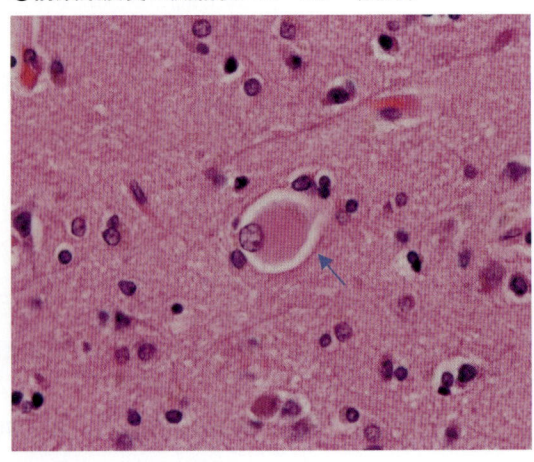

（HE染色 対物40倍）

## Lecture レクチャー

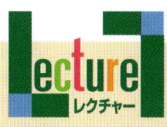

### 嗜銀顆粒性認知症とは？

嗜銀顆粒（argyrophilic grain：AG）は，主として高齢者の辺縁系にみられ，疾患特異性のない嗜銀性の構造物である[2]．神経原線維変化が神経細胞の細胞体に蓄積する異常タウ蛋白であるのに対して，嗜銀顆粒は神経細胞の突起（すなわち軸索）に沿って蓄積する構造物であると考えられている．アルツハイマー病，進行性核上性麻痺，大脳皮質基底核変性症，ピック病などでみられることが多いとされる[3,4]．その一方で，嗜銀顆粒の出現のみを病理学的な特徴とする症例が存在し，嗜銀顆粒性認知症（argyrophilic grain dementia：AGD）と呼ばれる[5]．

本例の病理所見で提示したように，AGDはタウオパチーの一つであり，進行性核上性麻痺，大脳皮質基底核変性症とともに，4リピートタウオパチーを形成している[6]．

臨床的には，認知症症状が前景に立つ段階では，AGDはADと区別することが困難とする報告[7]がみられる一方で，対人接触の悪さ，性格変化，易怒性などが認知症症状に先行する，という報告[8]もみられる．

**❺ 海馬 CA2 領域の抗タウ免疫染色**

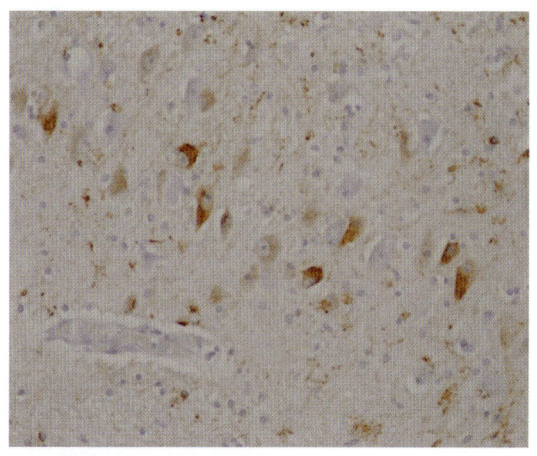

（AT8 免疫染色　対物20倍）
錐体細胞が一様にタウ陽性を示している．pretangle の所見である．

**❼ 紡錘状回皮質下白質のガリアス・ブラーク染色所見**

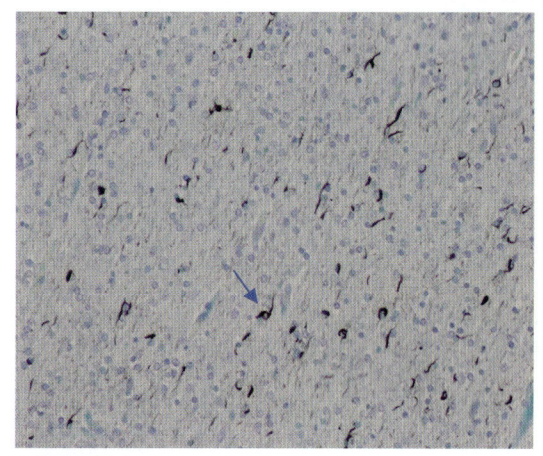

（対物20倍）
嗜銀性スレッド，コイル状小体（矢印）などの嗜銀性構造物が認められる．

**❻ 海馬 CA1 領域のガリアス・ブラーク染色所見**

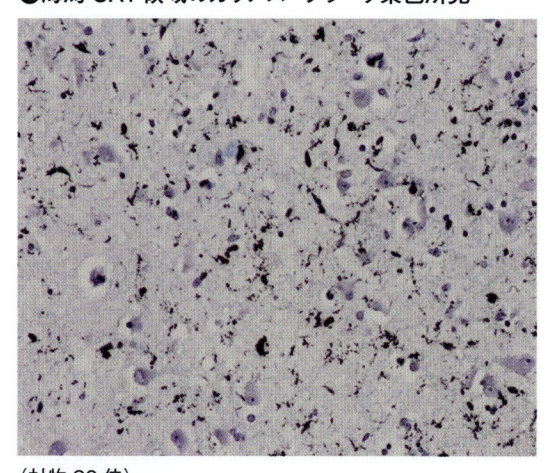

（対物20倍）
無数の嗜銀性顆粒が認められる．

**ガリアス・ブラーク（Gallyas-Braak）染色**：側頭葉皮質・前頭葉皮質・辺縁系・脳幹に多数の嗜銀性顆粒（❻），側頭葉皮質下白質・大脳基底核・脳幹に多数の嗜銀性構造物（コイル状小体，嗜銀性スレッド）がみられる（❼）．

---

**病理診断**

### 嗜銀顆粒性認知症
### argyrophilic grain disease

---

### 臨床診断へのフィードバック

本例の臨床的特徴は，初老期に発症した前頭

側頭型認知症である．一方病理学的特徴は，嗜銀顆粒性認知症（AGD）としては好発部位以外にも広範な嗜銀顆粒の出現を認めた点である．本例のように広範な嗜銀顆粒の出現を特徴とする前頭側頭型認知症症例は，本例以外にも数例の報告[9-11]があり，AGDが前頭側頭型認知症の病理学的背景の一つを構成する可能性があることが示唆される．

（石原健司，中野今治）

## 文献

1) Neary D, et al. Frontotemporal lobar degeneration: A consensus on clinical diagnostic criteria. *Neurology* 1998 ; 51 : 1546-1554.
2) Braak H, Braak E. Cortical and subcortical argyrophilic grains characterize a disease associated with adult onset dementia. *Neuropath Appl Neurobio* 1989 ; 15 : 13-26.
3) Martinez-Lage P, Munoz DG. Prevalence and disease association of argyrophilic grains of Braak. *J Neuropathol Exp Neurol* 1997 ; 56 : 157-164.
4) Jellinger KA. Dementia with grains (argyrophilic grain disease). *Brain Pathol* 1998 ; 8 : 377-386.
5) 池田研二ほか．Argyrophilic Grain Dementia（Braak）―3症例の臨床病理学的検討．神経進歩 1998 ; 42 : 855-866.
6) Togo T, et al. Argyrophilic grain disease is a sporadic 4-repeat tauopathy. *J Neuropatho Exp Neurol* 2002 ; 61 : 547-556.
7) Tolnay M, et al. Argyrophilic grain disease : A frequent dementing disorder in aged patients. Tolnay M, et al (editors). Neuropathology and Genetics of Dementia. New York : Kluwer ; 2001. pp.39-58.
8) Braak H, Braak E. Argyrophilic grain disease : Frequency of occurrence in different age categories and neuropathological diagnostic criteria. *J Neural Transm* 1998 ; 105 : 801-819.
9) Tanabe Y, et al. Two cases of frontotemporal dementia and Klüver-Bucy syndrome with argyrophilic grains. *Neuropathology* 1999 ; 19 : A23 (abstract).
10) Tsuchiya K, et al. Argyrophilic grain disease mimicking temporal Pick's disease : A clinical, radiological, and pathological study of an autopsy case with a clinical course of 15 years. *Acta Neuropathologica* 2001 ; 102 : 195-199.
11) Maurage CA, et al. Diffuse form of argyrophilic grain disease : A new variant of four-repeat tauopathy different from limbic argyrophilic grain disease. *Acta Neuropathologica* 2003 ; 106 : 575-583.

## 参考文献

● 石原健司, 塩田純一.〈神経心理学コレクション〉病理から見た神経心理学. 東京：医学書院；2011. pp.81-93.

# CASE 3
## 特徴的な MRI 所見がみられた進行性認知症女性例の病理所見

**症　例**　死亡時 77 歳の女性，右利き．高等女学校卒．

**主　訴**　異常言動．

**病　歴**　73 歳時より，もの忘れが目立つようになった．半年後には人や物の名前が出てこない，会話に代名詞を多用する，状況に合わない言動が目立つなど，**認知症症状が急速に進行した**（たとえば，布巾の升目模様に薬を一錠ずつ並べて「これでよし」と言う，病院に行く日をカレンダーで確認しているにもかかわらず今度はいつ病院に行くのか尋ねる，など）．家族によれば，このような症状は「日に日に悪くなる」とのことであった．このため S 病院を受診し，精査加療目的で入院した．

**既往歴**　70 歳時に脳幹出血（右橋被蓋部）．保存的に加療され，後遺症として左上下肢の軽度脱力，感覚障害が残存したが認知機能には問題なく，家族と同居しながら，ほとんど自立した生活を送っていた．

**神経学的所見**　脳出血後遺症と考えられる左上下肢の軽度脱力と感覚障害，軽度の運動失調を認めた以外に異常はなかった．高次脳機能では，ことわざの解釈が不良（たとえば，「ぬかに釘」の意味を問うと，「ぬかに釘を入れておくとよく漬かる」と返答するなど，字義通りに解釈している）であり，また語想起の低下（動物名は 1 分間で 5 個のみ）など，前頭葉機能低下がみられた．

記銘力の低下も認めたが，自伝的記憶については良好に保持されていた（戦時中＜約 55 年前＞に軍需工場へ動員されたときのことや，10 年前に自宅近くにあった大学が郊外へ移転したことなどを覚えていた）．また「日比谷線で大きな事件がありましたよね？」と質問すると，「亡くなった．足元に置いておいて」と地下鉄サリン事件について供述をした．続けて「誰がやりましたか？」と尋ねると，「頭がいい人．自分では，そうではない，と言っている」「一番悪い人は？」「恵比寿，渋谷で大きな車に乗っている．髭をいっぱい付けている」（いずれも当時より 5 年前の事件．大きな車に乗って，髭をいっぱい付けている，というのは，国会議員選挙のときのテレビ報道と思われる）と，おおむね正確な回答をすることができた．

**画像所見**　頭部 MRI では，脳室周囲を中心に，散在する T2 高信号を認めるが，海馬の萎縮はみられなかった．拡散強調画像では，**左優位に，両側頭頂後頭葉皮質に沿って，高信号がみられた**（❶）．基底核・視床には異常信号はみられなかった．SPECT では左前頭側頭葉を中心とした取り込み低下を認めた．

**経　過**　入院半年後に四肢麻痺となった．この時期に，右上肢にミオクローヌスを認め，また髄液 14-3-3 蛋白が陽性であった．その後は無動となり，反応性は徐々に低下したが，簡単な発語や従命はみられた．76 歳時には完全な無動性無言の状態となり，四肢にミオクローヌスがみられた．

発症約 4 年後の 77 歳時に，急性心不全で死亡した．

**❶入院時の頭部 MRI 拡散強調画像**

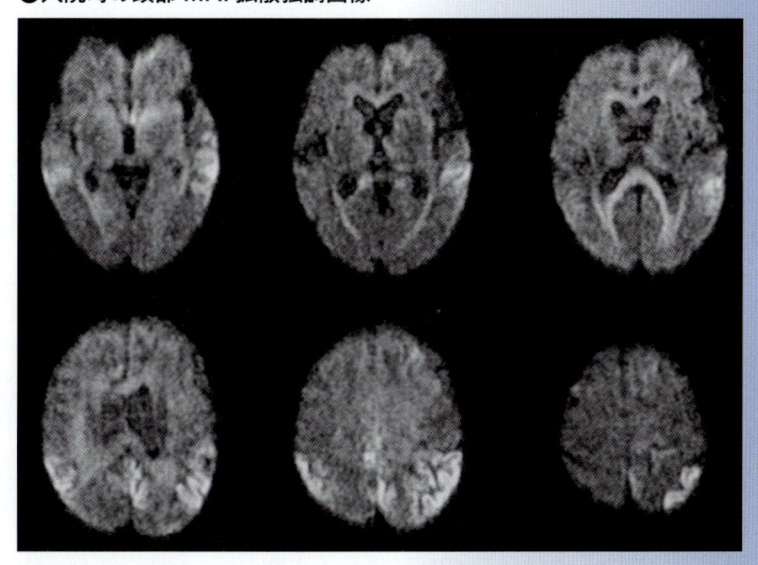

---

本稿は〈神経心理学コレクション〉「病理から見た神経心理学」（石原健司・塩田純一著, 医学書院, 2011 刊）の症例提示［症例 6］を再構成したものである．

## Q 「急速に進行する認知症」の原因疾患として考えられるものはなにか

### A

**神経変性疾患**：プリオン病（孤発性および家族性クロイツフェルト・ヤコブ病，ゲルストマン・シュトロイスラー・シャインカー病），運動ニューロン疾患を伴う前頭側頭型認知症など．大脳皮質基底核変性症やレヴィ小体型認知症，アルツハイマー病にも急速な進行を示す例がある．

**傍腫瘍性神経症候群あるいは自己免疫疾患としての脳炎または脳症**：橋本脳症，電位依存性Kチャンネル抗体陽性辺縁系脳炎，Hu抗体陽性辺縁系脳炎など．

**感染症**：AIDS白質脳症，進行性多巣性白質脳症など．

**腫瘍**：中枢神経原発悪性リンパ腫（primary CNS lymphoma），脳原発悪性腫瘍（gliomatosis cerebri など）．

**てんかん**：非痙攣性てんかん重積状態（non convulsive status epilepticus）

以上の詳細は文献[1,2]を参照．

## Q 臨床診断とそのポイントはなにか

### A

本例の画像所見の特徴として，大脳皮質に沿って認められる拡散強調画像の異常高信号があげられる．拡散強調画像での異常信号を呈する認知症性疾患としては，まずクロイツフェルト・ヤコブ病（Creutzfeldt-Jakob disease：CJD）を考えるが，本例では発症から無動性無言に至るまでの経過が3年以上と長く，典型的なCJDの経過とは異なる．孤発性CJDには分子生物学的にいくつかの表現型が存在する[3]こと，この分類は臨床的な特徴とも相関していることを知っておく必要がある（**Lecture**参照）．

---

**臨床診断**

### 孤発性クロイツフェルト・ヤコブ病
（長期経過例に該当）

---

## 病理所見

### 肉眼所見の特徴

**脳重量**：960 g（固定後）．

**外表**：大脳は全体的に小さい（特に前頭葉の前後径が減少）が，脳回の狭小化や脳溝の開大はみられず，脳萎縮とは異なる所見である．

**割面**：大脳皮質の幅が減少しているように見えるが，脳溝の開大は明らかではない．白質も全体的に容積が減少し，透明感を失った白色調である．海馬領域の萎縮は目立たない．脳幹では黒質と青斑の色調は正常．大脳脚にも異常はみられない．橋上部の割面では右側の内側毛帯に沿うように褐色の線状病変がみられ，右側の被蓋部が萎縮している．

### 組織病理所見の特徴

#### ■大脳

海馬，海馬支脚を除く大脳皮質全域に，著明な海綿状変化がみられる（❷）．空胞は粗大なものが目立つ．海綿状変化は皮質の全層にみら

❷**左側頭葉皮質の組織病理所見**

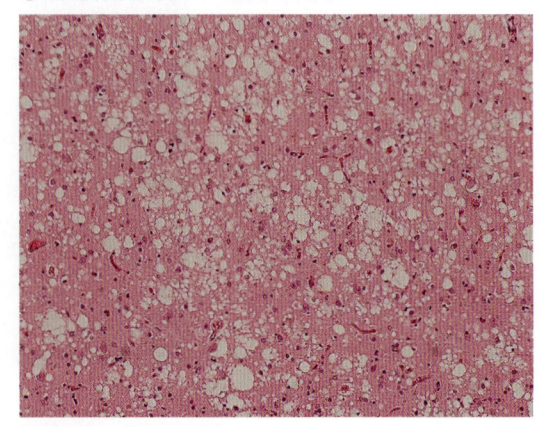

（HE染色 対物10倍）
著明な海綿状変化を認める．

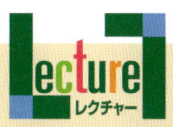

## Parchiらによる孤発性CJDの分子生物学的分類

Parchiら[3]は，300例の孤発性CJD症例を検討し，うち187例では神経病理学的検討およびPrP$^{Sc}$沈着についての免疫組織学的検討を行った．

その結果，70%の症例は古典的なCJDの臨床表現型（急速に進行する認知症，ミオクローヌス，脳波での周期性同期性放電）を示し，PrP$^{Sc}$は1型，プリオン蛋白遺伝子（*PRNP*）コドン129の少なくとも一方のアリル（対立遺伝子）がメチオニンであった（MM1またはMV1）．

25%の症例は運動失調およびクールー斑の特徴を示す変異型であったが，PrP$^{Sc}$は2型であり，コドン129においてバリンがホモ接合体あるいはメチオニンとのヘテロ接合体であった（VV2またはMV2）．

視床変性症型のCJDおよび認知症と著明な大脳皮質病変を特徴とする一群は，PrP$^{Sc}$が2型であり，コドン129はメチオニンのホモ接合体であった（MM2，視床型と皮質型とに分類）．

進行性の認知症を特徴とするまれな一群は，PrP$^{Sc}$が1型であり，コドン129はバリンのホモ接合体であった（VV1）．

これらの結果から，孤発性CJDにはMM1，MM2（皮質型と視床型の2種類に細分），MV1，MV2，VV1，VV2の6種類の表現型が存在することが示された（❸参照）．

**❸ 孤発性CJDの分子生物学的分類と臨床的特徴**

| タイプ | 臨床的特徴 |
| --- | --- |
| MM1・MV1 | 古典的CJD（急速進行性認知機能障害，ミオクローヌス，脳波でのPSD）．Heidenhain型（視覚認知機能障害で発症するもの）を含む |
| VV2 | 以前には失調型と呼ばれた群．運動失調で初発し，疾患後期に認知機能障害が出現．脳波でのPSDはみられないことが多い |
| MV2 | 進行性認知機能障害，運動失調で発症し，長期の経過（2年以上）をたどる場合もある．脳波でのPSDはみられない |
| MM2 視床型 | 運動失調，認知機能障害に加え，不眠，精神運動機能の過活動がみられる場合が多い．脳波でのPSDはみられない |
| MM2 皮質型 | 進行性の認知機能障害．脳波でのPSDはみられない |
| VV1 | 進行性の認知機能障害．脳波でのPSDはみられない |

(Parchi P, et al. *Ann Neurol* 1999[3]より)

---

れるが，神経細胞脱落，グリオーシスは軽度である．海馬，海馬支脚では神経細胞は保たれている．

線条体では中等度の海綿状変化を認めるが，萎縮や組織の粗鬆化，神経細胞脱落はみられない．淡蒼球，視床には著変を認めない．扁桃体でも軽度の神経細胞脱落とアストロサイトの増生，海綿状変化がみられる．

### ■小脳・脳幹

半球・上虫部ではプルキンエ細胞が高度に脱落し，顆粒細胞も減少している．下虫部では異常はみられない．中脳黒質の神経細胞は保たれている．橋底部には異常はない．右側の被蓋部には陳旧性の血管障害を示唆する病変がみられる．

### ■免疫染色所見

抗プリオン蛋白抗体を用いた免疫染色では，大脳皮質全域，基底核，視床，小脳でプリオン蛋白の沈着を認める．大脳皮質には粗大な空胞周囲パターン（❹），小脳皮質には多数の斑状のプリオン蛋白沈着（❺）がみられる．

### ■その他

凍結脳組織を用いたウエスタンブロットでは2型の異常プリオン蛋白が検出された．

❹ 右前頭葉皮質の組織病理所見

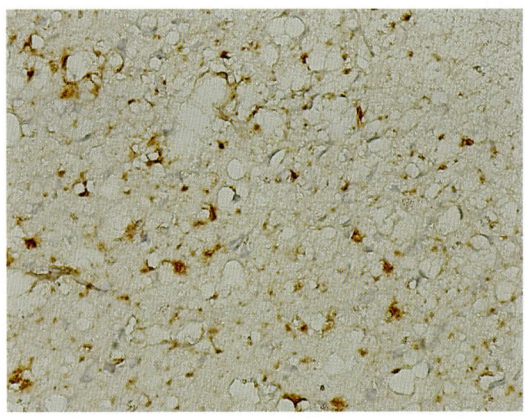

（抗プリオン蛋白免疫染色　対物20倍）
粗大空胞周囲型プリオン蛋白沈着を認める．

❺ 小脳皮質の組織病理所見

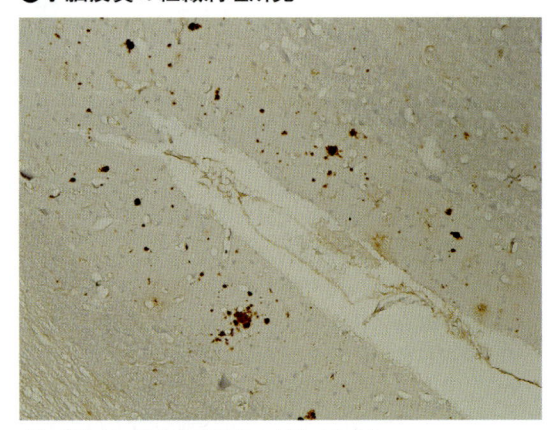

（抗プリオン蛋白免疫染色　対物10倍）
プラーク型プリオン蛋白沈着を認める．

---

**病理診断**

## クロイツフェルト・ヤコプ病
（MV2型）

## 臨床診断へのフィードバック

　本例のように，2型の異常プリオン蛋白が蓄積した症例は，比較的長い経過をとることが多く，他の変性疾患と鑑別が難しい場合がある．プリオン病（本巻III.「プリオン病」〈p.271〉参照）の臨床診断には頭部MRI拡散強調画像の所見が有用とされ，急速に進行する認知症疾患でもプリオン病とその他の疾患では，拡散強調画像の特徴が異なることが報告されている[4]．

　病理組織標本の作成，凍結脳組織のウエスタンブロットを施行いただいた東北大学大学院・北本哲之先生に深謝致します．

（石原健司，中野今治）

### 文献

1) Geschwind MD, et al. Rapidly progressive dementia. Ann Neurol 2008 ; 64 : 97-108.
2) Vitali P, et al. Neuroimaging in dementia. Semin Neurol 2008 ; 28 : 467-483.
3) Parchi P, et al. Classification of sporadic Creutzfeldt-Jakob disease based on molecular and phenotypic analysis of 300 subjects. Ann Neurol 1999 ; 46 : 221-233.
4) Vitali P, et al. Diffusion-weighted MRI hyperintensity patterns differentiate CJD from other rapid dementias. Neurology 2011 ; 76 : 1711-1719.

### 参考文献

● 石原健司，塩田純一．〈神経心理学コレクション〉病理から見た神経心理学．東京：医学書院；2011, pp.103-110, 114.

# 付録　神経心理学的検査

- 認知症診療における神経心理学的検査はスクリーニング検査と専門的検査に分けられる．
- スクリーニング検査は認知症診療において，認知症の有無をスクリーニングするために使用され，Mini-Mental State Examination と改訂長谷川式認知症スケールが最もよく使用されている．
- 専門的検査は，認知機能の各ドメインに関して，障害を検出し，その詳細を検討するために使用され，神経心理学の専門家によって実施される．
- 専門的検査のドメインには，記憶，視空間・構成，言語，注意，前頭葉機能，視覚性認知，行為などがあげられる．

# 神経心理学的検査とは

　神経心理学的検査とは，課題に対する被験者の反応と得点化する心理検査のうち，脳損傷による高次脳機能障害の診断と評価に用いられるものである．その評価の目的によりさまざまな検査が開発されているため，その目的により使い分けることが望ましいが，実際には困難が伴うことが多い．神経心理学的検査は，①スクリーニング検査，②専門的検査，に分けられる．まずスクリーニング検査を行い，後の精査すべき項目を決めるのが一般的な流れである．

　高次脳機能障害をとらえるために，まず問診が重要である．その後に精査すべき項目を決め，検査項目を企画する．運動障害のように顕在化しやすい症候と比較して，高次脳機能障害は，気づかれにくい場合もあり，注意が必要である．また症状はさまざまな高次脳機能障害が複合して現れるため，問題点に注意しながら，病歴を聴取する必要がある．最近本邦では脳画像が比較的容易に撮れるため，画像所見から見直して，高次脳機能障害について，検討し，問診し直すことも必要な場合もある．

　神経心理学的検査は，患者が意欲を持ち，精神的に安定した状態で検査を受けたことを前提に正しい解釈が行われる．すなわち，患者と医師や心理士のラポールが十分得られていること，患者が検査の意義を十分理解し，意欲的であること，疲労などがなく検査に十分な注意が払えていること，などを確認して，実施すべきである．

　高次脳機能は年齢や教育年数などに影響を受けるものが多い．そのため解釈に慎重を要する．また検査結果には個人差があるため，家族などから病歴を聴取して，病前と比較して低下したか否かを確認することも重要である．

　検査結果は，他の高次脳機能障害により修飾される可能性がある．言語性の課題は失語がある場合に，視覚性の課題は半側空間無視がある場合にその判定が困難となる．たとえば半側空間無視患者ではWAIS-IIIの動作性課題の適用が困難なため，言語性課題で判定することが重要である．このように検査結果にさまざまな高次脳機能障害が影響していないか考慮する必要がある．

　検査の中には得点分布が正規分布する評価点を算出できるものがある．これらの検査には，WAIS-III，WMS-Rなどがあり，WAIS-IIIを例にあげると，いわゆるIQは平均が100，標準偏差が15となるように調整されている．またその下位項目の評価点は平均10，標準偏差3となるように調整されている．これを念頭に判定する必要がある．たとえば，WAIS-IIIのIQ=70とは，平均−2標準偏差の値であり，異常と判定される．

　しかしスクリーニング検査を代表とする高次脳機能障害を検出することを目的とした検査の中には，得点が正規分布せず，カットオフをおくことで，正常異常の判定をするものもある．

　また検査には信頼性の問題があり，検査は1回行って，再度行うと，まったく同じ点になるわけではない．たとえばある患者でIQ=80となった場合，実際はIQ=75〜85の間に95％くらいの確率であるとしかいえないため，IQ=80が何らかの治療後にIQ=83

となった場合には慎重な解釈が必要である．WAIS-III では算出される指数の信頼範囲も得られる．この信頼範囲が重ならない場合にのみ有意に変化したといえる．

　検査を縦断的に実施する場合に，神経心理学的検査には学習効果があるため（1 回検査を行うと，それを覚えていて，2 回目は得点が高くなる），その解釈には注意が必要である．たとえば，何らかの治療で，検査得点が上がった場合に，その得点上昇は学習の効果である可能性があるので，判定に注意が必要である．

　検査の判断に困難を伴う場合は，時間や患者の体力が許す範囲で，複数の検査を実施して，比較することで，その信頼性を高めることができる．

〔川合圭成，河村　満〕

## 本項でとりあげた神経心理学的検査

### [スクリーニング検査]
- Mini-Mental State Examination（MMSE）　398
- 改訂長谷川式認知症スケール（HDS-R）　400
- 時計描画検査　401
- Mini-Cog　401
- Memory Impairment Screen　402
- MOCA-J　402

### [専門的検査]
〈知的機能（知能）〉
- WAIS-III　403

〈記憶検査〉
- WMS-R　404
- RBMT　404
- 三宅式記銘力検査　405
- RAVLT　406
- ROCFT　406
- BVRT　406

〈言語検査（失語）〉
- WAB 失語症検査日本語版　407
- 標準失語症検査（SLTA）　408
- SALA 失語症検査　409

〈前頭葉機能〉
- WCST　410
- Modified Stroop Test　411
- Trail-Making Test　411
- 語流暢性検査　412
- BADS　412
- ギャンブリング課題　413
- Frontal Assessment Battery（FAB）　413

〈注意〉
- 標準注意検査（CAT）　415
- BIT 行動性無視検査日本版　415

〈視覚性認知など（失認）〉
- 標準高次視知覚検査（VPTA）　415

〈行為（失行）〉
- 標準高次動作性検査（SPTA）　415
- WAB 失語症検査の下位項目〈行為〉　415

付録
神経心理学的検査

# スクリーニング検査

## ● Mini-Mental State Examination（MMSE）（**1**）[1]

　スクリーニング検査として，最も有名なものが，Mini-Mental State Examination（MMSE）である[1]．これは1975年にFolsteinらが認知症のスクリーニングを簡便に行うために開発したもので，10分程度で施行可能である．日本語化されたものがあり[2,3]，海外データとの比較が通常可能であるが，複数の日本語版が存在するという問題がある．森らの要約を参考に昭和大学神経内科で使用しているMMSEを**1**に示す．これは，以下の問題から構成されている．

- 時間の見当識（今日は何年か？　など．「何時頃か」を聞くバージョンと「何曜日か」を聞くバージョンがある）
- 場所の見当識（ここは何県か？　など．「何階か」を聞くバージョンと「何科か」を聞くバージョンがある）
- 3単語の記銘・即時再生（桜，猫，電車を覚えて，直後に何があったか答えさせる）
- 注意・計算（100 − 7はいくつか？　次にそこから7を引くといくつか？　など〈「そ・こ・か・ら」がコツで，「93から7を引くといくつか？」とは質問しない〉）
- 3単語遅延再生（先ほど覚えた3単語を答えてもらう）
- 復唱（文をオウム返ししてもらう．「みんなで力を合わせて綱を引きます」や「ちりもつもればやまとなる」のバージョンがある）
- 継時的命令（大小の紙を患者の前に置き，「大きいほうの紙を取り，半分に折って，床に置いてください」と連続して話し，その通り行動してもらうバージョン，紙を用意して，「右手にこの紙を持ってください，それを半分に折りたたんでください，机の上に置いてください」と教示するバージョンなどがある）
- 読み（紙に書かれた「目（眼）を閉じてください」という文章を見せて，その通り行動してもらう）
- 呼称（鉛筆，時計を見せて，物の名前を言ってもらう）
- 書字（何か文章を書いてもらう）
- 構成（上下反転した5角形が重なった図形を書き写してもらうバージョンと立方体を書き写してもらうバージョンがある）

　おおむね診察室にある物品で施行可能である（「目を閉じてください」の文や模写する図は，検査する者自身が記載しても差し障りは小さいであろう）．30点満点で23点以下を異常とし，認知症の存在を疑うが，年齢や教育年数の影響を受けるため，その判断には注意が必要である．
　スクリーニング検査に関しては，得点の高低も重要であるが，その得点パターンも重要である．具体的には，3単語遅延再生や時間見当識が低い場合は，近時記憶障害が疑われ，側頭葉内側や前脳基底部の障害が疑われるし，また構成の課題に減点があれば，頭頂葉の障害が疑わ

れる．スクリーニング検査から障害を断定することはできないが，その後の検査を進める際にそのプロフィールが参考になるため，非常に重要である．

### 1 Mini-Mental State Examination（MMSE）日本語版の一例

| | 質問内容 | 回答 | 配点 |
|---|---|---|---|
| 1 | 今日はいつですか？ | 年<br>季節<br>何時頃<br>日<br>月 | 0 1<br>0 1<br>0 1<br>0 1<br>0 1 |
| 2 | ここはどこですか？ | 都道府県<br>市<br>市の中での位置<br>病院名<br>担当科／病棟 | 0 1<br>0 1<br>0 1<br>0 1<br>0 1 |
| 3 | 3つの語を覚えさせる．1つにつき1秒で言う．<br>3つ言った後に何であったかを尋ねる．正しい答え1つにつき1点を与える．3つとも覚えるまで繰り返し，繰り返し回数を記録する | （　）<br>（　）<br>（　） | 0 1<br>0 1<br>0 1 |
| 4 | 100から順に7を引く．正しい答えにつき1点．5つで止める | 93, 86, 79,<br>72, 65 | 0 1 2 3<br>4 5 |
| 5 | 先に繰り返した3つの言葉を尋ねる．正しい答え1つにつき1点 | （　）<br>（　）<br>（　） | 0 1<br>0 1<br>0 1 |
| 6 | 鉛筆と時計の命名（呼称）<br>復唱「ちりもつもればやまとなる」<br>三段階の命令「大きいほうの紙を取り，半分に折って，床に置いてください」<br>読んで従う．「目を閉じてください」<br>文章を書かせる<br>図形の模写（立方体透視図） | | 0 1 2<br>0 1<br>0 1 2 3<br>0 1<br>0 1<br>0 1 |
| | | | ／30 |

（昭和大学神経内科で使用しているもの．森悦朗ほか．神経心理学 1985 [3]）より一部改変）

## ●改訂長谷川式認知症スケール（HDS-R）(**2**)[4]

　本邦において，上記のMMSEと同様に広く使用されているものに改訂長谷川式認知症スケールがある[4]．MMSEと類似した項目が多いが，MMSEにない項目として，年齢を問う，逆唱（973を逆から言ってもらう〈正答は379〉など），語流暢性（野菜の名前をなるべく多く言ってもらう），5物品再生（5つの物品を患者に見せ，その後隠して，何があったか答えてもらう）があり，その項目によって，MMSEと得点分布が異なる．30点満点で20点以下を異常として，認知症を疑う．これもおおむね診察室にある物品で施行可能である（5つの物品はさまざまなメーカーからセットにして配られている）．MMSEと異なり，年齢や教育年数の影響を受けないとされている．

**2** 改訂長谷川式認知症スケール（HDS-R）

| No. | 質問内容 | | 配点 | 記入 |
|---|---|---|---|---|
| 1. | お歳はいくつですか？（2年までの誤差は正解） | | 0 1 | |
| 2. | 今日は何年の何月何日ですか？ 何曜日ですか？（年月日，曜日が正解でそれぞれ1点ずつ） | 年<br>月<br>日<br>曜日 | 0 1<br>0 1<br>0 1<br>0 1 | |
| 3. | 私たちが今いるところはどこですか？<br>自発的に出れば2点，5秒おいて，家ですか？ 病院ですか？ 施設ですか？ の中から正しい選択をすれば1点 | | 0 1 2 | |
| 4. | これから言う3つの言葉を言ってみてください．後でまた聞きますのでよく覚えていてください<br>（以下の系列のいずれか1つで，採用した系列に○をつけておく）<br>1. a) 桜　b) 猫　c) 電車　　2. a) 梅　b) 犬　c) 自動車 | | 0 1<br>0 1<br>0 1 | |
| 5. | 100から7を順番に引いてください<br>（100-7は？ それからまた7を引くと？ と質問する最初の答えが不正解の場合，打ち切る） | (93)<br>(86) | 0 1<br>0 1 | |
| 6. | 私がこれから言う数字を逆から言ってください<br>(6-8-2，3-5-2-9)<br>（3桁逆唱に失敗したら打ち切る） | 2-8-6<br>9-2-5-3 | 0 1<br>0 1 | |
| 7. | 先ほど覚えてもらった言葉をもう一度言ってみてください<br>（自発的に回答があれば，各2点，もし回答がない場合，以下のヒントを与え正解であれば1点）<br>a) 植物　b) 動物　c) 乗り物 | | a: 0 1 2<br>b: 0 1 2<br>c: 0 1 2 | |
| 8. | これから5つの品物を見せます．それを隠しますので何があったか言ってください<br>（時計，鍵，タバコ，ペン，硬貨など必ず相互に無関係なもの） | | 0 1 2<br>3 4 5 | |
| 9. | 知っている野菜の名前をできるだけ多く言ってください<br>（答えた野菜の名前を右欄に記入する．途中詰まり，約10秒待ってもでない場合にはそこで打ち切る）<br>5個までは0点，6個=1点，7個=2点，<br>8個=3点，9個=4点，10個=5点 | | 0 1 2<br>3 4 5 | |
| | | | 合計得点 | |

（加藤伸司ほか．老年精神医学雑誌 1991[4] より）

神経心理学的検査／スクリーニング検査 | 401

## より短時間で完了できる簡易スクリーニング検査 Column

スクリーニング検査としてはMMSEやHDS-Rが広く使用されているが，2つの点から新規の検査が提唱され，見直されてきている．1つはMMSEやHDS-Rは簡易な検査ではあるが，現実の外来などの診療場面では，これでも時間を要しすぎるということである．そのためさらに短時間で完了できる検査が求められている．さらに認知症診療で早期診断の必要性が指摘され，軽度認知障害（mild cognitive impairment：MCI）の段階で検出することが求められている．MMSEやHDS-RはMCIの検出には優れていない．

より簡易な検査として，時計描画検査や，Mini-Cog[5]，Memory Impairment Screen[6]などがあげられる．軽度の記憶障害を検出するための検査として，Japanese Version of the Montreal Cognitive Assessment（MoCA-J）[7,8]などがあげられる．また各種記憶検査が追加されることも多い．

**Key words**
**軽度認知障害（MCI）**
認知症の前駆段階で，認知症の状態ではないが，正常でもない中間の状態を指す．1. 正常でも認知症でもない，2. 自覚的あるいは他覚的に認知機能障害の訴えがある，3. 客観的な評価で認知機能の低下を認める，または時間の経過とともに低下を認める，4. 日常生活動作は保たれており，複雑な機能はわずかに障害される，といった診断基準を満たすものである．

### ●時計描画検査（CDT）（☞ p.71）

時計描画検査は患者に時計を描画してもらい，その障害を評価する検査で，MMSEやHDS-Rと異なる点を簡易に評価できるため，比較的広く使用されている．しかしその評価方法はさまざまである．一般に時計の数字を記載してもらい，さらに指定した時間に針を合わせて記載してもらう．時計の円から記載してもらう版，時計の円はすでに書かれている版があり，その教示，指定する時間，採点方法にもさまざまな版がある．数字が均等に正しい順番に記載できなかったり，針を正しく合わせて記載できない場合は異常と判断される（たとえば10時10分を指定して，長針を10に合わせて記載してしまわないかをみる）．

### ● Mini-Cog[5]

Mini-cogは，時計描画検査（CDT）と3単語遅延再生を合わせたもので（**3**），3単語すべての再生ができれば非認知症，3単語とも再生できなければ認知症とし，1～2単語の再生ができたものは，CDTの結果が正常であれば非認知症，異常があれば認知症とする．

**3 Mini-Cogの採点方法**

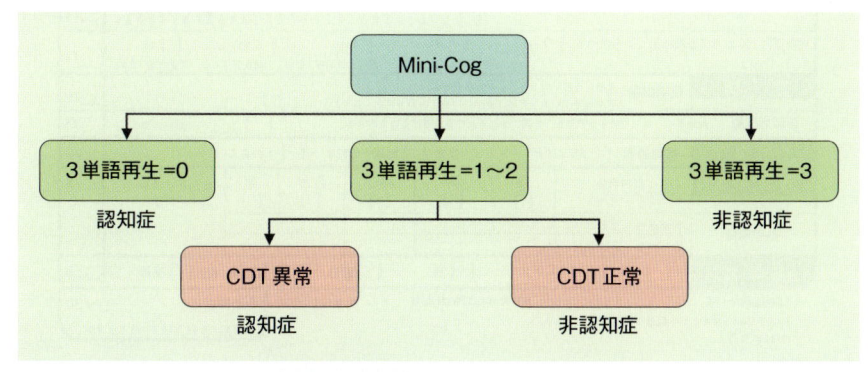

```
                    Mini-Cog
          ┌────────────┼────────────┐
     3単語再生=0   3単語再生=1～2   3単語再生=3
       認知症                          非認知症
                    ┌────┴────┐
                 CDT異常    CDT正常
                  認知症    非認知症
```

CDT：Clock Drawing Test（時計描画検査）

（Borson S, et al. *Int J Geriatr Psychiatry* 2000[5] より）

## ● Memory Impairment Screen[6]

　Memory Impairment Screen では，刺激はカテゴリーの異なる 4 単語であり，各語を音読後に，各語のカテゴリー名が与えられ（例：この中に職業がありますが，それは何ですか？），対象者は当該カテゴリーに対応する語の名前（例：大工）を答えることが求められた．簡単な干渉課題後（実施時間 2 分前後の逆唱課題），4 単語の自由再生課題，続いて，自由再生時に再生できなかった単語のみ，そのカテゴリー名を与え，対応する単語を答えさせる手がかり再生を行う．

## ● MoCA-J[7,8]

　下位項目として視空間/実行系，命名，記憶，注意，言語，抽象概念，遅延再生，見当識が含まれ，30 点満点で 26 点以上を健常と判定する（**4**）．MMSE より難易度が高いが，比較的容易に実施できる．

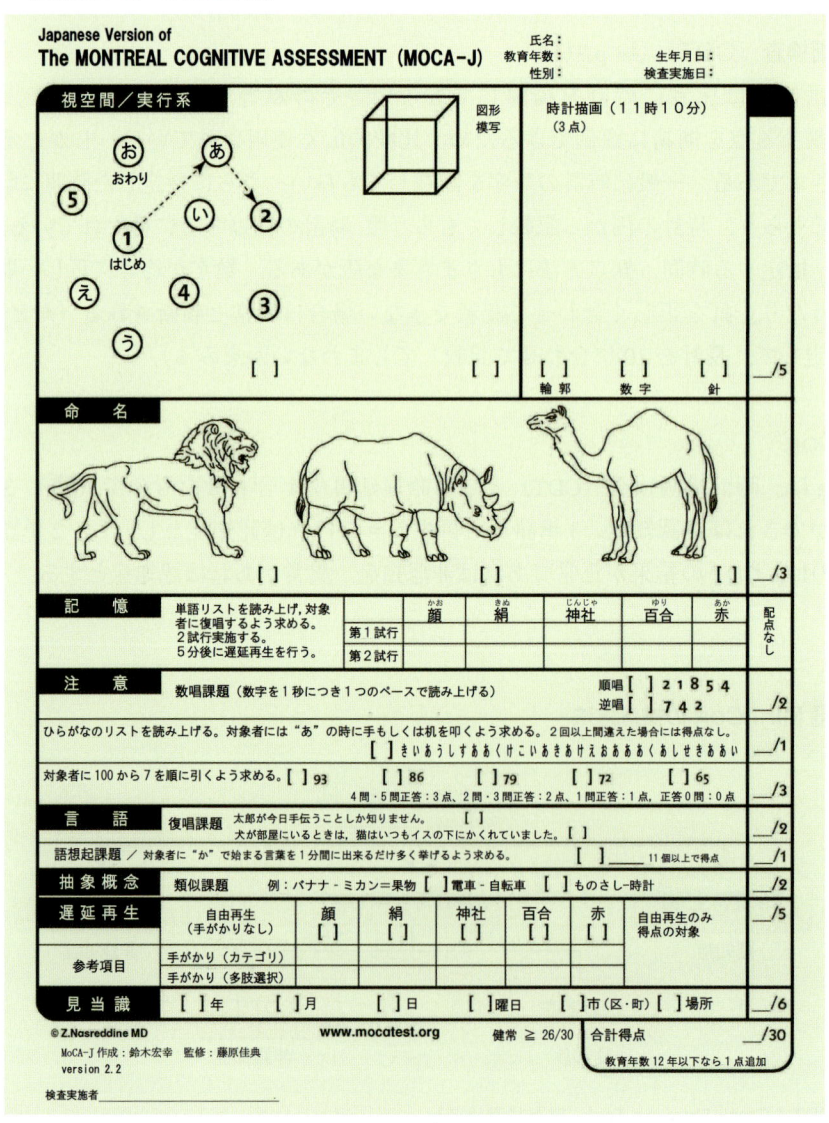

**4** Japanese version of the Montreal Cognitive Assessment（MoCA-J）の検査用紙

（初出：鈴木宏幸ほか．老年精神医学雑誌 2010[8]，最新版は http://www.mocatest.org/ からダウンロードできる）

## 付録
### 神経心理学的検査
# 専門的検査

### 知的機能（知能）

● Wechsler Adult Intelligence Scale-III（WAIS-III）[9]

本邦で発売されている成人用の検査では Wechsler Adult Intelligence Scale-III（WAIS-III）[9] が最もポピュラーである．知的機能はさまざまな機能の集合体であるため，下位検査が多く，施行に3時間ほどかかることもあり，被験者の疲労も考えると，1日での実施完了は困難であることも多い．現在日本の最新版である第3版では言語性IQ，動作性IQ，全検査IQに加え，群指数として言語理解，知覚統合，作業記憶，処理速度を算出し解釈に役立てることができる．年齢を統制した形式で測定可能で，平均100，標準偏差15で表される．

下位検査には絵画完成，単語，符号，類似，積木模様，算数，行列推理，数唱，知識，絵画配列，理解，記号探し，語音整列，組合せが含まれ，それぞれ評価点が算出され，平均10，標準偏差3で表される．

## 記憶検査

### ● Wechsler Memory Scale-Revised (WMS-R)[10]

総合的に評価でき，標準化されているという点で，よく使用される．検査には，以下の項目が含まれる．

- 精神統制（数字を20から19，18，17と逆に言う，五十音を「あ」から順に言っていく，1から数字を1，4，7というように2つおきに言っていく）
- 図形の記憶（3つの図形を15秒間提示した直後にその3つを含む9つの図形を見せ，その中から最初に提示した3つを選択させる）
- 論理的記憶 I（数行の文章を口頭提示し，直後に再生させる）
- 視覚性対連合 I（6つの図形をそれぞれ別の色とペアにして提示し，その後図形のみ提示してペアになっていた色を選択させる）
- 言語性対連合 I（2つの単語を対として，8対〈16単語〉を口頭提示し，その後単語対の一方を口頭提示して，それぞれもう一方を回答してもらう．4対が関連のある単語で，残りの4対が関連のない単語である）
- 視覚性再生 I（図形を15秒間視覚提示し，隠した後に図形を記憶により描画させる）
- 数唱（口頭提示された数列を，その順序で復唱する，または逆の順序で言う）
- 視覚性記憶範囲（検者は図版にある複数の点を，決められた順番に触れていく．終了直後に被験者は同じ点を，同じ順序で触れていく，または逆の順序で触れていく）
- 論理的記憶 II，視覚性対連合 II，言語性対連合 II，視覚性再生 II（それぞれ30分後に再生してもらう）

言語性記憶，視覚性記憶，一般的記憶（言語性記憶と視覚性記憶を合わせたもの），注意・集中力，遅延再生の指標が得られる．検査実施時間は幅があるが1時間程度である．年齢を統制した形式で測定可能であるが，75歳以上に関して年齢ごとの評価が困難などの問題もあり，また特に高齢者には課題の負担が大きい．

### ● Rivermead Behavioural Memory Test (RBMT)[11]

日常場面に沿った形で検査を行うことを目的として開発されており，この検査は難易度が等価な課題4セットから構成されているため，学習効果がなく測定でき，病状の経過観察や治療介入の効果判定などに使用しやすい．また約束の記憶など他の検査にない項目が含まれている．検査実施時間は30分強である．年齢ごとにカットオフが設定されている．

脳損傷患者で言語機能や視覚機能の障害のため，言語性記憶や視覚性記憶の一方のみしか評価できない場合などにも使用できる検査として，以下の検査がある．

## ●三宅式記銘力検査（**5**）[12]

単語の対を記銘して，片側の単語を口頭提示し，もう一方を再生させる．WMS-R の言語性対連合に類似した検査で，有関係対語 10 対と無関係対語 10 対に分けて評価する．3 回繰り返し，成績の向上を調べる

**5 三宅式記銘力検査の単語リスト**

有関係対語試験

|  | 第1回 | | 第2回 | | 第3回 | |
|---|---|---|---|---|---|---|
|  | 時間 | 答 | 時間 | 答 | 時間 | 答 |
| 煙草ーマッチ | | | | | | |
| 空ー星 | | | | | | |
| 命令ー服従 | | | | | | |
| 汽車ー電車 | | | | | | |
| 葬式ー墓 | | | | | | |
| 相撲ー行司 | | | | | | |
| 家ー庭 | | | | | | |
| 心配ー苦労 | | | | | | |
| 寿司ー弁当 | | | | | | |
| 夕刊ー号外 | | | | | | |

無関係対語試験

|  | 第1回 | | 第2回 | | 第3回 | |
|---|---|---|---|---|---|---|
|  | 時間 | 答 | 時間 | 答 | 時間 | 答 |
| 少年ー畳 | | | | | | |
| 蕾ー虎 | | | | | | |
| 入浴ー財産 | | | | | | |
| 兎ー障子 | | | | | | |
| 水泳ー銀行 | | | | | | |
| 地球ー問題 | | | | | | |
| 嵐ー病院 | | | | | | |
| 特別ー衝突 | | | | | | |
| ガラスー神社 | | | | | | |
| 停車場ー真綿 | | | | | | |

（三宅式記銘力検査[12] より）

● **Rey auditory verbal learning test (RAVLT)**[13]

15単語の記憶検査である．15単語の口頭提示，即時再生を5回繰り返し，その後干渉課題後に，再度再生を行い，さらに再認を行う．世界的に広く使用されているが，日本で標準化された単語リストは出版されていない．

● **Rey-Osterrieth complex figure test (ROCFT) (6)**[14]

複雑で無意味な図形を模写し，さらに再生する．遅延の時間は3分から30分くらいまでさまざまな条件が用いられている．採点法が定められており，36点満点である．

**6 Rey-Osterrieth 複雑図形の図版**

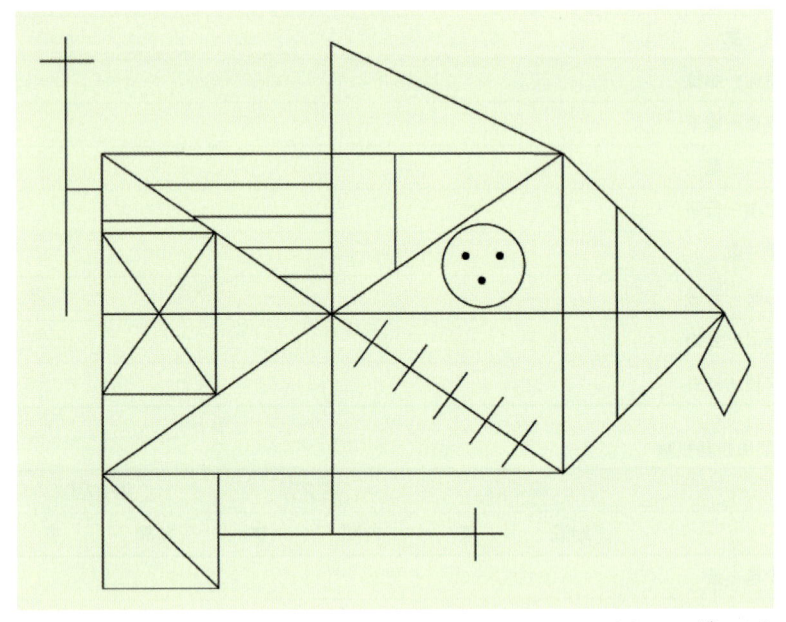

(穴水幸子ほか．日本臨牀 2003[14] より)

● **Benton Visual Retention Test (BVRT)**[15]

1〜3個の図形から成る10枚の図版を使用し，即時再生，遅延再生を行う．0〜10点の範囲に分布する．3種の図板形式が存在するため，練習効果を排除できる．10秒または5秒提示後，即時再生する，模写する，15秒の遅延後に再生するというように4種の施行方法がある．

## 言語検査（失語）

WAB失語症検査日本語版（Western Aphasia Battery）[16]と標準失語症検査（SLTA）[17]が一般に用いられている失語症検査である．ともに各々の言語機能に関して総括的に検査することができる．最近では認知神経心理学的モデルに基づき言語障害を評価するSALA失語症検査も開発されている．

### ● WAB失語症検査日本語版（Western Aphasia Battery, 7）[16]

自発話，話し言葉の理解，復唱，呼称，読み，書字，行為，構成の8つの大項目と48の下位検査から成り，その特徴は，国際比較と失語症のタイプ分類，失語の病理診断が可能な点である．

**7 WAB失語症検査日本語版（Western Aphasia Battery）**

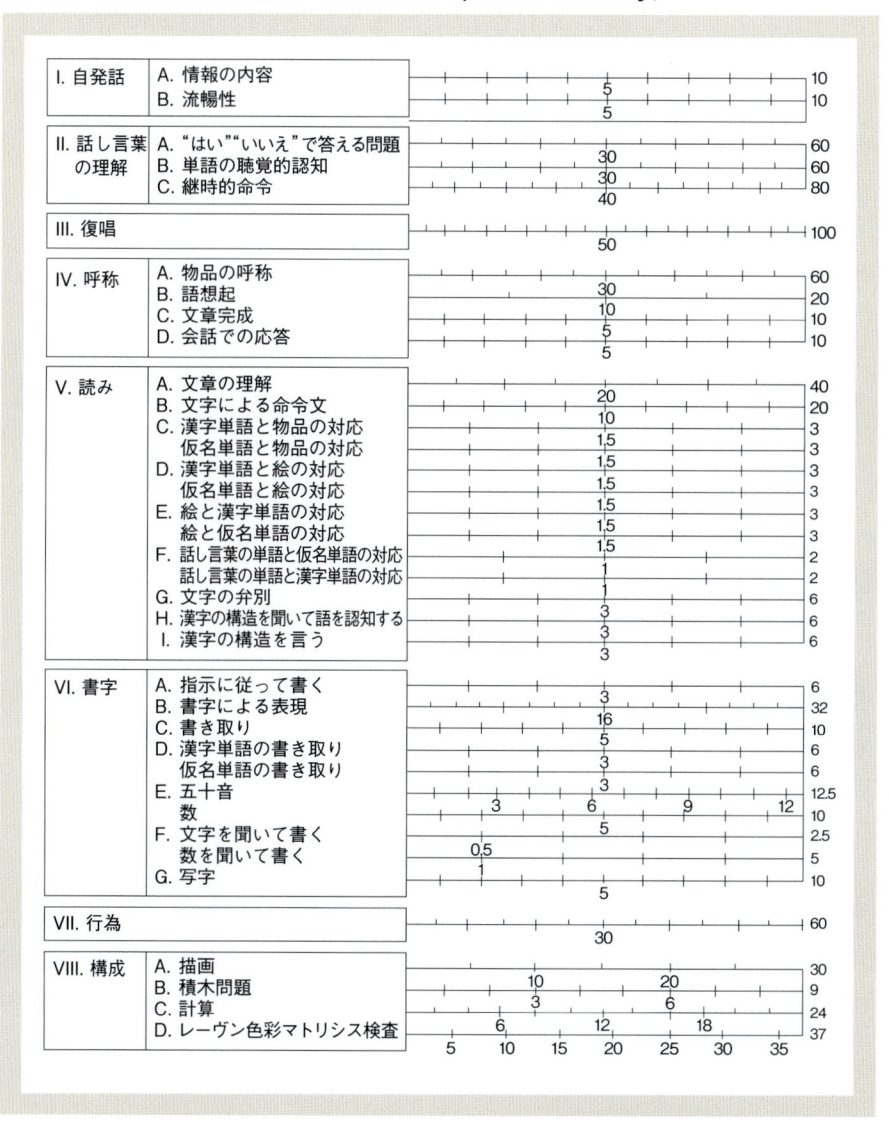

| 大項目 | 下位検査 |
|---|---|
| I. 自発話 | A. 情報の内容 (5/10)<br>B. 流暢性 (5/10) |
| II. 話し言葉の理解 | A. "はい""いいえ"で答える問題 (30/60)<br>B. 単語の聴覚的認知 (30/60)<br>C. 継時的命令 (40/80) |
| III. 復唱 | (50/100) |
| IV. 呼称 | A. 物品の呼称 (30/60)<br>B. 語想起 (10/20)<br>C. 文章完成 (5/10)<br>D. 会話での応答 (5/10) |
| V. 読み | A. 文章の理解 (20/40)<br>B. 文字による命令文 (10/20)<br>C. 漢字単語と物品の対応 (1.5/3)<br>　　仮名単語と物品の対応 (1.5/3)<br>D. 漢字単語と絵の対応 (1.5/3)<br>　　仮名単語と絵の対応 (1.5/3)<br>E. 絵と漢字単語の対応 (1.5/3)<br>　　絵と仮名単語の対応 (1.5/3)<br>F. 話し言葉の単語と仮名単語の対応 (1/2)<br>　　話し言葉の単語と漢字単語の対応 (1/6)<br>G. 文字の弁別 (1/6)<br>H. 漢字の構造を聞いて語を認知する (3/6)<br>I. 漢字の構造を言う (3/6) |
| VI. 書字 | A. 指示に従って書く (3/6)<br>B. 書字による表現 (16/32)<br>C. 書き取り (5/10)<br>D. 漢字単語の書き取り (3/6)<br>　　仮名単語の書き取り (3/6)<br>E. 五十音 (3/6/9/12 / 12.5)<br>　　数 (5/10)<br>F. 文字を聞いて書く (0.5/2.5)<br>　　数を聞いて書く (1/5)<br>G. 写字 (5/10) |
| VII. 行為 | (30/60) |
| VIII. 構成 | A. 描画 (10/20/30)<br>B. 積木問題 (3/6/9)<br>C. 計算 (6/12/18/24)<br>D. レーヴン色彩マトリシス検査 (5/10/15/20/25/30/35/37) |

（WAB失語症検査〈日本語版〉作製委員会．WAB失語症検査日本語版，1986[16]より）

## ●標準失語症検査（SLTA）（8）[17]

聞く，話す，読む，書く，計算の5つの大項目と26の下位検査から成り，項目別の重症度がわかるプロフィールがみられる特徴がある．リハビリテーション（ST）への応用に有用である．

**8 標準失語症検査（Standard Language Test of Aphasia：SLTA）**

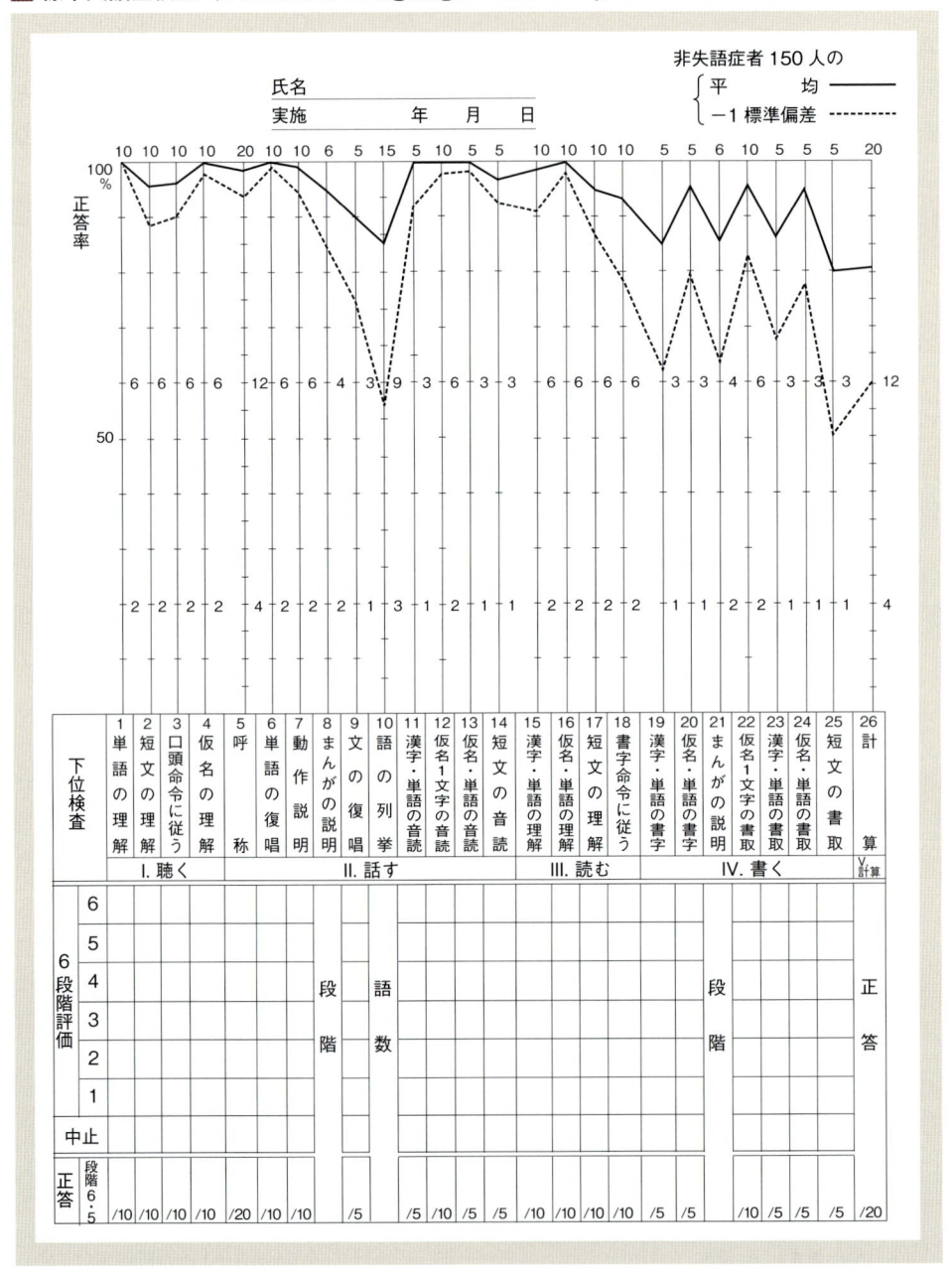

（日本高次脳機能障害学会 Brain Function Test 委員会．日本高次脳機能障害学会〈編〉．標準失語症検査マニュアル改訂第2版，2003[17] より）

### ● SALA 失語症検査（Sophia Analysis of Language in Aphasia）[18]

　最近の認知神経心理学的モデルに基づき欧米で開発された Psycholinguistic Assessments of Language Processing in Aphasia（PALPA）を参考にして日本で開発された検査が，SALA 失語症検査である．言語プロセスを **9** のように意味システム，レキシコンなどのモデルで考慮し，それぞれの障害をこのモデルに基づいて考え，リハビリなどに利用される．たとえば，単語の聴覚的理解（聴覚的音韻分析⇒音韻入力レキシコン⇒意味システム）に障害がなく，単語の視覚的理解（文字認知⇒文字入力レキシコン⇒意味システム）に障害があれば，文字認知⇒文字入力レキシコンに障害があることが推察される．

**9** 認知神経心理学的モデル

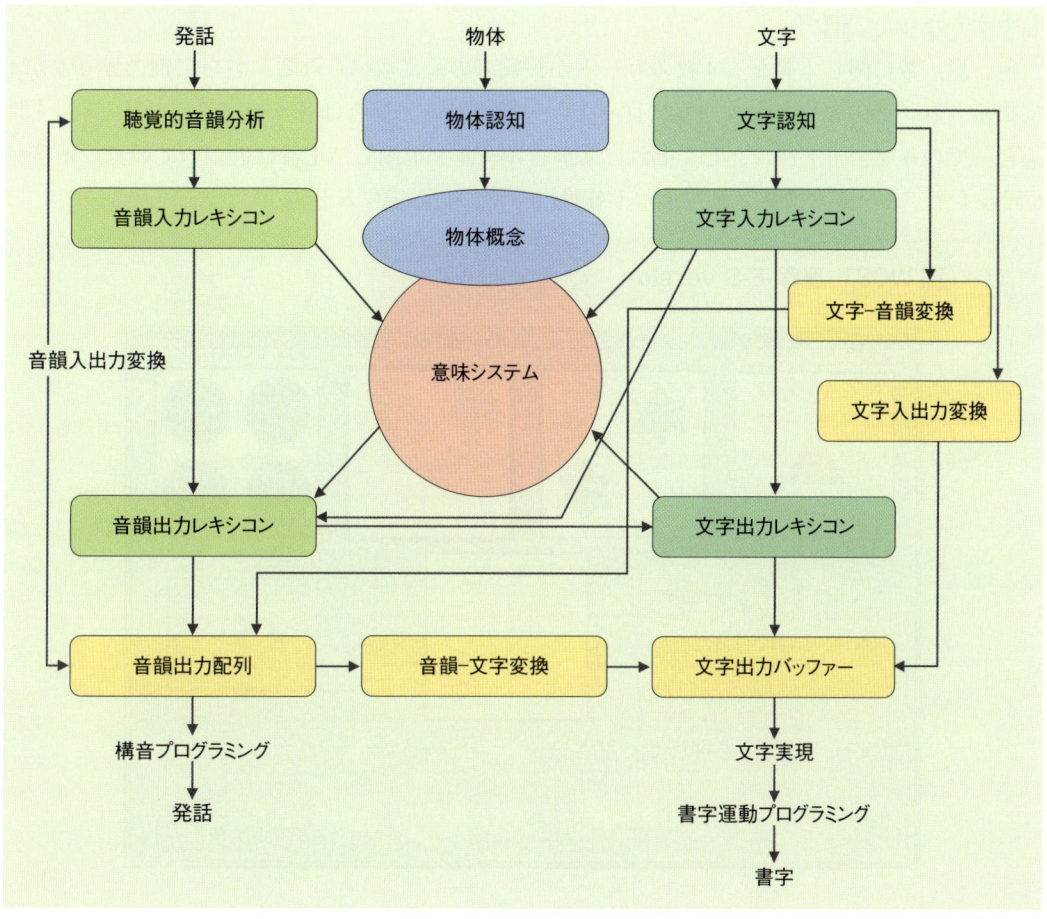

（藤林眞理子ほか．SALA 失語症検査，2004[18] より）

## 前頭葉機能

　前頭葉機能は非常に複雑で，今でも検査ですべてをとらえられるわけではなく，1つの検査で広範囲にわたる前頭葉機能を評価するのは困難である．いくつかの検査を組み合わせて総合的に評価することが望ましい．

### ● Wisconsin Card Sorting Test (WCST)[19]

　概念の変換と維持に関する能力を検討するカード分類検査である．国際的にも広く使用されている検査であるが，高齢者への負荷は大きい．世界的には128枚のバージョンが使用されているが，日本では48枚を使用した慶應版が使用されている．パソコン版が開発されて，実施しやすくなった（**10**）[20]．

　色，形，数に関して異なる4枚のカードが被験者の前に並べられる．さらに別のカードが1枚提示され，そのカードをルールに従って，分類させる．検査は各々の応答に「正しい」「間違い」でのみフィードバックし，それに基づきルールを推測し，正答に近づいていく．正答が6回続くと，ルールが変更され，セット転換できるかを測定する．

**10** WCST-慶應-F-S version

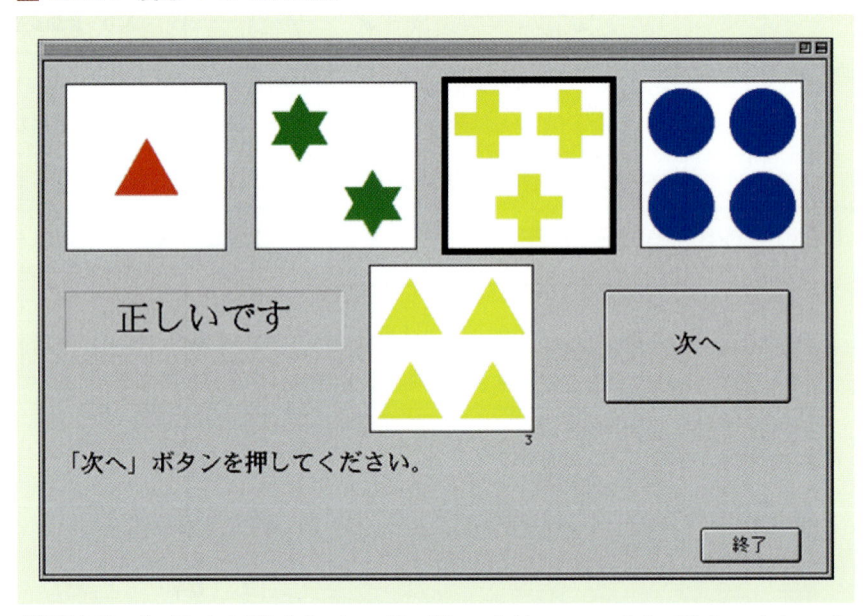

（脳卒中データバンクのHPより．http://cvddb.med.shimane-u.ac.jp/cvddb/user/wisconsin.htm）

## ● Modified Stroop Test (11)[21]

　同時的な干渉効果を検討する検査あるいは注意の分配能力の検査と考えられることもある．ドットの色を呼称する part 1 と，色を表す漢字が漢字と異なる色で書かれたものの（漢字を読まず）色を答える（たとえば「緑」色で書かれた「赤」という字を「緑」と読んでもらう）part 2 の所要時間を比較する．「赤」という字を"あか"と読むという日常的，習慣的に確立された反応を抑制することが必要となる．

**11 Modified Stroop Test**

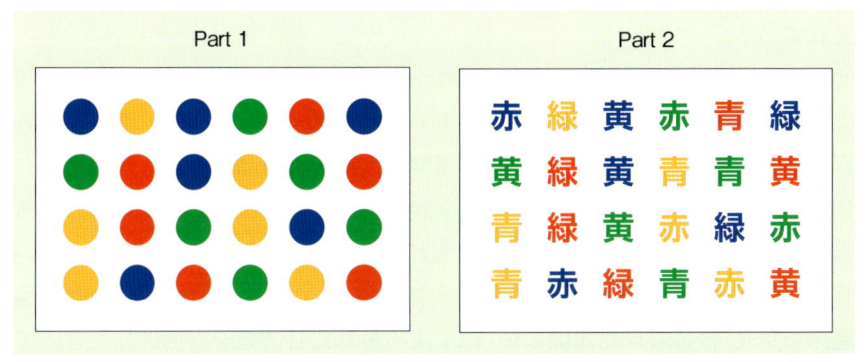

（平岡崇ほか．Journal of Clinical Rehabilitation 2009[21] より）

## ● Trail-Making Test (12)[22]

　Part A と Part B から成り，Part A では紙面にランダムに散らされた 1〜25 の数を順番に結んでもらう．Part B ではランダムに散らばった 1〜13 の数と「あ」〜「し」の仮名を，1⇒あ⇒2⇒い⇒3⇒う，のように順番に交互に結んでもらう．2 つの反応パターンを交互に切り替えることと，2 つの系列の順番がどこまで進んでいるかを保持しておくことが必要である．

**12 Trail-Making Test**

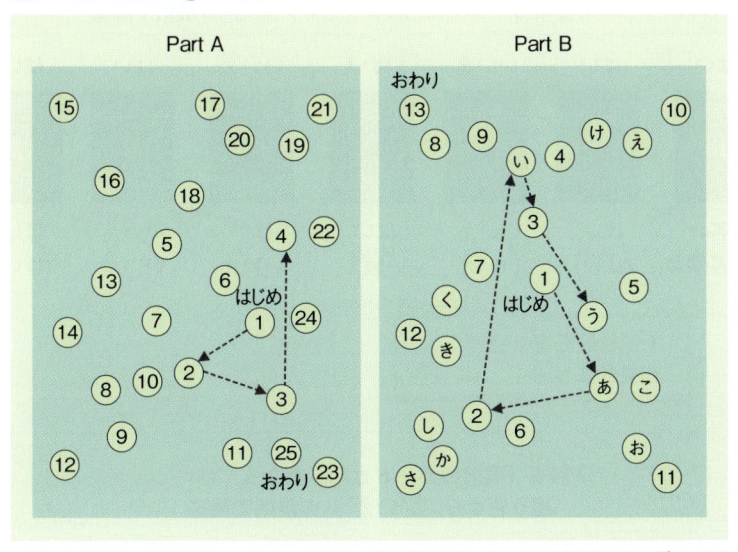

（内藤泰男ほか．日本臨牀 2003[22] より）

●語流暢性検査（Verbal Fluency Test）[23]

　流暢性の検査で，一定時間内に産出される語の数によって評価される．ある頭文字で始まる語をあげてもらう方法と特定のカテゴリーに含まれる語をあげてもらう方法がある．多くの場合は1分以内の制限時間で実施されている．使用するカテゴリー（たとえば動物，野菜）や頭文字（たとえば「か」）により正常値が異なるため注意が必要である[23]．

● Behavioural Assessment of the Dysexecutive Syndrome (BADS)[24]

　6つの下位検査と質問紙から成り，さまざまな遂行機能を評価できる．BADSには，6種の検査が含まれている．

　①規則変換カード検査（20枚のトランプをめくっていき，ある規則に従って「はい」「いいえ」で回答し，その後規則を変換して同じようにトランプをめくり，1回目に引きずられずに正しい規則で回答できるかみる）（図13），②行為計画検査（複数の物品が与えられ，計画して問題を解決する能力をみる〈コルクを取りだす〉），③鍵探し検査（1枚の紙を提示し，四角の中を野原と想定して，野原に鍵を落とした場合に確実に探しだすために道筋をたどってもらう），④時間判断検査（身近な出来事に要する時間を大体見積もってもらう），⑤動物園地図検査（動物園内の地図を見せ，決められた規則に従って，決められた目的地を計画的にたどってもらう），⑥修正6要素検査（3種類の検査それぞれ2セットを適切に時間配分し，決められた規則に従って実施してもらう）．

　各課題の達成度と所要時間から0～4点で評価され，総得点0～24点からIQに相当する指標が得られる．

**図13** Behavioural Assessment of the Dysexecutive Syndrome (BADS)の下位検査「規則変換カード検査」の様子と解答例

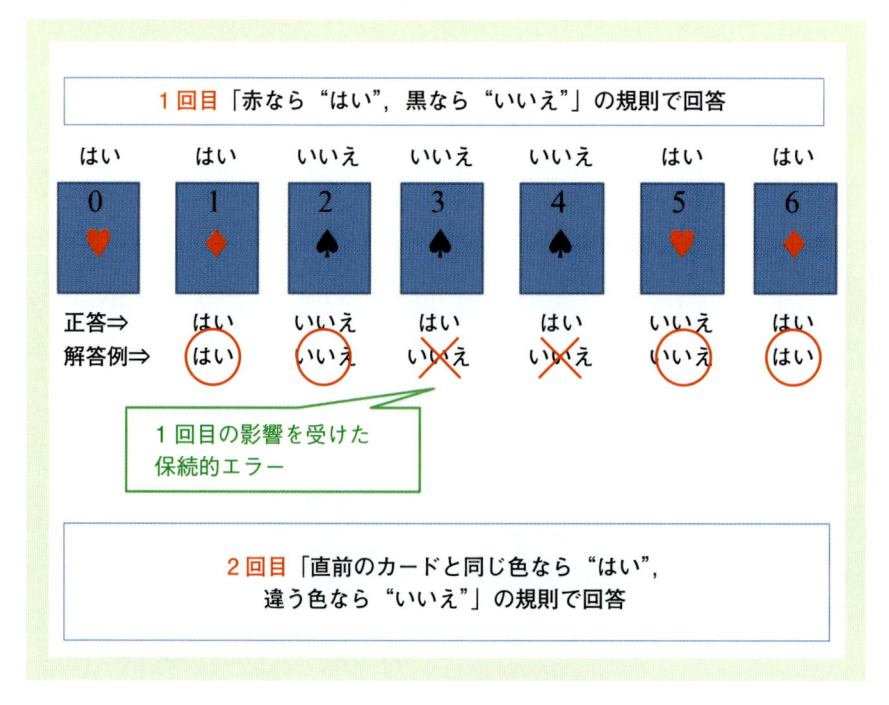

## ●ギャンブリング課題[25]

トランプを使った賭けに類似した検査であり，前頭葉下面・眼窩部の機能の評価に適しているといわれている．不確実な状況での意思決定能力が測定される．

4つのデッキから自由にカードを選択し，その都度報酬が与えられるが，時々罰金が課される．4つのデッキのうち2つは有利なデッキで，2つが不利なデッキとなっており，不利なデッキは，確実に得られる報酬は大きいが，時々課される罰金が大きいため，合計としてはマイナスとなる．逆に有利なデッキは，確実に得られる報酬は小さいが，時々課される罰金が小さいため，合計としてはプラスとなる（**14**）．健常者では選択を続けるうちに有利なデッキを選択するようになるが，眼窩前頭前皮質損傷症例では不利なデッキを選択してしまう．各デッキで得られる報酬と罰金のプログラムを示す（**15**）．

**14 ギャンブリング課題の設定**

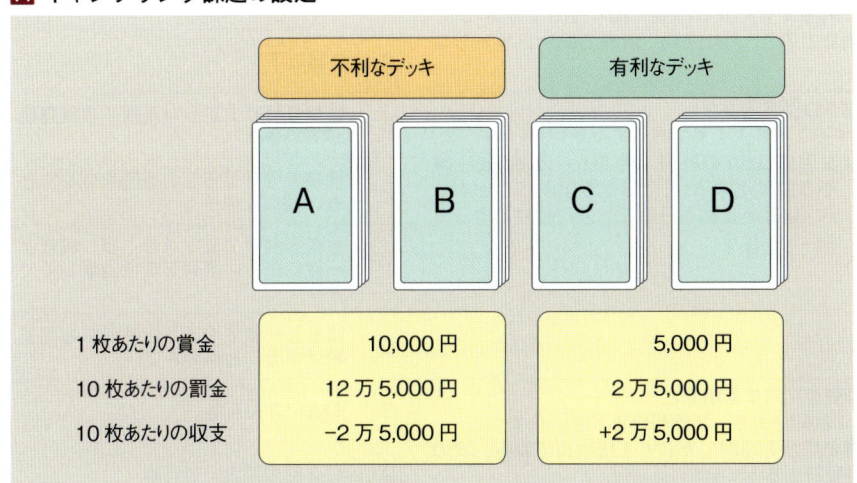

|  | 不利なデッキ | | 有利なデッキ | |
|---|---|---|---|---|
|  | A | B | C | D |
| 1枚あたりの賞金 | 10,000円 | | 5,000円 | |
| 10枚あたりの罰金 | 12万5,000円 | | 2万5,000円 | |
| 10枚あたりの収支 | －2万5,000円 | | ＋2万5,000円 | |

A～Dの4つのカードの山から1つずつを選択して得られる賞金と罰金のバランスをとりながら賞金総額を最大にする．

**15 ギャンブリング課題の報酬と罰金のプロトコール**

| | | 1 | 2 | 3 | 4 | 5 | 6 | 7 | 8 | 9 | 10 | 11 | 12 | 13 | 14 | 15 | 16 | 17 | 18 | 19 | 20 | 21 | 22 | 23 | 24 | 25 | 26 | 27 | 28 | 29 | 30 | 31 | 32 | 33 | 34 | 35 | 36 | 37 | 38 | 39 | 40 |
|---|---|---|---|---|---|---|---|---|---|---|---|---|---|---|---|---|---|---|---|---|---|---|---|---|---|---|---|---|---|---|---|---|---|---|---|---|---|---|---|---|---|
| A | +10,000 | | -15,000 | | | -30,000 | | -20,000 | | -25,000 | | -35,000 | | -35,000 | | -25,000 | -20,000 | | -30,000 | | -15,000 | | | -30,000 | | -35,000 | | -20,000 | -25,000 | | -15,000 | | | -35,000 | -20,000 | -25,000 | | | -15,000 | | -30,000 |
| B | +10,000 | | | | | | | | | -125,000 | | | | | | -125,000 | | | | | | -125,000 | | | | | | | | | -125,000 | | | | | | | | | | |
| C | +5,000 | | -5,000 | | -5,000 | | -5,000 | -5,000 | -5,000 | | -2,500 | -7,500 | | | -2,500 | -7,500 | | -5,000 | | | -5,000 | -2,500 | -5,000 | | -7,500 | -5,000 | | | -2,500 | -2,500 | | -7,500 | | -5,000 | -7,500 | | | | | | |
| D | +5,000 | | | | | -25,000 | | | | | | | | -25,000 | | | | | | | | -25,000 | | | | | | | | | -25,000 | | | | | | | | | | | |

## ● Frontal Assessment Battery (FAB)（**16**）[26,27]

簡易に前頭葉機能をとらえられる検査として開発されている．これは6つの下位検査，①類似性（概念化），②語の流暢性（心の柔軟性），③運動系列（運動プログラミング），④葛藤指

## 16 Frontal Assessment Battery

| | | 得点 | 採点基準 |
|---|---|---|---|
| 類似化 | ◇概念化<br>「次の2つはどのような点が似ていますか？」<br>　①バナナとオレンジ（果物）<br>　②机と椅子（家具）<br>　③チューリップとバラとヒナギク（花）<br>①のみヒント可：完全な間違いの場合や「皮がある」などの部分的な間違いの場合は「バナナとオレンジはどちらも…」とヒントを出す<br>②③はヒントなし | 3 | 3つとも正解 |
| | | 2 | 2つの正解 |
| | | 1 | 1つの正解 |
| | | 0 | 正解なし |
| 語の流暢性 | ◇心の柔軟性<br>「'か'で始まる単語をできるだけたくさん言って下さい．ただし，人の名前や固有名詞は除きます」<br>制限時間は60秒．最初の5秒間反応がなかったら「たとえば，紙」とヒントを出す．さらに10秒間黙っていたら「'か'で始まる単語なら何でもいいですから」と刺激する．同じ単語の繰り返しや変形（傘，傘の柄などの），人の名前，固有名詞は正解としない | 3 | 10語以上 |
| | | 2 | 6～9語 |
| | | 1 | 3～5語 |
| | | 0 | 2語以下 |
| 運動系列 | ◇運動プログラミング<br>「私がすることをよく見ておいて下さい」<br>検者は左手でLuriaの系列「拳 fist－刀 edge－掌 palm」を3回実施する．「では右手で同じことをして下さい．はじめは私と一緒に，次に独りでやってみて下さい」と言う<br>《メモ》 | 3 | 被検者独りで正しい系列を6回連続してできる |
| | | 2 | 被検者独りで正しい系列を少なくとも3回以上できる |
| | | 1 | 被検者独りではできないが，検者と一緒に正しい系列を3回連続してできる |
| | | 0 | 検者と一緒でも正しい系列を3回連続ですることができない |
| 葛藤指示 | ◇干渉刺激に対する敏感さ<br>「私が1回叩いたら，2回叩いて下さい」<br>被検者が指示を理解したことを確かめてから、次の系列を試行する：1-1-1<br>次は、「私が2回叩いたら，1回叩いてください」<br>被検者が指示を理解したことを確かめてから、次の系列を試行する：2-2-2<br>そして、つぎの系列を実施する<br>　1-1-2-1-2-2-2-1-1-2 | 3 | 間違いなく可能 |
| | | 2 | 1, 2回の間違いで可能 |
| | | 1 | 3回以上の間違い |
| | | 0 | 被検者が4連続して検者と同じように叩く |
| Go / No-Go 課題 | ◇抑制コントロール<br>「私が1回叩いたら，1回叩いて下さい」<br>被検者が指示を理解したことを確かめたら，次の系列を試行する：1-1-1<br>次は，「私が2回叩いたら，叩かないで下さい」<br>被検者が指示を理解したことを確かめてから，次の系列を試行する：2-2-2<br>そして，次の系列を実施する<br>　1-1-2-1-2-2-2-1-1-2 | 3 | 間違いなく可能 |
| | | 2 | 1, 2回の間違いで可能 |
| | | 1 | 3回以上の間違い |
| | | 0 | 被検者が4回以上連続して検者と同じように叩く |
| 把握行為 | ◇環境に対する被影響性<br>「私の手を握らないで下さい」<br>被検者に両手の手掌面を上に向けて膝の上に置くよう指示する．検者は何も言わないか，あるいは被検者のほうを見ないで，両手を被検者の手の近くに持っていって両手を手掌面に触れる．そして，被検者が自動的に検者の手を握るかどうかをみる．もし，被検者が検者の手を握ったら，「今度は，私の手を握らないで下さい」と言って，もう一度繰り返す | 3 | 被検者は検者の手を握らない |
| | | 2 | 被検者は戸惑って，何をすればいいか尋ねてくる |
| | | 1 | 被検者は戸惑うことなく，検者の手を握る |
| | | 0 | 被検者は握らなくともいいと言われた後でも，検者の手を握る |
| 合計　　／ 18 | | | |

（小野剛．脳の科学 2001[27] より）

示（干渉刺激に対する敏感さ），⑤Go / No-Go 課題（抑制コントロール），⑥把握行動（環境に対する被影響性），から成り，各項目 0～3 で合計 18 点満点である．施行は容易で，非専門医でも容易に実施でき，スクリーニング検査に適している．

## 注意

注意は，全般性注意と方向性注意に分けられる．前者の障害が全般性注意障害であり，後者の障害が半側空間無視といわれ，外界や身体に対する注意の方向性に関する障害である．

### ●標準注意検査（CAT）[28]（☞ p.80）

全般性注意障害の側面に焦点を当てた検査として，標準注意検査（CAT）[28] がある．選択機能，維持機能，制御・分配・変換機能などのコンポーネントを総合的に評価できる．注意の範囲や強度としての Span，選択性注意としての抹消・検出課題，注意の分配や変換，注意の制御としての Symbol Digit Modalities Test，記憶更新課題，PASAT，上中下検査，持続性注意としての Continuous Performance Test から成っている．

### ● BIT 行動性無視検査日本版 [29]（☞ p.52）

半側空間無視の検査として，Behavioural Inattention Test（BIT 行動性無視検査日本版）が開発されている [29]．日常生活の側面を反映させた 9 項目の「行動検査」（写真課題，電話課題，メニュー課題，音読課題，時計課題，硬貨課題，書写課題，地図課題，トランプ課題）と，紙と鉛筆による簡単な半側空間無視検査 6 項目の「通常検査」（線分抹消試験，文字抹消試験，星印抹消試験，模写試験，線分二等分試験，描画試験）から成る．

## 視覚性認知など（失認）

### ●標準高次視知覚検査（VPTA）[30]（☞ p.50）

視覚性認知については標準高次視知覚検査（VPTA）[30] が適用できる．本検査は視知覚の基本機能，物体・画像認知，相貌認知，色彩認知，シンボル認知，視空間の認知と操作，地誌的見当識から成っている．視覚認知に関して，総合的に評価可能で，視覚に関するさまざまな失認症の特徴が検出可能である．健常例では，ほぼすべての検査で誤答は認められず，高次視知覚障害の有無に関する弁別力は良好である．また高次の聴覚性や触覚性の失認はまれであるが，触覚による呼称や聴覚呼称の検査も VPTA に含まれている．

## 行為（失行）

### ●標準高次動作性検査（SPTA）[31]（☞ p.47）

失行はいわゆる行為の障害であるが，ジストニア，失調，麻痺などとの鑑別に注意が必要である．標準高次動作性検査（SPTA）[31] は失行の評価に関する基本的課題が網羅されており，口頭命令，模倣，物品使用のそれぞれが含まれ，分析的な評価が可能となる．左右を分けて評価し，口頭命令→模倣の順に検査する．麻痺や失語の影響を除外して評価することが重要である．

### ● WAB 失語症検査 [16] の下位検査＜行為＞（☞ p.46）

失行評価にはまた WAB 失語症検査の下位検査，行為も利用できる．

## 文献

1) Folstein MF, et al. "Mini-mental state". A practical method for grading the cognitive state of patients for the clinician. *J Psychiatr Res* 1975; 12: 189-98.
2) 北村俊則. Mini-Mental State(MMS). 大塚俊男, 本間昭(編), 高齢者のための知的機能検査の手引き. 東京: ワールドプランニング; 1991, pp.35-38.
3) 森悦朗ほか. 神経疾患患者における日本語版 Mini-Mental State テストの有用性. 神経心理学 1985; 1: 82-90.
4) 加藤伸司ほか. 改訂長谷川式簡易知能評価スケール(HDS-R)の作成. 老年精神医学雑誌 1991; 2: 1339-1347.
5) Borson S, et al. The mini-cog: A cognitive 'vital signs' measure for dementia screening in multi-lingual elderly. *Int J Geriatr Psychiatry* 2000; 15: 1021-1027.
6) Buschke H, et al. Screening for dementia with the memory impairment screen. *Neurology* 1999; 52: 231-238.
7) Nasreddine ZS, et al. The Montreal Cognitive Assessment, MoCA: A brief screening tool for mild cognitive impairment. *J Am Geriatr Soc* 2005; 53: 695-699.
8) 鈴木宏幸ほか. Montreal Cognitive Assessment(MoCA)の日本語版作成とその有効性について. 老年精神医学雑誌 2010; 21: 198-202.
9) 日本語版 WAIS-III 刊行委員会. 日本版 WAIS-III 成人知能検査. 東京: 日本文化科学社; 2006.
10) 杉下守弘. 日本版ウェクスラー記憶検査. 東京: 日本文化科学社; 2001.
11) 綿森淑子ほか. 日本版 RBMT リバーミード行動記憶検査. 東京: 千葉テストセンター; 2002.
12) 三宅式記銘力検査. 東京: 医学出版社.
13) 若松直樹ほか. Rey Auditory Verbal Learning Test(RAVLT). 日本臨牀 2003; 61(増刊 9): 279-284.
14) 穴水幸子ほか. Rey-Osterrieth Complex Figure Test(ROCFT). 日本臨牀 2003; 61(増刊 9): 285-290.
15) Benton AL. 高橋剛夫(訳). ベントン視覚記銘検査. 京都: 三京房; 1966.
16) WAB 失語症検査(日本語版)作製委員会. WAB 失語症検査 日本語版. 東京: 医学書院; 1986.
17) 日本高次脳機能障害学会(旧日本失語症学会)Brain Function Test 委員会. 日本高次脳機能障害学会(旧日本失語症学会)(編), 標準失語症検査マニュアル, 改訂第 2 版. 東京: 新興医学出版社; 2003.
18) 藤林眞理子ほか. SALA 失語症検査. 千葉: エスコアール; 2004.
19) Milner B. Effects of different brain lesions on card sorting. *Arch Neurol* 1963; 9: 90-100.
20) 小林祥泰. パソコンを利用した検査法. 神経心理学 2002; 18: 188-193.
21) 平岡崇ほか. 高次脳機能障害の検査と解釈 Modified Stroop Test. Journal of Clinical Rehabilitation 2009; 18: 918-921.
22) 内藤泰男ほか. Trail Making Test. 日本臨牀 2003; 61(増刊 9): 354-359.
23) 安部光代ほか. 前頭葉機能検査における中高年健常日本人データの検討—Trail Making Test, 語列挙, ウィスコンシンカード分類検査(慶応版). 脳神経 2004; 56: 568-574.
24) 鹿島晴雄. 日本版 BADS 遂行機能障害症候群の行動評価. 東京: 新興医学出版社; 2003.
25) Bechara A, et al. Insensitivity to future consequences following damage to human prefrontal cortex. *Cognition* 1994; 50: 7-12.
26) Dubois B, et al. The FAB: A Frontal Assessment Battery at bedside. *Neurology* 2000; 55: 1621-1626.
27) 小野剛. 簡単な前頭葉機能テスト. 脳の科学 2001; 23: 487-493.
28) 日本高次脳機能障害学会(旧日本失語症学会)Brain Function Test 委員会. 日本高次脳機能障害学会(旧日本失語症学会)(編), 標準注意検査法・標準意欲評価法. 東京: 新興医学出版社; 2006.
29) 石合純夫. BIT 行動性無視検査日本版. 東京: 新興医学出版社; 1999.
30) 日本高次脳機能障害学会(旧日本失語症学会)Brain Function Test 委員会. 日本高次脳機能障害学会(旧日本失語症学会)(編), 標準高次視知覚検査, 改訂第 1 版. 東京: 新興医学出版社; 2003.
31) 日本高次脳機能障害学会(旧日本失語症学会)Brain Function Test 委員会. 日本高次脳機能障害学会(旧日本失語症学会)(編), 標準高次動作性検査, 改訂第 2 版. 東京: 新興医学出版社; 2003.

付録

# 認知症疾患治療に用いられる主な薬剤

417

本表は監修者の実地診療に基づいて作成されたものです．実際の使用に際しては適応症・禁忌事項等につき，それぞれの薬剤の添付文書をご確認下さい　　　　　　　　　（監修　河村満・稗田宗太郎 / 2012 年 2 月）

＊「認知症疾患治療ガイドライン2010」における推奨グレード
- グレード A：強い科学的根拠があり，行うよう強く勧められる　　グレード B：科学的根拠があり，行うよう勧められる
- グレード C1：科学的根拠がないが，行うよう勧められる　　グレード C2：科学的根拠がなく，行うよう勧められない
- グレード D：無効性あるいは害を示す科学的根拠があり，行わないよう勧められる　　△…有効とする報告もあるが，十分なエビデンスはない

| 大分類 | 分類 | 一般名 | 主な製品名＊<br>（製品情報問い合わせ先） | よく使われる剤形・容量・商品外観など | アルツハイマー病 | 血管性認知症 | レヴィ小体型認知症 |
|---|---|---|---|---|---|---|---|
| 中核症状治療薬 | コリンエステラーゼ阻害薬 | ドネペジル塩酸塩 | アリセプト<br>（エーザイ） | 錠 3 mg／錠 5 mg／錠 10 mg<br>D 錠 3 mg／D 錠 5 mg／D 錠 10 mg<br>細粒 0.5% 3 mg／細粒 0.5% 5 mg<br>内服ゼリー 3 mg, 内服ゼリー 5 mg, 内服ゼリー 10 mg | ○<br>A | ○<br>B | ○<br>B |
| | | リバスチグミン | リバスタッチ<br>（小野薬品工業） | パッチ 4.5 mg, パッチ 9 mg, パッチ 13.5 mg, パッチ 18 mg | ○<br>A | ○<br>C1 | ○<br>B |
| | | | イクセロン<br>（ノバルティスファーマ） | パッチ 4.5 mg, パッチ 9 mg, パッチ 13.5 mg, パッチ 18 mg | ○<br>A | ○<br>C1 | ○<br>B |
| | | ガランタミン臭化水素酸塩 | レミニール<br>（ヤンセンファーマ /<br>武田薬品工業） | 錠 4 mg／錠 8 mg／錠 12 mg<br>OD 錠 4 mg／OD 錠 8 mg／OD 錠 12 mg<br>内用液 4 mg/1 mL／内用液 8 mg/2 mL／内用液 12 mg/3 mL／100 mL 瓶（ピペット） | ○<br>A | ○<br>B | △ |
| | NMDA受容体拮抗薬 | メマンチン塩酸塩 | メマリー<br>（第一三共） | 錠 5 mg／錠 10 mg／錠 20 mg | ○<br>A | ○<br>B | |

＊製品名は省略して記載している場合がある

| 大分類 | 分類 | 一般名 | 主な製品名（製品情報問い合わせ先） | よく使われる剤形 | 不安症状 | 焦燥性興奮 | 幻覚・妄想 | うつ症状 | 暴力・不穏 | 徘徊 | 性行動異常 | 睡眠障害 | その他 |
|---|---|---|---|---|---|---|---|---|---|---|---|---|---|
| 周辺症状治療薬 | 非定型抗精神病薬 | リスペリドン | リスパダール（ヤンセンファーマ） | 錠，OD錠 | | ○ B | ○ B | ○ B | ○ C1 | △ | △ | △ | |
| | | クエチアピンフマル酸塩 | セロクエル（アステラス製薬） | 錠 | ○ C1 | ○ B | ○ C1 | | ○ C1 | | △ | | |
| | | オランザピン | ジプレキサ／ジプレキサザイディス（イーライリリー） | 錠／口腔内崩壊錠 | ○ B | ○ B | ○ B | | ○ C1 | | △ | | |
| | | アリピプラゾール | エビリファイ（大塚製薬） | 錠，内用液 | | ○ B | ○ B | | ○ C1 | | △ | | |
| | 抗精神病薬 | ハロペリドール | セレネース（大日本住友製薬） | 錠 | | | ○ C1 | | | | | | |
| | 抗てんかん薬 | カルバマゼピン | テグレトール（ノバルティスファーマ） | 錠 | | ○ C1 | | | △ | | | | |
| | | バルプロ酸ナトリウム | デパケン／デパケンR（協和発酵キリン） | 錠／徐放錠 | | ○ C1 | | | △ | | | | |
| | | クロナゼパム | リボトリール（中外製薬） | 錠 | | | | | | | | △ | （レム期睡眠行動異常症） |
| | 漢方薬 | 抑肝散 | 抑肝散（ツムラ） | 顆粒 | | △ | △ | | | | | | |
| | SSRI | パロキセチン塩酸塩水和物 | パキシル（グラクソ・スミスクライン） | 錠 | △ | | | ○ C1 | | | △ | | 前頭側頭型認知症の行動障害 C1 |
| | | 塩酸セルトラリン | ジェイゾロフト（ファイザー） | 錠 | △ | | | ○ C1 | | | △ | | 前頭側頭型認知症の行動障害 C1 |
| | | フルボキサミンマレイン酸塩 | デプロメール（Meiji Seikaファルマ） | 錠 | △ | | | ○ C1 | | | △ | | 前頭側頭型認知症の行動障害 C1 |
| | SNRI | ミルナシプラン塩酸塩 | トレドミン（旭化成ファーマ／ヤンセンファーマ） | 錠 | | | | ○ C1 | | | | | |
| | その他の抗うつ薬 | トラゾドン塩酸塩 | デジレル（ファイザー） | 錠 | | | | | | | △ | | |
| | 非ベンゾジアゼピン系睡眠薬 | ゾルピデム酒石酸塩 | マイスリー（アステラス製薬） | 錠 | △ | | | | | | | △ | |
| | その他の薬剤 | プロプラノロール塩酸塩 | インデラル／インデラルLA（アストラゼネカ） | 錠／カプセル | | △ | | | △ | △ | | | |
| | | ニセルゴリン | サアミオン（田辺三菱製薬） | 錠 | | | | | | | | | 血管性認知症の意欲低下 B |
| | | アマンタジン塩酸塩 | シンメトレル（ノバルティスファーマ） | 錠 | | | | | | | | | 血管性認知症の意欲・自発性低下 C1 |

# 索引

太字のページは詳述箇所を示す

## 和文索引

### あ

アーガイル ロバートソン瞳孔　185
アイオワギャンブリングタスク　79
亜急性硬化性全脳炎　275
亜急性脊髄連合変性症　184
アクアポリン4　258-260
アグリソーム　143
アクロマティックニューロン　131
アストロサイト　239, 246, 260, 393
アストロサイト斑　125-128, 131
アセタゾラミド　357
アセチルコリン　214, 215, 235, 296, 374
アセチルコリンエステラーゼ　355, 356
　──阻害薬　227, 269, 357
アドニー　129
アナルトリー　150
アニマルセラピー　370
アパシー　13, 63, 66-68, 232, 239, 242, 246, **294-297**, 324, 377
アボネックス®　269
アマンタジン　353, 357, 358, 418
アミロイド　115, 126, 128, 209
　──β　115, 272, 311
　──PET　115, 116
　──カスケード仮説　140
　──血管症　126
　──コア　139
　──前駆体蛋白質　128, 139
　──染色　128
　──沈着　81, 129
　──バイオマーカー　115
　──斑　125-128
アミロイド・イメージング　81, **112-117**
誤りなし学習　361, 362
アリセプト®　59, 219, 269, 295, 352-354, 362, 377, 417
一般的記憶　58
アリピプラゾール　376, 418
アルガトロバン　354
アルツハイマー化　337, 338
アルツハイマー型認知症　33, **88**, 89, 90, 92, 109, 123, 170, 180, 187, 294, 296, 336, 337, 344, 369, 370, 373, 374, 377, 378, 382
　──治療薬　269
アルツハイマー型老年認知症　206
アルツハイマー病　8, 10, 12, 30, 31, 54, 56, 58, 59, 63-67, 69, 76, 81, 82, 84, 86, 87, **102**, 104, 105, 112, 113, 115, 116, 126-129, 134-138, **139**, 150, 152, 160, 162, 163, 167, 174, 190-192, 194-197, **199**, 213, 222, 231, 232, 238, 241, 272, 274, 300, 308, **309**, 313, 320, 324-326, 328, 332, 339-341, 347, 352-354, 358, 369, 384, 389, 392, 417
　──の新しい診断基準　117
　──の機能画像　84
　──の形態画像　84
　──の疾患修飾療法　129
　──の認知機能検査　**54**
　──の非薬物療法　361
　──の薬物療法　354
アルツハイマー病変　131, 132, **236**, 384
アレビアチン®　269
アントン型病態失認　33
アントン症状　343

### い

異栄養性神経突起　129
イクセロン®　219, 236, 296, 352-354, 377, 417
医原性クロイツフェルト・ヤコブ病　273, 281
意識障害　4, 5, 11, 15, 21, 47, 212
　──とデメンチア　4
易刺激性　242, 246
意思決定課題　341
異種感覚統合の場　161
異常プリオン蛋白　126, 271-275, 278-280, 283, 393, 394
一次進行型多発性硬化症　256
一過性全健忘　310
一過性てんかん性健忘　**309**
一般的記憶　58
遺伝性クロイツフェルト・ヤコブ病　276, 278
遺伝性脊髄小脳変性症　248, 254
遺伝性プリオン病　273, 274, 278-280, 284
異方性比　119
意味記憶　9, 16, 30, 31, 56, 152, 153, 155, 225, 264
　──障害　45, 48, 74, 76, 91, 176, 206, 225, 289, 319, 343
意味システム　44, 409
意味性認知症　31, 76, 79, 90, 109, 110, 123, 134-136, 150, **152-156**, 166, 167, 174, 222, 223, 225, 228, 318, 326, 344
　──と連合性失認　225
　──と連合性失認の臨床診断基準　225
意味中枢　154
意味理解障害　344
イムセラ®　269
インターフェロンβ　269
インデラル®　418

### う

ウィスコンシンカード分類検査　28
ウェクスラー記憶検査　65, 70
ウェクスラー記憶評価尺度　5
ウェクスラー成人知能評価尺度　5
ウェクスラーメモリースケール改訂版　57, 58
ウェルニッケ失語　3, 153, 343
ウェルニッケ脳症　183
ウェルニッケ野　122
うつ（症状）　13, 63, 230, 232, 242, 265, 294, 295, 297, 359, 377
うつ病　196, 294, 297
うつ病性仮性認知症　186, 187
運動障害　37, 47, 169, 192, 230, 241
運動症候［症状］　238, 240, 241, 243, 245
運動性失語　150
運動ニューロン病　110, 226
運動療法　361, **364**

### え

エピソード記憶　9, 16, 30, 31, 64, 76, 153, 154, 264, 318
　──障害　319-321, 337, 344
エビリファイ®　376, 418
遠隔記憶　9, 31, 32, 264, 310
遠隔効果　112
円形封入体　126
塩酸アマンタジン　296
炎症性脱髄疾患　256

## お

| | |
|---|---|
| オーバーラップ症候群 | 127 |
| オセロ症候群 | 13 |
| オバート認知 | 321 |
| オランザピン | 246, 353, 376, 418 |
| オリーブ橋小脳萎縮症 | 243 |
| オリゴデンドロサイト | 131, 142, 244, 256 |
| ──障害 | 267 |
| オリゴマー仮説 | 140 |
| 音韻出力レキシコン | 44, 409 |
| 音韻性錯語 | 37, 224 |
| 音韻性錯書 | 161 |
| 音韻性短期記憶障害 | 158 |
| 音韻入力レキシコン | 44, 409 |

## か

| | |
|---|---|
| 介護者 | 11, 12, 204, 313, 316, 320, 321, 328, 353, 373-375, 377-379 |
| 回想法 | 361, **362**, 370 |
| 改訂長谷川式認知症スケール | 6, 16, 22, 56, 57, 64, 65, 367, 371, 400, 401 |
| 改訂版ウェクスラー記憶検査 | 30 |
| 灰白質の定量解析法 | **95** |
| 海馬硬化 | 131 |
| 解放性の幻覚 | 304 |
| 海綿状脳症 | 277 |
| 海綿状変化 | 392, 393 |
| 替え玉妄想 | 13, 301, 321 |
| 鏡現象 | 320, 321, **336-338** |
| 鍵探し検査 | 29, 66, 74 |
| 核依存性重合モデル | 272 |
| 拡散異方性 | 119 |
| 拡散強調画像 | 83, 276, 279, 391 |
| 拡散テンソル画像 | 82, 99, **119**, 251 |
| 獲得性サヴァン症候群 | **288** |
| 獲得性プリオン病 | 273, 274, 281 |
| ガスモチン® | 353 |
| 家族性アルツハイマー病 | 312 |
| 家族性筋萎縮性側索硬化症 | 126 |
| 家族性クロイツフェルト・ヤコブ病 | 279 |
| 家族性特発性基底核石灰化症 | 130 |
| 家族性脳症 | 126 |
| 葛藤指示 | 77 |
| カテコラミン | 296 |
| カプグラ症候群 | 13, 218, **299-301**, 320, 321 |
| 可溶性オリゴマー | 143 |
| ガランタミン | 59, 219, 296, 352-356, 358, 359, 377, 417 |
| ガリアス染色 | 128, 131, 389 |
| カルバマゼピン | 187, 376, 418 |
| 簡易知能検査 | 77 |
| 感覚統合療法 | 363 |
| 緩下薬 | 353 |
| 眼球運動障害 | 238 |
| 環境依存症候群 | **330** |
| 環境音失認 | 175, 318 |
| 喚語障害 | 37, 38, 158 |
| 緩徐進行性失語 | 150, 169, 228 |
| 緩徐進行性失行 | 169, 170 |
| 関心領域法 | 95 |
| 間接訓練法 | 368 |
| 感染性プリオン病 | 281 |
| 観念運動性失行 | 10, 46, 48, 66, 136, 137, 169, 171, 241 |
| 観念性失行 | 10, 46, 48, 66, 136, 171, 337 |

## き

| | |
|---|---|
| 記憶 | 3, 8, 31, 59, 231, 232, 320 |
| 検索 | 215 |
| コード化 | 242 |
| 再生 | 9, 231, 238 |
| 想起 | 9, 242, 245, 265, 362 |
| 貯蔵 | 9 |
| 把持 | 9, 265 |
| 表象 | 153 |
| 符号化 | 9, 215 |
| 保持 | 215 |
| ──の種類と認知症 | **30** |
| ──の分類 | 30, 31 |
| 記憶検査 | **30**, 56, 77, 404 |
| 記憶更新課題 | 79, 415 |
| 記憶更新検査 | **27** |
| 記憶障害 | 7, 8, 10, 15-17, 20, 54, 57, 62, 64, 66, 104, 167, 174, 186, 191, 215, 219, 220, 309, 312-315, 320, 324, 358, 361, 363, 367, 373 |
| ──の検査 | **70** |
| 疑似的再現刺激療法 | 362, 363 |
| 偽性認知症 | 13 |
| 規則変換カード検査 | 29, 66, 74 |
| 基底核の障害 | 295 |
| 機能画像 | 82, 86, 103, 114, 315 |
| 検査 | 87, 206 |
| 診断 | 81, 88 |
| 記銘力障害 | 7, 194, 264, 265 |
| 逆説的機能亢進現象 | 291 |
| 逆向性健忘 | 31 |
| ギャンブリング課題 | 341, 342, 345, 413 |
| 嗅覚性失認 | 175 |
| 求心路遮断 | 304, 305 |
| 急性硬膜外血腫 | 179 |
| 急性硬膜下血腫 | 179 |
| 急性錯乱状態 | 4 |
| 急性認知症 | 194 |
| 急性脳症候群 | 4 |
| 球麻痺型 | 162 |
| 供応検査課題 | 30, 369 |

## く

| | |
|---|---|
| 強制凝視 | 332 |
| 強制把握 | 330, 332 |
| 強制摸索 | 330, 332 |
| 鏡像動作 | 330, 332, 334 |
| 鏡像認知障害 | 337, 338 |
| 虚血性病変 | 85, 89 |
| 起立・歩行障害 | 91 |
| 筋萎縮性側索硬化症 | 123, 144, 162, 226 |
| 筋萎縮性側索硬化症／パーキンソン認知症複合 | 131 |
| 筋強剛 | 230, 241, 243, 337 |
| 近時記憶 | 9, 31, 32, 207, 264, 310 |
| ──障害 | 112, 180, 202, 203, 206, 207 |

| | |
|---|---|
| クイーン・スクエアーブレインバンクの診断基準 | 231 |
| 空間定位課題 | 347 |
| 空間定位障害 | 349 |
| 空間定位能力 | 348 |
| 空間認知障害 | 253 |
| クールー | 126, 281 |
| クールー斑 | 139, 273 |
| クエチアピン | 236, 246, 353, 376, 418 |
| クエン酸モサプリド | 353 |
| くも膜下出血 | 62, 64 |
| クラスター斑 | 126 |
| グリアコイル小体 | 126 |
| グリア細胞質内封入体 | 126, 128, 132, 244 |
| グリオーシス | 110, 384, 388, 393 |
| グレイン | 126, 127, 130 |
| グレイン認知症 | 126, 130 |
| クロイツフェルト・ヤコブ[ヤコブ]病 | 21, 88, 92, 126, 137, 140, 162, 174, 271, 392, 394 |
| クロナゼパム | 220, 353, 418 |

## け

| | |
|---|---|
| 慶應版 WCST | 28 |
| 計算障害 | 202 |
| 芸術療法 | 362, **365** |
| 痙性対麻痺 | 280 |
| 形態画像 | 82, 86, 102, 315 |
| 検査 | 82 |
| 診断 | 81, 82, **88** |
| 形態素−音素変換規則システム | 44 |
| 軽度認知症 | 24 |
| 軽度認知障害 | 3, 4, 21, 30, 95, 104, 117, 123, 192, 352, 371, 401 |
| 血管性認知症 | 13, 62, 85, 86, **89**, 104, **105**, 123, **190-197**, 213, 297, 324, 325, 334, 353, 354, 358, 374, 417 |
| 限局梗塞型 | 89 |
| 小血管病変 | 85 |

| | |
|---|---|
| 戦略的単一病変 | 85 |
| 多発梗塞型 | 85, 89 |
| 低灌流性 | 85 |
| 脳出血性 | 85 |
| 微小血管障害型 | 89 |
| ──とコリンエステラーゼ阻害薬 | 358 |
| ──のSPECT | 106 |
| ──の鑑別診断 | 195 |
| ──の診断基準 | 62, 190, 191 |
| ──の遂行機能障害 | 66 |
| ──の認知機能検査 | 62 |
| ──の病型分類 | 64 |
| ──の臨床経過 | 63 |
| 血管性パーキンソン症候群 | 239 |
| 血流低下 | 107, 108, 162, 213, 214, 253, 277, 289, 310, 327 |
| ゲルストマン・シュトロイスラー・シャインカー病 | 126, 273, 278, 392 |
| ゲルストマン症候群 | 138, 162, 194, 308, 318 |
| 幻覚 | 13, 232, 234, 236, 373, 374, 376, 379 |
| 限局性萎縮 | 110, 152, 154, 289, 318 |
| 言語機能検査 | 56, 77 |
| 言語検査 | 407 |
| 言語障害 | 15, 54, 58, 62, 76, 110, 196, 202, 205, 251 |
| 言語症状 | 167 |
| ──の症候学 | 36 |
| 言語性エピソード記憶の検査 | 70 |
| 言語性記憶 | 58, 65, 66, 215 |
| 言語性記憶指数 | 5 |
| 言語性知能指数 | 5, 57 |
| 言語性聴覚性失認 | 175 |
| 言語の症候と責任病巣 | 37 |
| 言語の把持力 | 37, 38 |
| 言語リハビリテーション | 154 |
| 言語流暢性検査 | 74 |
| 幻視 | 108, 217, 219, 232, 304, 324, 379 |
| 見当識 | 8, 56, 65, 186, 310, 320 |
| ──障害 | 7, 10, 15, 54, 187, 361-363, 367 |
| 原発性進行性失語 | 134, 148, 149, 152, 158, 202, 228 |
| 意味型 | 159 |
| ──の診断基準 | 159 |
| 原発性進行性失行 | **169-172** |
| 原発性進行性失書 | **161-164** |
| 原発性進行性失読 | **166-168** |
| 原発性進行性失認 | **174-176**, 202 |
| 原発性進行性非流暢性失語 | 10 |
| 健忘（症） | 16, 187, 194, 216, 309-311, 314 |
| 健忘型軽度認知障害 | 104 |
| 健忘失語 | 40 |
| 健忘症候群 | 194, 200 |
| 健忘症状 | 337, 343, 344 |

## こ

| | |
|---|---|
| 語彙再獲得 | 155, 156 |
| 語彙性判断検査 | 43 |
| 行為計画検査 | 29, 66, 74 |
| 行為障害 | 54 |
| 行為制御障害 | 48 |
| 行為認知障害 | 48 |
| 抗うつ薬 | 246, 297, 356, 375, 376, 418 |
| 好塩基性封入体症 | 126 |
| 構音障害 | 37, 150 |
| 抗血小板薬 | 297 |
| 抗血栓薬 | 297 |
| 抗コリン薬 | 220, 356, 358 |
| 高次視覚性認知機能障害 | 137 |
| 高次視空間認知機能障害 | 137 |
| 高次視知覚機能障害 | 73, 317 |
| 高次動作性障害 | 47 |
| 高次脳機能障害 | 45, 279, 343, 361, 367 |
| 甲状腺機能低下 | 182, 183 |
| 抗真菌薬 | 356 |
| 構成課題 | 208 |
| 構成失行 | 66 |
| 構成障害 | 54, 62, 169, 172, 216 |
| 抗精神病薬 | 5, 91, 212, 220, 227, 236, 246, 315, 316, 328, 353, 375, 376, 379, 418 |
| 抗タウ免疫染色 | 388, 389 |
| 抗てんかん薬 | 310, 353, 375, 376, 418 |
| 後天性免疫不全症候群 | 185 |
| 行動異常 | 76, 110, 323 |
| 行動型前頭側頭型認知症 | 123, 224 |
| 行動障害 | 8, 196, 222, 353 |
| 行動症状 | 11, 12, 232, 373 |
| 行動神経学的診察 | 201, 203, 207 |
| 行動心理学的症状［症候］ | 204, 330 |
| 行動・心理症状 | **232**, 239 |
| 行動評価尺度 | **68** |
| 抗認知症薬 | 59 |
| 抗パーキンソン病薬 | 230, 232, 234, 236, 238, 244, 358 |
| 口部自動症 | 187 |
| 後部皮質萎縮症 | **137** |
| 抗プリオン蛋白免疫染色 | 394 |
| 後方型認知症 | 76, 222 |
| 後部皮質萎縮症 | 116 |
| 硬膜移植によるクロイツフェルト・ヤコブ病 | 274, 281 |
| 高齢発症型アルツハイマー病 | 202, 205, 206 |
| 語義失語 | **153**, 154, 167, 225, 228 |
| 黒質線条体系 | 234 |
| ──の変性 | 244 |
| 黒質線条体ドパミン系 | 215 |
| 黒質線条体ドパミンニューロンの変性 | 113 |
| 心の理論 | 340, 341 |
| 呼称障害 | 51, 63, 158 |
| 語性錯語 | 37 |
| 語想起課題 | 16 |
| 語想起障害 | 63, 266 |
| 古典型筋萎縮性側索硬化症 | 162, 163 |
| 古典型孤発性クロイツフェルト・ヤコブ病 | 271, 274, 277, 281 |
| 古典的多発性硬化症 | 258, 260 |
| 誤認妄想 | 217 |
| 誤認妄想症候群 | 321 |
| コバート認知 | 321 |
| 孤発性クロイツフェルト・ヤコブ病 | 92, 271, 273, 274, 277, 281, 392, 393 |
| MM | 272, 273, 282 |
| MM1 | 92, 393 |
| MM2 視床型 | 393 |
| MM2 皮質型 | 92, 393 |
| MM2th | 276 |
| MV | 272, 273, 282 |
| MV1 | 393 |
| MV2 | 138, 393, 394 |
| VV | 272, 273 |
| VV1 | 393 |
| VV2 | 393 |
| ──の診断基準 | 278 |
| 語流暢性 | 77, 238, 244, 245 |
| ──検査 | 67, 412 |
| コリンエステラーゼ阻害薬 | 59, 219, 236, 240, 356, 358, 375, 377, 417 |
| コリン仮説 | 59, 235 |
| コリン系賦活薬 | 295 |
| コリン作動系 | 217, 220 |
| コリン作動性ニューロンの脱落 | 219 |
| コリン作動薬 | 59, 356 |
| コリンズ小体 | 126 |
| コルサコフ症候群 | 62, 64, 183 |
| 混合型認知症 | 190-192, 197 |

## さ

| | |
|---|---|
| サアミオン® | 297, 353, 418 |
| 再帰性意識 | 345 |
| 再認 | 3, 9, 65, 186 |
| 再発寛解型多発性硬化症 | 256, 257 |
| サインバルタ® | 297 |
| サヴァン能力 | 288, 289, 290 |
| 作業仮説 | 200 |
| 作業記憶 | 56, 57 |
| 錯語 | 37, 39, 51, 239 |
| 錯行為 | 48 |
| 作動記憶 | 5, 57 |

## し

| | |
|---|---|
| ジェイゾロフト® | 418 |

| 索引 | | |
|---|---|---|
| シェーグレン症候群 | 268 | |
| 視覚型アルツハイマー病 | 216 | |
| 視覚構成障害の検査 | **71** | |
| 視覚失見当 | 307 | |
| 視覚失調 | 306, 347 | |
| 視覚性運動失調 | 306, 307 | |
| 視覚性エピソード記憶の検査 | 70 | |
| 視覚性記憶 | 5, 58, 65, 216 | |
| ──障害 | 368 | |
| 視覚性再生 | 71 | |
| 視覚性失語 | 51 | |
| 視覚性失認 | 50, 175, 317, 318, 324, 336 | |
| 視覚性スパン | 27 | |
| 視覚性対連合 | 71 | |
| 視覚性注意障害 | 306-308 | |
| 視覚性抹消課題 | 27 | |
| 視覚性摸索 | 332, 334 | |
| 視覚入力レキシコン | 44 | |
| 視覚認知障害 | 54, 108, 167 | |
| 時間判断検査 | 29, 66, 74 | |
| 色彩失認 | 51, 73, 317, 318 | |
| 色名呼称障害 | 51, 317 | |
| 嗜銀顆粒性認知症 | 115, 116, 126, 130, 141, 226, 389, 390 | |
| 嗜銀性神経細胞内封入体 | 224 | |
| 嗜銀性スレッド | 128, 131 | |
| 視空間機能障害 | 358 | |
| 視空間構成障害 | 337 | |
| 視空間失認 | 50, **51**, 52, 317, 318 | |
| 視空間障害 | 62, 306, 307 | |
| 視空間認知検査 | 56 | |
| 視空間認知障害 | 45, 62, 205, 216, 219, 266 | |
| 視空間認知の亢進 | 288 | |
| 視空間能力 | 231, 232, 244 | |
| 軸索変性 | 267 | |
| 思考過程の緩慢化 | 261, 265 | |
| ジゴキシン® | 356 | |
| 時刻表的行動 | 387 | |
| ジゴシン® | 356 | |
| 自己身体失認 | 175 | |
| 自己身体部位失調 | 348 | |
| 自己身体部位失認 | 318, 337, 347, 349 | |
| 自己分身症候群 | 299 | |
| 歯状核赤核淡蒼球ルイ体萎縮症 | 246, 248 | |
| 視床型孤発性クロイツフェルト・ヤコブ病 | 276 | |
| 視床性認知症 | 62 | |
| 視床変性症 | 276 | |
| 視床枕徴候 | 276, 283 | |
| 自叙伝的記憶 | 9 | |
| 視神経脊髄炎 | 258 | |
| 視神経脊髄型多発性硬化症 | 260 | |
| 姿勢反射障害 | 218, 230 | |
| 肢節運動失行 | 46, 66, 136, 169, 171, 172, 241 | |
| 持続性記憶障害 | **310** | |
| 持続性[的]注意 | 26, 28, 73, 74, 207, 264 | |
| 自他距離感の拡大 | 300 | |
| 自他距離感の短縮 | 300 | |
| 視知覚障害の検査 | **71** | |
| 失計算 | 216 | |
| 失言課題 | 341 | |
| 失見当識 | 62, 311 | |
| 失語 | 5, 47, 48, 51, 62, 64, 66, 76, 104, 150, 169, 172, 193, 194, 205, 216, 279, 289, 337, 347, 367, 407 | |
| ──の検査 | **36-41**, 59, 407 | |
| 失行 | 5, 10, 45, 47, 48, 56, 62, 66, 104, 169-171, 193, 194, 202, 205, 241, 279, 324, 337, 367, 415 | |
| ──の検査 | **45-48**, 59 | |
| ──の評価法 | **45** | |
| ──の病巣部位 | **171** | |
| 失構音 | 36, 37 | |
| 実行機能障害 | 10, 62, 191, 193, 194, 216, 218, 220, 373 | |
| 失語指数 | 40, 59, 66 | |
| 失語症 | 4, 122, 239, 343 | |
| ──の定義 | **36** | |
| 失語症語彙検査 | 41, 43 | |
| 失書 | 161, 308, 344 | |
| 失読 | 161, 166, 167, 308, 344 | |
| 側頭葉の変性でみられる── | **166** | |
| 失認 | 5, 47, 50, 56, 62, 104, 169, 172, 174, 175, 193, 194, 205, 317, 337, 367, 415 | |
| ──の検査 | **50-53** | |
| 失文法 | 149, 224, 239, 251 | |
| 失文法型原発性進行性失語 | 149 | |
| 失名辞 | 149, 224, 228 | |
| 自伝的記憶 | 203 | |
| 自伝的記憶インタビュー | 31 | |
| 自動詞的行為 | 45 | |
| シナプス型の沈着 | 277 | |
| シヌクレイノパチー | 125 | |
| ジプレキサ® | 246, 353, 376, 418 | |
| シメチジン | 357 | |
| シャイ・ドレーガー症候群 | 244 | |
| 社会(的)行動障害 | 339, 340, 343, 344 | |
| 社会的認知障害 | **339-342** | |
| ジャクソニズム的陰性症状 | 344 | |
| 若年性認知症 | 154 | |
| 若年発症型アルツハイマー病 | 202, 206 | |
| 写真課題 | 53 | |
| シャルル ボネ症候群 | **303** | |
| 周徊 | 326-328 | |
| 周期性同期性放電 | 275, 278, 393 | |
| 自由再生 | 9, 186 | |
| 修正6要素検査 | 29, 67, 74 | |
| 修正行為 | 48 | |
| 周辺症状 | 8, **11-13**, 64, 67 | |
| ──治療薬 | 418 | |
| 純粋語聾 | 228, 318 | |
| 小血管性認知症 | 194 | |
| 使用行為 | 330, 332-334 | |
| 焦燥性興奮 | 12, 376, 377 | |
| 上中下検査 | 27, 79, 415 | |
| 常同行動 | 90, **326-328** | |
| 常同的食行動異常 | 326 | |
| 情動認知説 | 301 | |
| 小脳失調 | 132, 275, 279 | |
| 小脳性運動失調 | 243, 244 | |
| 情報処理障害 | 263, 264 | |
| 食行動異常 | 205, **323-325** | |
| 書字過多 | 333 | |
| 書字障害 | 163 | |
| 触覚性失認 | 51, 317, 318 | |
| 触覚性把握 | 332, 334 | |
| ジル ド ラ トゥレット症候群 | 332 | |
| ジレニア® | 269 | |
| シロスタゾール | 297 | |
| 人格変化 | 110, 245, 253, 323 | |
| 神経学的異常 | 22, 45, 48 | |
| 神経原線維変化 | 102, 107, 125, 126, 128, 137, 139, 196, 236, 239, 240, 384, 389 | |
| 単独認知症 | 126 | |
| 優位型認知症 | 115, 116 | |
| 神経細胞核内封入体 | 126 | |
| 神経細胞質内封入体 | 244 | |
| 神経細胞脱落 | 102, 103, 110, 123, 214, 234, 235, 239, 244, 246, 384, 388 | |
| 神経細胞中間径フィラメント封入体症 | 126 | |
| 神経細胞内封入体 | 133 | |
| 神経心理学的簡易反復検査法 | 262, 263 | |
| 神経心理学的検査 | 5, 248-251, 309, **395-415** | |
| 神経梅毒 | 185 | |
| 神経変性疾患 | 84, 139, 140, 143, 144, 150, 163, 169, 195, 241, 245, 247, 300, 392 | |
| ──の鑑別 | **86** | |
| 進行性核上性麻痺 | 91, 113-115, 125, 126, 131, 134, 141, 149, 195, 219, 225, 232, 234, **238-240**, 242, 244, 250, 295, 353, 389 | |
| 進行性視覚性失認 | **174** | |
| 進行性失行 | 136 | |
| 進行性失語 | 175, 228 | |
| 進行性失読 | 167 | |
| 進行性失認 | 175 | |
| 進行性相貌失認 | 154, 176, 318, 319 | |
| 進行性多巣性白質脳症 | 93, 392 | |
| 進行性認知症 | 278, 280, 391 | |
| 進行性皮質下グリオーシス | 308 | |
| 進行性非流暢性失語 | 76, 79, 90, 109, 110, 116, 123, 134, 135, **148-150**, 152, 153, 158, 222-224, 228, 239, 242, 327, |

索引

|  |  |
|---|---|
| 385 |  |
| ——の臨床診断基準 | 149 |
| 振戦 | 218, 230, 241 |
| 身体失認 | 317, 318, 348 |
| 身体図式 | 347 |
| 身体部位呼称 | 348 |
| 身体部位失認 | **347-349** |
| 身体部位知識 | 348 |
| 身体部位定位 | 348 |
| 人畜共通感染症 | 271 |
| 腎尿細管排泄薬 | 357 |
| 人物誤認 | 300, 301, 320, **321** |
| 人物誤認症候群 | **320**, 321 |
| 人物同定障害 | 176, **317-321** |
| シンボル認知 | 51, 73 |
| シンメトレル® | 353, 357, 418 |

**す**

| | |
|---|---|
| 遂行機能 | **28**, 56, 57, 73, 204, 231, 238, 244, 266 |
| ——と前頭葉 | 28, 74 |
| 遂行機能障害 | 62, 63, 66, 74, 78, 204, 205, 231, 241, 253, 261, 264-266, 334, 340, 367 |
| ——の検査 | **28, 73, 74** |
| セルフケアにおける—— | 205 |
| 遂行機能障害症候群の行動評価 | 66, 74 |
| 錐体外路徴候[症状] | 169, 172, 206, 227, 241, 376 |
| 数量推測課題 | 292 |
| 図形模写 | 65, 71 |
| スケイン様封入体 | 126, 128, 133 |
| スルピリド | 5 |

**せ**

| | |
|---|---|
| 正常圧水頭症 | 82, 84, 179, 180, 196 |
| 精神運動緩慢 | 194 |
| 精神運動遅滞 | 62 |
| 精神緩慢 | 231, 238 |
| 精神障害 | 59, 232, 234, 300 |
| 精神症状 | 8, 182, 184, 188, 246, 313, 315, 320, 353 |
| 精神性注視麻痺 | 306, 307 |
| 性的脱抑制 | 12 |
| 脊髄小脳失調症 | 126 |
| 脊髄小脳変性症 | 123, **247-255** |
| ——の認知機能障害 | **248** |
| セフトリアキソン | 186 |
| セルトラリン | 418 |
| セレジスト® | 244 |
| セレネース® | 376, 418 |
| セロクエル® | 236, 246, 353, 376, 418 |
| セロトニン | 215, 297, 374 |
| セロトニン・ノルアドレナリン再取り込み阻害薬 | 377 |

| | |
|---|---|
| 宣言的記憶 | 16, 30, 31 |
| 前向性記憶 | 65 |
| 全失語 | 40 |
| 線条体変性 | 114, 243 |
| 選択性[的]注意 | 26, 73, 74, 264 |
| ——をみる検査 | 27 |
| 選択的セロトニン再取り込み阻害薬 | 227, 353, 377 |
| 前頭側頭型認知症 | 12, 33, 76, 88, 90, 104, 109, 110, 113, 115, 126, 130, 133, 136, 196, 200, 222-224, 226-228, 239, 242, 289, 314, 326, 327, 331, 332, 334, 339-342, 344, 353, 374, 378, 383, 385, 387, 388, 389, 392 |
| 常同型 | 90, 223, 224 |
| 前頭葉型 | 224 |
| 脱抑制型 | 223, 224 |
| 無欲型 | 90, 223, 224 |
| ——の臨床診断基準 | 223 |
| 17番染色体連鎖性のパーキンソン症候を伴う—— | 130 |
| 前頭側頭葉の萎縮 | 162, 382, 385 |
| 前頭側頭葉変性症 | 10, 21, 76-78, 87, 90, 110, 123, 125-128, 134, 139, 144, 148, 152, 163, 166, 174, **222-228**, 239, 242, 288-290, 292, 323, 324, 326-328, 385 |
| ——の認知機能検査 | **76-80** |
| ユビキチン陽性封入体を伴う—— | 133 |
| 前頭葉機能検査 | 67, 76, 77, 219 |
| 前頭葉機能障害 | 56, 59, 79, 219, 253, 383 |
| 全般性注意 | 26, 80, 415 |
| 線分二等分試験 | 53 |
| 線分分割課題 | 292 |
| 線分抹消試験 | 52 |
| 前方型認知症 | 224 |
| せん妄 | 15, 21, 212, 217, 234 |
| ——と認知症 | 15 |
| 戦略拠点破壊型血管障害 | 112 |

**そ**

| | |
|---|---|
| 早期アルツハイマー型認知症 | 97 |
| 相互変身症候群 | 299 |
| 相貌失認 | 73, 176, **317**, 318, 319, **321**, 336 |
| ——の鏡像説 | 301 |
| 相貌認知 | 51, 319 |
| ——障害 | 154, 319, 320 |
| 即時記憶 | 31, 32, 65, 231, 264 |
| 即時再生 | 65 |
| 側頭葉てんかん | 187 |
| ゾルピデム | 418 |

**た**

| | |
|---|---|
| ダイアモックス® | 357 |
| 大うつ病 | 16 |
| 大うつ病性障害 | 294, 297 |
| 第三脳室の拡大 | 92 |
| 代謝性脳症 | 332 |
| 代謝低下 | 114, 206, 213, 214 |
| 滞続言語 | **326** |
| 大脳性色覚障害 | 51 |
| 大脳皮質基底核症候群 | 116, 136, 137, 241, 333, 334 |
| 大脳皮質基底核変性症 | 10, 91, 113-115, 125, 126, 131, 134, 137, 141, 149, 150, 161-163, 169, 176, 195, 219, 226, 234, 239, **241-242**, 308, 334, 347, 353, 389, 392 |
| 大脳皮質の萎縮 | 84, 85, 128, 144, 185, 213 |
| タウ遺伝子異常 | 130 |
| タウオパチー | 125, 126, 135, 136, **140**, 150, 174, 225, 239 |
| タウオリゴマー | 142 |
| タウ蛋白 | 140, 141, 150, 209, 239, 240, 274 |
| ——の分子構造と修飾 | 143 |
| ——病理 | 144 |
| ダウン症候群 | 126, 129 |
| タガメット® | 357 |
| 多感覚性失認 | 176 |
| 多系統萎縮症 | 91, 113, 114, 126, 127, 132, 195, 219, **243, 244**, 247 |
| 他者身体部位失認 | 347-349 |
| 多巣性炎症脱髄巣 | 267 |
| 脱髄病変 | 267 |
| 脱抑制 | 90, 340, 344, 387 |
| 他動詞的行為 | 45 |
| 他人の肢徴候 | 137 |
| 他人の手徴候 | 241 |
| 多発梗塞性認知症 | 193 |
| 多発小梗塞型血管性認知症 | 105 |
| 多発性硬化症 | **256-270**, 273 |
| ——における皮質病変 | 268 |
| ——の McDonald 診断基準 | 259 |
| ——の遺伝的要因 | 258 |
| ——の環境要因 | 258 |
| ——の空間的多発性 | 259 |
| ——の時間的多発性 | 259 |
| ——の認知機能障害 | 261 |
| ——の病型 | 256 |
| 多発性梗塞 | 62 |
| 多発(性)ラクナ梗塞 | 62, 64, 86, 194 |
| タルチレリン | 244 |
| 短期記憶 | 9, 264 |
| 単語のモーラ抽出能力検査 | 44 |
| 単語のモーラ分解能力検査 | 44 |

| | |
|---|---|
| 単語理解障害 | 37 |
| 単純ヘルペス脳炎 | 187, 188 |
| 蛋白コンフォメーション異常 | 125 |

## ち

| | |
|---|---|
| 遅延記憶 | 65 |
| 遅延再生 | 9, 30, 58, 65, 70, 245 |
| ——記憶指数 | 5 |
| 論理記憶の—— | 58 |
| 遅延自由再生課題 | 207 |
| 遅延自由想起の障害 | 231 |
| 致死性家族性不眠症 | 273, 276, 278 |
| 致死性孤発性不眠症 | 276 |
| 地誌的見当識 | 51, 73 |
| 地誌的障害 | 51, 318 |
| ——の検査 | 52 |
| 知能 | 57, 186, 216, 403 |
| 知能検査 | 5, 6, 56, 77 |
| 知能指数 | 71 |
| 痴呆 | 8 |
| 着衣失行 | 66 |
| 注意 | 3, 73, 266 |
| 注意・覚醒レベルの変動 | 217 |
| 注意機能 | **26** |
| ——の検査 | **26**, 73 |
| 注意集中力 | 56, 58, 65 |
| 注意障害 | 5, 45, 54, 62-64, 66, 191, 207, 261, 263, 264, 367 |
| ——の検査 | **73** |
| 注意・遂行機能の検査 | **26-29** |
| 注意・遂行機能の障害 | 203, 204, 206, 231, 232, 245 |
| 注意力指数 | 5 |
| 中核症状 | **8-10**, 11, 57, 67, 136, 149, 158, 191, 220, 320, 373, 377 |
| ——治療薬 | 417 |
| 注射用ペニシリンGカリウム | 185 |
| 中枢神経原発悪性リンパ腫 | 392 |
| 中脳辺縁系ドパミン神経系 | 235, 295 |
| 聴覚性検出課題 | 27 |
| 聴覚性失認 | 175, 317, 318 |
| 聴覚性シャルル・ボネ症候群 | 304 |
| 長期記憶 | 9, 264, 266 |
| ——障害 | 261, **264** |
| ——評価法 | 265 |
| 超皮質性感覚(性)失語 | 308, 337, 344 |
| 直後再生 | 70 |
| 直接訓練法 | 368 |
| 陳述記憶 | 9, 16 |

## つ

| | |
|---|---|
| ツングうつ性自己評価尺度 | 69, 295 |

## て

| | |
|---|---|
| 定型抗精神病薬 | 375, 376 |
| 手がかり再生 | 9 |
| テグレトール® | 187, 376, 418 |
| デジレル® | 418 |
| 手続き記憶 | 9, 16, 30, 31, 264, 368, 370 |
| デパケン® | 376, 418 |
| デプロメール® | 328, 418 |
| デメンチア | 2-6 |
| デュロキセチン | 297 |
| 転移性脳腫瘍 | 181 |
| てんかん | 289, 309, 311 |
| てんかん性異常波 | 310, 311 |
| てんかん性健忘 | **309**, 310 |
| 転換的注意の障害 | 264 |
| 天井効果 | 5, 77 |
| 伝導性失語 | 122, 123 |
| 展望記憶 | 66, 203 |
| 電話課題 | 53 |

## と

| | |
|---|---|
| ドゥヴィック病 | 260 |
| 動機づけの欠如 | 294 |
| 動機づけの障害 | 295 |
| 道具の強迫的使用 | 330, 333 |
| 統合失調症 | 16, 300 |
| 動作緩慢 | 230, 238, 243 |
| 動作性知能指数 | 5, 57, 262 |
| 同時失認 | 317, 318 |
| 同定障害 | 318 |
| 動物園地図検査 | 29, 66, 74 |
| トークンテスト | 41 |
| 読字障害 | 167, 168 |
| 特発性正常圧水頭症 | 85, 88, **91**, 123, 179, 213, 232, 234, 239 |
| 特発性プリオン病 | 273, 274 |
| 時計描画検査 | 22, 56, 72, 401 |
| どこ経路 | |
| → where 経路 | |
| どこの障害 | |
| → where の障害 | |
| ドネペジル | 59, 219, 220, 269, 295, 352-360, 362, 377, 417 |
| ドパストン® | 353, 357 |
| ドパゾール® | 353, 357 |
| ドパミン | 220, 297 |
| ——の欠乏 | 234 |
| ドパミン $D_2$ 受容体拮抗作用 | 376 |
| ドパミン系の障害 | 253 |
| ドパミン作動薬 | 230, 236, 296, 297, 357 |
| ドパミン受容体刺激薬 | 230 |
| ドパミン神経系の障害 | 296 |
| ドパミントランスポータ | 113, 114 |
| 画像 | 113 |
| ドプス® | 353 |
| トラクトグラフィー | 99, **119-123** |
| トラゾドン | 418 |
| トリプレットリピート病 | 125, 132 |
| トレドミン® | 297, 418 |
| ドロキシドパ | 353 |
| ドンペリドン | 353, 354 |

## な

| | |
|---|---|
| ナウゼリン® | 353, 354 |
| 何経路 | |
| → what 経路 | |
| 何の障害 | |
| → what の障害 | |

## に

| | |
|---|---|
| ニカストリン | 141 |
| 二次進行型多発性硬化症 | 256, 257 |
| ニセルゴリン | 297, 353, 418 |
| 日常記憶 | 58, 203 |
| 日常記憶課題 | 203 |
| 日没症候群 | 11 |
| 日本高次脳機能障害学会 | 38, 47, 50 |
| 日本失語症学会 | 38, 47 |
| 日本版 WAIS-III | **57** |
| 日本版リバーミード行動記憶検査 | 57, 58 |
| ニュートライド® | 357 |
| ニューロセルピン | 126 |
| ニューロピル | 128 |
| ——の粗鬆化 | 388 |
| ——の粗造化 | 384 |
| ニューロピルスレッド | 125, 126, 129 |
| 認知機能 | 2, 3, 56, 206, 232 |
| ——の動揺 | 69, 75 |
| ——の評価 | 57 |
| 認知機能下位検査日本版 | 54 |
| 認知機能下位尺度 | 59 |
| 認知機能検査 | 9, 54, 56, 63, 65, 70, 76, 77, 81, 203, 204, 206 |
| 認知機能障害 | 2-6, 8, 11, 15-17, 22, 48, 54, 59, 63, 68, 104, 139, 162, 180, 182, 183, 193, 200, 202-206, 216, 219, 232, 236, 238, 240, 241, 245, 247, 250-256, 261, 263, 265-268, 313, 321, 347, 353, 358, 359 |
| ——のスクリーニング | 54 |
| ——のパターンの評価 | 54, **57** |
| ——の検出 | 54 |
| ——のレベル | 104 |
| 認知機能低下 | 21, 84, 172, 231, 235, 238, 243, 244, 291, 318 |
| 認知訓練 | 364 |
| 認知刺激療法 | 361, **364** |
| 認知症 | |

——の疑い 21, 24
——の画像診断 83, 84
——の鑑別 15, 16, 22, 24, 114
——の幻覚 13
——の行動・心理症状 320, 353
——の重症度 22
——の初期 304, 345
——の神経心理学的リハビリテーション 367-372
——の進行度の把握 54, 59
——のスクリーニング検査 30, 55, 56
——の早期診断 102
——の早期〜中期 11
——の中核症状 **8**
——の分子病態 **139-145**
——を伴う筋萎縮性側索硬化症 126, 133, 162
——を伴うパーキンソン病 230, 239, 356, 358
治療が可能な—— 25, 178
重度—— 24
出血による—— 64
小血管病変を伴う—— 64, 105
多発梗塞性—— 64
単一病変による—— 62, 64
中等度—— 24
低灌流による—— 64
認知障害 289, 309, 318
認知症高齢者のケア 379
認知症疾患治療ガイドライン 2010 15, 16, 220, 353, 417
認知症症状 181, 184, 310
認知症診断 **22**, 30, 81, 82, 182, 232
——アルゴリズム 20
——のフローチャート 21, 22
アミロイド PET による—— **115**
認知症診断基準 20, 201
　　DSM-III-R による—— 20
　　ICD-10 による—— 20
認知症診療 15, 16, 373
——における失行の検査 48
——における定量解析 95
認知症性疾患 222, 297
認知症性変化 17
認知症様症状 178, 181, 182, 184, 188
認知神経心理学的読み書きモデル 44
認知予備能 104
認知リハビリテーション 269, 364

## の

脳アミロイド血管症 116, 194-197
　　——関連炎症 196
脳萎縮 149, 253, 269
脳幹型レヴィ小体 385
脳血管障害 65, 83, 84, 153, 171, 190-192, 196, 274, 297, 301, 343, 369
——を伴うアルツハイマー病 107
脳血管性パーキンソニズム 232, 234
脳血流 SPECT **102-110**, 112, 239, 252
脳血流増加作用 297
脳血流低下 105, 327
脳原発悪性腫瘍 392
脳梗塞 123, 273
脳室周囲高信号 214
脳室の拡大 180, 185
脳腫瘍 82, 84, 122, **181**
脳循環代謝改善薬 297
脳卒中 301
脳卒中後認知症 190, 192
ノバスタン HI® 354
ノルアドレナリン 215, 235, 297

## は

パーキンソニズム 91, 195, 211, 213, 218-220, 226, 316, 324, 353
パーキンソン運動症候[症状] 230, 234, 235, 239, 242-244
パーキンソン症候群 209, 234, 242, 244
パーキンソン症状 132
パーキンソン病 30, 69, 91, 109, 110, 113, 114, 123, 126, 132, 180, 211, 213, 219, 220, **230-236**, 238, 239, 242-244, 250, 272, 295, 358, 359
把握現象 330, 332, 333
バ(ー)リント症候群 51, 137, 167, 205, 216, **306-308**
パーロデル® 297
徘徊 7, 12, 311, 373, 378
背側型同時失認 306, 308
ハイデンハイン型 138, 274
配分的注意 264
パキシル® 418
白質構造の定量解析法 **99**
白質線維の障害 123
白質の萎縮 128
白質の障害 123
白質病変 62, 64, 190, 191, 194
拍手徴候 238
橋本脳症 273, 392
麦角アルカロイド誘導体 297
麦角系ドパミンアゴニスト 297
発語失行 148, 150
ハッチンソンの三徴 185
発動性低下 62, 63
発話障害 90, 150, 158, 224
ハノイの塔 28
バビンスキー型病態失認 33, 343
バビンスキー徴候 184
ハミルトンうつ病評価尺度 68
バリデーション療法 362
バルプロ酸 376, 418
バルンドニューロン 131
パロキセチン 418
ハロペリドール 376, 418
反響言語 333, 383
反響行為 332
半側空間無視 26, 50, 52, 53, 80, 194, 318, 367
　　——の検査 59
半側身体失認 318, 348
半側無視性の失読 168
ハンチンチン 245, 246
ハンチントン病 21, 35, 126, 132, 144, 239, **245, 246**, 250, 295
　　筋強剛型 245
反応性グリオーシス 267

## ひ

非アルツハイマー型前頭葉変性症 224
非アルツハイマー型認知症 352
非アルツハイマー型[性]変性疾患 116, 134, 152
非運動症状 230
非痙攣性てんかん重積状態 392
非言語性知能検査 59
皮質下血管性認知症 67, 105, 107, 194-196
皮質下性多発性小梗塞 89
皮質下性認知症 238, 239, 250, 265, 266
皮質下-前頭葉性認知症 239
皮質型認知症 69
皮質型レヴィ小体 383, 384
皮質下認知症 112, 219
皮質性感覚障害 137, 172
皮質性血管性認知症 66
皮質性脱髄 268
皮質性認知症 193, 239
皮質-皮質下型認知症 69
皮質微小梗塞 191, 197
ビ・シフロール® 297
尾状核の萎縮 245, 246
微小管結合蛋白質 140
非ステロイド抗炎症薬 354
ビタミン B$_1$ 欠乏 183
ビタミン B$_{12}$ 欠乏 183, 184
ビタミン欠乏症 5
左半側空間無視 3, 52, 324
非陳述記憶 9, 264
ピック型 110
ピック球 125-128, 130, 224
ピック病 125, 126, 130, 152, 170, 222, 224, 225, 331, 388, 389
非定型抗精神病薬 220, 227, 236, 246, 315, 328, 353, 375, 376, 379, 418
非典型的認知症 116, 174
非特異的皮質下グリオーシス 162
ヒト・プリオン病 273

|  |  |
|---|---|
| ヒドロクロロチアジド | 357 |
| 非麦角系ドパミンアゴニスト | 297 |
| ピペリジン系薬物 | 354 |
| 非ヘルペス性辺縁系脳炎 | 187, 188 |
| 非ベンゾジアゼピン系睡眠薬 | 418 |
| び漫性軸索損傷 | 123 |
| び漫性神経原線維変化症[病] | 126, 130 |
| び漫性レヴィ小体病 | 142, 211 |
| 病識の検査 | 33 |
| 病識の神経心理学的検査 | 33 |
| 病識の欠如 | 387 |
| 標準化された検査 | 38 |
| 標準高次視知覚検査 | 50, 73, 415 |
| 標準高次動作性検査 | 46-48, 66, 415 |
| 標準失語症検査 | 38, 39, 59, 66, 407, 408 |
| 標準注意検査 | 26, 74, 80, 415 |
| 表情認知課題 | 340 |
| 表層失読 | 166, 167 |
| 病態失認 | 33, 34, 78, 318, **343-345** |
| 病態失認検査 | 33, 34 |
| 　Bisiach らの―― | 33 |
| 　Deckel らの―― | 34 |
| 非流暢/失文法型 | 159 |
| ピログルタミル化 | 141 |
| ビンスワンガー病 | 86, 194 |

## ふ

|  |  |
|---|---|
| ファール病 | 130 |
| フィブロヒアリノーシス | 197 |
| フィンゴリモド | 269 |
| 風船状ニューロン | 388 |
| ブートストラップ法 | 121 |
| フェニトイン | 269 |
| 不穏 | **12** |
| 復唱障害 | 63, 158 |
| 腹側型同時失認 | 306 |
| 房状アストロサイト | 125-128, 131 |
| ブチリルコリンエステラーゼ | 356 |
| 物体失認 | 317, 318 |
| 舞踏(様)運動 | 241, 245, 246 |
| ブニナ小体 | 126 |
| プラミペキソール | 297 |
| プリオン蛋白 | 272, 273, 276, 277 |
| 　――遺伝子 | 272, 279, 280, 282, 393 |
| 　――沈着 | 393, 394 |
| プリオン病 | 174, **271-284**, 308, 392, 394 |
| 　――の遺伝カウンセリング | 284 |
| プリオン病感染予防ガイドライン 2008年版 | 275 |
| フルドロコルチゾン | 353 |
| フルボキサミン | 328, 418 |
| フレゴリ症候群 | 299, 320 |
| フレゴリの錯覚 | **299-301** |
| プレセニリン | 141 |
| プレセニリン1遺伝子異常 | 129 |
| プレタール® | 297 |

|  |  |
|---|---|
| プレタングル | 126, 129, 131, 239 |
| ブローカ失語 | 40 |
| ブローカ対角帯 | 214, 215 |
| ブローカ野 | 37, 122 |
| ブロードマン野 | 28, 137, 161, 324 |
| プログラニュリン | 130 |
| プロテアーゼK | 272, 273 |
| プロトフィブリル | 142 |
| プロプラノロール | 418 |
| ブロモクリプチン | 297 |
| フロリド斑 | 126 |
| フロリネフ® | 353 |
| 分配性注意 | 26, 73, 74, 203, 207 |
| 　――の障害 | 204 |
| 　――をみる検査 | 27 |
| 文法障害 | 148 |

## へ

|  |  |
|---|---|
| ベタフェロン® | 269 |
| ヘテロダイマー説 | 272 |
| 変異型クロイツフェルト・ヤコブ病 | 126, 273, 276, 281-283 |
| 　――診断基準 | 282 |
| 辺縁系脳炎 | 188, 392 |
| ベンジルペニシリンカリウム | 185 |
| 変性(性)疾患 | 174, 222, 238, 308, 347 |
| 変性神経突起 | 135 |
| 変性性認知症 | 86, 123, 172, 174 |
| 　――の鑑別診断 | 113 |
| ベンゾジアゼピン系薬剤 | 5 |
| ベントン視覚記銘検査 | 66 |

## ほ

|  |  |
|---|---|
| 方向性注意 | 26, 80, 415 |
| 傍腫瘍性症候群 | 273 |
| 傍腫瘍性神経症候群 | 392 |
| ボクサー認知症 | 129 |
| ボクサー脳症 | 126 |
| 歩行障害 | 84, 180, 185, 238, 279 |
| 保続 | 48, 50 |
| ホッケー杖徴候 | 276, 283 |
| 発作重積状態 | 310 |
| 発作性健忘 | 310 |
| ボディアン染色 | 128, 384 |
| ポリグルタミン | 126, 132, 144, 254 |
| ポリグルタミン病 | 125 |
| ポリグルタミン封入体 | 132 |

## ま

|  |  |
|---|---|
| マイスリー® | 418 |
| マイネルト基底核 | 214, 215, 235, 239 |
| まだら認知症 | 64 |
| 街並失認 | 51, 318 |
| 抹消・検出課題 | 27, 79 |

|  |  |
|---|---|
| まなざし課題 | 340, 341 |
| 幻の同居人 | 13, 320 |
| 慢性硬膜下血腫 | 83, 84, 93, 178, 179 |

## み

|  |  |
|---|---|
| ミオクローヌス | 241, 275, 279-281, 311, 393 |
| 道順障害 | 51, 52, 318 |
| ミトコンドリア脳症 | 275 |
| ミトコンドリア病 | 273 |
| ミドドリン | 353 |
| 三宅式記銘力検査 | 30, 66, 405 |
| ミルタザピン | 297 |
| ミルナシプラン | 297, 418 |

## む

|  |  |
|---|---|
| 無定形反応 | 48 |
| 無動(性)無言 | 193, 271, 276, 280 |

## め

|  |  |
|---|---|
| メトリジン® | 353 |
| メフロキン | 93 |
| メマリー® | 236, 296, 352-354, 377, 417 |
| メマンチン | 236, 296, 352-354, 357-359, 375, 377, 417 |
| 免疫調整療法 | 189 |

## も

|  |  |
|---|---|
| 妄想 | 13, 204, 217, 232, 234, 300, 313-315, 358, 373, 376, 379 |
| 妄想性同定錯誤症候群 | 299, 301 |
| モーラ | 42-44, 163 |
| 文字形態の障害 | 161 |
| 文字出力レキシコン | 409 |
| 文字入力レキシコン | 409 |
| 模写試験 | 52 |
| モジュール特異的な認知機能障害 | 4 |
| モジュール非特異的な全般的認知障害 | 4 |
| モダリティ特異的意味記憶障害 | 153 |
| モノアミン | 297 |
| もの盗られ妄想 | 13, 112, 217, **313-316**, 379 |
| もの忘れ | 114, 181, 186, 200 |
| もの忘れ外来 | 179, 181, 203 |
| 　問診票 | 23 |
| 模倣行為 | 330, 332, 333, 334 |

## や

|  |  |
|---|---|
| ヤーリシュ・ヘルクスハイマー反応 | 185 |
| 夜間せん妄 | 11, 63 |

| | |
|---|---|
| やる気スコア | 68, 295, 296 |

## ゆ

| | |
|---|---|
| 有棘赤血球舞踏病 | 133, 246 |
| 夕暮れ症候群 | 11 |
| ユビキチン | 126, 127, 139, 150, 227 |

## よ

| | |
|---|---|
| 葉酸欠乏症 | 184 |
| 葉性萎縮 | 110 |
| 要素性視覚障害 | 175 |
| 要素的感覚障害 | 47 |
| 抑うつ | 62, 63, 67, 204, 246, 373, 374, 376 |
| 抑肝散 | 220, 353, 375, 377, 418 |
| 予定記憶 | 66 |
| 読み書き障害 | 42 |
| ——の検査 | 42-44 |
| 読み書き評価 | **42** |

## ら

| | |
|---|---|
| ラクナ梗塞 | 105, 190, 194 |
| ラミクタール® | 269 |
| ラモトリギン | 269 |
| 濫集行動 | 330, 333 |
| ランドセン | 220 |

## り

| | |
|---|---|
| リアリティオリエンテーション | 361, 362 |
| ——療法 | 370 |
| 理解障害 | 38, 153, 167, 224, 344 |
| リスパダール® | 246, 316, 354, 376, 418 |
| リスペリドン | 246, 316, 354, 376, 418 |
| 離断症候 | 121 |

| | |
|---|---|
| 六君子湯 | 325 |
| リバーミード行動記憶検査 | 30, 65, 203 |
| リバスタッチ® | 59, 219, 236, 296, 352-354, 377, 417 |
| リバスチグミン | 59, 219, 236, 296, 352-354, 356, 358-360, 377, 417 |
| リフレックス® | 297 |
| リボトリール® | 220, 353, 418 |
| リポヒアリノーシス | 197 |
| 両側身体失認 | 348 |
| リルゾール | 228 |
| リルテック | 228 |
| リン酸化シヌクレイン染色 | 128, 131 |
| リン酸化タウ | 126-131 |
| ——染色 | 128, 131 |
| リンパ節類似構造物 | 268 |

## る

| | |
|---|---|
| 類音的錯書 | 167 |
| 類音的錯読 | 167 |
| ルボックス® | 328 |

## れ

| | |
|---|---|
| レヴィ関連神経突起 | 384 |
| レヴィ小体 | 69, 110, 126-128, 132, 142, 143, 174, 211, 213-215, 234, 235, 384 |
| レヴィ小体型認知症 | 13, 21, 69-71, 73, 88, 91, 104, 107, 113-116, 123, 126, 127, 132, 137, 139, 200, **211-220**, 222, 228, 230, 231, 234-236, 300, 314, 316, 320, 324, 325, 353, 356, 358, 359, 374, 379, 384, 385, 392, 417 |
| 新皮質型 | 69, 384 |
| 脳幹型 | 69, 211, 212, 236 |
| 辺縁型 | 69, 236 |
| 臨床診断基準改訂版 | 212 |
| ——と病識 | 69 |

| | |
|---|---|
| ——の鑑別疾患 | 218 |
| ——の診断基準 | 211 |
| ——の認知機能障害 | **69** |
| レヴィ小体病 | 86, 87, 195, 211, 212, 219, 235, 236 |
| 移行型 | 211, 212, 236 |
| 大脳型 | 211, 212 |
| び漫型 | 211, 212, 236 |
| ——の認知機能検査 | 69 |
| レヴィ突起 | 234, 235 |
| レヴィニューライト | 127, 132 |
| レーヴン色彩マトリックス検査 | 59, 74, 154 |
| レキップ® | 297 |
| レクリエーション療法 | 362 |
| レボドパ | 230, 234, 236, 238, 353, 357, 358 |
| レミニール® | 59, 219, 296, 352-354, 377, 417 |
| レム期睡眠行動異常症 | 110, 114, 212, 213, 220, 235, 353, 359 |
| レメロン® | 297 |
| 連合野の連合野 | 161 |
| 練習効果 | 6, 57 |

## ろ

| | |
|---|---|
| 老人斑 | 102, 107, 128, 139, 140, 236, 384 |
| 老年者タウオパチー | 115, 116 |
| ロゴジェンモデル | 44 |
| ロセフィン | 186 |
| ロピニロール | 297 |
| 論理的記憶 | 70 |

## わ

| | |
|---|---|
| ワーキングメモリー | 263, 264, 265, 370 |

# 数字・欧文索引

## 数字

| | |
|---|---|
| 3D-SSP | 81, 84, 103, 107 |
| 3リピート(3R)タウ | 141 |
| 4リピート(4R)タウ | 141 |
| 4リピートタウオパチー | 389 |
| 14-3-3蛋白 | 273-275, 278, 279, 283 |
| $^{99m}$Tc-ECD | 102 |
| $^{99m}$Tc-HMPAO | 102 |
| 100単音節検査 | 43 |
| $^{123}$I-IMP | 102 |
| $^{123}$I-MIBG心筋シンチグラフィー | 108, 109, 213, 234 |

## A

| | |
|---|---|
| αシヌクレイノパチー | **142** |
| αシヌクレイン | 127, 132, 214, 234, 272 |
| ──の蓄積 | 244 |
| ──の分子構造と修飾 | 143 |
| ──病理 | 144 |
| ──免疫染色 | 383, 384 |
| αヘリックス構造 | 272 |
| Aβ | 115, 117, 128, 139-142, 144, 311 |
| ──オリゴマー | 142 |
| ──沈着 | 115 |
| ACh系の活性低下 | 219 |
| AChEI | **358** |
| acquired immunodeficiency syndrome (AIDS) | 185 |
| 白質脳症 | 392 |
| acquired savant syndrome | 288 |
| acute brain syndrome | 4 |
| ADAS-J cog | 54, 58-60, 355 |
| ADCS-ADL-severe | 355, 357 |
| ADDTC | 190, 191 |
| ADLの障害 | 68 |
| Alaの方程式 | 70 |
| Alzheimer disease (AD) | 12, 13, 21, 69, 71, 102-104, 107, 108, 110, 116, 127, 129, 137, 139, 140, 142, 144, 152, 153, 162, 199, 200-202, 204-209, 213-215, 217, 219, 222, 225, 228, 231, 232, 235, 236, 238, 239, 241, 309, 311, 313-316, 320, 352, 354-358 |
| AD with CVD | 107 |
| Alzheimer's Disease Assessment Scale (ADAS-cog) | 54, 59, 60, 357, 359 |
| ──の認知機能下位検査日本版 | 54, 58-60, 355 |
| Alzheimer's Disease Neuroimaging Initiative (ADNI) | 129, 352 |
| American Academy of Neurology | 22 |
| amnestic MCI | 112 |
| amyloid plaque (AP) | 125, 128, 129 |
| amyloid precursor protein (APP) | 128, 139 |
| amyotrophic lateral sclerosis (ALS) | 123, 133, 144, 162-164, 226 |
| ALS with dementia (ALS-D) | 162, 163 |
| anisotropy | 119 |
| anosognosia | 33 |
| Apathy Scale | 68, 295 |
| aphasia | 4 |
| aphasia quotient (AQ) | 40, 59, 66 |
| ApoE ε4ハプロタイプ | 135 |
| applause sign | 238 |
| apraxia of speech (AOS) | 135, 148, 150 |
| AQP4 (aquaporin-4) | 258, 260 |
| arcuate fasciculus | 122 |
| argyrophilic grain dementia (AGD) | 116, 226, 389, 390 |
| arterial spin labeling (ASL) | 82 |
| astrocytic plaque | 239 |
| asymmetric cortical degenerative syndrome (ACDS) | 161, 163 |
| Attention Index | 5 |
| Auditory Detection Task | 27 |
| autobiographical memory interview (AMI) | 31 |
| autotopagnosia | 337, 348 |

## B

| | |
|---|---|
| βアミロイド | 196 |
| βシート構造 | 272 |
| βセクレターゼ | 128, 141 |
| Bálint syndrome | 51, 137, 167, 205, 216, 306-308 |
| behavioral and psychological symptoms of dementia (BPSD) | 6, 64, 67, 204-206, 220, 232, 236, 294, 295, 313, 315, 320, 321, 353, 355, 362, **373-380** |
| BPSD-assessment scale (BPSD-AS) | 204 |
| Behavioral Pathology in Alzheimer's Disease (Behave-AD) | 67 |
| behavioral variant frontotemporal dementia (bvFTD) | 123, 224, 323, 324 |
| Behavioural Assessment of Dysexecutive Syndrome (BADS) | 28, 66, 74, 412 |
| Behavioural Inattention Test | 415 |
| Benton Visual Retention Test (BVRT) | 66, 406 |
| BIT行動性無視検査日本版 | 52, 415 |
| Braak stage | 384 |
| bradyphrenia | 231, 238 |

## C

| | |
|---|---|
| CAGリピート | 132, 245, 246 |
| California Verbal Learning Test (CVLT) | 245 |
| Cancellation and Detection Test | **27**, 74, 79 |
| Capgras syndrome | 13, 218, 299, 320, 321 |
| caregiver burden questionnaire (CBQ) | 355 |
| caregiver-rated modified Crichton scale (CMCS) | 355 |
| cerebellar cognitive affective syndrome | 253 |
| cerebral amyloid angiopathy (CAA) | 116 |
| ──-related inflammation | 196 |
| Charles Bonnet | 303 |
| ChEI | 219 |
| chorea | 245 |
| chorea-acanthocytosis | 246 |
| chronic brain syndrome | 4 |
| chronic subdural hematoma (CSH) | 83 |
| CIBIC-plus | 355-358 |
| Clinical Assessment for Attention (CAT) | 26, 74, 80, 415 |
| Clinical Dementia Rating (CDR) | 22, 24, 68, 216, 355 |
| clinically isolated syndrome (CIS) | 257, 263 |
| Clock Drawing Test (CDT) | 22, 56, 57, 71, 72, 401 |
| cognitive dysfunction | 2 |
| cognitive fatigue | 264 |
| cognitive function | 2 |
| cognitive reserve | 104 |
| compulsive manipulation of tools | 333 |
| Continuous Performance Test (CPT) | 28, 74, 79, 264, 415 |
| conventional multiple sclerosis (CMS) | 260 |
| Copaxone® | 269 |
| Corsi Block-tapping Test | 250 |
| corticobasal degeneration (CBD) | 21, 134-138, 161, 162, 169, 170, 176, 218, 219, 226, 227, 239, 241, 242 |
| corticobasal syndrome (CBS) | 136, 137, 241, 242 |
| cotton wool-like plaque | 129 |
| Creutzfeldt-Jakob disease (CJD) | 21, 92, 136-138, 162, 271, 274, 281. 392 |
| CT | 81, 82, 102, 112, 179, 234, 239, 308 |

## D

deafferentation 304
deep white matter hyperintensities 214
definite VaD 63
Delayed MQ 5
delusional misidentification 217
delusional misidentification syndrome (DMS) 299, 300
dementia 2
dementia of Alzheimer type (DAT) 33, 88, 89, 90, 92, 109, 123, 170, 180, 187, 294, 296, 336, 337, 344, 369, 370, 373, 374, 377, 378, 382
dementia of frontal lobe type 224
Dementia Rating Scale-2 (DRS-2) 232
dementia with Lewy body (DLB) 13, 21, 69-71, 73, 88, 91, 104, 107, 113-116, 123, 126, 127, 132, 137, 139, 200, **211-220**, 222, 228, 230, 231, 234-236, 300, 314, 316, 320, 324, 325, 353, 356, 358, 359, 374, 379, 384, 385, 392, 417
dentato-rubro-pallido-luysian atrophy (DRPLA) 246, 248, 250, 252
diaschisis 112
diffuse axonal injury (DAI) 123
diffuse Lewy body disease (DLBD) 211
diffusion tensor image (DTI) 82, 99, 119-122, 253
disease modifying treatment (DMT) 269
dorsal simultanagnosia 306
Down syndrome 129
DSM-III-R 20
DSM-IV 190, 191, 216, 232
DSM-IV-TR 21, 294
DWI 89, 92, 119
DWMH 214
dynamic aphasia 239
Dysexecutive Questionnaire (DEX) 74
dystrophic neurites 129

## E

E200K 変異 CJD 280
easy Z-score imaging system (eZIS) 81, 103
EB ウイルス 258
echopraxia 332
encoding 9, 215, 231, 242
environmental dependency syndrome 330
errorless learning 362
Evans index 92, 180
Everyday Memory Task for Memory Clinic (EMT-MC) 203
Exner の書字中枢 161, 162
Expanded Disability Status Scale (EDSS) 263

## F

FACT 法 121
Fahr disease 130
fatal familial insomnia (FFI) 273, 276, 278
fatal sporadic insomnia (FSI) 276
faux pas test 341
FDG 81
FDG-PET 25, 91, 112-114, 220
FIQ 57
floor effect 70
florid plaque 283
fluctuation 69, 70, 75
Fluctuations Composite Scale 1 75
Fluency Test 79
forced collection 333
forced gazing 332
forced grasping 332
forced groping 332
fractional anisotropy (FA) 99, 100, 119, 120, 123
Frégoli syndrome 320
Frontal Assessment Battery (FAB) 67, 77, 231, 238, 241, 244, 413, 414
Frontal Behavioral Inventory (FBI) 78
frontal lobe degeneration of non-Alzheimer type 224
frontal variant FTD (fvFTD) 224
frontal variant of AD 110
frontotemporal dementia (FTD) 12, 33, 76, 88, 90, 104, 109, 110, 113, 115, 126, 130, 133, 136, 196, 200, 222-224, 226-228, 239, 242, 289, 314, 326, 327, 331, 332, 334, 339-342, 344, 353, 374, 378, 383, 385, 387, 388, 389, 392
FTD-ALS 226
FTD-MND 226
FTD and parkinsonism linked to chromosome 17 (FTD(P)-17) 130, 142, 226
FTDP-17tau 126
frontotemporal lobar degeneration (FTLD) 10, 21, 76-78, 87, 90, 110, 123, 125-128, 134, 139, 144, 148, 152, 163, 166, 174, **222-228**, 239, 242, 288-290, 292, 323, 324, 326-328, 385
FTLD-AD 228
FTLD-ALS 226, 227
FTLD-DLB 228
FTLD-FUS 125, 126, 128, 226, 227
FTLD-MND 226, 227
FTLD-tau 125, 127, 135, 226, 227
FTLD-TDP 125, 126, 128, 130, 133, 135, 136, 226, 227
FTLD-U 133, 135, 226
FTLD-UPS 125, 126, 128, 226
FTLD with ubiquitin-positive inclusion 133
FTLD with ubiquitin positive tau negative inclusions 226
FTY720 269
Functional Assessment Staging (FAST) 22, 68, 355
FUS 126
——プロテイノパチー 143
FUS/TLS 143-145
——の分子構造と修飾 145

## G

$\gamma$ セクレターゼ 128, 141
GABA 機能異常 311
Gaussian kernel 96, 100
Gerstmann-Sträussler-Scheinker disease (GSS) 278
GSS 診断基準 280
Gerstmann syndrome 318
glatiramer acetate 269
glial cytoplasmic inclusion (GCI) 244
gliomatosis cerebri 392
Global Deterioration Scale (GDS) 22
Go/No-Go 課題 77

## H

HAART 療法 93
Hamilton Rating Scale for Depression (HAM-D) 68
Hasegawa Dementia Scale (HDS) 5, 6
Hasegawa Dementia Scale-Revised (HDS-R) 6, 16, 22, 56, 57, 64, 65, 367, 371, 400, 401
Herdsymptom 4
heterotpagnosia 348
HLA ハプロタイプ 258
H／M 比 91, 213
hnRNP 144
hockey stick sign 276, 283
how の変動 37
*huntingtin* 245, 246
Huntington disease (HD) 21, 35, 126, 132, 144, 239, 245-246, 250, 295
Huntington disease-like syndrome 246
hypergraphia 333

## I

| | |
|---|---|
| ICD-10 | 8, 20, 190, 191 |
| ideational apraxia(IA) | 136, 137 |
| ideomotor apraxia(IMA) | 136, 137 |
| idiopathic normal pressure hydrocephalus(iNPH) | 91, 92, 123, 179, 213 |
| IFNβ | 269 |
| IFNβ-1a | 269 |
| IFNβ-1b | 269 |
| imitation behavior | 330, 332 |
| inferior longitudinal fasciculus | 122 |
| inferior occipitofrontal fasciculus | 122 |
| intermetamorphosis | 299 |
| Iowa Gambling Task | 79 |
| irritability | 242 |

## J

| | |
|---|---|
| J-ADNI | 129 |
| Japanese version of Clinical Global Impression of Change(J-CGIC) | 355 |
| Japanese version of the Montreal Cognitive Assessment(MoCA-J) | 402 |

## K

| | |
|---|---|
| Kohs 立方体組み合わせ検査 | 71, 73 |

## L

| | |
|---|---|
| letter and category fluency | 74 |
| Lewy body disease | 86, 87, 195, 211, 212, 219, 235, 236 |
| Lewy neurites | 384 |
| limb kinetic apraxia(LKA) | 136 |
| lobar atrophy | 110 |
| logopenia | 153, 159 |
| logopenic | **158-160** |
| logopenic aphasia | 148, 228 |
| logopenic progressive aphasia(LPA) | 134, 135, 150, 153 |
| logopenic variant | 202 |
| logopenic 型 PPA | 150, 159, 160 |
| low-n オリゴマー | 142 |
| lymphoid neogenesis(LN) | 268 |
| Lyodura® | 281 |

## M

| | |
|---|---|
| M232R 変異 | 279, 280, 284 |
| Machado-Joseph disease(MJD) | 247, 254 |
| major histocompatibility complex (MHC) | 258 |
| MAPT 遺伝子変異 | 136 |
| McDonald 診断基準 | 260 |
| MCI due to AD | 117, 200, 201, **209** |
| ——の中核臨床診断基準 | 209 |
| mean diffusivity(MD) | 99 |
| Memory Impairment Screen(MIS) | 30, 402 |
| Memory Updating Task | 79 |
| Memory Updating Test | 27, 74 |
| | 355 |
| Mental Function Impairment Scale (MENFIS) | 355 |
| MIBG 心筋シンチグラフィー | 91, 195 |
| mild cognitive impairment(MCI) | 3, 4, 21, 22, 30, 95, 104, 123, 199, 201, 209, 352, 355, 357, 358, 371, 401 |
| Mini-Cog | 401 |
| Mini-Mental State Examination (MMSE) | 5, 6, 22, 30, 57, 58, 60, 64, 65, 70, 207, 208, 216, 234, 266, 290, 291, 355, 356, 360, 367, 371, 398-402 |
| ——日本語版 | 55 |
| mirror movement | 332 |
| misregistration | 99, 100 |
| MoCA | 232 |
| MoCA-J | 402 |
| modality | 174 |
| modified AD Cooperative Study-activities of daily living inventory for severe AD | 355 |
| Modified Stroop Test(MST) | 78, 411 |
| modulation | 96, 97 |
| motion parallax | 308 |
| motion probing gradient(MPG) | 119 |
| motor neuron disease(MND) | 226, 228 |
| MND/ALS | 227 |
| —— with dementia | 227 |
| MND-D/ALS-D | 227 |
| Movement Disorder Society | 232 |
| MRI | 82, 84, 86, 96, 102, 107, 112, 114, 119, 148, 149, 155, 180, 181, 184, 185, 187, 213, 214, 234, 239, 290, 291, 308, 310, 315 |
| ——拡散強調画像 | 83, 99, 119, 193, 194, 274-276, 279, 280, 281, 283, 391, 392, 394 |
| —— FLAIR 画像 | 89, 93, 188, 274-276, 280, 283, 331 |
| multi-fiber model | 99 |
| multimodal agnosia | 176 |
| multimodal association area | 161 |
| multiple disconnection | 266 |
| multiple sclerosis(MS) | 256, 258, 260, 262-265, 267-269 |
| Multiple Sclerosis Functional Composite(MSFC) | 263, 269 |
| multiple system atrophy(MSA) | 218, 219, 243, 244, 248, 255 |
| multiple system atrophy-cerebellar (MSA-C) | 243, 244, 247, 250, 251 |
| multiple system atrophy-parkinsonian (MSA-P) | 243, 244, 247, 250, 251 |

## N

| | |
|---|---|
| Na+ チャネルブロッカー | 269 |
| natalizumab | 269 |
| neurofibrillary tangle predominant dementia(NFTD) | 116 |
| neurofibrillary tangles(NFT) | 125, 128-132, 139, 142 |
| neuromyelitis optica | 258 |
| neuronal cytoplasmic inclusion(NCI) | 244 |
| neuropil threads | 129 |
| Neuropsychiatric Inventory(NPI) | 67, 70, 204, 205, 327, 355, 356 |
| NIA-AA | 117, 200, 201, 208, 209 |
| NINCDS/ADRDA | 352 |
| NINDS-AIREN | 62, 89, 190, 191, 192 |
| ——による血管性認知症の診断基準 | 62, 191 |
| ——による血管性認知症の分類 | 192 |
| NMDA 受容体 | 357 |
| ——拮抗薬 | 236, 295, 296, 417 |
| NMO | 258, 260 |
| NMO-IgG 抗体 | 259, 260 |
| non convulsive status epilepticus | 392 |
| noradrenergic and specific serotonergic antidepressant(NaSSA) | 297 |
| normal appearing gray matter (NAGM) | 267 |
| normal appearing white matter (NAWH) | 191, 267 |
| normalization | 96, 97, 99 |
| normal pressure hydrocephalus (NPH) | 82-84, 179, 180 |
| NSAIDs | 354 |
| Nurse Observation Scale for Geriatric Assessment | 357 |
| —— -Mood subscale | 356 |

## O

| | |
|---|---|
| olivopontocerebeller atrophy(OPCA) | 243 |
| opticospinal MS(OSMS) | 260 |
| optische Ataxie | 306 |

## P

| | |
|---|---|
| P102L 変異 | 279 |
| P105L 変異 | 279, 281 |

Paced Auditory Serial Addition Test (PASAT)　27, 74, 79, 80, 262-264, 266, 269, 415
Paced Auditory Serial Test　79
paradoxical functional facilitation　291
paraneoplastic syndrome　273
Parchi 分類　272, 274, 277
Parkinson disease (PD)　30, 69, 91, 109, 110, 113, 114, 123, 126, 132, 180, 211, 213, 219, 220, **230-236**, 238, 239, 242-244, 250, 272, 295, 358, 359
PD-CRS　232
PD with AD　219
Parkinson disease with dementia (PDD)　213, 218, 219, 230-232, 235, 236, 239, 356, 358, 359
PDD の神経心理学的検査　234
PDD の臨床診断基準　233
Parkinson Neuropsychometric Dementia Assessment (PANDA)　232
pathological sweet teeth　324
periodic synchronous discharge (PSD)　275, 276, 279-282
periventricular hyperintensities (PVH)　214
person-centered care　380
PET　81, 82, 88, 102, 103, 112, 114, 149, 186, 206, 213, 214, 219, 277
*PGRN* 変異　135, 136
phantom boarder　13, 320
Pick complex　224
Pick disease (PiD)　125, 126, 130, 152, 170, 222, 224, 225, 331, 388, 389
PIQ　5, 57
Position Stroop Test　27, 74, 79
possible PDD　233
possible VaD　63
posterior cortical atrophy (PCA)　137, 138, 167, 174, 175, 216, 308
poststroke dementia　190
preclinical AD　117
prehension　**332**
pretangle　129
primary CNS lymphoma　392
primary progressive agraphia　161
primary progressive alexia　166
primary progressive aphasia (PPA)　134, 148, 149, 152, 153, 158, 159, 163, 228
primary progressive MS (PPMS)　256, 263
probabilistic approach 法　121
probabilistic tractography　99
probable AD dementia の臨床診断基準　208
probable PDD　233

probable VaD　63, 107
progranulin 遺伝子変異　135, 148
progressive multifocal leukoencephalopathy (PML)　93
progressive nonfluent aphasia (PNFA [PA])　90, 109, 110, 123, 134-136, **148-150**, 152, 153, 158, 222-224, 228, 239, 242
progressive supranuclear palsy (PSP)　21, 134-136, 218, 219, 225-227, **238-240**, 242, 244
Psycholinguistic Assessments of Language Processing in Aphasia (PALPA)　409
pulvinar sign　276, 283
pure autonomic failure (PAF)　235

## Q

QOL　293, 297, 313
QUIC 法　274, 275, 279, 280

## R

radiologically isolated syndrome (RIS)　257
Rao's Brief Repeatable Battery of Neuropsychological Tests (BRBN)　262-266
räumliche Störung der Aufmerksamkeit　306
Raven's Colored Progressive Matrices (RCPM)　39, **74**, 154
reading the mind in the eyes test　340
reality orientation (RO)　361, 362
reality therapy (ROT)　370
recall　9
recognition　9
region of interest (ROI) 法　95, 97, 98, 213
registration　9
relapsing-remitting MS (RRMS)　256, 257, 263, 269
release hallucination　304
REM sleep behaviour disorder (RBD)　110, 114, 212, 213, 220, 235, 353, 359
Resource Utilization for Severe AD Patients (RUSP)　355
retention　9
retraction bulbs　267
retrieval　9, 215, 242, 245
Rey auditory verbal learning test (RAVLT)　406
Rey-Osterrieth complex figure test (ROCFT)　**406**
*RGN* 遺伝子変異　148
Rivermead Behavioural Memory Test (RBMT)　30, 57, 58, 65, 203, 404
RT-QUIC 法　274

## S

secondary progressive MS (SPMS)　256, 257, 261, 263, 256
Seelenlähmung des Schauens　306
segmentation　96, 97
Selective Reminding Test (SRT)　262, 265, 266
selective serotonin reuptake inhibitor (SSRI)　227, 246, 297, 328, 353, 377, 418
semantic dementia (SD)　90, 91, 109, 110, 123, 134, 135, 152-156, 163, 174, 176, 222, 223, 225, 227, 228, 289, 318-320, 326, 327
semantic hub　154
senile dementia of Alzheimer type (SDAT)　206
senile dementia of Lewy body type　211
senile plaque (SP)　128
serotonin noradrenaline reuptake inhibitor (SNRI)　297, 377, 418
Shulman 変法　72
Shy-Drager syndrome　244
simulated presence therapy　362, 363
sleep behavior disorder　235
slowly progressive aphasia (SPA)　163, 228
slowly progressive isolated cognitive deficits (SPICD)　161, 163
smoothing　96, 97, 100
somatotopagnosia　348
Sophia Analysis of Language in Aphasia (SALA)　41, 43, **409**
Span　26, 74, 79
Spatial Recall Test (SPART)　262, 265, 266
SPART-delay (SPART-D)　262, 266
SPECT　25, 81, 84, 86, 88, 91, 102-105, 107, 108, 185, 186, 213, 214, 219, 277, 290, 291, 310, 327, 333
spinocerebellar ataxia (SCA)　247, 248, 250, 252-255
spinocerebellar degeneration (SCD)　247, 250, 251, 252
sporadic CJD (sCJD)　92, 274
SPTA　46, 47, 415
　——の構成　47
　——の反応分類　48
SRT-delay (SRT-D)　262, 266
SSPE　275
Standard Language Test of Aphasia (SLTA)　38-40, 66, 407, 408

Stereotypy Rating Inventory (SRI) 327
storage 215
store 9
striatonigral degeneration (SND) 243
Stroop Color-Word Test 231
Stroop Interference Test 245
Stroop Test 238
Structured Floral Arrangement Program (SFA) 370
subclinical discharge 310
superior longitudinal fasciculus 122
superior occipitofrontal fasciculus 122
Supplementary Test for SLTA 40
surface-based approach 98
Symbol Digit Modalities Test (SDMT) 27, 79, 245, 262, 264, 266, 415
syndrome of subjective doubles 299

## T

T1 強調画像 88–92, 181, 276
T2 強調画像 84, 85, 89, 90, 93, 184, 188, 195, 244
tactile grasping 332
tap test 180
TDP-43 126, 127, 133, 143, 145, 150, 163, 225, 227
　——遺伝子異常 133
　——染色 128
　——の分子構造と修飾 145
　——プロテイノパチー 125, 126, 133, 143, 225, 227
TIQ 5
TLPA 41
Token Test 41, 43
Tower of London 245
tract-based spatial statistics (TBSS) 100, 121

tractography 99, 119–123
Trail Making Test (TMT) 67, 73, 78, 231, 238, 241, 264, 411
transected axons 267
transient epileptic amnesia (TEA) 309
transient global amnesia 310
treatable dementia 91, 178
trinucleotide repeat length 248, 254
triplet repeat disease 125
tufted astrocyte 239, 240
Tutoplast® 281
Tysabri® 269

## U

uncinate fasciculus 122
Unified Huntington's Disease Rating Scale (UHDRS) 245
utilization behavior 330, **332**

## V

V180I 変異 CJD **279**
vascular cognitive impairment (VCI) 191
vascular dementia (VaD) 13, 21, 62, 64, 65, 68, 85, 86, 89, 104, 105, 107, 123, 190–197, 213, 214, 297, 314, 324, 325, 334, 353, 354, 355, 358, 374, 417
vector map 119, 120
Verbal Fluency Test (VFT) 67, 412
Verbal MQ 5
VIQ 5, 57
Visual Cancellation Task 27
visual groping 332
Visual MQ 5
Visual Perception Test for Agnosia (VPTA) 50, 73, 415
visual word form area 161, 162
voxel 96, 97, 99

voxel-based morphometry (VBM) 81, 82, 96–99, 187, 213, 323
Voxel-based Specific Regional analysis system for Alzheimer's Disease 81, 88, 97
voxelwise statistics 97
VSRAD® 83, 88, 97, 98

## W

Wechsler Adult Intelligence Scale (WAIS) 5, 6
WAIS-III 6, 57, 70, 291, 403
WAIS-R 5, 57, 60, 70
　——の積み木課題 66
Wechsler Memory Scale (WMS) 5, 245
WMS-R 5, 6, 30, 57, 58, 65, 70, 404
　——下位検査 70, 71
Wernicke aphasia 153
Western Aphasia Battery (WAB) 失語症検査 40, 66
　——行為 46, 415
　——日本語版 39, 40, 59, 407
what 経路 161
what の障害 50
where 経路 161
where の障害 51
which-when の変動 37
Wisconsin Card Sorting Test (WCST) 28, 67, 74, 78, 219, 238, 241, 245, 248, 264, 410
Word List Generation Test (WLG) 262, 264, 266

## Z

Zung Self-rating Depression Scale (SDS) 67, 295

中山書店の出版物に関する情報は，小社サポートページを御覧ください．
http://www.nakayamashoten.co.jp/bookss/define/support/support.html

---

アクチュアル　脳・神経疾患の臨床

## 認知症　神経心理学的アプローチ

2012年3月1日　初版第1刷発行 ©〔検印省略〕
2013年4月15日　　　第2刷発行
2014年9月5日　　　　第3刷発行

シリーズ総編集 ……… 辻　　省次

専門編集 …………… 河村　満

発行者 ……………… 平田　直

発行所 ……………… 株式会社 中山書店
　　　　　　　　　　〒113-8666　東京都文京区白山1-25-14
　　　　　　　　　　TEL 03-3813-1100（代表）　振替 00130-5-196565
　　　　　　　　　　http://www.nakayamashoten.co.jp/

本文デザイン ……… 藤岡雅史（プロジェクト・エス）
編集協力 …………… 株式会社学樹書院
DTP作成 …………… 有限会社ブルーインク
装丁 ………………… 花本浩一（麒麟三隻館）
印刷・製本 ………… 図書印刷株式会社

Published by Nakayama Shoten Co., Ltd.　　　　　　Printed in Japan
ISBN 978-4-521-73439-2
落丁・乱丁の場合はお取り替えいたします

・本書の複製権・上映権・譲渡権・公衆送信権（送信可能化権を含む）は株式会社中山書店が保有します．

・ JCOPY ＜(社)出版者著作権管理機構 委託出版物＞
本書の無断複写は著作権法上での例外を除き禁じられています．複写される場合は，そのつど事前に，(社)出版者著作権管理機構（電話 03-3513-6969, FAX 03-3513-6979, e-mail: info@jcopy.or.jp）の許諾を得てください．

本書をスキャン・デジタルデータ化するなどの複製を無許諾で行う行為は，著作権法上での限られた例外（「私的使用のための複製」など）を除き著作権法違反となります．なお，大学・病院・企業などにおいて，内部的に業務上使用する目的で上記の行為を行うことは，私的使用には該当せず違法です．また私的使用のためであっても，代行業者等の第三者に依頼して使用する本人以外の者が上記の行為を行うことは違法です．

神経内科医としての
プロフェショナリズムを
究める！

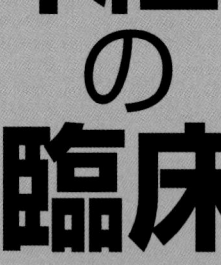

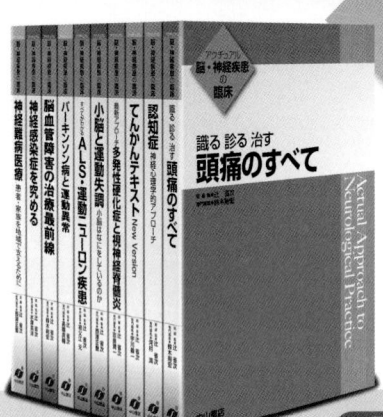

# アクチュアル 脳・神経疾患の臨床

●総編集
**辻　省次**
（東京大学教授）

● B5判／並製／各巻320～500頁
● 本体予価9,500～13,000円

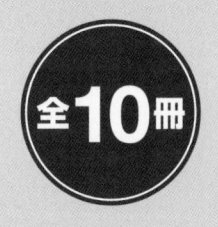

**全10冊**

### ● 診療上のノウハウを満載！
▶ 最新の進歩・知識の全体をバランスよくカバー．検査法，診察法，治療法はベーシックサイエンスを踏まえて記述．

### ●「考える力」をつける
▶ 実地臨床で必要とされる，患者の特徴（variance）を把握して最適な診療を進める考え方（individual-oriented medicine）を重視．従来の教科書的な記載以外の話題も盛り込んだ「ケーススタディ」「ディベート」などで，臨床の現場で本当に役立つ「考える力」を身につける．

### ● 視覚に訴える実用書
▶ 診断アルゴリズムをとりいれつつ，患者の特性に応じて使いこなせるよう，具体的な記述を目指しシェーマ，写真，フローチャートを積極的に収載．

**大好評　刊行中!!**

Actual Approach to Neurological Practice

### 全10冊の構成と専門編集委員

| | タイトル | 編集 | 定価 |
|---|---|---|---|
| ● | 識る　診る　治す　頭痛のすべて | 鈴木則宏（慶應義塾大学） | 定価（本体9,500円＋税） |
| ● | 認知症　神経心理学的アプローチ | 河村　満（昭和大学） | 定価（本体10,000円＋税） |
| ● | てんかんテキスト　New Version | 宇川義一（福島県立医科大学） | 定価（本体10,000円＋税） |
| ● | 最新アプローチ　多発性硬化症と視神経脊髄炎 | 吉良潤一（九州大学） | 定価（本体11,000円＋税） |
| ● | 小脳と運動失調　小脳はなにをしているのか | 西澤正豊（新潟大学） | 定価（本体12,000円＋税） |
| ● | すべてがわかる ALS（筋萎縮性側索硬化症）・運動ニューロン疾患 | 祖父江元（名古屋大学） | 定価（本体12,000円＋税） |
| ● | パーキンソン病と運動異常（Movement Disorders） | 髙橋良輔（京都大学） | 定価（本体13,000円＋税） |
| ● | 脳血管障害の治療最前線 | 鈴木則宏（慶應義塾大学） | 定価（本体12,000円＋税） |
| ○ | 神経感染症を究める | 水澤英洋（東京医科歯科大学） | |
| ○ | 神経難病医療　患者・家族を地域で支えるために | 西澤正豊（新潟大学） | |

※配本順，タイトルは諸事情により変更する場合がございます．●は既刊．

**中山書店**　〒113-8666　東京都文京区白山1-25-14　TEL 03-3813-1100　FAX 03-3816-1015
http://www.nakayamashoten.co.jp/